Taylor / Hillyer
Klinische Diagnostik in der Pferdepraxis

Frank G. R. Taylor • Mark H. Hillyer

Klinische Diagnostik in der Pferdepraxis

FRANK G. R. TAYLOR
BVSc, PhD, MRCVS
Department of Clinical Veterinary Science
University of Bristol
Bristol, UK

MARK H. HILLYER
BVSc, MRCVS
Department of Clinical Veterinary Science
University of Bristol
Bristol, UK

Fachredaktion der deutschen Übersetzung
ARTHUR GRABNER
Professor für Innere Medizin
Klinik für Pferde, Allg. Chirurgie und Radiologie
Freie Universität Berlin

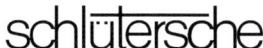

Die Deutsche Bibliothek – CIP-Einheitsaufnahme

Taylor, Frank G. R.:
Klinische Diagnostik in der Pferdepraxis / Frank G. R. Taylor; Mark H. Hillyer. – Hannover
Schlütersche, 2001
Einheitssacht.: Diagnostic Techniques in Equine medicine ‹ dt. ›
ISBN 3-87706-574-0

Übersetzerinnen:
Melanie Gieseking, Wunstorf
Tanja Ohlsen, Emden / Berlin

© 2001,
Schlütersche GmbH & Co. KG,
Verlag und Druckerei,
Hans-Böckler-Allee 7,
30173 Hannover

Titel der Originalausgabe:
Diagnostic Techniques in Equine Medicine,
1997. W. B. Saunders Company Limited,
24–28 Oval Road,
London, NW1 7DX, UK.

Die beschriebenen Eigenschaften und Wirkungsweisen der genannten pharmakologischen
Präparate basieren auf den Erfahrungen der Autoren, die größte Sorgfalt darauf verwendet haben,
dass alle therapeutischen Angaben dem derzeitigen Wissens- und Forschungsstand entsprechen.
Darüber hinaus sind die den Produkten beigefügten Informationen in jedem Fall zu beachten.
Der Verlag und die Autoren übernehmen keine Haftung für Produkteigenschaften, Lieferhindernisse,
fehlerhafte Anwendung oder bei eventuell auftretenden Unfällen und Schadensfällen. Die den
Produkten beigepackten Informationen sind unbedingt zu beachten. Jeder Benutzer ist zur sorgfältigen
Prüfung der durchzuführenden Medikation verpflichtet. Jede Dosierung oder Applikation erfolgt auf
eigene Gefahr.

Layout und Satz: Werberealisation Substanz Immel & Breuer GmbH, Essen
Druck: Schlütersche GmbH & Co. KG, Verlag und Druckerei, Hannover
Bindung: Buchbinderei S. R. Büge, Celle

Vorwort zur deutschen Auflage

Die exakte klinische Untersuchung ist Grundlage und notwendige Voraussetzung für die Erkennung und Unterscheidung pathologischer Befunde und ihre diagnostische Einordnung. Darüber hinaus verlangt die Diagnosestellung beim Pferdepatienten einen geschickten Einsatz spezieller Untersuchungsmethoden, wie z. B. Sonographie, Röntgen, Endoskopie und nicht zuletzt eine flankierende Labordiagnostik, die insbesondere bei inneren Krankheiten unabdingbar ist.

Das vorliegende Werk ist in seiner Art einmalig, da den Autoren ein umfassender Überblick über alle praktikablen Untersuchungsverfahren, die Verknüpfung mit modernen diagnostischen Maßnahmen in der Pferdemedizin und ein präziser Wegweiser für das Erstellen einer qualifizierten Diagnose erstmals in einem Buch gelungen ist. Darüber hinaus erfolgt eine Kurzdarstellung klinisch relevanter Krankheiten beim Pferd und abschließend werden die grundlegenden Erfordernisse einer postmortalen Untersuchung mit eindrucksvollem Bildmaterial begleitet.

Mit praxisnahen Erläuterungen und einer Vielzahl instruktiver Abbildungen werden dem Leser neben der Vermittlung propädeutischen Basiswissens, detaillierte Anleitungen zur Ausführung diagnostischer Verfahren und somit eine hervorragende Informationsquelle für eine zielgerichtete Diagnostik von Pferdekrankheiten geboten. Das Buch richtet sich vornehmlich an praktizierende Tierärzte in Gemischtpraxen mit Pferdeanteil, an Anfangsassistenten und an Studierende der Veterinärmedizin. Für die Bearbeitung der deutschen Auflage war eine wohlüberlegte Anpassung an die Terminologie und an die im deutschen Sprachraum gebräuchlichen Betrachtungsweisen erforderlich.

Ein vergleichbares Fachbuch zur Propädeutik in der Pferdemedizin, das gleichermaßen klinische und labordiagnostische Untersuchungsverfahren umfasst, hat bisher gefehlt. Nicht zuletzt im Interesse der Patienten ist dem Buch eine weite Verbreitung zu wünschen.

Arthur Grabner
Berlin, im Juli 2001

Vorwort zur englischen Auflage

Dieses Buch ist als Antwort auf die unzähligen Telefonanrufe praktizierender Kollegen entstanden, die uns entweder um die detaillierte Beschreibung eines diagnostischen Verfahrens oder um die Angabe von Untersuchungen bitten, mit deren Hilfe eine Liste von Differentialdiagnosen eingegrenzt werden kann. Die Diagnostik bildet die Grundlage für eine angemessene Behandlung und das Wohlbefinden des Pferdes. Obgleich heute eine Vielzahl ausgezeichneter klinischer Abhandlungen vorliegt, scheint nur selten in ausreichender Deutlichkeit erklärt zu werden, welche labordiagnostischen Untersuchungen geeignet sind und wie bestimmte Verfahren durchgeführt werden. Dieses Buch wurde mit dem Ziel geschrieben, illustrierte, praktische Anleitungen für die verschiedenen diagnostischen Verfahren in der Pferdemedizin zu geben. Es behandelt das ausgewachsene Pferd und richtet sich an Studenten, junge Absolventen und an jene Tierärzte, die nicht ausdrücklich auf die Behandlung von Pferden spezialisiert und daher vielleicht im Einzelfall mit diagnostischen Methoden nicht vertraut sind.

Wir haben eine Detailgenauigkeit der Anleitungen angestrebt, die ausreicht, um ein Verfahren danach vollständig auszuführen. Wo es angemessen erscheint, erfolgt eine kurze Anmerkung über Vor- und Nachteile einer Methode sowie eine Anleitung zur Auswertung der Ergebnisse. Aus praktischen Gründen wurden die Verfahren kapitelweise auf der Basis von Organsystemen zusammengefasst.

Des Weiteren wurden einige Kapitel mit Anhängen versehen, die eine Anwendung der beschriebenen Verfahren einer vorliegenden Gruppe von Symptomen, wie Anämie, Polyurie / Polydipsie, Nasenausfluss etc. zuordnen. Es wird durchgehend betont, dass die Labordiagnostik und andere diagnostische Verfahren eher als Ergänzung denn als Ersatz für eine gründliche klinische Untersuchung zu sehen sind. Das Erkennen klinischer Zeichen ist von absolut vordringlicher Bedeutung, und diese werden, wenn erforderlich, angegeben. Einige der speziellen Verfahren, die durch die technologischen Fortschritte der vergangenen Jahre ermöglicht wurden, wie Szintigraphie und Doppler-Echokardiographie, werden in diesem Werk nicht behandelt, weil sie für die meisten niedergelassenen Tierärzte bisher noch nicht zugänglich sind. Außer Frage steht jedoch, dass in bestimmten Fällen ihr Einsatz angezeigt ist und daher die Überweisung eines Patienten in ein darauf spezialisiertes Zentrum geraten wird. Den Abschluss jedes Kapitels bilden Hinweise auf weiterführende Literatur, die in den meisten Fällen für den praktizierenden Tierarzt leicht zugänglich ist.

Wir hoffen, dass dieses Buch sich als nützlicher Begleiter für niedergelassene Tierärzte und ihre Patienten erweisen wird. Anmerkungen, Vorschläge und konstruktive Kritik nehmen wir gern entgegen.

F. G. R. Taylor und M. H. Hillyer

Danksagung

Der Dank und die Wertschätzung der Autoren gilt den Beiträgen der genannten Kollegen. Für Rat und Hilfe zu den Illustrationen und den Fotos sind wir Jane Craig MRCVS und John Conibear verbunden. Herzlich sei an dieser Stelle auch Vicki Martin, BVSc, für die Zeichnungen gedankt.

Inhalt

Inhalt

Inhalt

Inhalt

Inhalt

Mitautoren

A. R. S. BARR,
MA, VetMB, PhD, DVR, CertSAO, DEO, Dip.-ECVS, MRCVS,
University of Bristol, Department of Clinical Veterinary Science, Langford House, Langford,
Bristol, Großbritannien.
Kapitel 13: Erkrankungen des Bewegungsapparates

S. M. CRISPIN,
MA, VetMB, BSc, PhD, DVA, DVOphthal, Dip.-ECVO, MRCVS,
University of Bristol, Department of Clinical Veterinary Science, Langford House, Langford,
Bristol, Großbritannien.
Kapitel 15: Krankheiten des Auges

G. B. EDWARDS,
BVSc, DvetMed, MRCVS,
University of Liverpool, Department of Veterinary Clinical Science, Leahurst, Neston,
Wirral, Merseyside, Großbritannien.
Beitrag zu Kapitel 2: Rektale Untersuchung des Verdauungstraktes

T. S. MAIR,
BVSc, PhD, MRCVS,
The Bell Equine Veterinary Clinic, Mereworth, Maidstone, Kent, Großbritannien.
Kapitel 12: Erkrankungen des Atmungstraktes

M. W. PATTESON, MA,
VetMB, DVC, PhD, CertVR, MRCVS,
Vale Veterinary Group, Bushy Farm Equine Clinic, Breadstone, Berkeley,
Gloucestershire, Großbritannien.
Kapitel 9: Kardiovaskuläre Erkrankungen

E. D. WATSON,
BVMS, MVM, PhD, FRCVS,
Department of Veterinary Clinical Studies, Royal (Dick) School of Veterinary Studies,
Veterinary Field Station, Easter Bush, Roslin, Midlothian, Großbritannien.
Kapitel 7: Krankheiten des Genitaltrakts, Fortpflanzung und Trächtigkeit

1 Gewinnung von Proben-material und Beurteilung von Ergebnissen

1.1 Gewinnung von Probenmaterial

Die Labordiagnostik sollte dazu eingesetzt werden, eine klinische Diagnose zu bestätigen oder deren Ätiologie zu unterstützen. Laboruntersuchungen können nicht die sorgfältige Erhebung der Anamnese und die gründliche klinische Untersuchung ersetzen, sondern ergänzen diese durch Bereitstellung weiterer Informationen.

Labordiagnostische Routineuntersuchungen umfassen die folgenden Bereiche:

- Hämatologie,
- Biochemie des Serums / Plasmas oder anderer Flüssigkeiten,
- Mikrobiologie,
- Histopathologie.

Immer häufiger findet sich in Praxen eine eigene Laborausstattung; trotzdem wird es in vielen Fällen erforderlich, Proben an ein veterinärmedizinisches Labor zu übergeben. Die Eignung des Probenmaterials, das im Labor eintrifft, ist eine der wichtigsten Beschränkungen für die Qualität eines Untersuchungsergebnisses. Deshalb sollten einige Faktoren berücksichtigt werden, bevor eine Untersuchung veranlasst wird:

- Auswahl des Untersuchungsverfahrens,
- Eignung der Probe für die vorgesehene Untersuchung,
- Begleitinformationen für das zu versendende Probenmaterial,
- Eignung der Verpackung für den Postversand oder andere Arten der Auslieferung.

1.1.1 Auswahl des Untersuchungsverfahrens

Das Testverfahren muss so gewählt werden, dass es Informationen liefert, die relevant sind und das erkrankte Organsystem betreffen. Ein Anliegen dieses Buches ist es, das Spektrum labordiagnostischer Testverfahren aufzuzeigen, die für die verschiedenen Organsysteme des Pferdes angewendet werden können. Daraus muss der Kliniker diejenigen Labortests auswählen, die mit der größten Wahrscheinlichkeit eine Diagnose entweder bestätigen oder widerlegen, die von ihm auf der Grundlage von Anamnese und klinischer Untersuchung gestellt wurde. Eine Reihe schlecht gewählter Untersuchungen wird, bei beträchtlichen Kosten, wenige oder überhaupt keine nutzbringenden Informationen liefern.

1.1.2 Eignung der Probe für die vorgesehene Untersuchung

Eine Probe ist nur dann geeignet, wenn eine ausreichende Materialmenge gewonnen, in einen geeigneten Behälter verbracht und so schnell wie möglich an das Labor gesandt wird. Für die Auswertung von Blut, Serum, Plasma und anderen Flüssigkeiten ist eine kleine Menge gewöhnlich ausreichend (nicht mehr als 2 ml); dies ist auch von der Anzahl der zusätzlich durchzuführenden Untersuchungen abhängig. Hämolysierte oder lipämische Blutproben sind für Assays normalerweise nicht geeignet, und Proben von dehydrierten Tieren liefern meist überhöhte labordiagnostische Werte.

In Tabelle 1.1 sind Proben und Behälter zusammengestellt, die für bestimmte Untersuchungen geeignet sind. Vorab sollten aber grundsätzlich die spezifischen Anforderungen des zuständigen Labors abgeklärt werden. Viele Labors stellen auf Anfrage auch die von ihnen bevorzugten Behälter, Verpackungen und Etiketten zur Verfügung. Es lohnt sich in jedem Fall, zu einem der Praxis möglichst nahe gelegenen veterinärmedizinischen Labor ein gutes Arbeitsverhältnis aufzubauen.

Tabelle 1.1: Für labordiagnostische Untersuchungen geeignete Proben und Behälter

Untersuchung	Probe	Behälter / Medium
Hämatologie		
Blutbild+/- Differential	Vollblut	EDTA
Fibrinogen im Plasma	Laborspezifisch:	
	• Vollblut (Hitzepräzipitation)	EDTA
	• Plasma (Thrombingerinnung)	Natriumzitrat
Gerinnungstests		
PTZ / PTT	Vollblut	Natriumzitrat
Blutenzyme		
Die meisten Enzyme	Laborspezifisch:	
	• Serum gewöhnlich bevorzugt	Glas ohne Zusatz
	• Plasma möglich	Heparin
Glutathionperoxidase	Vollblut	Heparin
LDH	Serum	Glas ohne Zusatz
Blutelektrolyte		
Serumelektrolyte	Serum bevorzugt	Glas ohne Zusatz
	Plasmaelektrolyte möglich	Heparin
Andere klinisch-chemische Untersuchungen		
Harnstoff	⎫ Serum (bevorzugt) oder Plasma	⎫ Glas ohne Zusatz oder Heparin
Kreatinin	⎭	⎭
Gesamtprotein		
Albumin (und Globulin)	⎯ Serum	⎯ Glas ohne Zusatz
Eiweißelektrophorese		
Glukose	Plasma	Oxalat-Fluorid
Gesamtbilirubin	Serum (bevorzugt) oder Plasma	Glas ohne Zusatz oder Heparin
Gesamtgallensäuren im Serum	Serum	Glas ohne Zusatz
Triglyzeride im Serum	Serum	Glas ohne Zusatz
Hormone im Blut		
Kortisol	⎫	⎫
Thyroxin		
Trijodthyronin		
Progesteron	⎯ Serum (bevorzugt) oder Plasma	⎯ Glas ohne Zusatz oder Heparin
Testosteron		
Östradiol		
Östronsulfat	⎭	⎭
PMSG	Serum	Glas ohne Zusatz
Blutkulturen		
Aerob/anaerob	Vollblut	Aerobe und anaerobe Flaschen oder Einzelsystem
Serologie		
Antikörper gegen Bakterien / Viren	Serum	Glas ohne Zusatz
Harn		
Harnuntersuchung	Harn	Sauberer, dichter Behälter
Fraktionierte Exkretion von Elektrolyten im Urin	Harn plus Serum (bevorzugt) oder Plasma	Sauberer, dichter Behälter plus Glas ohne Zusatz oder Heparin
Kultur	Mittelstrahl	Steriler, dichter Behälter
Östrogen (Cuboni-Test)	Urin	Sauberer, dichter Behälter
Körperflüssigkeiten		
Zytologie	⎫	EDTA
Biochemie	⎯ Flüssigkeit	Glas ohne Zusatz
Kultur	⎭	Steriler Behälter ohne Zusatz
Kot		
Eizählung im Kot	⎫	⎫
Larvenzählung	⎯ Kot	⎯ Sauberer, dichter Behälter
Kultur	⎭	⎭

1.1.2.1 Proben für hämatologische Untersuchungen

Als Antikoagulans für hämatologische Untersuchungen am besten geeignet ist die Ethylendiamintetraessigsäure (ethylenediamine tetraacetic acid—EDTA). Heparin neigt dazu, ein »Verklumpen« von Leukozyten zu verursachen, und ändert ihre Färbeeigenschaften. Auch die Bewertung von Fibrinogen im Plasma kann mittels einer EDTA-Probe erfolgen, dies aber nur, wenn das Labor ein Hitzepräzipitationsverfahren anwendet. Das Thrombingerinnungsverfahren zur Bewertung von Fibrinogen wird mit Plasma in Natriumzitrat durchgeführt. Untersuchungen der Blutgerinnung (z. B. Prothrombinzeit, partielle Thromboplastinzeit) erfordern Vollblut, das in Natriumzitrat eingeschickt wird.

Blutproben werden im Ruhezustand der Vena jugularis entnommen. Wenn möglich, ist Aufregung des Pferdes dabei zu vermeiden. Ist dies trotzdem wahrscheinlich, wird empfohlen, die erste entnommene Probe für die Hämatologie zu verwenden, um die Auswirkungen der Milzkontraktion zu minimieren. Am zweckmäßigsten ist der Einsatz evakuierter Glasröhrchen (Vacutainer, Becton-Dickinson, UK) mit EDTA. Diese sind auch aus unzerbrechlichem Plastik erhältlich, jedoch ist die Haltbarkeitsdauer des Vakuums bei diesen kürzer. Einige Labors bevorzugen den Einsatz von Polypropylen-Röhrchen für einen sicheren Transport auf dem Postweg; jedoch sind diese nicht evakuiert und müssen mit einer Spritze gefüllt werden. In jedem Fall werden die Röhrchen bis zur Markierung gefüllt und der Inhalt durch mehrfaches Umwenden vorsichtig vermischt.

Wird das Blut mit Nadel und Spritze abgenommen und erst dann in einen Behälter mit einer gerinnungshemmenden Substanz überführt, müssen die folgenden Vorsichtsmaßnahmen beachtet werden:

- Das Blut darf nicht länger als 90 Sekunden in der Spritze verbleiben; danach bilden sich Gerinnsel.

- Die Nadel muss von der Spritze abgenommen werden, bevor Blut in das Probenröhrchen übertragen wird, weil sonst eine Hämolyse einsetzen kann.
- Das Probenröhrchen muss bis zur Markierung gefüllt werden; anderenfalls ist das Konzentrationsverhältnis zur zugesetzten EDTA nicht korrekt. Zuviel EDTA bewirkt Veränderungen in der Größe der roten Blutkörperchen und damit ungenaue Ergebnisse, zu wenig begünstigt die Bildung von Thromben.
- Das Blut muss mit der gerinnungshemmenden Substanz sofort durch mehrfaches vorsichtiges Umwenden vermischt werden.

Proben für hämatologische Untersuchungen werden am besten sofort bearbeitet. Oft ist dies allerdings nicht durchführbar; zur kurzfristigen Lagerung sollte das Röhrchen bei 4 °C kühl gelagert werden. Im Idealfall sollte immer kurz nach Entnahme der Probe ein Blutausstrich angefertigt und an der Luft getrocknet werden, denn ein längerer Kontakt von Zellen mit EDTA kann ihre Morphologie verändern, und es wird schwierig, die Leukozyten zu identifizieren. Der Ausstrich braucht einige Tage lang nicht gefärbt zu werden. Er wird ungefärbt zusammen mit der Blutprobe an das Labor geschickt. Zu diesem Zweck werden vom Labor spezielle Behälter für Objektträger zur Verfügung gestellt (Abb. 1.1).

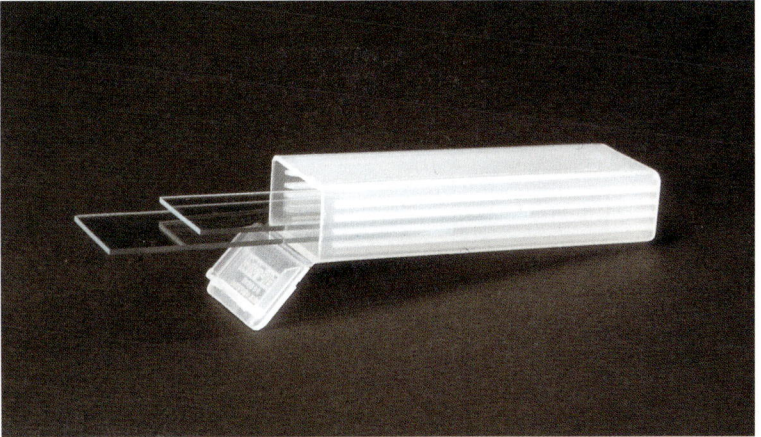

Abb. 1.1 :
Behälter für Objektträger aus Polypropylen, geeignet für den Versand von Blutausstrichen (mit freundlicher Genehmigung von Grange Laboratories, UK).

1.1

Herstellung eines Blutausstriches

Die Objektträger für die Herstellung eines Ausstriches müssen äußerst sauber und frei von Fingerabdrücken sein. Am besten sollten sie in Spiritus gelagert und vor dem Gebrauch mit einem Papiertuch getrocknet werden. Die Probe durch vorsichtiges Umwenden gut mischen und mit einer Pipette einen Tropfen Blut auf das Ende eines liegenden Objektträgers aufbringen. Einen zweiten Objektträger als Verteiler mit der kurzen Seite in einem Winkel von etwa 40° vor dem Blutstropfen ansetzen (Abb. 1.2). Zuerst vorsichtig zurückziehen, um den Kontakt mit dem Blut herzustellen, das sich durch die Kapillarkräfte sofort gleichmäßig am Glasrand verteilt. Danach wird das Blut mit einer einzigen, gleichmäßigen Vorwärtsbewegung des Verteilers über die gesamte Länge des Objektträgers ausgestrichen. Der fertige Ausstrich wird durch schnelles Hin- und Herbewegen an der Luft rasch getrocknet. Über die Mitte des getrockneten Ausstriches kann mit einem Stift eine Kennzeichnung geschrieben werden; dies beeinträchtigt eine spätere Färbung oder die Auszählung eines Differentialblutbildes nicht.

Die Technik der Ausstrichherstellung ist einfach zu erlernen, erfordert jedoch ein wenig Übung. Unbrauchbare Ausstriche entstehen durch einen oder mehrere der folgenden Fehler:
- Verwendung schmutziger Objektträger und/oder eines gesplitterten Verteilers,
- Aufbringen eines zu großen Blutstropfens,
- Ansatz des Verteilers in einem nicht ausreichend spitzen Winkel
- Ausführen der Vorwärtsbewegung zu schnell,
- Ausführen der Vorwärtsbewegung zu langsam und ungleichmäßig.

1.1.2.2 Proben für klinisch-chemische Untersuchungen

Für klinisch-chemische Untersuchungen können Serum, Plasma oder andere Flüssigkeiten als Proben eingeschickt werden. Die meisten Labors bevorzugen Serum für klinisch-chemische Blutuntersuchungen. Zur Durchführung bestimmter Untersuchungen, wie der Serologie (Antikörpertitration) und der Proteinelektrophorese, ist es unbedingt erforderlich. Als ein Vorteil von Plasma wird die Tatsache betrachtet, dass es leicht durch Abstehen oder Zentrifugieren vor dem Versenden gewonnen werden kann. Jedoch ist es zur Bestimmung einiger Elektrolyte und Enzyme nicht geeignet, und es lässt sich nicht zufriedenstellend lagern. In Fällen, in denen Plasma akzeptiert wird, sollte bei der Blutabnahme Heparin als Antikoagulans verwendet werden. Die allgemein erforderlichen Behälter sind in Tabelle 1.1 dargestellt.

Werden geronnene oder heparinisierte Proben verwendet, so sollte die Trennung von Serum oder Plasma von den roten Blutkörperchen so schnell als möglich erfolgen, um Interaktionen zu vermeiden. Im schlimmsten Fall, der Hämolyse, führt dies dazu, dass die Bestandteile der roten Blutkörperchen die Messung von Enzymen, Elektrolyten und Mineralstoffen beeinflussen. Eine Hämolyse kann durch die Verwendung sauberer, trockener Materialien, durch die Vermeidung perivaskulärer Blutentnahme sowie durch vorsichtigen Umgang mit der Traumatisierung der Probe während und nach der Abnahme vermieden werden. Besonders groß ist die Gefahr einer Hämolyse bei Proben, die Vollblut enthalten und bei extrem heißer oder kalter Witterung auf dem Postweg versandt werden.

*Abb. 1.2:
Anfertigung eines
Blutausstriches.*

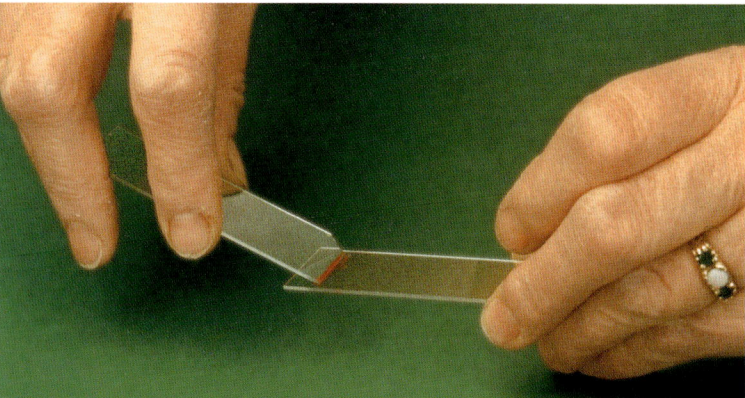

1.2

Serumtrennung

Eine optimale Serumausbeute wird erzielt, indem man Blut entnimmt, in ein evakuiertes Glasröhrchen ohne Zusatz füllt (Vacutainer, Becton-Dickinson, UK) und in einem warmen Raum oder einem Inkubator bei 37 °C stehen lässt, um eine optimale Gerinnung zu unterstützen. Hat sich ein Gerinnsel gebildet, kann es von den Wänden des Behälters mit einem sterilen Tupferstäbchen gelöst werden; es zieht sich dann völlig von der Glasoberfläche zurück. Danach kann das Serum in einen sauberen Behälter umgefüllt werden. Zur Abtrennung von Gerinnsel und Zellen wird die Probe zentrifugiert. Viele Labors empfehlen inzwischen die Verwendung unzerbrechlicher Polypropylen-Röhrchen für eine sichere Versendung von Proben mit der Post.

Kann eine solche Trennung nicht durchgeführt werden, sollte die Vollblutprobe bis zur Versendung kühl gelagert werden (4°C), um die Austauschrate von Enzymen, Metaboliten, Elektrolyten und Mineralstoffen zwischen Zellen und Flüssigkeit möglichst niedrig zu halten.

Für Praxen, die über eine Zentrifuge verfügen, sind spezielle Serum-Gel-Röhrchen erhältlich, die eine einschrittige Abtrennung des Serums in einer geronnenen Probe ermöglichen (Monovette: Sarstedt, UK). Venöses Blut wird mit einer Spritze entnommen und in das Röhrchen gefüllt. Bei der nachfolgenden Zentrifugation wird ein inertes Gel zwischen Zellen und Serum verteilt und auf diese Weise gesichert, dass auch nach einem Transport noch brauchbare Untersuchungsergebnisse gewonnen werden können.

1.1.2.3 Proben für mikrobiologische Untersuchungen

Proben müssen möglichst immer vor dem Beginn einer antibiotischen Therapie genommen werden. Dabei ist größtmögliche Sorgfalt anzuwenden, um eine Kontaminierung zu vermeiden. Geeignete Vorsichtsmaßnahmen werden zu einem späteren Zeitpunkt beschrieben.

Eine ausreichende Menge an Untersuchungsmaterial wird in einem sterilen Behälter eingeschickt.

Nota bene: Das Volumen der Proben und die Transportbedingungen beeinflussen direkt die Verwertbarkeit des eingesandten Materials. Kann eine flüssige Probe gewonnen werden, so sollte sie nicht mit einem Tupfer aufgenommen, sondern in einem Behälter aufgefangen werden. Hilfe bei der Identifizierung und Beurteilung von Ergebnissen einer Kultur leistet ein Ausstrich (für eine spätere Gramfärbung). Dieser wird zum Zeitpunkt der Probengewinnung angefertigt und fixiert.

Ein Abstrich liefert unter Umständen eine für die Anzüchtung nicht ausreichende Probe. Werden Tupfer nicht in einem geeigneten Transportmedium eingeschickt, besteht die Gefahr, dass sie austrocknen und die Erreger absterben. Proben von den Bindehäuten, aus frisch rupturierten Hautpusteln, tiefen Wunden und von Weichteilinfektionen können mittels Abstrich gewonnen werden. Die Auswahl des geeigneten Transportmediums hängt von dem / den vermuteten Erreger / n ab und ist mit dem Labor abzusprechen. Dort werden unter Umständen Medien und geeignetes Verpackungsmaterial zur Verfügung gestellt. Besonders wichtig ist dies für eine erfolgreiche Isolierung von Viren aus Abstrichen des Nasen-Rachen-Raums.

Ideale Proben für eine Anzüchtung sind aseptisch gewonnener Eiter, Exsudat oder Gewebeflüssigkeit. Diese werden am besten in sterilen Gefäßen mit luftdichten Schraubdeckeln aufgenommen. Flüssigkeiten, die normalerweise steril sind, wie Blut, Peritoneal-, Pleural- und Synovialflüssigkeit, sind mit einer Spritze anzusaugen, weil damit das Risiko einer Kontaminierung minimiert wird und größere Mengen für die Anzüchtung zur Verfügung stehen. Kot sollte ebenfalls in einer Flasche mit Schraubverschluss eingeschickt werden; Behälter mit Druckverschluss sind zu vermeiden.

Zur Anzüchtung von anaeroben Erregern muss ein Kontakt der Proben mit der Luft vermieden werden, denn die meisten klinisch bedeutenden obligaten Anaerobier überleben einen längeren Kontakt mit dem Sauerstoff der Luft nicht. Größtmögliche Sicherheit bietet der Transport eines Abstriches in einem geeigneten Medium oder die Befüllung eines Behälters mit der Probe unter Minimierung der Kontaktfläche zur Luft.

Prüfung der Antibiotikaresistenz

Aus praktischen Gründen ist es normalerweise erforderlich, mit einer antibiotischen Behandlung zu beginnen, bevor die Ergebnisse eines Resistenztests vorliegen. In solchen Fällen wird die Auswahl des Antibiotikums durch das auf Erfahrung beruhende klinische Urteil bestimmt. Von größter Bedeutung ist jedoch, dass eine Probe für die Isolierung des verursachenden Erregers bereits vor Beginn einer Antibiotikabehandlung genommen wird. Einige Bakterien, die durch Gramfärbung und Anzüchtung identifiziert werden, haben möglicherweise voraussagbare Resistenzmuster, so dass ein Resistenztest im Labor nicht immer erforderlich wird. Das Verhalten anderer Erreger, beispielsweise das von gramnegativen fakultativen Anaerobiern (*E. coli, Salmonella* spp. etc.), ist dagegen nicht vorauszusagen, so dass hier ein Test gerechtfertigt ist.

Das zuständige Labor bietet möglicherweise eine Reihe antimikrobieller Resistenztests an. In den meisten Fällen wird jedoch eine direkte Untersuchung der antibiotischen Resistenz vorgenommen, indem ein Antibiotikaträger auf einen Nährboden aufgebracht wird, auf dem sich Kulturen oder Subkulturen der Originalprobe befinden. Dieses Verfahren liefert relativ schnell ein Ergebnis, ist jedoch empirisch und weniger hochentwickelt als der Dilutionstest. Dieser gibt auch Informationen über die minimale Hemmkonzentration (MHK) eines geeigneten Antibiotikums. Die wahrscheinliche Bedeutung eines isolierten Erregers und das für ihn vermutete Resistenzmuster sollten in einem

Gespräch mit dem Mikrobiologen geklärt werden, wenn sie im Bericht nicht angegeben sind.

1.1.2.4 Proben für histopathologische Untersuchungen

Proben für die Histologie sollten für die Läsion vollständig repräsentativ sein und den Übergang von gesundem zu erkranktem Gewebe beinhalten. Sie werden in 10%iger Formol-Salzlösung fixiert und sollten nur so groß sein, dass sie von dem Fixativ schnell durchdrungen werden können. Als Richtlinien können ein Durchmesser von nicht mehr als 1 cm und eine Dicke von nicht mehr als 5 mm gelten, dies ist allerdings nicht bei allen Proben möglich. Das Volumenverhältnis von Gewebe zu Fixativ sollte nicht mehr als 1:10 betragen, und beide werden am besten in einem Behälter aus robustem Material mit einer weiten Öffnung aufbewahrt (dies erleichtert das Herausnehmen der Probe). Für einige Verfahren, wie Endometriumbiopsie, Zytologie oder Immunfluoreszenz, ist die Verwendung spezieller Fixative erforderlich. Das Vorgehen sollte mit dem Labor abgesprochen werden, das diese Substanzen meist zur Verfügung stellen kann.

1.1.3 Begleitinformationen für die Probe

Die meisten Labors stellen ihre eigenen Formulare bereit, in denen angegeben wird, welche Informationen erforderlich sind. Einige Details zum klinischen Verlauf sind unverzichtbar, insbesondere dann, wenn von der histopathologischen Untersuchung als Ergebnis eine Diagnose erwartet wird. Eine vorläufige Differentialdiagnose ist für das Labor meist ebenfalls hilfreich bei der Bewertung von Befunden und/oder der Entscheidung für weitere Untersuchungen.

1.1.4 Verpackung für den Postversand oder andere Arten der Auslieferung

Ein Postversand, der nicht länger als 48 Stunden dauert, beeinträchtigt die meisten Untersuchungen nicht erheblich. Am Ende einer Woche verschickte Proben werden allerdings unvermeidlich mit Verzögerung ausgeliefert und bearbeitet. Proben von ausreichender Größe oder Dringlichkeit rechtfertigen eine Lieferung durch einen Kurierdienst. Liegt das Labor in erreichbarer Nähe, erklärt sich vielleicht der Tierbesitzer bereit, die Probe selbst zu überbringen. Er sollte jedoch Verständnis dafür aufbringen, dass die Besprechung der Untersuchungsergebnisse und ihrer Bedeutung in erster Linie zwischen dem Labor und dem zuständigen Tierarzt erfolgen muss.

Die meisten Proben können mit der Post verschickt werden. Die haftungsrechtliche Verantwortung dafür, dass die Verpackung den rechtlichen Anforderungen genügt und die Probe niemanden gefährdet, trägt der Absender (Arzt). Ihm obliegt auch die Beurteilung, ob der Versand wegen konkreter Ansteckungsgefahr unter Wertangabe erfolgen muss. Erregerkulturen oder Proben mit Krankheiten, die in § 37 des Bundesseuchengesetzes genannt werden, fallen immer unter diese Bestimmung. Eine ordnungsgemäße Verpackung besteht nach den Anforderungen der Deutschen Post aus den folgenden Komponenten:

Probengefäß (Innenverpackung): Es muss flüssigkeitsdicht, formstabil, sterilisierbar, dauerhaft beschriftbar und etikettierbar sein. Das Füllungsvolumen darf nicht mehr als 90 % des Fassungsvolumens betragen. Beim Versand von Kotproben muss ein übergreifender Schraubverschluss verwendet werden. Der Raum zwischen Probengefäß und Schutzgefäß ist mit aufsaugendem Material auszufüllen, das bei einem Zerbrechen des Probengefäßes die gesamte auslaufende Flüssigkeit aufnehmen kann.

Schutzgefäß (Außenverpackung): Es muss abwaschbar, dauerhaft beschriftbar und bedruckbar sein, des Weiteren flüssigkeitsdicht und transparent. Ist es für mehrfache Verwendung vorgesehen, muss es sterilisierbar sein. Verschließmittel für Schutzgefäße müssen griffig und ohne große Anstrengungen von Hand zu öffnen sowie in Form und Maßen dem zugehörigen Probengefäß angepasst sein. Es ist mit dem Sicherheitszeichen DIN 56 956—W 15 »Warnung vor Biogefährdung« zu kennzeichnen. Für das Schutzgefäß ist kein Glas zulässig.

Außenverpackung: Statt der Außenverpackung dürfen für mehrere Probengefäße bis zu einem Gesamtinhalt von 500 ml auch kistenförmige Außenverpackungen aus Pappe, Holz, geeignetem Kunststoff oder Metall verwendet werden, die den Gefahrgutvorschriften GGVS oder GGVE entsprechen. Dabei ist eine Zwischenverpackung zum zusätzlichen Schutz des Probengefäßes gegen mechanische Belastungen erforderlich, wenn beim Untersuchungsgut ein begründeter Verdacht auf eine ansteckungsgefährliche Krankheit besteht oder diese Diagnose gesichert ist.

Versandhülle oder kistenförmige Verpackung: Diese muss das Schutzgefäß sicher einschließen und hinsichtlich Festigkeit, Aufschrift und Außenseite den Vorschriften der Deutschen Post entsprechen.

Kennzeichnung: Die Versandhülle wird außerhalb der Aufschriftfläche mit einem vorgeschriebenen grafischen Symbol deutlich gekennzeichnet. Dieses Symbol trägt die Aufschrift »Medizi-

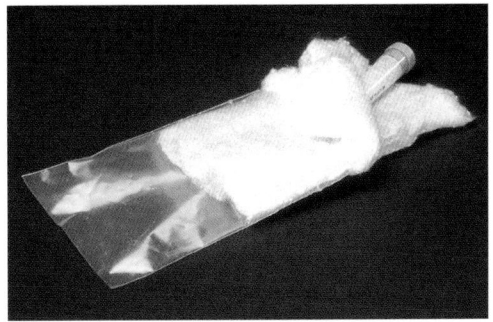

1.3

Abb. 1.3:
Primärverpackung. Das Probenröhrchen wird in aufsaugendes Material gewickelt und in einen Plastikbeutel geschoben, der keine Flüssigkeit austreten lässt.*

---

* Anm. d. Übers.: Die hier dargestellten Verpackungen entsprechen nicht in allen Punkten den Vorschriften der Deutschen Post.

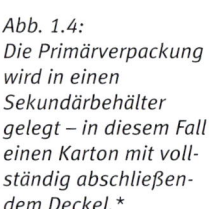

Verpackung für den Postversand

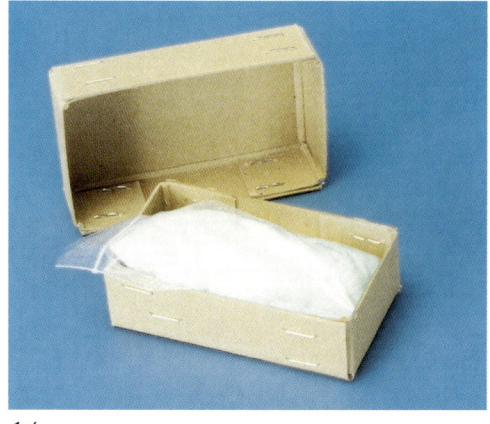

1.4

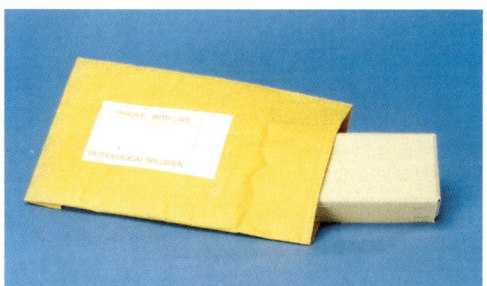

1.5

Abb. 1.4:
Die Primärverpackung wird in einen Sekundärbehälter gelegt – in diesem Fall einen Karton mit vollständig abschließendem Deckel.*

Abb. 1.5:
Die gesamte Verpackung wird in einen wattierten Umschlag geschoben, der neben der Aufschrift einen deutlichen Warnhinweis trägt.*

Abb. 1.6:
Zertrümmertes Blutröhrchen und blutgetränktes Packmaterial, verursacht durch nicht ausreichende Vorsichtsmaßnahmen bei der Verpackung. Das Röhrchen war in das nicht mehr lesbare Begleitformular eingewickelt. *

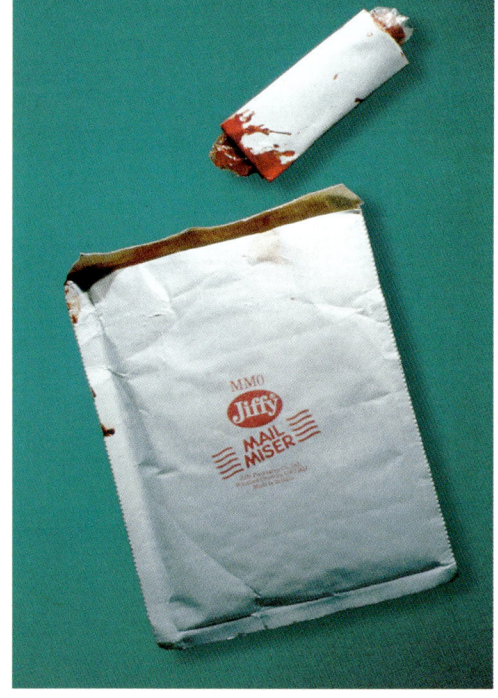

1.6

nisches Untersuchungsgut«. Handelt es sich um infektiöses Untersuchungsgut, so ist der Zusatz »Vorsicht infektiös!« anzubringen.

Ein Beispiel für eine nicht den Anforderungen entsprechende Verpackung zeigt Abbildung 1.6. Das Probengefäß ist nicht mit aufsaugendem Material oder einem Schutzgefäß umgeben. Der wattierte Umschlag schützte die Probe nicht vor der Zerstörung, so dass die mit ihm in Kontakt gekommenen Personen dem infektiösen Material ausgesetzt waren.

1.2 Beurteilung von Ergebnissen

Ein Krankheitsprozess ist dynamisch, er hat einen Beginn, eine Mitte und ein Ende. Das Ergebnis einer einzelnen Untersuchung, die irgendwann in diesem zeitlichen Ablauf durchgeführt wurde, kann daher nur die Situation zu einem bestimmten Zeitpunkt widerspiegeln. Dies setzt der Beurteilung des Ergebnisses Grenzen, denn die Situation ist vergleichbar einem Film, dessen Handlung durch Betrachtung eines einzelnen Bildes entschlüsselt werden sollte. Oft wäre es sehr viel informativer, die Untersuchungsergebnisse mehrerer aufeinanderfolgender Proben vorliegen zu haben, dies verbietet sich jedoch meist aufgrund der Kosten. Ziel dieses Abschnitts ist es, Richtlinien für die Beurteilung der Ergebnisse von hämatologischen und klinisch-chemischen Untersuchungen zu geben.

In vielen Fällen werden die Anamnese und klinische Untersuchung, die zur Auswahl eines Tests geführt haben, bei dessen Interpretation ausschlaggebend sein. Wird eine grenzwertige Abweichung festgestellt, hilft die Untersuchung einer weiteren Probe zu einem späteren Zeitpunkt dabei, Entwicklungen zu bestätigen oder zu verwerfen, die von Bedeutung sein können. Eine der Fallen, die es bei der Beurteilung von Laborwerten zu vermeiden gilt, ist eine Überbewertung dürftiger oder nicht schlüssiger Infor-

* Anm. d. Übers.: Die hier dargestellten Verpackungen entsprechen nicht in allen Punkten den Vorschriften der Deutschen Post.

mationen. Pathologische Situationen gehen in den meisten Fällen mit dramatischen und erkennbaren Veränderungen einher.

1.2.1 Referenzbereiche von Laborparametern

Bevor eine vorläufige Beurteilung erfolgt, muss der Referenzbereich für einen Parameter berücksichtigt werden. Im Allgemeinen wird ein Ergebnis wie unten als innerhalb seines Normalbereichs oder darüber liegend angegeben. Normalbereiche unterscheiden sich jedoch unweigerlich von Labor zu Labor. In einigen Fällen ist dies auf Unterschiede zurückzuführen, die im analytischen Verfahren begründet sind, und ist am stärksten ausgeprägt bei der Quantifizierung der Aktivität von Serumenzymen. Bei diesem Beispiel wird der gleiche Test an derselben Probe in verschiedenen Labors unterschiedliche Ergebnisse erbringen. Deshalb müssen die Ergebnisse hämatologischer und klinisch-chemischer Untersuchungen immer im Zusammenhang mit dem Referenzbereich beurteilt werden, den das zuständige Labor angibt.

Normalwerte für labordiagnostische Daten werden gewöhnlich von den Durchschnittswerten (± 2 Standardabweichungen) einer gesunden Pferdepopulation abgeleitet. Dieses Vorgehen schließt jedoch 5 % der Proben vom Normalbereich aus, das heißt, 2,5 % aller normalen Proben liegen voraussichtlich über dem oberen Normalbereich, 2,5 % unter dem unteren Normalbereich. Deshalb ist es schwierig, sicher zu gehen, dass eine einzelne Probe, die von einem unbekannten Patienten genommen wurde, wirklich ein verlässlicher Indikator für eine Erkrankung ist; es sei denn, der Parameter zeigt einen extremen Wert.

1.2.2 Beurteilung hämatologischer Werte

Hämatologische Profile zeigen deutliche Unterschiede zwischen verschiedenen Rassen und Kreuzungen, stimmen aber gewöhnlich auch dann überein, wenn sie in unterschiedlichen Labors bestimmt werden. Einige Unterschiede ergeben sich aus der Vorgehensweise des Labors und geringfügigen Abweichungen in den Einstellungen automatischer Zählgeräte. Dies beeinträchtigt normalerweise aber nicht die Beurteilung offensichtlicher Veränderungen oder Entwicklungen von hämatologischen Werten.

1.2.2.1 Erythrozyten-Parameter

Bei der Beurteilung von Erythrozyten-Parametern des erwachsenen Pferdes ist es wichtig sich zu vergegenwärtigen, dass diese dem Einfluss einer Reihe physiologischer Variablen unterliegen. Dazu gehören Rasse, Trainingszustand und Aktivität oder Aufregung zur Zeit der Probengewinnung.

Rasse: Höher im Blut stehende Pferde (leichte Pferde, Araber und Vollblüter) haben höhere Erythrozyten-Parameter bei Hämatokrit (Hkt), Erythrozytenzahl und Hämoglobinkonzentration (Hb) als Kaltblutrassen und Ponys. Warmblüter wie z. B. Jagdpferde liegen dazwischen. Dies wird in Tabelle 1.2 durch die Darstellung typischer Referenzbereiche der verschiedenen Gruppen für Erythrozyten veranschaulicht.

Trainingszustand: Trainierte Pferde zeigen höhere Werte bei Hkt, Hb und Erythrozytenzahl als ruhende oder untrainierte. Bei trainierten Vollblut-Rennpferden sind daher die höchsten Parameter festzustellen. Bei einem trainierten Pferd sollte ein Wert, der sich am unteren Ende des Referenzbereichs befindet, als auffällig angesehen werden.

Aktivität oder Aufregung: Vorausgegangenes Training oder Aufregung zum Zeitpunkt der Blutentnahme führen als Ergebnis der Milzkontraktion zu einer deutlichen Erhöhung von Hb, Hkt und Erythrozytenzahl.

Beim gesunden Pferd sind tägliche Schwankungen der Erythrozyten-Parameter normal. Diese sollten aber alle innerhalb der für die Rasse angegebenen Referenzbereiche liegen. Bei einem kranken Pferd lässt ein Anstieg der Parameter über den Normalbereich eine Dehy-

Beurteilung hämatologischer Werte

dratation vermuten. Ein Abfall unter die Normalwerte lässt auf eine Anämie schließen (siehe Kapitel 8.1).

Hämatokrit (Hkt)

Der Hämatokrit ist eine Messung des Volumenanteils roter Blutkörperchen in Vollblut, ausgedrückt in Prozent. Er wird einfach bestimmt durch Zentrifugieren eines Röhrchens mit Vollblut und damit Trennung der zellulären Bestandteile vom Plasma. Das Volumen, das die konzentrierten Zellen einnehmen, wird dann als Prozentanteil des gesamten Volumens ausgedrückt (Hkt %). Es ist sehr leicht zu bestimmen und damit der nützlichste Parameter zur Überwachung einer Dehydratation (Hämokonzentration) im Verlauf eines Krankheitsprozesses.

Erythrozytenzahl

Die Erythrozytenzahl wird als Anzahl der roten Blutkörperchen pro Liter Vollblut ausgedrückt (Erythrozyten x 10^{12} / l). Ein Anstieg über den Normalbereich ist Anzeichen für eine Hämokonzentration, ein Abfall dagegen für eine Anämie.

Hämoglobin (Hb)

Der Hämoglobingehalt von Vollblut wird als Konzentration pro 100 ml (Hb g/dl) angegeben. Ein Anstieg über den Normalbereich ist Anzeichen für eine Hämokonzentration, ein Abfall dagegen für eine Anämie.

Mittlere Hb-Konzentration der Erythrozyten (Mean corpuscular haemoglobin concentration — MCHC)

Die MCHC ist ein Index für die Hämoglobinkonzentration pro 100 ml in konzentrierten Erythrozyten und wird in g/dl angegeben. Man erhält sie durch Multiplikation der Hämoglobinkonzentration in Vollblut (Hb g/dl) mit dem Faktor der konzentrierten Erythrozyten (100 geteilt durch Hkt %).

Mittleres Erythrozytenvolumen (Mean corpuscular volume — MCV)

Das MCV ist ein Index, der das mittlere Volumen jedes einzelnen Erythrozyten in Femtolitern (fl) angibt. Es wird berechnet, indem man das Volumen der roten Blutkörperchen pro Liter (Hkt % x 10) durch die Anzahl der roten Blutkörperchen pro Liter dividiert (Erythrozytenzahl x 10^{12} / l). Abhängig von dem berechneten Volumen können die Zellen entweder als mikrozytär, normozytär oder makrozytär bezeichnet werden. Anders als z. B. bei Hund und Katze sind diese Merkmale aber beim Pferd nicht von Nutzen bei der Einschätzung regenerativer oder nicht-regenerativer Arten der Anämie, denn die Erythrozyten reifen beim Pferd selbst in Phasen intensiver Erythropoese im Knochenmark und nicht im Blutkreislauf. Demzufolge ist bei dem MCV im Lauf der Zeit ein zunehmender Anstieg oder Abfall zu beobachten, der sich aber gewöhnlich im Normalbereich bewegt. Beim Pferd ist der beste Indikator für die Unterscheidung zwischen einer regenerativer und einer nicht-regenerativer Anämie ein Aspirat oder eine Biopsie des Knochenmarks (siehe Kapitel 8.1.4).

Tabelle 1.2: Typische Referenzbereiche für Erythrozyten-Parameter für verschiedene Gruppen erwachsener Pferde*

Parameter	Vollblut	Jagdpferd	Pony
Hkt %	40—46	35—40	33—37
Erythrozyten (x 10^{12}/l)	7,2—9,6	6,2—8,9	6,0—7,5
Hb (g/dl)	13,3—16,5	12,0—14,6	11,0—13,4
MCHC (g/dl)	34—36	34—36	33—36
MCV (fl)	48—58	45—57	44—55
MHC (pg)	14,1—18,1	15,1—19,3	16,17—19,3

*Angepasste Daten, die vom Clinical Pathology Diagnostic Service, Department of Clinical Veterinary Science der Universität Bristol zur Verfügung gestellt wurden. (*Anm. d. Übers.:* Die genannten Referenzbereiche weichen von den bei uns üblichen Wertebereichen z. T. geringfügig ab.)

Mittlerer Hb-Gehalt des einzelnen Erythrozyten (Mean corpuscular haemoglobin — MCH)

Dieser Index gibt den mittleren Hämoglobingehalt einer einzelnen Zelle in Pikogramm (pg) an. Man erhält ihn, indem man die Konzentration von Hämoglobin pro Liter (Hb g / dl x 10) durch die Anzahl der roten Blutkörperchen pro Liter (Erythrozytenzahl x 10^{12} / l) dividiert. Ein Anstieg über den Normalbereich ist Anzeichen für eine Hämolyse.

1.2.2.2 Leukozyten-Parameter

Wie bei den Erythrozyten unterliegen auch die Leukozyten-Parameter dem Einfluss einer Reihe physiologischer Parameter. Diese nehmen gewöhnlich die Form einer Leukozytose an, die durch Furcht, Stress oder vorausgegangenes Training induziert werden kann.

Leukozytenzahl

Beim gesunden erwachsenen Pferd liegt die Leukozytenzahl gewöhnlich zwischen 6 und $12,0 \times 10^9$/l, und in Ruhe beträgt das Verhältnis von Neutrophilen zu Lymphozyten etwa 60 : 40. Es kann eine kleine Anzahl von Monozyten und / oder Eosinophilen vorliegen, die aber normalerweise jede nicht mehr als 5 % der Gesamtzahl betragen.

Die Leukopenie ist eine Absenkung der Leukozytenzahl unter den Normalbereich. Sie ist ein Merkmal für Endotoxämie und/oder Septikämie und tritt daher bei Darmrupturen auf, die mit einer Toxikämie einhergehen, oder in den Frühstadien jeder schweren bakteriellen Erkrankung (z. B. Pleuropneumonie, Peritonitis, Salmonellose, Magen- oder Darmrupturen, Typhlokolitis).

Die Leukozytose ist eine Erhöhung der Leukozytenzahl über den Normalbereich. Sie ist ein Merkmal für akute und chronisch-entzündliche Erkrankungen. Eine Leukopenie, die mit dem Frühstadium einer bakteriellen Erkrankung vergesellschaftet ist, geht unweigerlich nach 2 bis 3 Tagen in eine Leukozytose über.

Neutrophile Granulozyten

Eine Neutrophilie tritt oft als Reaktion auf eine Entzündung (oft, aber nicht unweigerlich assoziiert mit einer Infektion), auf Stress oder die gleichzeitige Anwendung von Kortikosteroiden auf. Eine akut-entzündliche Leukozytose geht mit einer Neutrophilie einher; in schweren Fällen erscheinen juvenile Stabkernige (Linksverschiebung). In fortgeschrittenen Stadien einer Toxikämie ist das Zytoplasma nicht mehr zur vollständigen Ausreifung in der Lage und wird als »schaumig« beschrieben.

Lymphozyten

Eine Lymphopenie tritt im Frühstadium einer Virusinfektion auf und wird einer Sequestrierung von Lymphozyten in lymphoiden Geweben zugeschrieben. Die Zahl kehrt innerhalb weniger Tage zum Normalwert zurück. Die Lymphozytenzahl kann auch durch Stress und den gleichzeitigen Einsatz von Kortikosteroiden erniedrigt werden.

Monozyten

Beim gesunden Tier werden Monozyten kaum (bis 5 %) im Differentialblutbild festgestellt. Bei akuten Krankheitszuständen sind sie erniedrigt. Eine chronisch-entzündliche Leukozytose geht jedoch gewöhnlich mit einer Monozytose einher.

Eosinophile Granulozyten

Beim gesunden Tier ist der Anteil der Eosinophilen am Differentialblutbild gering. Eine Eosinophilie kann durch Hypersensitivitätsreaktionen provoziert werden. In manchen Fällen kann dies mit dem Frühstadium einer aktiven Parasitenmigration assoziiert sein. Nach Erfahrung der Autoren kann eine Eosinophilie jedoch nicht als kennzeichnend für einen Parasitenbefall bewertet werden; auch zeigen stark von Parasiten befallene Tiere nicht notwendigerweise eine Reaktion der Eosinophilen. (*Anm. d. Übers.:* Ein erhöhtes Auftreten von eosinophilen Granulozyten im Blut kann die Folge massiver Gewebsreaktionen, z. B. in Lunge, Darm oder Körperhöhlen, sein.)

Basophile Granulozyten

Basophile sind im Differentialblutbild eines gesunden Pferdes selten nachzuweisen. Bei anderen Tierarten gelten sie als zirkulierende Mastzellen. Die Bedeutung, die ihrem Auftreten im Blutkreislauf kranker Pferde beizumessen ist, konnte jedoch noch nicht definiert werden.

Thrombozyten

Die normale Thrombozytenzahl von Pferden ist im Vergleich zu anderen domestizierten Arten niedrig. (*Anm. d. Übers.:* Sie ist auch rasseabhängig.) Eine abnorm niedrige Zahl kann sich als Artefakt einer »Thrombozyten-Verklumpung« in EDTA herausstellen. Wird aus klinischen Gründen eine Thrombozytopenie vermutet, sollte die Probe für eine Thrombozytenzählung eher in Natriumzitrat als in EDTA eingeschickt werden.

1.2.2.3 Fibrinogenkonzentration im Plasma

Die Bestimmung der Fibrinogenkonzentration im Plasma ist normalerweise nicht Bestandteil eines hämatologischen Profils. Einige Labors verwenden jedoch ein Hitzepräzipitationsverfahren und verwenden dazu Vollblut in EDTA, so dass das Ergebnis ohne Schwierigkeiten zusammen mit einem hämatologischen Profil angegeben werden kann. Andere Labors verwenden ein Thrombingerinnungsverfahren, das eine Plasmaprobe in Natriumzitrat erfordert.

Das Plasmafibrinogen ist ein Akute-Phase-Protein, dessen Konzentration im zirkulierenden Blut beim Beginn eines entzündlichen Prozesses innerhalb von 48 – 72 Stunden bis auf einen Spitzenwert ansteigt. Es ist ein sensitiver Indikator für eine septische Entzündung beim Pferd und nach Erfahrung der Autoren bei der Überwachung des Fortschreitens der Krankheit verlässlicher als die Leukozytenzählung. Der Wert ist besonders nützlich bei der Überwachung der Reaktion auf eine Antibiotikabehandlung. Eine ständig erhöhte Fibrinogenkonzentration ist Anzeichen für eine ablaufende bakterielle Entzündung, trotz scheinbar normaler Werte bei Leukozytenzählung und Differentialblutbild.

1.2.3 Beurteilung klinisch-chemischer Serumwerte

Tabelle 1.3 zeigt typische Referenzbereiche für klinisch-chemische Blutwerte beim erwachsenen Pferd. Ausgenommen hiervon sind jedoch Werte für die Aktivität der Serumenzyme. Die Aktivitäten von Serumenzymen (Internationale Einheiten pro Liter) werden mithilfe im Handel erhältlicher Tests gemessen, die für verschiedene Reaktionstemperaturen optimiert sind. Verschiedene Labors benutzen vermutlich unterschiedliche Tests, und entsprechend können die Ergebnisse und Referenzbereiche voneinander abweichen. Aus diesem Grund unternehmen die Autoren keinen Versuch, Referenzbereiche der Enzymaktivität darzustellen. Der Kliniker sollte vorzugsweise die Bedeutung eines Enzymwertes aufgrund des Referenzbereichs des zuständigen Labors beurteilen. Es liegt in der Verantwortung des betreffenden Labors, über Verfahren zur Qualitätskontrolle sicher zu stellen, dass die Ergebnisse im Vergleich mit ihren eigenen Normalwerten ord-

Tabelle 1.3: Typische Referenzbereiche für klinisch-chemische Blutwerte des erwachsenen Pferdes*

Bestandteil	Bereich
Gesamteiweiß	60–70 g/l
Albumin	30–40 g/l
Globulin	20–35 g/l
Harnstoff	3,2–5,2 mmol/l
Kreatinin	128–188 µmol/l
Glukose	3,5–6,0 mmol/l
Gesamtbilirubin	11–49 µmol/l
Natrium	135–145 mmol/l
Kalium	3,3–5,0 mmol/l
Chlorid	93–103 mmol/l
Kalzium	2,86–3,06 mmol/l
Magnesium	0,6–1,0 mmol/l
Anorg. Phosphat	0,81–1,21 mmol/l
Triglyzeride	<1,0 mmol/l

*Angepasste Daten, die vom Clinical Pathology Diagnostic Service, Department of Clinical Veterinary Science der Universität Bristol zur Verfügung gestellt wurden.

nungsgemäß ausfallen. Die Werte nicht-enzymatischer Blutbestandteile, deren Angabe in absoluten Konzentrationen wie in g / l oder in Stoffmengeneinheiten wie mmol / l erfolgt, werden durch Analysebedingungen relativ wenig beeinflusst. Trotzdem treten auch hier Abweichungen auf. Bei der Weitergabe oder der Besprechung von Untersuchungsergebnissen sollte der Kliniker immer die Referenzbereiche des zuständigen Labors angeben können.

Die einzelnen Kapitel dieses Buches, die sich mit den verschiedenen Organsystemen befassen, geben spezifische Indikationen für die klinische Biochemie, zusammen mit Hinweisen zur Beurteilung der Ergebnisse. Die folgenden Abschnitte dienen als kurze, zusammengefasste Referenz zur Beurteilung klinisch-chemischer Blutwerte des Pferdes.

1.2.3.1 Serumprotein

Bei der Messung des Gesamteiweißes im Serum (g / l) wird die kombinierte Konzentration von Albumin und Globulin im Serum bestimmt. Ein allmählicher Anstieg des Gesamtproteins über Tage / Wochen spiegelt gewöhnlich einen Anstieg der Globulinkomponente wider, der das Ergebnis einer Infektion und / oder Entzündung ist. Plötzliche Anstiege deuten wahrscheinlich auf eine Dehydratation hin. Viele Krankheiten, die mit einer fortschreitenden Dehydratation einhergehen, können auch von einem Albuminverlust begleitet sein (z. B. gastrointestinale Krisen). In diesen Fällen stellt das Gesamteiweiß keinen sensitiven Indikator für eine Dehydratation dar. Deshalb sollten mehrere aufeinander folgende Hämatokritbestimmungen als Indikator für eine Dehydratation des Patienten bevorzugt werden.

Albumin

Albumin wird in der Leber synthetisiert. Ein Anstieg der Serumkonzentration kann mit einer Dehydratation in Verbindung stehen. Ein Abfall ist in den meisten Fällen mit einer exsudativen Enteropathie assoziiert und reflektiert daher eine Erkrankung des Gastrointestinaltrakts. Als Ursache für eine Hypoalbuminämie beim Pferd weniger wahrscheinlich ist der Verlust durch Erguss (z. B. Peritonitis, Pleuritis). Am wenigsten wahrscheinlich sind Glomerulonephropathie oder Leberinsuffizienz.

Globulin

Neben der Dehydratation verursachen vor allem die folgenden Vorgänge einen Anstieg der Gesamtglobulin-Konzentration:

- Akute entzündliche Prozesse, die einen Anstieg der Konzentrationen von Akute-Phase-Proteinen verursachen,
- Chronisch-entzündliche Prozesse, die einen Anstieg der Immunglobulin-Konzentrationen bewirken,
- Strongyliden-Befall, der zu einem Anstieg der $IgG_{(T)}$-Konzentration führt,
- Leberinsuffizienz mit resultierendem Rückgang des Globulinabbaus.

Einige veterinärmedizinische Labors bieten einen Assay für die Serum-$IgG_{(T)}$-Konzentration an. Liegt dieser über dem Normalbereich, so ist das ein Anzeichen für aktive Strongyliden-Migration, aber nicht pathognomonisch.

Albumin / Globulin - (A/G-)Verhältnis

Beim gesunden Pferd liegt das A/G-Verhältnis nahe 1,0 oder höher. Verschiebungen in diesem Verhältnis können bei einer Reihe pathologischer Zustände auftreten, die Information ist jedoch wenig spezifisch. Ein Abfall des Verhältnisses, der auf einen Albuminrückgang und Globulinanstieg zurückzuführen ist, kann Kennzeichen einer entzündlichen Darmerkrankung, einer exsudativen Effusion (z. B. Peritonitis, Pleuritis), eines Strongyliden-Befalls oder einer Leberinsuffizienz sein. Jeder chronisch-entzündliche Prozess, der zu einem Anstieg der Globulinkonzentration führt, bewirkt ebenso einen Abfall des Verhältnisses, selbst dann, wenn die Albuminkonzentration normal bleibt.

Beurteilung klinisch-chemischer Serumwerte

Serumeiweiß-Elektrophorese

Mittels Agarose-Gel-Elektrophorese werden die Serumproteine des Pferdes in vier unterschiedliche Banden getrennt, die in der Reihenfolge ihrer elektrophoretischen Mobilität charakterisiert werden. Diese Banden werden gefärbt und als Albumin sowie Alpha-, Beta- und Gamma-Globuline identifiziert. Sobald die Gesamteiweiß-Konzentration bekannt ist, kann das Labor die einzelnen Proteinkonzentrationen innerhalb jeder Bande mit dem Densitometer bestimmen. Die Ergebnisse einer elektrophoretischen Analyse von Pferdeserum sind jedoch von verschiedenen Labors aufgrund von Unterschieden in den Trennungsverfahren nicht immer vergleichbar. Deshalb gibt es widersprüchliche Daten über die normalen Konzentrationsbereiche der unterschiedlichen Proteinfraktionen. Klinikern wird daher geraten, Eiweißverschiebungen als empirische Anstiege oder Rückgänge und nicht als absolute Werte anzusehen. Tabelle 1.4 zeigt eine empirische Beurteilung von Proteinverschiebungen.

1.2.3.2 Serumenzyme

Beim gesunden Pferd enthält das zirkulierende Blut niedrige Spiegel der meisten intrazellulären Enzyme, die aus dem normalen Zellstoffwechsel resultieren. Bei Krankheiten kommt es zur Freisetzung von Enzymen aus geschädigten Zellen, so dass die Konzentration im zirkulierenden Blut sich erhöht. Abhängig von der Organspezifität können diese Enzyme zu diagnostischen

Zwecken eingesetzt werden, um das erkrankte Organ oder die Zellart zu identifizieren. Die größten Hindernisse für eine Beurteilung sind die ubiquitäre Natur einiger Enzyme und die mangelnde Stabilität bei anderen. Eine solche mangelnde Stabilität führt zu einem raschen Aktivitätsverlust zwischen dem Zeitpunkt der Blutabnahme und des Assays.

Alkalische Phosphatase (AP)

AP wird bei Schäden des Darmepithels, der Leber, der Galle oder des Knochens freigesetzt. Viele Labors können die Differenzialdiagnosen eingrenzen, indem die Konzentration des Isoenzyms intestinale alkalische Phosphatase bestimmt wird. Ein Anstieg der AP-Aktivität ist mit Darmschäden (Parasiten oder andere Entzündungen), Obstruktion der Gallenwege oder einem gesteigerten Knochenmetabolismus assoziiert. (*Anm. d. Übers.:* Beim Fohlen liegen die Werte aufgrund der Osteoblastenaktivität physiologisch höher.) AP im Serum ist während des Transports stabil.

Amylase

Beim gesunden Pferd ist die Amylase-Konzentration im zirkulierenden Blut sehr niedrig. Bei Vorliegen einer Pankreasnekrose steigt die Konzentration in Serum, Peritonealflüssigkeit und Harn deutlich an. Dabei handelt es sich um ein Krankheitsbild, das beim Pferd sehr selten ist und sich als akute, therapierefraktäre Kolik präsentiert. aufgrund der Seltenheit ist es jedoch unwahrscheinlich, dass in Fällen akuter Kolik differentialdiagnostisch auch eine Pankreatitis abgeklärt wird. Die Diagnose wird gewöhnlich im Rahmen einer Obduktion gestellt. Amylase ist im Serum sehr stabil.

Aspartat-Aminotransferase (AST)

Dieses Enzym wurde bisher als Glutamatoxalazetat-Transaminase (GOT) bezeichnet und ist auch noch als solche in der Literatur zu finden. Das Enzym wird infolge von Zelluntergang in Weichteilen, wie Leber, Skelettmuskulatur, Herz-

Tabelle 1.4: Empirische Beurteilung von Serumproteinverschiebungen in einer Elektrophorese

Krankheit	Albumin	Alpha	Beta	Gamma
Akute Infektion	Normal	++ (APP)	Normal	Normal
Chronische Infektion	Normal	+ (APP)	+ (IgG$_{(T)}$)	++ (Ig)
Virusinfektion	Normal	Normal	+ (IgG$_{(T)}$)	++ (Ig)
Darmparasiten	Niedrig (EE)	++ (APP)	+ (IgG$_{(T)}$)	Normal
Leberinsuffizienz	Niedrig	Normal	Normal	+++ (Ig)

Abkürzungen: EE – Exsudative Enteropathie; APP– Akute-Phase-Proteine; Ig– Immunglobuline; (IgG$_{(T)}$) – Immunglobulin G (Untergruppe T).

muskel, freigesetzt. Ist ein Anstieg der Konzentration festzustellen, so sollte die Serumkonzentration eines muskelspezifischen Enzyms überprüft werden, vorzugsweise der Kreatinkinase (CK). Auf diese Weise wird abgeklärt, ob der AST-Anstieg muskulären Ursprungs ist. Ein leichter Anstieg über den Normalbereich ist nach Anstrengung normal. Serum-AST verliert während eines Transports nach drei Tagen bei Umgebungstemperatur etwa 10 % ihrer Aktivität.

Kreatinkinase / Kreatinphosphokinase (CK oder CPK)

Die höchsten Konzentrationen dieses Enzyms kommen in Skelettmuskel, Herzmuskel und Hirngewebe vor. Ein mäßiger Anstieg tritt infolge starker Anstrengung auf; ein massiver Anstieg ist dagegen immer mit einer Muskelschädigung assoziiert (Rhabdomyolyse). Serum-CPK ist während eines Transports sehr stabil.

Gamma-Glutamyltransferase (γ-GT)

Dieses Enzym kommt in der Leber, den Nierentubuli und dem Pankreas des Pferdes vor. Ein Anstieg der Blutkonzentration ist fast immer ein Anzeichen für eine Lebererkrankung. γ-GT im Serum verfügt über ausgezeichnete Stabilität während eines Transports.

Glutamatdehydrogenase (GLDH)

Die GLDH ist leberspezifisch; ein Anstieg in der Blutkonzentration weist auf akute oder fortschreitende Schädigungen von Hepatozyten hin. Die GLDH ist jedoch nicht sehr stabil; während eines Transports verliert sie nach drei Tagen bei Umgebungstemperatur etwa 15 % ihrer Aktivität.

Glutathionperoxidase (GSH-Px)

Die GSH-Px ist ein Erythrozytenenzym, das aus heparinisiertem Vollblut isoliert wird. Aus Gründen der Übersicht wird sie jedoch hier unter Serumenzyme behandelt. Sie ist ein sensitiver Indikator für den Selengehalt des Futters. Die GSH-Px-Aktivität variiert von Stall zu Stall aufgrund unterschiedlicher Fütterungsgewohnheiten; sie sollte aber das ganze Jahr über konstant sein.

Laktatdehydrogenase (LDH)

Die Laktatdehydrogenase kommt in allen Geweben vor (einschließlich Muskeln, Leber und Darm). Ein Anstieg der Blutkonzentration hat daher nur geringen diagnostischen Wert. Eine nachfolgende Bestimmung der relativen Konzentrationen ihrer fünf Isoenzyme ist von größerem Nutzen, da diese organspezifischer sind. Die umfassendere (und kostenintensivere) Analyse bietet jedoch nur geringe Vorteile gegenüber den Bestimmungen anderer Enzyme. Serum-LDH ist während eines Transports bis zu drei Tage lang stabil.

Sorbitdehydrogenase (SDH)

Die SDH ist ausgesprochen leberspezifisch und wird zur Feststellung akuter oder fortschreitender Leberschädigungen herangezogen. Sie hat eine kurze Halbwertszeit und fällt daher auf Normalwerte ab, sobald die Leberschädigung nicht weiter fortschreitet. Sie ist jedoch im Blut nicht stabil, und ein Assay muss nach der Blutentnahme so schnell wie möglich durchgeführt werden, in jedem Fall innerhalb von 24 Stunden. Die Serum-SDH verliert weit mehr als 50 % ihrer Aktivität innerhalb von drei Tagen bei Umgebungstemperatur.

1.2.3.3 Blutharnstoff und Kreatinin

Ein Anstieg der Blutkonzentrationen von Harnstoff und Kreatinin (Azotämie) ist ein Zeichen für eine Niereninsuffizienz. Jedoch tritt eine Azotämie erst bei einem Verlust von etwa 75 % der glomerulären Funktion auf und ist daher kein sensitiver Indikator für den Beginn eines Versagens. Sind die Konzentrationen von Harnstoff und Kreatinin jedoch einmal erhöht, so reflektieren sie Verbesserungen oder Verschlechterungen der glomerulären Filtrationsrate und sind bei der Überwachung des Fortschreitens der Krankheit von Nutzen.

Ein leichter Anstieg der Harnstoffkonzentration allein (d. h. bis zum zweifachen Wert, dabei Kreatinin im normalen Bereich) geht oft mit einer Dehydratation und/oder konsumierenden Erkrankungen einher, die mit einem erhöhten Gewebeabbau assoziiert sind. Auch Futter mit einem hohen Eiweißgehalt kann einen leichten Anstieg des Blutharnstoffs verursachen.

1.2.3.4 Blutglukose

Ein Anstieg der Blutglukose über den Normalbereich ist oft vorübergehender Natur und relativ häufig. Zu den Gründen zählen Resistenz gegenüber Insulin (Stress, Trächtigkeit und/oder Fettleibigkeit) sowie die Anwendung von Kortikosteroiden oder α2-Agonisten. Eine persistierende *Hyperglykämie* ist beim Pferd ungewöhnlich und meist auf eine Überfunktion der Nebennierenrinde zurückzuführen (siehe Kapitel 5.3). Eine *Hypoglykämie* ist bei Pferden sehr ungewöhnlich, kann aber mit Anorexie oder Leberinsuffizienz einhergehen.

1.2.3.5 Serumbilirubin

Ein Anstieg des Gesamtbilirubins kann so hoch sein, dass eine Gelbfärbung der Schleimhäute hervorgerufen wird. Er tritt bei einer Vielzahl von Krankheiten des Pferdes auf, zu denen Lebererkrankungen, Hämolyse, Stauungskoliken sowie alle Krankheitsbilder zählen, die mit einer chronischen Reduzierung der Futteraufnahme einhergehen. Bei Lebererkrankungen des Pferdes muss jedoch der Serumbilirubinwert nicht unbedingt erhöht sein; ein Anstieg ist zwar von diagnostischem Nutzen, Normalwerte schließen aber eine Lebererkrankung nicht aus. Bei Fastenzuständen (oder Inappetenz) tritt eine physiologische Abnahme der Bilirubinelimination durch hepatozellulären Transport ein. Eine Anorexie, mit unterschiedlichsten Ursachen, ist vermutlich der häufigste Grund für das Auftreten einer Hyperbilirubinämie und gelbverfärbter Schleimhäute beim Pferd.

1.2.3.6 Elektrolyte

Natrium, Kalium, Chlorid, Kalzium, Magnesium und Phosphor können entweder im Serum oder im Plasma bestimmt werden. Vollblutproben sollten jedoch bald nach der Abnahme getrennt werden, denn jede Tendenz zur Hämolyse verändert die Elektrolytkonzentrationen sowohl im Serum als auch im Plasma.

Natrium

Natrium ist das wichtigste Kation in der extrazellulären Flüssigkeit. Es ist hauptverantwortlich für die Aufrechterhaltung der osmotischen Kräfte, die das Flüssigkeitsvolumen des Extrazellularraums regulieren. Die im Labor bestimmten Werte von Natrium in Serum oder Plasma sollten nicht als Absolutwerte wie Mangel oder Überschuss gedeutet werden, denn die Konzentration von Natrium zu einem beliebigen Zeitpunkt hängt von den austauschbaren Körperreserven an Wasser, Natrium und Kalium ab. Diese haben die Fähigkeit, in den Blutkreislauf ein- und aus ihm auszutreten und zu Veränderungen in der Natriumkonzentration von Serum und Plasma zu führen.

Hyponatriämische Zustände (<135 mmol / l) treten gewöhnlich bei Durchfallerkrankungen auf, wenn auf massive Flüssigkeits- und Elektrolytverluste die orale Aufnahme von Wasser und damit teilweise ein Ausgleich des Flüssigkeitsverlustes erfolgt. Eine Hyponatriämie zeigt also einen relativen Wasserüberschuss an.

Hypernatriämische Zustände (>145 mmol / l) sind selten, können aber mit akuter Dehydratation einhergehen, in denen der Wasserverlust größer ist als der Elektrolytverlust. Übermäßige Natriumsubstitution während einer Flüssigkeitstherapie führt ebenfalls zum Auftreten einer Hypernatriämie.

Kalium

Kalium ist das wichtigste Elektrolyt in der intrazellulären Flüssigkeit. Bestimmungen seiner Serum- oder Plasma-Konzentration sind bei der Einschätzung des Gesamtgehaltes des Körpers an Kalium nur wenig hilfreich.

Eine *Hypokaliämie* (<3,3mmol/l) geht oftmals mit einem erhöhten Verlust durch den Darm (Durchfall) oder, was von großer Bedeutung ist, mit einer reduzierten Aufnahme von Futter einher. Von der Niere des gesunden Pferdes werden große Mengen Kalium ausgeschieden, so dass schnell ein Mangel auftritt, wenn die Nahrungsaufnahme des Pferdes reduziert ist. Eine deutliche Hypokaliämie deutet gewöhnlich auf eine Alkalose hin, denn bei Zuständen, die durch Alkalose gekennzeichnet sind, nehmen die Zellen Kalium auf und geben Wasserstoff ab.

Eine *Hyperkaliämie* (>5 mmol / l) ist beim Pferd ungewöhnlich und kommt nur bei Hämolyse, gestörter Nierenfunktion, Muskelnekrose oder schwerer Azidose vor. Im Zustand einer Azidose verlässt Kalium die Zellen im Austausch für Wasserstoffionen; damit erhöht sich die Konzentration von Kalium im Blut. Eine übermäßige Hyperkaliämie kann auf das Verderben einer Blutprobe durch Hämolyse oder den Austritt von Kalium aus Erythrozyten zurückgehen. Wenn möglich, sollte eine Hyperkaliämie durch eine zweite Blutprobe bestätigt werden. Aus naheliegenden Gründen ist Vollblut hierfür nicht geeignet, wenn die Verarbeitung im Labor sich verzögert.

Chlorid

Chlorid befindet sich hauptsächlich in der extrazellulären Flüssigkeit, so dass Veränderungen seiner Serum- oder Plasmakonzentration meist Veränderungen seines Gesamtkörperstatus widerspiegeln.

Eine *Hypochlorämie* (<93 mmol / l) ist gewöhnlich das Ergebnis eines gesteigerten Verlustes über den Gastrointestinaltrakt (Durchfall oder Obstipation) oder, alternativ, langandauerndes starkes Schwitzen. In der Extrazellularflüssigkeit verhält sich die Chloridkonzentration umgekehrt der Hydrogenkarbonatkonzentration, so dass eine Hypochlorämie gewöhnlich von einer metabolischen Alkalose begleitet wird.

Eine *Hyperchlorämie* (>103 mmol / l) kann mit einer akuten Dehydratation assoziiert sein (wenn der Wasserverlust höher ist als von Elektrolytverlust) oder mit einer metabolischen Azidose.

Kalzium

Kalzium liegt im Blut in drei Zuständen vor: ionisiert, als Chelat und proteingebunden. Die Laborbestimmung der Kalziumkonzentration in Serum oder Plasma misst die Gesamtmenge aller drei Zustände, biologisch aktiv ist aber nur der ionisierte Anteil.

Eine *Hypokalzämie* (<2,86 mmol / l) geht in den meisten Fällen mit einer reduzierten Aufnahme von Futter einher. Eine klinische Hypokalzämie bildet sich nur dann aus, wenn die Konzentration von Kalziumionen im Blut unter die homöostatisch erforderliche Menge fällt. Unter solchen Umständen zeigt der Patient möglicherweise eine niedrige Gesamtkonzentration von Kalzium im Serum oder Plasma, dies ist aber keine verläßliche Messgröße für das biologisch verfügbare (ionisierte) Kalzium.

Persistierende *Hyperkalzämie* ist eine seltene Störung beim Pferd, die meist auf ein Problem der endokrinen Steuerungsmechanismen schließen lässt (siehe Kapitel 5.5.2).

Die Konzentration von Kalzium im Blut kann durch Erkrankungen der Nieren beeinflusst werden. Deren Auswirkungen äußern sich jedoch bei Pferden nicht konsistent. So können akute oder chronische Nierenerkrankungen mit niedrigen, normalen oder hohen Kalziumspiegeln im Blut einhergehen.

Magnesium

Die Bestimmung von Magnesium in Serum oder Plasma ist von geringem diagnostischem Wert. Niedrige Konzentrationen gehen gelegentlich mit einer Hypokalzämie einher und können daher eine neuromuskuläre Reizbarkeit und Muskelsteife (Tetanie) begleiten.

Tabelle 1.5: Vorläufige Beurteilung eines klinisch-chemischen Serumprofils mit Vorschlägen für weitere Untersuchungen

Untersuchung	Ergebnis	Mögliche Ursache	Weitere Untersuchung
Harnstoff	Urämie	Dehydratation: Gewebeabbau: Hoher Proteingehalt des Futters Niereninsuffizienz:	Hämatokrit prüfen Entzündungsindikatoren prüfen Kreatininkonzentration im Serum vergleichen
Gesamtprotein	Hoch	Dehydratation: Hoher Globulinwert:	Hämatokrit prüfen SPE prüfen: • Alpha erhöht: akute Entzündung • Beta erhöht: Parasitenbefall • Gamma erhöht: chronische Entzündung
Albumin	Niedrig	Exsudative Enteropathie: • Mit Durchfall einhergehend: • Ohne Durchfall: Leberinsuffizienz: Nierenerkrankung: Verlust durch entzündlichen Erguss:	Salmonellose, Larven im Kot und SPE prüfen (Cyathostomiasis); Rektumbiopsie Strongylose prüfen (FEC & SPE); Aktivität von SAP (oder IAP); oraler Glukosetoleranztest Leberenzyme prüfen; Funktionstests Kreatinin/Harnstoff prüfen; Harnanalyse Bauchhöhlenpunktion und Untersuchung des Punktates
Globulin	Hoch	Parasitenbefall: Chronische Entzündung: Leberinsuffizienz:	SPE prüfen SPE prüfen Leberenzyme prüfen; Funktionstests
AST	Hoch	Weichteilschädigung: Akute oder fortschreitende Lebererkrankung: Myopathie:	Entzündungsindikatoren prüfen leberspezifische Enzyme prüfen; Funktionstests CK-Aktivität prüfen
γ-GT	Hoch	Lebererkrankung:	andere Leberenzyme prüfen; Funktionstests
SAP	Hoch	Erkrankung des hepatobiliären Systems: Darmschädigung: Knochenschädigung *Anm. d. Übers.:* beim Fohlen:	Systemleberspezifische Enzyme prüfen; Funktionstests Aktivität der SAP (oder IAP) prüfen; Serumalbuminkonzentration Phosphor messen

Abkürzungen: SPE – Serumproteinelektrophorese; FEC – Eizählung im Kot (faecal egg count); SAP – alkalische Phosphatase im Serum; IAP – intestinale alkalische Phosphatase; CK – Kreatinkinase; AST – Aspartataminotransferase; γ–GT – Gamma-Glutamyltransferase.

Anorganischer Phosphor

Wie bei Kalzium und Magnesium ist meist auch die Bestimmung von Phosphor in Serum oder Plasma von geringer diagnostischer Bedeutung. Mit Ausnahme akuter Zustände, wie einer klinischen Hypokalzämie, bleiben die Konzentrationen dieser Mineralstoffe im Blut oft im Normalbereich, während die auf den gesamten Körper bezogenen Werte Abweichungen aufweisen. Verursacht wird dies durch komplexe homöostatische Abläufe, die für eine Aufrechterhaltung der Konzentrationen dieser Mineralstoffe im Blut sorgen.

Wird eine normale Nierenfunktion vermutet, lässt sich der Elektrolytstatus des gesamten Körpers am besten durch eine Auswertung der fraktionierten Exkretion von Elektrolyten im Harn bestimmen (siehe Kapitel 13.6.3).

1.2.3.7 Triglyzeride

Bei gesunden Tieren und unter angemessenen Fütterungsbedingungen liegt die Konzentration von Triglyzeriden im Serum unter 1 mmol / l. Kurzzeitiges Fasten kann eine physiologische Lipämie hervorrufen, die reversibel ist und ohne klinische Folgen bleibt. Bei hyperlipämischen Zuständen liegt der Wert über 5 mmol / l, und Serum oder Plasma entwickeln eine sichtbare Trübung. In extremen Fällen entwickelt sich ein wolkiges, milchiges Aussehen, wodurch die Probe für klinisch-chemische oder hämatologische Untersuchungen unbrauchbar wird.

1.2.4 Klinisch-chemische Serumprofile

Die meisten klinischen Laboratorien bieten ein klinisch-chemisches Profil für das Pferd zu einem günstigeren Preis als die Einzeluntersuchungen an. Der Tierarzt sollte grundsätzlich immer darauf achten, nur solche Laboruntersuchungen zu wählen, die eine gründliche Anamnese und klinische Untersuchung wirklich sinnvoll ergänzen können, und überlegen, ob es sich lohnt, ein vollständiges Profil anzufordern. Bleibt die klinische Untersuchung aber ohne eindeutiges Ergebnis, so können diese Profile Hilfestellung dabei geben, welche Untersuchungswege als nächstes eingeschlagen werden. Tabelle 1.5 zeigt ein typisches Profil, zusammen mit einer vorläufigen Beurteilung von Abweichungen sowie Vorschlägen für weitere Untersuchungen.

1.3 Weiterführende Literatur

BLACKMORE, D. J., and BROBST, D. (1981): Biochemical Values in Equine Medicine. Animal Health Trust, Newmarket.

JAIN, N. C.: The horse: Normal hematology with comments on the response to disease. In: Schalm's Veterinary Hematology. 4th edn., pp 140–177. Lea & Febiger, Philadelphia (1986).

2 Krankheiten des Verdauungstraktes

2.1 Klinische Untersuchung

2.1.1 Untersuchung des Pferdemauls

Übliche Indikationen für eine Untersuchung des Pferdemauls sind Kopfschütteln oder widerstrebendes Verhalten während des Reitens, exzessiver Speichelfluss und Schwierigkeiten beim Kauen und / oder Schlucken (Dysphagie). Des Weiteren sollte bei jedem Pferd, das nicht genügend Nahrung aufnimmt und / oder Gewicht verliert, das Maul untersucht werden.

2.1.1.1 Fixierung des Pferdes

Das Pferd wird diagonal in eine Ecke zurückgeführt, um eine Ausweichbewegung nach hinten zu verhindern. Eine erfahrene Pflegeperson sollte, mit Blick nach vorn, dicht an der Seite des Kopfes stehen. Dem Pferd wird ein starkes Halfter angelegt werden, dabei aber die an Nase und Unterkiefer anliegenden Teile so locker gelassen werden, dass das Maul weit geöffnet werden kann. Einige Pferde reagieren derart ablehnend auf Manipulationen innerhalb des Mauls, dass eine Sedierung erforderlich werden kann, sofern die klinischen Umstände dies zulassen. Der Tierarzt darf nicht vergessen, dass er direkt vor dem Pferd stehend untersucht und damit Schlägen des Pferdes schutzlos ausgesetzt ist. Wenn möglich, kann ein gewisser Schutz durch eine Pferdedecke geboten werden, die dem Pferd um den Hals gebunden und vor seinen Vorderbeinen ausgebreitet wird.

2.1.1.2 Untersuchung von außen

Das Maul wird von außen untersucht, indem der Untersucher seitlich zum Pferd steht, nach vorn schaut und die Lippen mit beiden Händen teilt, um die Schleimhaut der Lippen und die Schneidezähne zu beurteilen. Dabei wird auf die Farbe der Schleimhäute ebenso geachtet wie auf das Vorliegen abnormer Merkmale wie Petechien oder Ekchymosen. Bei einer Inspektion der Schneidezähne können Bissanomalien (z. B. Karpfengebiss), Milchzähne, Polydontie oder übermäßige Abnutzung durch Krippensetzen oder schlechte Weiden (ständiges Fressen dicht über dem Erdboden) festgestellt werden. Scharfe Ränder der oberen Backenzähne ertastet man durch die Backen, wodurch gleichzeitig assoziierte lokale Beschwerden auffallen können.

2.1.1.3 Orale Untersuchung

Das Maul kann für weitere Untersuchungen offen gehalten werden, indem die Zunge des Pferdes als Maulöffner eingesetzt wird, oder mithilfe eines speziell für diese Zwecke angefertigten Maulkeiles oder Maulgatters.

Offenhalten des Mauls mithilfe der Zunge
Der Tierarzt steht an der Seite des Pferdes und ergreift mit der Hand das freie Ende der Zunge. Dieses wird hervorgeholt und vorsichtig so zwischen die Backenzähne gelegt, dass das Maul geöffnet bleibt (Abb. 2.1). Dabei muss darauf geachtet werden, nicht durch zu festes Ziehen das ventrale Frenulum zu verletzen oder die Zunge während der Prozedur durch einen Eckzahn zu verletzen. Die Zunge wird sicherer gehalten, wenn gleichzeitig der kleine Finger der haltenden Hand sich um das Halfter hakt.

Mit der freien Hand kann jetzt eine Taschenlampe geführt werden, die eine Untersuchung von Zähnen und Weichteilen auf der gegenüberliegenden Seite des Mauls ermöglicht. Die Zähne auf dieser Seite können auch durch vorsichtiges Einführen des Fingers in die Backentasche abgetastet werden. Aus Angst vor einem Biss in seine eigene Zunge wird das Pferd nicht versuchen, die Hand des Untersuchers zu beißen.

Die andere Seite des Mauls wird untersucht, indem die Zunge freigegeben, dann von der gegenüberliegenden Seite neu ergriffen und die

Prozedur wiederholt wird. Auch auf die Zunge selbst ist während der Untersuchung zu achten; ein Fehlen des normalen Tonus kann durch eine Lähmung verursacht werden.

Verwendung des Maulöffners nach Schoupé

Der Maulöffner nach Schoupé und ähnliche Ausführungen halten die Backenzähne auf einer Seite des Mauls auseinander und ermöglichen

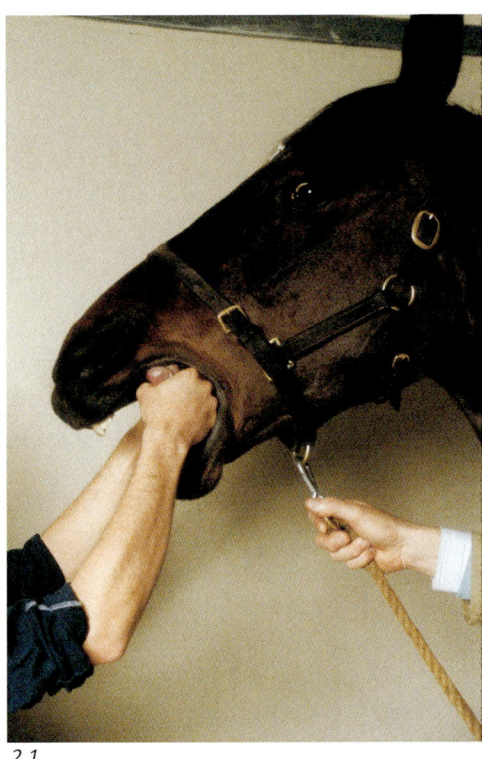

Abb. 2.1:
Offenhalten des Mauls mithilfe der Zunge.

2.1

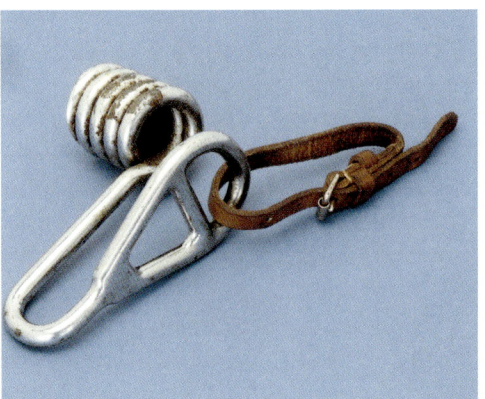

Abb. 2.2:
Maulöffner nach Schoupé.

2.2

damit dem Tierarzt die Untersuchung der gegenüberliegenden Seite. Er ist in unterschiedlichen Größen erhältlich und sicher und einfach zu verwenden (Abb. 2.2).

Dazu öffnet der Tierarzt das Maul des Pferdes, indem er die Zunge, wie oben beschrieben, zu einer Seite bewegt und den Maulöffner auf der gegenüberliegenden Seite zwischen die Zähne klemmt (Abb. 2.3). Der Griff des Maulöffners kann von einem auf der betreffenden Seite stehenden Assistenten gehalten oder an einem Ring des Halfters befestigt werden. Dazu dient ein schmaler Riemen, der vom Hersteller für diesen Zweck mitgeliefert wird.

Verwendung des Maulgatters nach Weingart

Dabei handelt es sich um ein weiter entwickeltes System, das über dem Halfter angelegt wird (Abb. 2.4). Zwei halbmondförmige Platten liegen den Flächen der Schneidezähne an und werden durch ein Sperrensystem auseinander bewegt, das den Unterkiefer im erforderlichen Abstand hält und dort einrastet (Abb. 2.5).

Mit diesem Maulgatter steht dem Tierarzt der maximale Raum für Untersuchungen und / oder Eingriffe innerhalb des Mauls zur Verfügung. Die Sperre kann rasch entfernt werden. Sein Nachteil ist, dass es eine Gefahr für die Umstehenden darstellt, wenn das Pferd während des Anlegens oder mit angelegtem Maulgatter ungeduldig wird.

Anmerkungen

● Jede Untersuchung sollte eine Bewertung des Maulgeruchs einschließen. Deutlicher kariöser Geruch deutet auf festsitzendes Futter, Karies oder Knochennekrose hin.

● In manchen Fällen ist eine zufriedenstellende Untersuchung des Mauls nur unter kurzzeitiger Vollnarkose möglich.

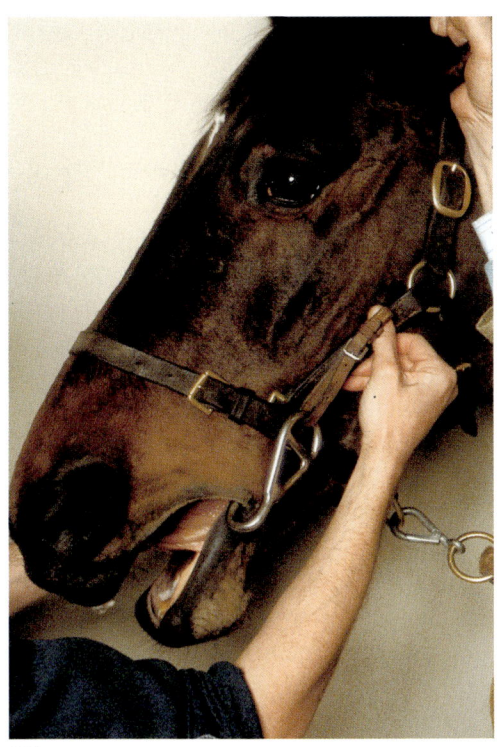

2.3

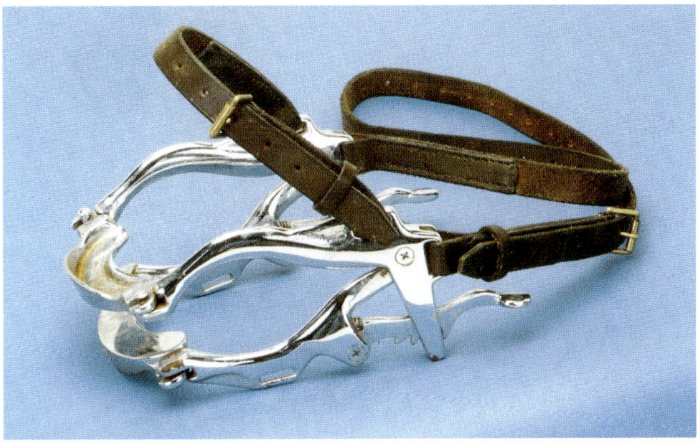

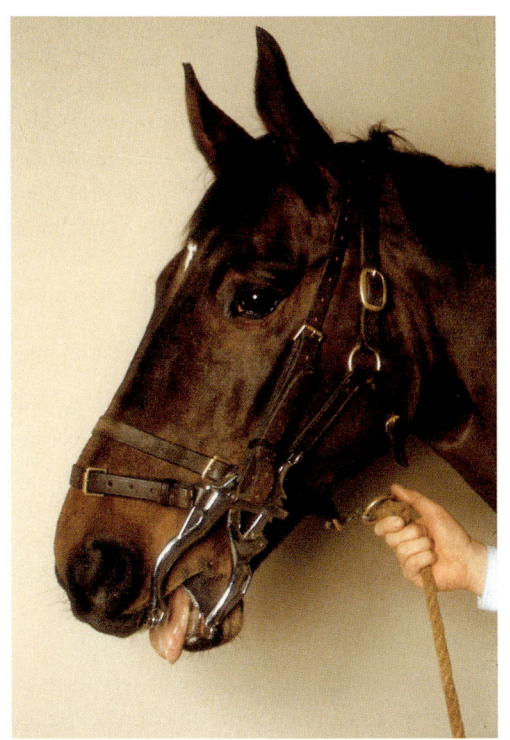

2.5

2.4

2.1.2 Röntgenuntersuchung des oberen Verdauungstraktes

Umfassende Untersuchungen des oberen Verdauungstraktes mittels Röntgen und Fluoroskopie bleiben Zentren mit besonderer Ausstattung vorbehalten. Die Anfertigung von Röntgenaufnahmen von Zähnen, Pharynx und Ösophagus erwachsener Pferde mit guter diagnostischer Qualität ist aber mithilfe tragbarer Geräte möglich, die über Bereiche von 60 kV und 30 mA bis 90 kV und 15 mA verfügen. Dies setzt natürlich voraus, dass strenge Sicherheitsvorkehrungen auf Grundlage der gültigen Vorschriften über den Umgang mit ionisierender Strahlung getroffen werden können. Der Einsatz spezieller Filmkombinationen und, wenn möglich, positiver Kontrastmittel, ermöglicht diagnostisch verwertbare Bilder bei niedrigerer Exposition.

2.1.2.1 Röntgenuntersuchung der Zähne

Röntgenaufnahmen sind nützlich bei der Bestimmung des Umfanges, in dem eine Erkrankung der Zähne auch das periodontale Gewebe betrifft. Röntgenaufnahmen zur Diagnose werden am besten unter kurzzeitiger Vollnarkose angefertigt, die auch eine genaue Untersuchung vereinfacht. Laterale und schräge Aufnahmen werden angefertigt, indem der Kiefer durch einen Knebel der Schneidezähne auseinandergehalten und das Pferd mit der erkrankten Seite

Abb. 2.3:
Angelegter Maulöffner nach Schoupé.

Abb. 2.4:
Maulgatter nach Weingart.

Abb. 2.5:
Angelegtes Maulgatter nach Weingart.

zur Kassette gestellt wird. Eine isolierte Aufnahme der erkrankten Wurzel erfolgt am besten mit einem 45°-Strahl, der eine Überlagerung der Aufnahme durch Abbildungen der erkrankten und gesunden Zahnreihe verhindert. Der Röntgenstrahl sollte zur Aufnahme der Backenzähne des Oberkiefers aus der nasalen Richtung auftreffen, für die Backenzähne des Unterkiefers aus der Richtung des Unterkiefers.

2.1.2.2 Röntgenuntersuchung des Oropharynx

Auf lateralen Leeraufnahmen des Pharynx lassen sich grobe Läsionen, wie retropharyngeal befindliche Umfangsvermehrungen, Tumoren oder Vergrößerungen des Luftsacks (Blut, Eiter oder Gas) abbilden, die zu einer Komprimierung des Pharynx führen können. Selten wird eine Fraktur des Zungenbeins auf diesem Weg erkannt.

Verfahren
Laterale Aufnahmen des Pharynx werden normalerweise am stehenden Pferd bei vollem Bewusstsein durchgeführt. Bei unruhigen Pferden kann eine Sedierung erforderlich werden, manchmal ist es bereits hilfreich, Kopf und Hals in einer gesenkten Position zu halten.

Das Pferd wird mit einem Seilhalter ohne metallene Bestandteile gehalten. Die Person, die das Pferd hält, steht direkt vor ihm. Es kann von Nutzen sein, den Pferdekopf unter dem Kinn mit einer Hand in einem Bleihandschuh zu unterstützen. Auf diese Weise kann auch die Höhe des Kopfes innerhalb des Primärstrahls kontrolliert und der Kopf positioniert werden. Die Person, die das Pferd hält, sollte sich nicht im Bereich des Primärstrahls befinden, auch nicht geschützt.

Die Kassette wird nicht mit der Hand gehalten, sondern in einen Rahmen geschoben. Ist keine entsprechende Vorrichtung vorhanden, kann man sich behelfen, indem die Kassette in eine Tasche geschoben und diese an einem Infusionsständer aufgehängt wird. Die Kassette wird dann an der Seite des Pferdekopfes positioniert

und mit der Röhre ausgerichtet, die auf den gewünschten Bereich gerichtet ist. Standardaufnahmen des Oropharynx erhält man durch Zentrierung auf den kaudalen Rand des vertikalen Ramus mandibulae unmittelbar dorsal des Larynx.

Die Luft in Nasopharynx, Larynx, Trachea und Luftsäcken sorgt für einen guten Kontrast zu den umgebenden Weichteilen. Wenn ein kurzer Abstand vom Fokus zum Film (1,0–1,3 m) eingehalten wird, kann eine kurze Belichtungszeit gewählt und damit Verzerrungen durch Bewegungen auf der Aufnahme minimiert werden. Die kV-/mA-Einstellungen werden abhängig von der Größe des Pferdes verändert.

Grobe Läsionen sind bereits auf einfachen Aufnahmen zu erkennen; zur Abbildung schwerer feststellbarer Weichteilschäden ist jedoch eine Röntgenkontrastuntersuchung erforderlich. Mittels Katheterspritze (60 ml) oral verabreichter Bariumsulfatbrei dient zur Darstellung von Oropharynx, dem cricopharyngealen Futterweg sowie des kranialen Ösophagus. Obstruktionen wie eine Vergrößerung unterhalb der Epiglottis oder Strikturen / Divertikel des Ösophagus werden auf diese Weise leicht entdeckt. In Fällen von Dysphagie (z. B. Paralyse des Pharynx) führen Versuche, den Bariumsulfatbrei zu schlucken, zu dessen Verteilung in Nasopharynx, Larynx und Trachea. Liegt ein kompletter Verschluss des Pharynx vor, so erreicht überhaupt kein Kontrastmittel den Ösophagus.

2.1.2.3 Röntgenuntersuchung des Ösophagus

Der normale, leere Ösophagus ist wegen seines erschlafften Zustands auf dem Röntgenbild nur schwer zu erkennen. Sein Umriss wird erst dann sichtbar, wenn er Luft, Flüssigkeit, Futter oder einen strahlungsdichten Fremdkörper enthält. Eine Röntgenaufnahme des Ösophagus kann deshalb beim dysphagischen Patienten von Nutzen sein.

Röntgenaufnahmen des zervikalen Ösophagus sind bei den meisten erwachsenen Pferden mit einer tragbaren Ausstattung möglich, Untersuchungen in Höhe von Brustkorbeingang und Schultern erfordern allerdings den Einsatz leistungsstärkerer Geräte. Aufnahmen des thorakalen Ösophagus hinter der Schulter sind aber auch mit tragbarer Ausstattung möglich.

Verfahren

Röntgenaufnahmen des Ösophagus können am stehenden, nicht narkotisierten Pferd angefertigt werden. Bei Bedarf kann eine Sedierung erfolgen. Die Kassette wird seitlich zum Pferd angebracht, wie für die oropharyngeale Aufnahme beschrieben.

Um die gesamte Länge des Ösophagus darzustellen, ist eine Reihe von Aufnahmen erforderlich. Der Expositionsfaktor wird aufgrund der entlang des Ösophagus in unterschiedlichem Maße vorhandenen Weichteile verschieden hoch sein. Für jede Aufnahme wird der Strahl auf den bekannten Verlauf des Ösophagus gerichtet. Als ungefährer Anhaltspunkt gilt, dass der Ösophagus auf Standardaufnahmen entlang der Halswirbelsäule und der dorsalen Lungenflügel erscheint.

Der gesunde Ösophagus ist ein im ungefüllten Zustand erschlaffter Muskelschlauch, der auf einfachen Röntgenaufnahmen nicht erscheint. Beim Vorliegen pathologischer Zustände kann das Lumen jedoch erkennbar sein oder mithilfe von Kontrastmitteln dargestellt werden. Gestaute Ingesta entlang des Ösophagus finden sich bei Obstruktion oder Obstipation, Luft ist in Fällen von Megaösophagus zu erkennen.

Eine deutlichere Darstellung von Anomalien des Ösophagus erhält man mittels Röntgenkontrastuntersuchung. Dazu verabreicht man 60–180 ml Bariumsulfatlösung per os mit einer Katheterspritze oder über eine Nasensonde, die bis zum oberen zervikalen Ösophagus vorgeschoben wird. In beiden Fällen kann die Lösung unverdünnt oder mit warmem Wasser gegeben werden. Untersuchungen des Ösophagus im mittleren bis unteren Zervikalbereich erfordern eine größere Menge sowie die Verabreichung über die Sonde.

Nach der Verabreichung eines Kontrastmittels erscheint der gesunde Ösophagus erschlafft, gelegentlich sind die längs verlaufenden Schleimhautfalten sichtbar. Der Fluss des Kontrastmittels wird durch Obturationen jeder Art unterbrochen, wodurch der Umriss des strahlendurchlässigen Fremdkörpers erscheint. Eine Ösophagitis, die beispielsweise auf eine Obturation folgt, kann mit einer Verdickung der Longitudinalfalten und einer Ansammlung des Kontrastmittels durch eine Motilitätsstörung einhergehen. Auch Ösophagusdivertikel lassen sich auf einer Kontrastaufnahme darstellen.

Eine Verengung der Kontrastmittelsäule ist Anzeichen für eine Striktur, Zubildung oder externe Kompression durch eine periösophageale Umfangsvermehrung. Eine »Sanduhr«-Form weist auf prä- und poststenotische Dilatation hin.

Nota bene: Eine auf dem Röntgenbild »eingefangene« normale peristaltische Kontraktion kann fälschlich als Stenose interpretiert werden. Besteht diese Möglichkeit, verschafft eine zweite Aufnahme des fraglichen Bereichs Klarheit.

Starke Dilatation und die Ansammlung von Kontrastmittel lassen auf einen Megaösophagus schließen, der oftmals die bei der Graskrankheit auftretende Darmatonie und Magenerweiterung begleitet – dieser sollte aber nicht als pathognomonisches Zeichen gewertet werden.

2.1.2.4 Ösophageale Passagezeit

Eine Bewertung der ösophagealen Passagezeit kann mit einer Serie von Aufnahmen der Passage von Kontrastmittel vorgenommen werden. Dies muss mit der Katheterspritze gegeben werden, nicht mit der Sonde. Alternativ kann auch die Passage eines Futterbolus, beispielsweise mit Kontrastmittel vermischter Futterbrei, auf die gleiche Weise verfolgt werden.

Beim gesunden Pferd passiert ein Flüssigkeitsbolus den Ösophagus vom Ringknorpel bis zum Magen rasch, innerhalb von etwa 5 bis 10 Sekunden. Feste Bissen sind nur wenige Sekunden langsamer. Flüssiges Kontrastmittel sammelt sich im gesunden Ösophagus nicht an, und nach der Passage eines präparierten Futterbolus bleiben kaum Kontrastmittelrückstände. Dagegen gehen die meisten ösophagealen Läsionen mit einer signifikant längeren Clearance einher, die Minuten bis Stunden dauern kann. Auf eine Obturation folgende Ösophagitis, Strikturen sowie alle Motilitätsstörungen beeinflussen die Transitzeit, und Serienaufnahmen zeigen in diesen Fällen eine minimale Bewegung des Bolus.

Anmerkungen
- Findet zum Zeitpunkt der Aufnahme eine normale Peristaltik des Ösophagus statt, so erscheint sie als »falsche« Striktur oder Dilatation auf dem Röntgenbild. Bei Kontrastuntersuchungen muss bedacht werden, dass das Schlucken (des Mediums) eine peristaltische Welle auslöst. Kann die Aufnahme nicht zweifelsfrei interpretiert werden, sollte man sie wiederholen.
- Ein dynamisches Aufnahmeverfahren mit Bildverstärkung ist bei der Bewertung des Schluckreflexes und der Passagegeschwindigkeit eines Bolus durch den Ösophagus in den Magen verlässlicher und vermittelt mehr Informationen. Diese Verfahren können allerdings nur in spezialisierten Einrichtungen durchgeführt werden.
- Bei Tieren, die an Dyspnoe leiden, kann im Ösophagus freie Luft festgestellt werden. Dies ist normalerweise eine sekundäre Erscheinung bei verstärkten Atembemühungen.

Abb. 2.6:
Endoskopische Ansicht einer Verlagerung des Gaumensegels über der Epiglottis bei vorliegender Pharynxlähmung.

2.1.3 Endoskopie des oberen Verdauungstraktes

Eine Endoskopie sollte in Fällen von Dysphagie routinemäßig zur Untersuchung des Nasal-, Pharyngeal- und Laryngealraumes sowie des oberen Ösophagus durchgeführt werden. Die direkte Beobachtung des Schluckvorganges ermöglicht eine Bewertung der pharyngealen Funktion. Außerdem werden Fremdkörper, entzündetes Gewebe, Gaumendefekte und Pharyngealzysten auf diese Weise problemlos identifiziert.

2.1.3.1 Endoskopie des Nasopharynx

Bei den meisten jungen Pferden findet sich eine dichte Ansammlung von lymphoidem Gewebe im dorsalen Recessus pharyngeus (lymphoide Hyperplasie). Gelegentlich erstrecken sich die Follikel aus lymphoidem Gewebe bis hinunter zum nasopharyngealen Dach. Bei Pferden, die älter als sechs Jahre sind, ist die Schleimhaut des Nasen-Rachen-Raums relativ glatt (siehe Kapitel 12.1.1.3).

Defekte des weichen Gaumens sind gut erkennbar. Am häufigsten ist eine über die Mittellinie verlaufende Spalte, die sich über das Gaumensegel erstreckt. Bei der Berührung des Nasopharynx eines gesunden Pferdes mit einem Katheter oder einer PE-Zange (vorgeschoben durch den Biopsiekanal) wird ein Schluckreflex

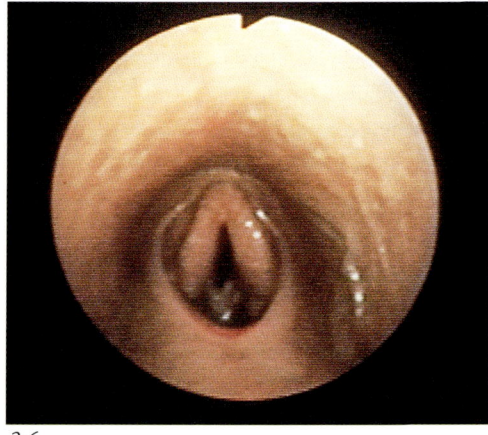

2.6

ausgelöst, durch den eine Anhebung des Gaumensegels zusammen mit einer Öffnung der Klappen beider Luftsäcke erfolgt. Liegt eine Hemiplegie des Pharynx vor, so ist eine Immobilität einer Seite des Pharynx während des Schluckens zu sehen. Bei vollständiger Lähmung sind keine Bewegungen des Pharynx festzustellen, das Gaumensegel bleibt permanent über der Epiglottis verlagert (Abb. 2.6). In solchen Fällen befinden sich oft Futterreste am Gaumensegel, innerhalb und in der Umgebung des Larynx.

Anmerkung

Einige gesunde Pferde zeigen Widerwillen gegen den Schluckvorgang. Daneben kann das Gaumensegel auch beim gesunden Pferd während der endoskopischen Untersuchung über der Epiglottis verlagert sein. Die Feststellung einer Pharynxlähmung muss daher nach wiederholten vergeblichen Versuchen, einen Schluckreflex zu stimulieren, mit großer Vorsicht erfolgen.

2.1.3.2 Endoskopie des Ösophagus

Das Endoskop wird auf die gleiche Weise in den Ösophagus eingeführt wie eine Magensonde. (*Anm. d. Übers.*: Es ist in jedem Fall zu prüfen, ob eine Sedierung indiziert ist.) Dies funktioniert beim nicht narkotisierten Pferd mit geringem Widerstand. Eine Ösophagoskopie kann ergänzend zur Röngenuntersuchung des Ösophagus durchgeführt werden, ist aber zur Untersuchung der Schleimhautauskleidung durch nichts zu ersetzen – insbesondere nach der Beseitigung einer Obturation. Transendoskopische Eingriffe, wie Biopsien, die Entfernung von Fremdkörpern sowie Laserchirurgie sind spezialisierten Kliniken vorbehalten.

Zur Untersuchung des gesamten Ösophagus eines erwachsenen Pferdes wird ein Endoskop mit einer Länge von mindestens 2 Metern benötigt. Im Idealfall sollte die Ösophagoskopie mit einer gastroskopischen Untersuchung verbunden werden, denn Läsionen des Magens gehen oftmals mit Erkrankungen des Ösophagus einher. Die Länge normaler Endoskope schließt dies allerdings aus und erlaubt lediglich eine Untersuchung des proximalen Ösophagus.

Da der normale Tonus des Ösophagus dazu führt, dass die Wand über dem Endoskop erschlafft, muss eine Insufflation vorgenommen, der Ösophagus also während der Untersuchung mit Luft gefüllt werden. Die Betrachtung erfolgt am besten, indem zunächst das Endoskop vollständig eingeführt und dann die Schleimhaut beim Zurückziehen unter Insufflation untersucht wird.

Normales Erscheinungsbild

Die Schleimhautoberfläche ist rosa und wirft Longitudinalfalten, die im distalen Ösophagus deutlicher hervortreten. Natürliche Einengungen des Lumens befinden sich im postpharyngealen Bereich, am Brustkorbeingang, an der Herzbasis sowie am terminalen Ösophagus.

Anomalien des Erscheinungsbildes

Eine Entzündung (Ösophagitis) ist gut zu erkennen, mit oder ohne Ulzeration oder Perforation der Lumenwand. Widerstand bei der Dilatation des Lumens an einzelnen Stellen lässt eine Striktur oder externe Kompression des Ösophagus vermuten. Das Auftreten transversaler Schleimhautfalten unter Insufflation ist pathognomonisch für eine Läsion der Ösophaguswand. Diese müssen jedoch von den Falten unterschieden werden, die unweigerlich beim Vorschieben des Endoskops in einem erschlafften Ösophagus entstehen. Lineare Schleimhautulzera im distalen Ösophagus, die in Richtung der Kardia zunehmen, sind Anzeichen für eine Refluxösophagitis und typisch für die Graskrankheit. In einigen Fällen kann ein Reflex des Magensafts beobachtet werden.

Anmerkungen

● Eine angemessene Untersuchung des kranialen zervikalen Teils des Ösophagus mithilfe des Endoskops ist schwierig, weil eine wiederholte Stimulierung des Schluckreflexes dazu führt, dass die Spitze des Endoskops dorsal geleitet wird. Stukturanomalien in diesem Bereich können nach oraler Verabreichung von Bariumkontrastbrei mit einer Katheterspritze auf einer Röntgenaufnahme dargestellt werden.

● Bei Obturationen des Ösophagus kann sich oberhalb der Läsion Futter stauen, so dass die Ursache mit dem Endoskop nicht zu erkennen ist. In solchen Fällen ist nach einem 24-stündigen Futterentzug unter Umständen die Identifizierung einer Teilverlegung möglich, beispielsweise durch einen Zweig. Ist dies nicht der Fall, sollte eine Röntgenaufnahme angefertigt werden.

● Störungen und Krankheiten im Bereich des Ösophagus können am besten mittels Röntgenaufnahme oder Endoskopie bewertet werden. In vielen Fällen sind für eine umfassende Untersuchung beide Verfahren erforderlich.

2.1.3.3 Gastroskopie

Diese Untersuchung kann in der Praxis nicht durchgeführt werden, weil die auf dem Markt befindlichen Endoskope für erwachsene Pferde keine ausreichende Länge haben. Als Alternative kann das Endoskop über eine prästernale Ösophagotomie eingeführt werden. Eine Ösophagotomie mit ihren möglichen Komplikationen ist jedoch nur in extrem dringenden Fällen gerechtfertigt und sollte spezialisierten chirurgischen Abteilungen überlassen werden.

2.1.4 Auskultation des Abdomens

Die Darmgeräusche reflektieren die Aktivität des Darms. Am wertvollsten ist eine Auskultation des Abdomens bei der Bewertung einer Kolik. Routinemäßig wird an mindestens vier Stellen auskultiert, auf beiden Seiten hinter den Rippenbögen und an beiden Seiten des unteren Abdomens.

2.1.4.1 Normale Geräusche

Die Darmgeräusche entstehen zum größten Teil im Blinddarm sowie im großen Kolon. Sie bestehen aus zwei Komponenten: schwache Geräusche durch lokale Darmkontraktionen (Vermischung der Ingesta) und lautere Flüssigkeitsgeräusche, die auch als Borborygmi bezeichnet werden und mit der Peristaltik einhergehen (Vorwärtstreiben der Ingesta). Mindestens eines dieser Geräusche sollte während der Auskultation innerhalb einer Minute auf jeder Seite hörbar sein.

Geräusche hinter dem rechten Rippenbogen reflektieren die Aktivität am ileozäkalen Übergang (ileozäkale Einspritzgeräusche). Möglicherweise entstehen auch Geräuschem beim Übergang vom Blinddarm in das Kolon. Diese Geräusche unterscheiden sich von denen der anderen Auskultationsorte. Ein- bis zweimal pro Minute wird die Stille durch das Einspritzgeräusch unterbrochen, das entsteht, wenn der Darminhalt aus dem Ileum in den Blinddarm übertritt und auf den dortigen Inhalt aus Gas und Flüssigkeit trifft.

2.1.4.2 Geräuschanomalien

Eine Stauung in einem ansonsten gesunden Darm provoziert eine Hyperperistaltik in den angrenzenden Darmabschnitten. Das beste Beispiel dafür ist die spastische Kolik, bei der fortgesetzte Darmgeräusche mit einer größeren Intensität als normal an allen Stellen zu hören sind.

Dagegen ist die Reflexbewegung bei Entzündungen und Ischämien reduziert. Das Fehlen von Geräuschen oder unregelmäßige Geräusche von herabgesetzter Intensität können daher auf eine Peritonitis oder die Entwicklung einer Mangeldurchblutung des Darms zurückgeführt werden. Eine sich verschlimmernde Kolik mit leiser werdenden Darmgeräuschen lässt auf eine drohende Krise mit gestörter Blutversorgung des Darms schließen. Fehlende Geräusche sind auch ein Anzeichen für eine Darmlähmung, wie bei postoperativem Ileus oder Graskrankheit. Ein Rückgang von Intensität und Häufigkeit ileozäkaler Geräusche begleitet gelegentlich eine ileozäkale Invagination.

Das Vorliegen von angestautem Gas (Tympanie) ist an tiefen, klingenden Geräuschen zu erkennen, die von anderen Darmgeräuschen überlagert sein können wie beispielsweise bei einer Tympanie, die mit einer spastischen Kolik einhergeht. Die Lokalisierung von gestautem Gas in einem Segment des Dickdarms kann durch gleichzeitige Auskultation und Perkussion über der Abdomenwand erfolgen. Bei einer Ansammlung von Gas an der Körperwand hört man dort ein unverwechselbares, »hohles« Geräusch. Dieser Bereich wird an der Körperseite des Tieres »ausgemessen«, um seine Ausdehnung zu bestimmen.

Die Überwachung von Darmgeräuschen ist besonders wichtig, um das Fortschreiten einer Kolik oder die postoperative Erholung nach einer Kolik zu bewerten. Stellen sich die Geräusche mit normaler Häufigkeit und Intensität wieder ein, ist dies ein gutes prognostisches Zeichen. Die Autoren halten es für hilfreich, die Intensität an jedem Auskultationsort mittels einer einfachen Skala aufzuzeichnen: 0; +−; + oder ++ für fehlend, reduziert, normal oder verstärkt.

Anmerkung

Bei der Einschätzung eines Kolikpatienten muss die Bedeutung von Darmgeräuschen im Gesamtkontext mit allen anderen klinischen Symptomen und Befunden gesehen werden. Stellen sich die normalen Geräusche wieder ein, so ist die Prognose mit einiger Wahrscheinlichkeit günstig. Dagegen ist der Verlauf bei einem Rückgang oder vollständigem Fehlen von Geräuschen schwerer einzuschätzen.

2.1.5 Rektale Untersuchung des Verdauungstraktes

G. B. Edwards

Die rektale Untersuchung ist der wichtigste Bestandteil der klinischen Untersuchung eines Pferdes mit Kolik. Sie sollte nach Aufnahme der wichtigsten anamnestischen Punkte und der allgemeinen klinischen Untersuchung durchgeführt werden. Auf diese Weise kann die erhabene Verdachtsdiagnose mit den tatsächlichen Befunden abgeglichen werden.

Die rektale Untersuchung ist eine unabdingbare Voraussetzung sowohl für die konservative Therapie (z. B. bei primärer Verstopfung und Tympanie des Dickdarms oder Hyperaktivität des Darms bei der spastischen Kolik) als auch bei der Einschätzung, einer chirurgischen Intervention. Viele dieser Fälle können durch rektale Palpation diagnostiziert werden, bevor der Zustand des Pferdes sich verschlechtert oder Veränderungen der Peritonealflüssigkeit sichtbar werden. Eine frühzeitige Diagnose und Überweisung dieser Fälle verbessert die Prognose erheblich und trägt zu einer Reduzierung des Auftretens postoperativer Komplikationen bei. Aus diesen Gründen sollte eine rektale Untersuchung möglichst immer bei Auftreten einer Kolik durchgeführt werden, ohne jedoch neben dem Wert dieser Untersuchung auch die damit verbundenen Risiken aus dem Auge zu verlieren.

2.1.5.1 Fixierung des Pferdes

Ausreichend sicheres Fixieren des Pferdes ist zur Vermeidung von Verletzungen von Pferd oder Untersucher unabdingbar. Findet die rektale Untersuchung in einem Stall oder einer Scheune statt, sollte eine Oberlippenbremse angelegt werden, ein Sedativum verabreicht (z. B. Xylazin) oder ein Vorderbein angehoben werden. Für die Untersuchung mit der rechten Hand wird das Pferd mit der rechten Flanke zur Wand aufgestellt und der Assistent hält das Pferd an der linken Seite des Kopfes, der in eine Ecke zeigen sollte. Auf diese Weise werden Bewegungen nach vorn und zur rechten Seite begrenzt. Untersucht der Tierarzt mit der linken Hand, wird das Pferd mit der linken Flanke zur Wand aufgestellt und der Kopf an der rechten Seite gehalten.

2.1.5.2 Verfahren

Der Untersucher steht an der Seite des Schweifansatzes, dicht an den Hintervierteln des Pferdes mit dem Rücken zum Kopf des Tieres. Dies minimiert die Verletzungsgefahr bei einem plötzlichen Tritt. Der Schweif wird mit der freien Hand angehoben und der bis über die Schulter entblößte Arm in einem reichlich mit Gleitmittel versehenem Einmal-Handschuh mit langem Schaft in das Rektum eingeführt. Dabei werden Finger und Daumen zu einem Keil geformt und langsam durch den analen Schließmuskel geschoben. Widerstand des Patienten entsteht gewöhnlich, wenn die Knöchel den Sphinkter passieren. Es ist besonders sorgfältig darauf zu achten, dass keine Schweifhaare mit in das Rektum gezogen werden. In Reichweite befindlicher Kot ist auszuräumen, bevor ein Versuch unternommen werden kann, Strukturen zu ertasten. Danach erfolgt die Vorwärtsbewegung der Hand, immer vorsichtig, mit zu einem Keil geformten Fingern und Daumen. Bei der Palpation sollten Finger und Daumen nicht abgespreizt werden, weil dadurch die Entstehung eines rektalen Traumas begünstigt wird. Starken peristaltischen Wellen ist mit dem Arm kein Widerstand entgegenzusetzen, sondern es soll die Keilform wieder eingenommen und die Hand gegebenenfalls zurückgezogen werden.

Ist der Unterarm vollständig eingeführt und kein Widerstand des Pferdes zu erwarten, so kann der Untersucher eine Position hinter dem Pferd und mit diesem in einer Linie einnehmen, um bei der Untersuchung die volle Armlänge einsetzen zu können. Nach dem Einführen des ganzen Arms ist es ratsam, ihn 30 Sekunden lang still zu halten, denn in dieser Zeit entspannt sich das Kolon gewöhnlich. Bei besonders schwierigen Fällen hilft eine Injektion von 60 ml Xylocain in das Rektum oder das Aufbringen von Xylocain-Gel auf den Einmal-Handschuh.

Abdomen und Becken sollten mit der über die Organ- und Strukturoberflächen gleitenden Hand ertastet werden. Das Ergreifen von Strukturen durch die Darmwand ist zu vermeiden. Nach jeder Untersuchung muss die Hand auf blutigen Kot oder freies Blut überprüft werden. Besteht die Befürchtung, dass es zu einem Riss des Rektums gekommen ist, sollte mit der bloßen Hand untersucht werden, um mehr Feingefühl zu entwickeln. Bei der systematischen Untersuchung ist generell zu bedenken, dass sie selbst bei kleinen Pferden und Ponys auf die kaudalen 40 Prozent des Abdomens beschränkt bleibt.

2.1.5.3 Normale Strukturen

Zu den Strukturen, die normalerweise im linken dorsalen Quadranten tastbar sind, gehören die Milz, der kaudale Teil der linken Niere und, als Verbindung der beiden Organe, das Milznierenband (Abb. 2.7). Beim Übergang zur rechten Seite kann in der Mittellinie unterhalb der Wirbelsäule die Gekrösewurzel ertastet werden. Diese ist bei großen Pferden schwer zu erreichen. Die Identifizierung einzelner Arterien ist unter Um-ständen nicht möglich; es fällt leichter, die A. caecocolica an der Basis des Blinddarms zu ertasten als die A. mesenterica cranialis.

Im rechten dorsalen Quadranten ist die Basis des Blinddarms palpierbar. Dieser ist normalerweise nicht gefüllt, und die kaudalen und medialen Tänien, die von dorsal nach ventral verlaufen, sind soweit entspannt, dass ein Finger um eine von ihnen gehakt werden kann, um vorsichtigen, schmerzfreien Zug auf den Blinddarm auszuüben.

Ventral in Richtung auf den Beckenrand und wenig links der Mittellinie ist die Beckenflexur des Dickdarms, die weiche Ingesta enthält, zu ertasten. Kranial der Beckenflexur befinden sich das linke ventrale Kolon mit seinem großen

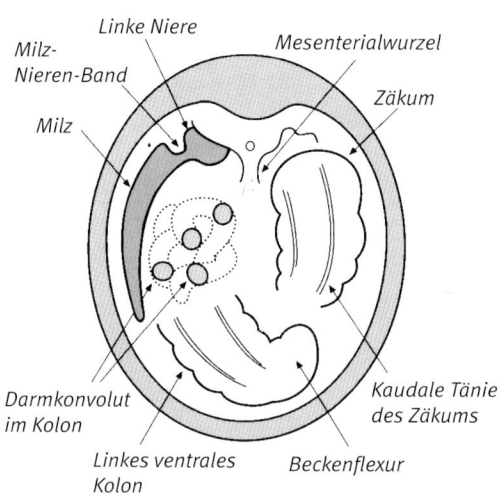

Milz-Nieren-Band

Linke Niere

Mesenterialwurzel

Zäkum

Milz

Darmkonvolut im Kolon

Linkes ventrales Kolon

Beckenflexur

Kaudale Tänie des Zäkums

Abb. 2.7: Anatomische Lage und Beschaffenheit rektal tastbarer Strukturen.

Durchmesser, gut erkennbare Longitudinalbänder und das linke dorsale Kolon, das enger ist und sich glatt anfühlt.

Im Raum darüber sowie links vom Blinddarm liegen der Dünndarm und das kleine Kolon. Der Dünndarm ist normalerweise nicht tastbar, es sei denn, er kontrahiert zufällig bei Berührung. Das kleine Kolon ist dagegen gut an den geformten Kotballen zu erkennen.

Die Leistenkanäle können beim Hengst auf beiden Seiten des Beckeneingangs am Schambeinrand ertastet werden. Eine gefüllte Harnblase kann die Untersuchung der kranial von ihr liegenden Organe behindern. Abhilfe schafft eine Katheterisierung oder die Stimulierung des Harnabgangs, indem man das Tier in eine Box mit frischer Einstreu bringt.

Allgemein deuten ein problemloses Einführen des Armes, das Vorliegen von normalem Kot sowie ein entspanntes Abdomen mit ausreichendem Platz für Bewegungen des Armes darauf hin, dass keine schwere Störung vorliegt. Angespannte, schmerzende Darmschlingen, die durch Gas und Flüssigkeit aufgetrieben und kaudal in Richtung auf den Beckeneingang sowie

dorsal verschoben sind, deuten dagegen auf eine schwerwiegende Obstruktion hin.

2.1.5.4 Pathologische Veränderungen

Auf der Basis der Befunde einer rektalen Untersuchung kann zwar eine genaue Diagnose gestellt werden, häufiger ist es aber nur möglich, eine Auftreibung in einem bestimmten Darmsegment oder eine bestimmte Position zu lokalisieren, die eine Obstruktion anzeigt.

Pathologische Veränderungen des Magens und des Dünndarms

Erkrankungen des Magens werden bei der rektalen Untersuchung nur selten festgestellt. Die Milz kann durch Magenerweiterung kaudal verschoben erscheinen, allerdings kommt häufig eine Milzvergrößerung vor, die diesen Befund imitiert. Bei zwei Gelegenheiten gelang es dem Autor, einen massiv dilatierten Magen zu tasten, von dem bei Durchführung einer Laparotomie festgestellt wurde, dass er sich beinahe bis zum Nabel erstreckte.

Obstruktionen des Dünndarms oder ein paralytischer Ileus haben Auftreibungen zur Folge, die als eine oder mehrere erweiterte, Gas und Flüssigkeit enthaltende Schlingen zu erkennen sind. Strangulierende Läsionen führen zu festeren Auftreibungen. Die Anzahl der tastbaren Schlingen ist abhängig von Art, Dauer und Ort der Läsion. In den frühen Stadien einer Obstruktion kann eine vorsichtige und geduldige Palpation über mehrere Minuten nötig sein, bevor eine aufgetriebene Schlinge entdeckt wird. Bei fortgesetzter Auftreibung des Dünndarms faltet dieser sich auf sich selbst zusammen und bildet dabei einem Akkordeon vergleichbare Schlingen (Abb. 2.8). Diese liegen vertikal oder horizontal und können jeden Quadranten des Abdomens ausfüllen; schließlich schieben sich die stark vergrößerten Schlingen jedoch kaudal in den Beckeneingang, wodurch die Untersuchung erschwert wird. Das Vorliegen eines aufgetriebenen Dünndarms deutet nahezu immer auf

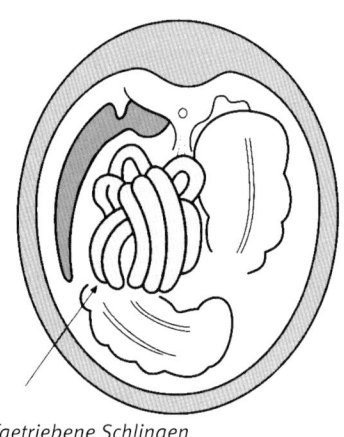

Aufgetriebene Schlingen
des Jejunums

Abb. 2.8: Deutliche Obstruktion des Dünndarms.

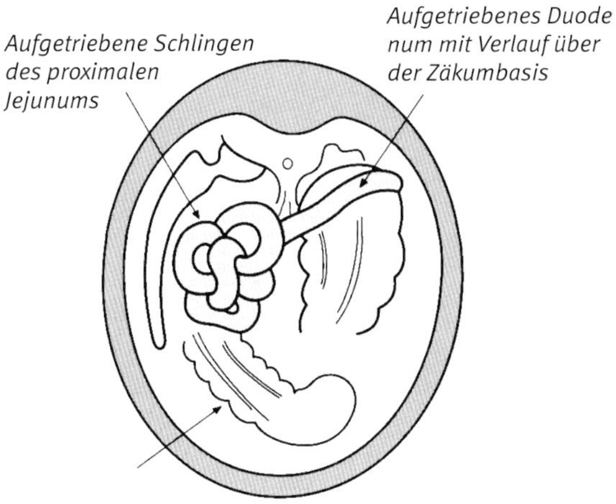

Aufgetriebene Schlingen
des proximalen
Jejunums

Aufgetriebenes Duode
num mit Verlauf über
der Zäkumbasis

Sekundäre Obstipation
des großen Kolons

*Abb. 2.9: Tastbare Anomalien bei Gastroduodeno-
jejunitis.*

eine Störung hin, die chirurgisch behandelt werden muss. Eine frühzeitige Erkennung vergrößert die Chancen auf Heilung erheblich.

Bei Gastroduodenojejunitis ist das Duodenum erweitert und kann deutlich als röhrenartige Struktur über der Basis des Blinddarms im rechten dorsalen Quadranten ertastet werden (Abb. 2.9). Auch eine leichte Erweiterung des proximalen Jejunums ist möglich, jedoch ist der Darm nicht so stark aufgetrieben wie bei einer Obstruktion.

Eine Obstipation des Ileums wird im Frühstadium als feste, röhrenförmige Struktur mit einem Durchmesser von 12–16 cm ertastet, die sich medial der Zäkumbasis befindet (Abb. 2.10). Später verhindert die Auftreibung eines Teils oder des gesamten Jejunums die Palpation des Ileums.

Eine Invaginatio ileocaecalis ist als feste, vergrößerte, (abhängig von der Länge des eingestülpten Teils) röhrenförmige oder gewundene Struktur innerhalb der Zäkumbasis im rechten dorsalen Quadranten zu erkennen (Abb. 2.11).

Bei Hengsten sollten immer die Leistenringe abgetastet werden, die sich auf beiden Seiten der Mittellinie am Schambeinrand befinden.

Gestautes Ileum

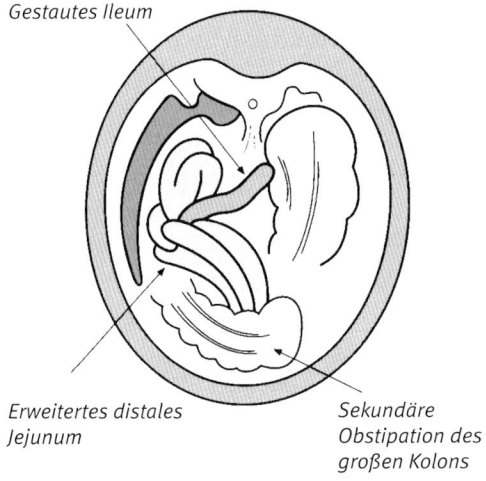

Erweitertes distales
Jejunum

Sekundäre
Obstipation des
großen Kolons

*Abb. 2.10: Tastbare Anomalien bei Obstipation des
Ileums.*

Liegt eine Hernia inguinalis incarcerata vor, so ist ein erweiterter, schmerzhafter Dünndarmabschnitt am Ring auf derselben Seite wie die Skrotumvergrößerung tastbar, die durch den angeschwollenen Hoden entsteht (Abb. 2.12).

Eine chronische Obstruktion, die zu intermittierenden Kolikschüben führt und oft Gewichtsverlust zur Folge hat, kann durch eine partielle

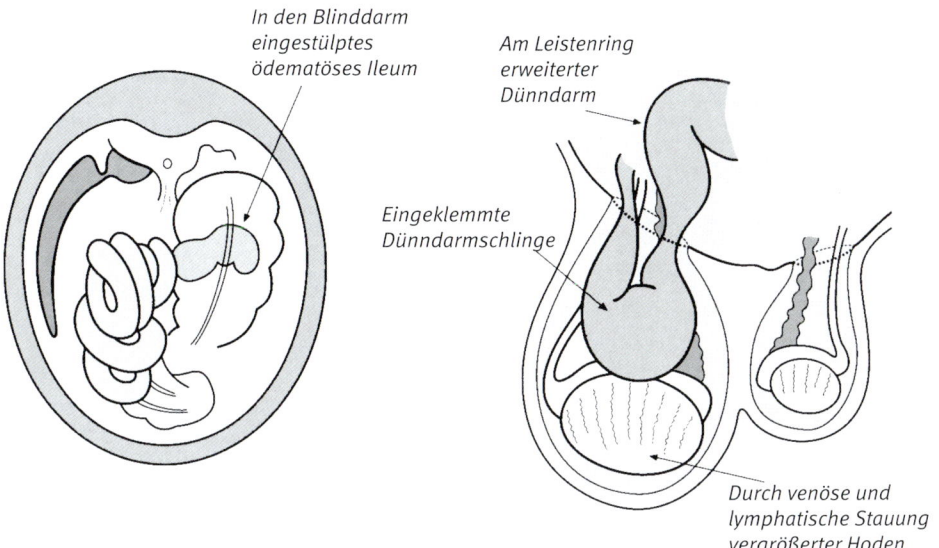

*In den Blinddarm
eingestülptes
ödematöses Ileum*

*Eingeklemmte
Dünndarmschlinge*

*Am Leistenring
erweiterter
Dünndarm*

*Durch venöse und
lymphatische Stauung
vergrößerter Hoden*

Abb. 2.11: Ileozäkale Invagination: hohe Obstruktion mit tastbarer Anomalie des Blinddarms.

Abb. 2.12: Hernia inguinalis incarcerata.

Verlegung des Dünndarmlumens durch Invagination, Muskelhypertrophie oder eine intramurale Neoplasie verursacht sein. Infolge der erhöhten Anstrengung, die erforderlich ist, um die Ingesta durch das verengte Segment zu befördern, tritt proximal der Obstruktion im Darm eine deutliche Muskelhypertrophie auf. Dies kann dazu führen, dass der Dünndarm auf einer Länge von mehreren Metern bis zu einem Durchmesser von 10 cm oder mehr erweitert ist und eine Wandstärke von 1 cm aufweist (Abb. 2.13). Eine einzelne Schlinge kann fälschlich für die Beckenflexur gehalten werden. Das Vorliegen weiterer, identischer Schlingen sowie die Tatsache, dass diese bei Kontraktion »fest« werden, hilft bei der Unterscheidung.

Die genaue Ursache für eine Obstruktion des Dünndarms kann zwar nur selten festgestellt werden, jedoch ist meist die Höhe der Obstruktion in etwa bestimmbar. Das Fehlen palpierbarer Erweiterungen des Dünndarms bei Vorliegen von Magenreflux weist auf ein Magenproblem, eine Pylorusstriktur oder eine hohe Obstruktion des Dünndarms hin. Ein aufgetriebener Dünndarm ohne Magenreflux ist oft Anzeichen für eine distale Obstruktion des Dünndarms. Dieser Schluss kann allerdings nur mit Blick auf die Zeitdauer gezogen werden, die seit Entstehen der Obstruktion vergangen ist. Ein weiterer Nachweis für das Vorliegen einer distalen Obstruktion kann durch vorsichtigen Zug am medialen Zäkalband erbracht werden. Reagiert das Pferd mit einer Schmerzäußerung, so liegt möglicherweise eine Hernia foraminis omentalis oder eine andere Obstruktion des Ileum vor.

*Abb. 2.13:
Chronische Obstruktion des Dünndarms:
H = hypertrophiertes Jejunum proximal der partiellen Obstruktion;
N = normales Jejunum.*

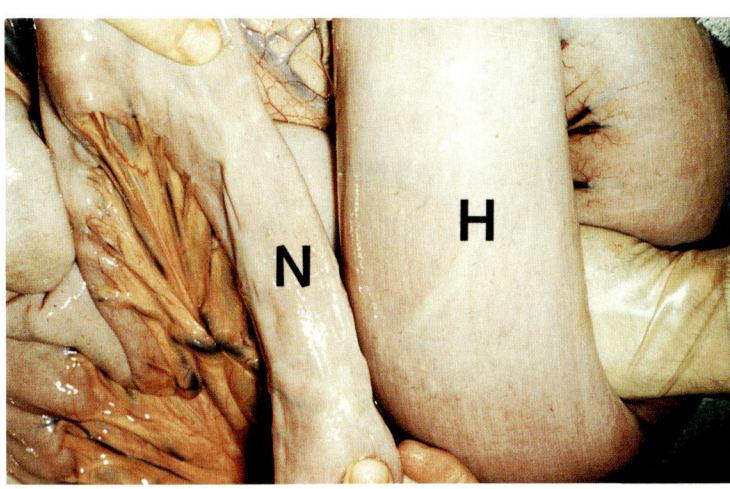

2.13

Rektale Untersuchung des Verdauungstraktes

Pathologische Veränderungen des Blinddarms

Bei der rektalen Untersuchung können eine Reihe von Obstruktionen des Blinddarms erkannt werden. Die kaudale Seite der Blinddarmbasis sowie die ventrale Seite des Blinddarmkörpers sind im rechten kaudalen Quadranten gelegen und somit auch bei großen Pferden zu erreichen. Beim gesunden Pferd ist die ventrale Tänie, die vertikal liegt, gut als schlaffes schmales Band zu ertasten, das nicht durch das Mesokolon oder Gefäße bedeckt wird. Bei kleinen Pferden ist auch die mediale Tänie tastbar. Die Spannung des ventralen Bandes und seine Richtung verändern sich mit Inhalt und Grad der Erweiterung des Blinddarms. aufgrund der normal vorliegenden Anhaftung des Blinddarms am Mesenterium ist es dem Untersucher nicht möglich, die Hand dorsal am Blinddarm vorbeizuführen.

Die rektale Untersuchung ermöglicht eine Unterscheidung zwischen Auftreibungen, die durch Gas verursacht werden und solche durch die Ansammlung von festen oder flüssigen Ingesta. Bei einer Tympanie wird der Blinddarm bis zum Beckeneingang zurückgeschoben, und der diagonale Verlauf der angespannten ventralen Tänie vom rechten dorsalen zum linken ventralen Quadranten ist deutlich fühlbar (Abb. 2.14).

Es ist sorgfältig darauf zu achten, Obstipationen des Blinddarms von Obstipationen des Kolons, einer Verlegung des rechten dorsalen Kolons sowie einer Invagination des Blinddarms zu unterscheiden. Die Obstipation des Blinddarms präsentiert sich als feste bis harte, mit Ingesta gefüllte Struktur mit einem deutlich tastbaren ventralen Band. Die Hand kann an der rechten Seite des Organs vorbeigeschoben werden, jedoch nicht dorsal. Typischerweise füllt sich die Basis des Blinddarms vor dem Blinddarmkörper; eine Erweiterung durch Gase ist kaum oder nicht vorhanden. Wiederholte rektale Untersuchungen über einen Zeitraum von 12 Stunden oder länger können erforderlich

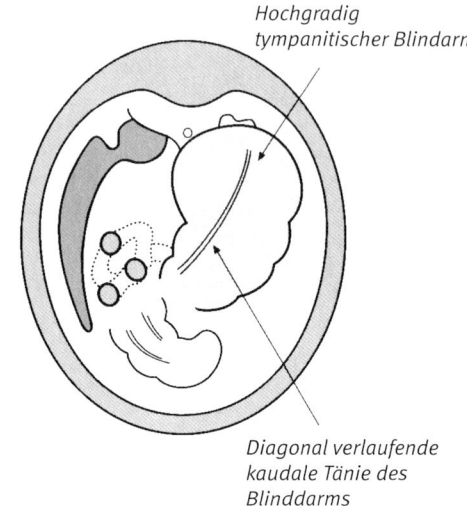

Hochgradig tympanitischer Blinddarm

Diagonal verlaufende kaudale Tänie des Blinddarms

Abb. 2.14: Tympanie des Blinddarms.

werden, bevor die Obstipation tastbar wird. Bei großen Pferden ist eine Palpation des überhängenden Teil der Blinddarmbasis gelegentlich nicht möglich. Die Ansammlung von Ingesta ist meist oval und kann zum Pendeln gebracht werden (Abb. 2.15). Ein weiteres wichtiges Merkmal bei der Obstipation des Blinddarms sind Schwierigkeiten, das relativ leere große Kolon aufzufinden.

Es wurde eine besondere Art der zäkalen Dysfunktion beschrieben, in der der unbewegliche Blinddarm stark durch Nahrung und Flüssigkeit aufgetrieben ist. Dabei treten oftmals starke Schmerzen auf, und die rektalen Befunde ähneln eher einer Tympanie. Durch das Gewicht seines Inhalts wird der Blinddarm kranial gezogen.

Invaginationen des Blinddarms können in zwei unterschiedlichen Formen auftreten. Nach anfänglicher Invagination der Spitze kann sich der Blinddarmkörper in die Basis einstülpen (Invaginatio caeco-caecalis) oder der Prozess setzt sich fort, bis der größte Teil des Blinddarms durch das Ostium caecocolicum in das rechte ventrale Kolon eingetreten ist (Invaginatio caeco-colica). Bei der rektalen Untersuchung kann der feste, ödematöse Körper des einge-

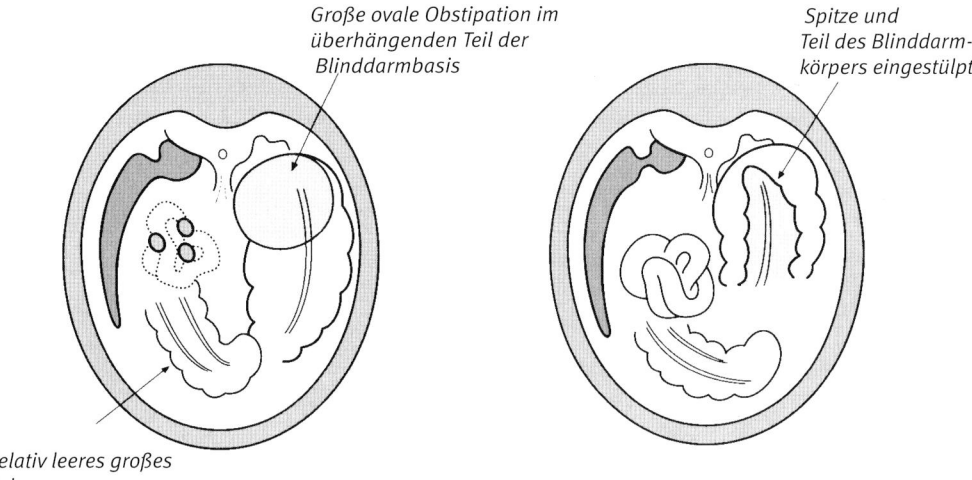

Große ovale Obstipation im
überhängenden Teil der
Blinddarmbasis

Spitze und
Teil des Blinddarm-
körpers eingestülpt

Relativ leeres großes
Kolon

Abb. 2.15: Obstipation des Blinddarms.

Abb. 2.16: Invaginatio caeco-caecalis.

stülpten Blinddarms im rechten dorsalen Quadranten entweder innerhalb seiner Basis (Abb. 2.16) oder innerhalb des rechten ventralen Kolons ertastet werden.

Die rektale Untersuchung ist allgemein nicht hilfreich bei der Diagnostizierung einer Nekrose des Blinddarms, die nicht durch Strangulierung entstanden ist. Die nekrotischen Veränderungen beginnen an der Spitze, die außerhalb der Reichweite des Untersuchers liegt; in einigen Fällen sind jedoch ein Ödem des Blinddarmkörpers sowie Schmerzen bei Palpation feststellbar. Eine Drehung des Blinddarms sowie eine Typhlitis (verursacht durch intestinale Clostridiose) führen ebenfalls zu einem muralen Ödem, das bei rektaler Untersuchung tastbar ist. Beide treten jedoch äußerst selten als Primärerkrankung auf und gehen gewöhnlich mit Beteiligung des großen Kolons einher.

Pathologische Veränderungen des großen Kolons

Die rektale Untersuchung ist besonders hilfreich bei der Feststellung von Problemen des großen Kolons. Eine primäre Obstipation der Beckenflexur ist durch eine vergrößerte, feste, gleichmäßig gefüllte Struktur gekennzeichnet, die

sich oftmals im Bereich des Beckenbodens befindet oder auch im rechten ventralen Quadranten ertastet werden kann. In schweren Fällen ist diese Struktur nur wenige Zentimeter vom analen Sphinkter entfernt tastbar. Typisch ist eine bei kranialer Vorwärtsbewegung von Hand und Arm im Bereich des Beckenbodens deutlich fühlbare Masse, die das Rektum in dorsaler Richtung verschiebt. Die teigige Masse kann mit der Hand eingedrückt werden; die Druckstelle bleibt etwa 5 bis 10 Sekunden erhalten. Die Darmwand um die Obstipation ist glatt, an den mehr kranial gelegenen Teilen können Bandstrukturen getastet werden, und die Obstipation erstreckt sich oftmals über die Reichweite des Armes hinaus. Gelegentlich kommt eine Auftreibung des Blinddarms durch Gase hinzu.

Eine Beurteilung der Festigkeit und Ausdehnung der Obstipation gibt einen Hinweis auf den Schweregrad des Problems und erlaubt des Weiteren, bei Folgeuntersuchungen die Wirksamkeit der Behandlung einzuschätzen. Auch die Dicke der Kolonwand sollte geprüft werden. In den meisten Fällen fühlt sie sich normal an, ein Ödem weist jedoch auf vaskuläre Stauungen hin, die im Allgemeinen auf eine Drehung zurückzuführen sind. Dies kommt (selten) vor, wenn sich die Obstipation aufzulösen beginnt. Im Gegensatz zu einer Obstipation stellt sich eine Auftreibung des Kolons durch Gase als angespannte Struktur dar, die sich nicht eindrücken lässt.

Häufig wird eine sekundäre Obstipation fälschlich für eine primäre Obstipation gehalten. Sekundäre Obstipationen treten bei Pferden mit Graskrankheit, Gastroduodenojejunitis und Ileumobstipation auf, Krankheitsbildern, bei denen eine Auftreibung von Magen und Dünndarm durch Flüssigkeit zu einer Hypovolämie führt. Da der Körper versucht, so viel Flüssigkeit wie möglich verfügbar zu behalten, trocknet der Inhalt des Kolons stark ein und schrumpft. Das große Kolon kontrahiert über den festen Ingesta und es erhält durch die Einschnürungen und Aussackungen eine charakteristische wellige Oberfläche (Abb. 2.9), im Gegensatz zu dem glatten erweiterten Kolon bei einer primären Obstipation. Wird eine sekundäre Obstipation erkannt, so kann der Fehler vermieden werden, große Mengen Paraffinum liquidum über eine Nasenschlundsonde zu verabreichen und damit unter Umständen die Ruptur eines bereits dilatierten Magens herbeizuführen.

Bei der Hernia spatii lienorenalis verlagern sich verschieden lange Teile des linken Kolons über das Milznierenband. Handelt es sich um einen großen Darmanteil, so hängen die Bänder diagonal herunter und die Beckenflexur kann nicht palpiert werden (Abb. 2.17). Eine beträchtliche Tympanie des linken ventralen Anteils kann die Milz verlegen. Oftmals ist eine Obstipation im linken dorsalen Kolon unmittelbar kaudal des Milznierenbandes zu tasten. Liegt nur ein kurzes Stück des Kolons kaudal der Milz, kann die vergrößerte Beckenflexur leicht erkannt werden (Abb. 2.18). Ein Abrücken der Milz von der linken Bauchwand lässt auf ein unvollständiges Entrapement schließen. Ein Ödem der Kolonwand weist auf eine erhebliche Einschnü-

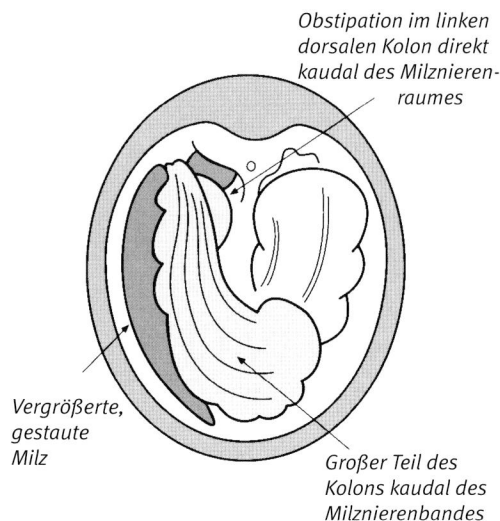

Obstipation im linken dorsalen Kolon direkt kaudal des Milznierenraumes

Vergrößerte, gestaute Milz

Großer Teil des Kolons kaudal des Milznierenbandes

Abb. 2.17: Einklemmung des großen Kolons im Milznierenraum.

rung im Milznierenraum oder eine Drehung hin. Bei der Verlagerung des rechten dorsalen Kolons liegt das leicht bis mäßig erweiterte große Kolon horizontal vor dem Beckenkanal, kaudal des tympanitischen Blinddarms. Das Mesokolon ist an Fett und großen Gefäßen erkennbar und kann nach rechts verfolgt werden, wo sein Verlauf zwischen Blinddarm und Bauchwand tastbar ist (Abb. 2.19). Eine ödematöse Verdickung des Mesokolons zeigt eine Verdrehung an.

Eine schwere Torsion des großen Kolons ruft eine derart starke Erweiterung hervor, dass die Untersuchung hinter dem Beckeneingang oft unmöglich ist. Charakteristische Merkmale sind eine horizontale Lage des Kolons mit tastbarer Verdickung von Wand und Mesokolon infolge eines Ödems (Abb. 2.20). Zu den weiteren Symptomen zählen starke Schmerzen sowie eine deutliche Auftreibung des Abdomens, die zu einer Einschränkung der Atmung führt.

Wird das große Kolon durch einen Darmstein verlegt, so kann der Stein gelegentlich ertastet werden. In der Mehrzahl der Fälle ist der einzige pathologische Befund eine schwere Tympanie (Abb. 2.21).

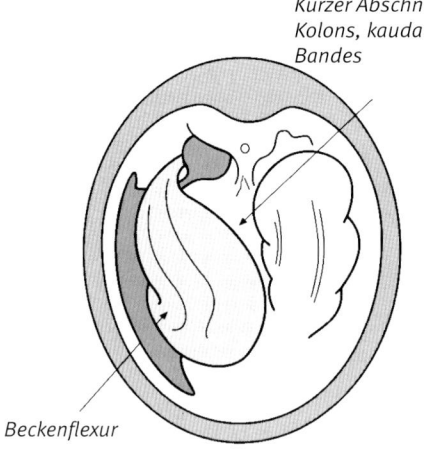

Kurzer Abschnitt des
Kolons, kaudal des
Bandes

Beckenflexur

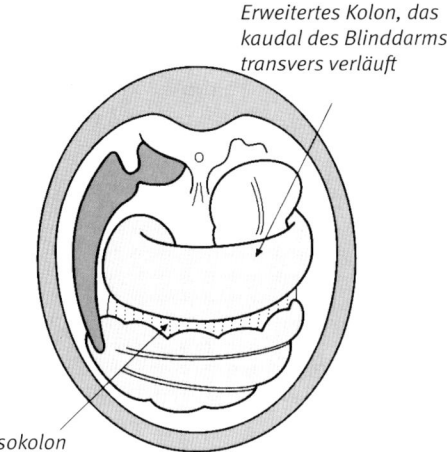

Erweitertes Kolon, das
kaudal des Blinddarms
transvers verläuft

Mesokolon

Abb. 2.18: Einklemmung im Milznierenraum mit kurzem tastbarem Abschnitt des Kolons.

Abb. 2.19: Rechte dorsale Verlagerung des großen Kolons.

Pathologische Veränderungen des kleinen Kolons

Obstruktionen des kleinen Kolons sind durch eine Tympanie proximal der Obstruktion gekennzeichnet. Obstipationen präsentieren sich als feste röhrenförmige Ansammlung von Ingesta ohne geformte Kotballen. Das antimesenterische Band kann ertastet werden und hilft bei der Unterscheidung des kleinen Kolons von

einem erweiterten Dünndarm. Die Verlegung des Lumens durch ein in der Submukosa befindliches Hämatom ist nur dann feststellbar, wenn sich die Läsion weit genug distal befindet. In Fällen, in denen eine Spaltung der darüber gelegenen Mukosa aufgetreten ist, befindet sich freies Blut im Lumen. Eine abrupte Verschiebung des kleinen Kolons nach links oder rechts ist bei Stuten zu fühlen, wenn sich das Kolon um einen

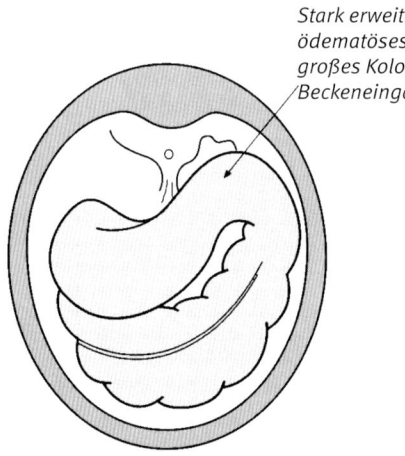
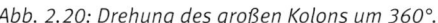

Stark erweitertes,
ödematöses
großes Kolon am
Beckeneingang

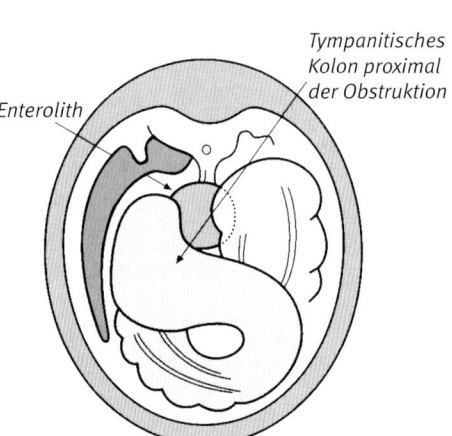

Tympanitisches
Kolon proximal
der Obstruktion

Enterolith

Abb. 2.20: Drehung des großen Kolons um 360°.

Abb. 2.21: Obstruktion des großen Kolons durch einen Enterolith.

Eierstock gehakt hat. Ein submuköses Ödem, möglicherweise verursacht durch eine Salmonelleninfektion, kann eine Obstipation des kleinen Kolons nach sich ziehen. Das Durchführen einer gut lubrifizierten Hand entlang des ödematösen Abschnitts ist aufgrund der partiellen Verlegung des Lumens sowie einer Aufrauhung der Mukosa schwierig. Verdacht auf eine Sandkolik besteht, wenn der Rektuminhalt eine grobkörnige Konsistenz aufweist. Die Bestätigung der Diagnose erfolgt, wenn bei Einbringen des Kots in Wasser ein Absetzen von Sand auf dem Boden des Gefäßes beobachtet wird.

2.1.5.5 Andere pathologische Umfangsvermehrungen

Gelegentlich werden Abszesse oder Tumore des Mesenteriums bei der rektalen Untersuchung entdeckt. Mesenterialabszesse bilden sich gewöhnlich sekundär zu einer mehrere Monate zurückliegenden Infektion der oberen Atemwege und erscheinen als große feste Umfangsvermehrungen in der Mittellinie. Je dichter sie an der Wurzel des Mesenteriums lokalisiert sind, desto weniger mobil sind sie. Erweiterte Schlingen des anhängenden Dünndarms sind gelegentlich ebenfalls tastbar. Abszesse oder Tumoren der Milz verursachen eine Milzvergrößerung mit medialer und kaudaler Verlagerung. Die vergrößerte Milz fühlt sich unregelmäßig oder knotig an.

2.1.5.6 Darmruptur

Eine Ruptur des Magens oder des Darms muss diagnostiziert werden, wenn sich die Oberfläche des Darms durch anhaftende Futterpartikel angerauht und körnig anfühlt. Ein Emphysem der Darmwand oder durch Gas bedingte Auftreibungen der Abdominalwand können gelegentlich ebenfalls auftreten. In der Bauchhöhle befindliches Gas und Flüssigkeit trennen die Darmschlingen, so dass eine Bewegung des Armes weniger behindert wird, als dies in Gegenwart einer Vielzahl von Darmschlingen zu vermuten wäre.

Anmerkungen

● Eine rektale Untersuchung sollte, wenn möglich, bei allen Kolikfällen durchgeführt werden – eine solche Untersuchung liefert in nahezu allen Fällen bedeutende Informationen.

● Rektale Untersuchungen ohne besonderen Befund können auf das Fehlen schwerwiegender Probleme hinweisen, andererseits aber lediglich bedeuten, dass sich etwa betroffene Darmabschnitte außer Reichweite befinden.

● Die Untersuchung sollte im Abstand von 1 bis 2 Stunden wiederholt werden, wenn die Kolik gerade eingesetzt hat und / oder andere klinische Befunde auf eine Obstruktion oder Strangulierung des Darms hindeuten.

● Eine Identifizierung der genauen Ursache einer Obstruktion ist wahrscheinlicher, wenn der Dickdarm betroffen ist. Nur wenige Fälle von Obstruktionen des Dünndarms werden rektal erkannt, jedoch ist in der großen Mehrzahl aller Fälle das Vorliegen aufgetriebener, mit Flüssigkeit und Gas gefüllter Schlingen eine ausreichende Indikation für einen operativen Eingriff.

2.1.6 Bauchhöhlenpunktion

Veränderungen in der Zusammensetzung der Peritonealflüssigkeit reflektieren Veränderungen an den peritonealen Oberflächen von Organen in der Bauchhöhle. Die Analyse der Peritonealflüssigkeit ist am nützlichsten, wenn es darum geht, das Fortschreiten von Fällen persistierender, therapierefraktärer Kolik zu beurteilen oder eine Peritonitis zu erkennen. Sie weist auch auf wesentlich seltenere Erkrankungen hin, wie Pankreatitis, Blasenruptur und Chyloperitoneum. Tumoren des Abdomens können gelegentlich durch eine Parazentese entdeckt werden, vorausgesetzt, sie haben einen ausreichend exfoliativen Charakter. Der häufigste Abdominaltumor des Pferdes, das Lymphom, ist jedoch normalerweise nicht exfoliativ.

2.1.6.1 Verfahren

Peritonealflüssigkeit wird mithilfe einer sterilen Kanüle mit stumpfem Anschliff gewonnen. (*Anm. d. Übers.:* Am besten geeignet ist eine Lumbalkanüle aus der Humanmedizin.)

Technischer Ablauf der Bauchhöhlenpunktion
Das Pferd wird fixiert, sein Kopf befindet sich in einer Ecke, die rechte Seite an einer Wand. (*Anm. d. Übers.:* Gegebenenfalls ist eine Oberlippenbremse einzusetzen.) Zusätzliche Hilfsmittel sind im Allgemeinen nicht erforderlich. Bei widerspenstigen Pferden kann eine Sedierung vorgenommen werden, vorausgesetzt, die klinischen Umstände erlauben dies.

Der Tierarzt steht dicht neben dem linken Vorderbein, mit dem Gesicht zum Hinterteil des Tieres. Diese Position gewährleistet relative Sicherheit und ermöglicht es dem Arzt, bei seiner Arbeit ständig die Hinterbeine des Tieres im Blick zu behalten, so dass er ausweichen und Verletzungen vermeiden kann, wenn das Tier während der Prozedur tritt.

Die Haare werden auf jeder Seite der Linea alba vom Schwertfortsatz des Sternums bis zum Nabel in einer Breite von 5 cm rasiert. Der Schwertfortsatz befindet sich an dem Punkt, an dem die Rippenbögen sich in V-Form an der Mittellinie treffen. Der rasierte Bereich wird dann wie für einen chirurgischen Eingriff vorbereitet.

Die Punktion wird am besten am niedrigsten Punkt des Bauches ausgeführt, denn dort befindet sich ein natürliches Sammelbecken für die Peritonealflüssigkeit. In jedem Fall sollte sich die Punktionsstelle etwa eine Handbreit hinter dem Schwertfortsatz befinden, um zu vermeiden, dass dessen Knorpel geschädigt wird. Es ist auch wichtig, dass die Kanüle in der Mittellinie durch die Linea alba eingeführt wird, denn dieser Bereich ist relativ avaskulär und frei von sensorischen Nervenenden. Meist ist die Linea alba in der Mittellinie gut sichtbar und mit den Fingerspitzen als flacher, etwa bleistiftdicker Kanal zu tasten.

Eine sterile Kanüle (40 x 1,2 mm) wird an ihrem Ansatz zwischen Daumen und Zeigefinger gehalten, dabei empfiehlt sich das Tragen eines chirurgischen Handschuhs. Es erfolgt nun eine genaue Ansicht der Punktionsstelle, mit den übrigen Fingern wird der Kanal der Linea alba ertastet, die Fingerspitzen verbleiben dort. Wird die Kanüle in einem Winkel von 90 Grad zur Linea alba und gleichzeitig in einer Linie mit den dort befindlichen Fingern gehalten (Abb. 2.22), so kann der Tierarzt zum Schutz den Kopf zurückziehen, bevor die Kanüle in die Haut eingestochen wird, weiß aber, dass sie sich in der korrekten Position befindet. Die Kanüle wird sanft, aber fest durch die Haut und in die Linea alba vorgeschoben, dabei sollte die Tiefe nicht mehr als 5 mm betragen. Damit wird der Halt der Kanüle gewährleistet, auch wenn sie losgelassen wird. Wenn die Spitze der Kanüle durch das Peritoneum dringt, kann das Pferd eine Schmerzäußerung von sich geben. Diese wird jedoch nicht immer deutlich.

Befindet sich die Kanüle an ihrem Platz, muss der Tierarzt sie mit einiger Geduld so lange manipulieren, bis Flüssigkeit austritt. Normalerweise zeigen sich vereinzelte Tropfen am Konus der Kanüle, es sei denn, die Produktion von Flüssigkeit ist durch einen pathologischen Prozess gesteigert. Die Sammlung von einzelnen Tropfen läuft intermittierend ab, weil sich die Organe mit der Atembewegung über der Punktionsstelle hin und her bewegen. Es wird also empfohlen, bei der Gewinnung einer Probe bis zu 10 Sekunden in sicherer Entfernung zu den Hinterbeinen abzuwarten und den Ansatz der Kanüle zu beobachten, bevor der Versuch unternommen wird, die Kanüle weiter zu bewegen. Tritt keine Flüssigkeit aus, wird der Konus erst zwischen Daumen und Zeigefinger gedreht, um die Spitze von möglichen Blockierungen zu befreien. Tropft dann immer noch keine Flüssigkeit, wird die Kanüle weiter vorgeschoben, jedoch höchstens um 2–3 mm, und der Vorgang wiederholt. Berührt die Spitze der Kanüle die Serosa eines Darmabschnittes, so ist eine Bewegung, ein

»Pendeln« bei jeder Atembewegung zu erkennen. An dieser Stelle sollte die Kanüle vorsichtig zurückgezogen und neu vorgeschoben werden.

Flüssigkeit ist für die Zytologie bzw. für klinisch-chemische / mikrobiologische Untersuchungen in EDTA bzw. einem Glasröhrchen ohne Zusatz zu sammeln (Abb. 2.23). Für jeden Zweck ist jeweils 1 ml Flüssigkeit ausreichend.

Nota bene: Bei Eseln sollte unbedingt eine lange Kanüle verwendet werden (z. B. eine Einmal-Lumbal-Kanüle, mindestens 90 mm), weil beim Esel gewöhnlich tiefe retroperitoneale Fettspeicher bestehen. Dies ist auch dann noch der Fall, wenn das Tier sich in schlechtem Ernährungszustand befindet.

Misslingen der Probenentnahme: Die versehentliche Kontaminierung einer Probe mit Blut ist an einem Blutwirbel in der Probe zu erkennen, der möglicherweise auftritt, nachdem eine Zeit lang klare Flüssigkeit gesammelt wurde. Eine offene Blutung ist als frisch und versehentlich verursacht zu erkennen, wenn sie in einem Glasröhrchen ohne Zusatz gerinnt. Blut, das sich im Abdomen infolge eines pathologischen Prozesses angesammelt hatte, ist dagegen fibrinfrei und gerinnt nicht.

Sehr dunkles, schnell gerinnendes Blut ist wahrscheinlich das Resultat der versehentlichen Punktion einer vergrößerten Milz. Bei Milzvergrößerung kann die Gewinnung einer Flüssigkeitsprobe in Höhe der Mittellinie unmöglich werden. In solchen Fällen ist die Bestimmung eines »Fensters« an der Seite der Mittellinie per Ultraschall angezeigt, durch das Flüssigkeit gewonnen werden kann.

Eine grünlich-braune Farbe der Flüssigkeit deutet auf eine versehentliche Darmpenetration (Enterozentese). Alternativ kann dies auch eine Darmruptur anzeigen. Die Flüssigkeit riecht wahrscheinlich nach Ingesta und zeigt mikroskopisch ein eindeutiges Bild. Versehentliche Punktionen des Darms ziehen selten Komplikationen nach sich.

Gelegentlich erhält man überhaupt keine Flüssigkeit, selbst mit einer bis zum Ansatz eingeführten Kanüle. Zeigt der Ansatz keine vertikalen Hin-und-Her-Bewegungen, ist es in solchen Fällen möglich, dass die Spitze sich in einer Fettschicht befindet. Die Verwendung einer längeren sterilen Kanüle (50 x 1,0 mm) wird empfohlen. Bei dicken Pferden und Ponys ist es ratsam, die längere Kanüle von Beginn an einzusetzen.

In jedem dieser Fälle kann die Prozedur mit einer frischen Kanüle 3–4 cm kaudal zur vorherigen Einstichstelle wiederholt werden. Entlang der Mittellinie können bis zu drei Versuche unternommen werden, eine Probe zu gewinnen.

Verwendung eines Trokars

Die Probengewinnung mit der Kanüle ist zwar ein schnelles und relativ einfaches Verfahren, hat aber den Nachteil, dass gelegentlich eine versehentliche Kontaminierung der Probe durch Blut oder Darminhalt erfolgt. Alternativ kann die Flüssigkeit auch mittels eines Trokars für Großtiere gewonnen werden. (*Anm. d. Übers.:* Lumbalkanüle aus der Humanmedizin mit Mandrin, 90 mm mit Zentimetereinteilung.) Dieses Verfahren ist dann vorzuziehen, wenn eine Erweiterung des Darms gegen die Bauchwand vermu-

Abb. 2.22:
Position der Kanüle für Bauchhöhlenpunktion.

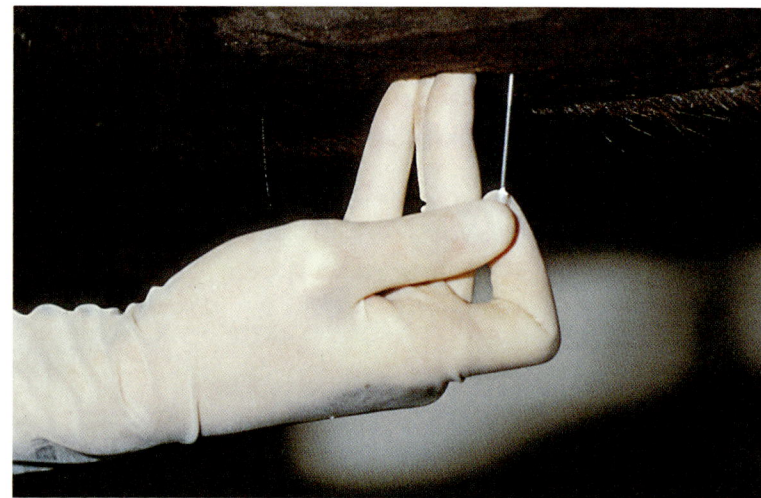

2.22

tet wird oder wenn trotz Manipulation wiederholt Organe mit der Kanülenspitze berührt werden. Der größte Nachteil besteht in der höheren Invasivität dieses Verfahrens sowie der größeren Anzahl von Handgriffen, die unter direkter Sicht im Gefahrenbereich ausgeführt werden müssen. Allgemein ist eine bessere Kooperation des Patienten erforderlich.

Der Situs wird wie oben beschrieben vorbereitet, dann erfolgt mit einer 25G-Kanüle die Infiltration von 1–2 ml eines Lokalanästhetikums in die Haut an der vorgesehenen Einschnittstelle. Mit einem Skalpell wird eine kurze Stichinzision durch die Haut vorgenommen und eine sterile 3,8-cm- oder 7,0-cm-Kanüle unter gleichmäßigem Druck durch die Linea alba geschoben. Wiederum kann eine Schmerzäußerung erfolgen, wenn das stumpfe Ende der Kanüle das wandständige Peritoneum durchdringt. Ein um den Konus gewickelter steriler Tupfer dient dazu, eine Kontaminierung der Probe durch Blut aus der Wunde zu vermeiden. Die Kanüle wird hin und her bewegt, jeweils wenige Millimeter, bis eine ausreichende Menge Flüssigkeit austritt.

2.1.6.2 Aussehen der Peritonealflüssigkeit

Das Aussehen der Peritonealflüssigkeit beim Austreten liefert nützliche empirische Informationen.

Volumen

Normalerweise erhält man 5–10 ml Peritonealflüssigkeit tropfenweise innerhalb von 4–5 Minuten. Fließt unter Druck reichlich Flüssigkeit, so ist dies ungewöhnlich und lässt auf eine durch pathologische Vorgänge gesteigerte Produktion schließen. Dennoch ist eine Bestätigung des pathologischen Vorgangs durch die Laborergebnisse erforderlich. Das Fehlen von Flüssigkeit (»trockene Punktion«) ist bei dehydrierten Patienten möglich. Allerdings misslingt die Gewinnung von Flüssigkeit manchmal auch bei gesunden Pferden.

Farbe und Trübung

Normalerweise ist die Flüssigkeit strohfarben bis tief gelb (abhängig von der Bilirubinkonzentration) und wegen ihres geringen Zellgehaltes durchsichtig. Die Intensität der Gelbfärbung nimmt mit der Bilirubinkonzentration in Zeiten reduzierter Futteraufnahme zu.

Bei Kolikpatienten lassen bernsteinfarbenes Aussehen und eine leichte Trübung auf eine Gefäßschädigung des Darms schließen (Hypoxie), die mit einer Emigration von Erythrozyten und Leukozyten aus den Kapillaren der Serosa einhergeht. Darauf folgende nekrotische Veränderungen verursachen eine deutlich rote bis rotbraune Verfärbung und eine verstärkte Trübung durch die Zunahme von Leukozyten. Die optische Beurteilung aufeinander folgender Proben im Verlauf einer Kolik ist daher hilfreich, wenn es darum geht, die Notwendigkeit einer Laparotomie zu bestätigen.

Dunkle bluthaltige Flüssigkeit sollte in einen Behälter ohne Zusätze gegeben werden, um zu überprüfen, ob sie gerinnt. Eine Gerinnung lässt auf eine versehentlich während der Punktion verursachte Blutung schließen. Eine intraperitoneale Blutung führt jedoch zur Ansammlung von fibrinfreiem Blut, das nicht gerinnt. Bei Kolikfällen kann diese dunkle Farbe einer nicht gerin-

Abb. 2.23:
Tropfenweise Sammlung von Peritonealflüssigkeit in EDTA-Röhrchen für die Zytologie.

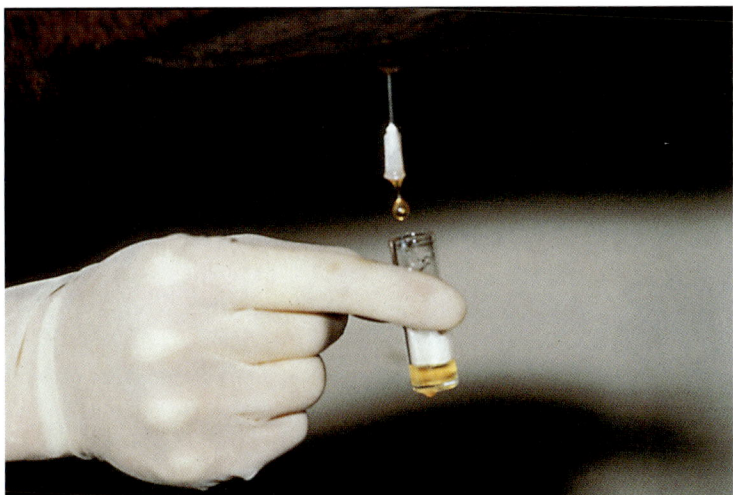

2.23

nenden Probe eine Darmnekrose anzeigen; in diesem Fall ist auch die Leukozytenzahl erhöht.

Ein beigefarbenes, trübes Punktat weist auf eine Peritonitis und eine hohe Leukozytenzahl hin. Lässt man die Probe 10–20 Minuten lang stehen, ist ein deutliches Band von Entzündungszellen sichtbar (Abb. 2.24). Bei gesunden Pferden sind die Zellablagerungen kaum zu erkennen.

Ein grünlich-braunes und trübes Punktat deutet auf Darminhalt in der Probe. Sie riecht gewöhnlich unverwechselbar und stechend nach Ingesta; im Labor zeigt ein gefärbter Ausstrich Futterteile, Protozoen und Bakterien zusammen mit wenigen Leukozyten. Es ist gut möglich, dass diese Probe das Ergebnis einer Enterozentese ist. Liegt eine Darmruptur vor, sieht die Probe ähnlich aus, enthält zusätzlich aber eine erhebliche Menge an Leukozyten. Vor allem aber zeigt das Pferd alle klinischen Anzeichen für einen drohenden Schock.

2.1.6.3 Komplikationen der Bauchhöhlenpunktion

Mögliche Komplikationen einer Bauchhöhlenpunktion sind Darmperforation oder Lazeration, Einschleppen von Infektionserregern am Punktionssitus (mit daraus resultierender Zellulitis oder Peritonitis) oder Beschädigung / Infektion des Knorpels am Schwertfortsatz durch einen zu weit kranial vorgenommenen Einstich.

Die Darmperforation wird relativ häufig verursacht, ist aber selten von Komplikationen gefolgt. Das kleine Punktionsloch schließt sich schnell, jedoch kommt es zum Auftreten einer lokalen Peritonitis, die innerhalb weniger Stunden einen Anstieg der Zahl kernhaltiger Zellen in der Peritonealflüssigkeit hervorruft. Der Wert bleibt über 4–5 Tage erhöht.

Die Lazeration des Darms durch die Kanülenspitze ist eine extrem seltene Komplikation, aber potentiell sehr schwerwiegend. Sie wird mit größerer Wahrscheinlichkeit verursacht, wenn der Darm pathologisch erweitert ist oder Gefäßschädigungen vorliegen und die Untersu-

chung wird durch eine plötzliche heftige Bewegung des Pferdes unterbrochen.

Eine Zellulitis der ventralen Bauchwand oder eine iatrogene Peritonitis sind ebenfalls extrem selten, können aber infolge der Einschleppung von Infektionserregern durch mangelnde Sorgfalt auftreten. Auch ist eine Infektion der Bauchwand durch das Zurückziehen der Kanüle möglich, wenn diese durch eine Enterozentese kontaminiert wurde.

Anmerkungen
● Bei Verdacht auf Peritonitis sollte die in einem Behälter ohne Zusatz gesammelte Flüssigkeit bakteriologisch untersucht werden. Am besten werden frische Proben einer Bauchhöhlenpunktion mit der Kanüle entnommen, in Flaschen für aerobe und anaerobe Blutkulturen verbracht und umgehend an ein Labor für mikrobiologische Untersuchungen geschickt. Es ist jedoch nicht ungewöhnlich, eine negative Kultur zu erhalten, selbst wenn die klinischen Symptome sowie Abstriche der Peritonealflüssigkeit auf eine Sepsis hindeuten.
● Trübe Exsudate können gelegentlich gerinnen, wenn die bestehende Peritonitis so schwer ist, dass Fibrinogen in die Peritonealflüssigkeit übertritt.
● Im Lauf der Behandlung einer Peritonitis kann die Zusammensetzung aufeinander folgender Proben der Peritonealflüssigkeit erheblich schwanken. Bei Nachweis einer Peritonitis ist es einfacher, die Entwicklung durch Messung der Fibrinogenkonzentration im Plasma zu beurteilen. Dieser Test lässt eine sensitive und verlässliche Überwachung einer septischen Entzündung zu und erfordert lediglich eine Blutprobe (in EDTA).
● Nach Kastration oder Chirurgie des Abdomens sind Zell- und Proteingehalt der Peritonalflüssigkeit gewöhnlich erhöht, auch wenn keine Komplikationen vorliegen. Sie kehren innerhalb von 7–14 Tagen in den Normalbereich zurück. Daher ist eine Bauchhöhlenpunktion zur Unterscheidung zwischen postoperativen Gewebe-

reaktionen und postoperativer Infektion von begrenztem Nutzen. Gleichermaßen weist ein Anstieg von Leukozytenzahl und Proteinkonzentration in der Peritonealflüssigkeit nach Kastration oder chirurgischen Eingriffen am Abdomen nicht notwendigerweise auf eine klinisch manifeste Peritonitis hin. Eine klare Ausnahme stellen deutliche Erhöhungen dieser Parameter und / oder der Nachweis von Bakterien dar. Im Zweifelsfall ist es ratsam, sequentielle Bestimmungen der Plasma-Fibrinogenkonzentration zur Überwachung einer post- operativen septischen Entzündung durchzuführen.

2.1.6.4 Analyse der Peritonealflüssigkeit

Zytologie

Die zytologische Analyse erfordert eine hohe Spezialisierung und die Unterstützung eines Veterinärpathologen. Im Folgenden wird die Beurteilung des Laborberichts besprochen.

Physiologische Flüssigkeit hat einen **Hkt** von unter 1 % bei einer **Leukozytengesamtzahl** von weit unter 10×10^9 / l, oft unter 5×10^9 / l. Im

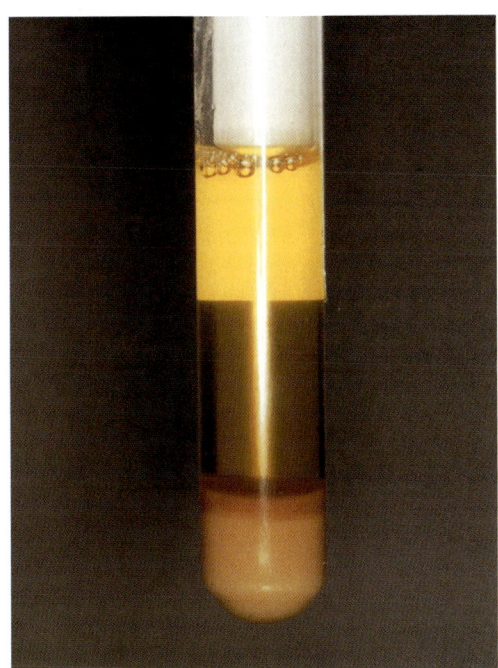

2.24

Differentialbild dominieren die Neutrophilen, gefolgt von mononukleären Zellen und einigen Lymphozyten.

Neutrophile Granulozyten. Liegt eine Peritonitis vor, übersteigt die Zellzahl bei weitem 10×10^9 / l, und die Neutrophilen überwiegen. Das Vorliegen degenerierter Neutrophiler in einer Probe weist auf die Aktivität bakterieller Toxine hin, d. h. Sepsis. Solche verletzten Neutrophilen können in Abwesenheit nachweisbarer Bakterien vorkommen, dennoch sind von den Überständen solcher Proben Kulturen anzufertigen. Gelegentlich werden degenerierte Zellen in Verbindung mit intrazellulären oder extrazellulären Bakterien gebracht.

Mononukleäre Zellen. Es werden zwei Arten unterschieden. Mesothelzellen werden in der Deckschicht des Peritoneums gebildet und sind in normalen Proben nachweisbar, in denen gelegentlich mitotische Formen vorkommen. Bei akuten Entzündungen werden die Zellen pleomorph und sind schwer von neoplastischen Zellen zu unterscheiden. Bei chronischer Entzündung können sie als phagozytisch beschrieben werden. Makrophagen liegen in geringer Anzahl während einer akuten Entzündung vor; ihre Anzahl steigt jedoch an, wenn die Erkrankung abklingt, und sie können degenerierte Neutrophile und alte Erythrozyten enthalten. (*Anm. d. Übers.:* Ein Anstieg der Makrophagen findet sich auch bei einem chronisch-entzündlichen Krankheitsgeschehen.)

Lymphozyten. In normaler Peritonealflüssigkeit liegen Lymphozyten in sehr geringer Anzahl vor. Große Mengen von Lymphoblasten in einer Probe weisen auf ein abdominales Lymphosarkom hin, jedoch ist die Exfoliation abdominaler Tumoren beim Pferd kaum je ausreichend, um die Peritonealflüssigkeit zur diagnostischen Zytologie zu nutzen.

Andere Zellen. Gelegentlich werden eosinophile Granulozyten nachgewiesen. Ein vermehrtes Auftreten bei leicht erhöhter Leukozytenzahl lässt auf Strongylidenmigration oder Hypersensibilitätsreaktionen schließen. Im Normalfall

Abb. 2.24:
Große Menge zellulärer Ablagerungen in der Peritonealflüssigkeit eines Patienten mit Peritonitis.

sind als Ergebnis der Probenentnahme oder infolge einer im Zusammenhang mit pathologischen Vorgängen im Abdomen ablaufenden Entzündung einige Erythrozyten nachweisbar. Hohe Werte in einer nicht gerinnenden Probe weisen auf eine intraabdominale Blutung hin. In diesen Proben liegt ein Mangel an Thrombozyten vor, und es kann eine Erythrophagozytose beschrieben werden. Obwohl neoplastische Zellen gewöhnlich bei abdominalen Neoplasien des Pferdes nicht vorliegen, kann die Gesamtzahl der Leukozyten entsprechend des Ausmaßes einer möglicherweise begleitenden Entzündung ansteigen.

Klinische Chemie
Der nützlichste klinisch-chemische Parameter der Peritonealflüssigkeit ist das Gesamteiweiß, das bei gesunden Pferden < 20 g / l liegt. Ein Anstieg der Eiweißkonzentration reflektiert den Schweregrad eines entzündlichen Ergusses.
Die Aktivität der peritonealen alkalischen Phosphatase ist gesteigert, wenn eine Ischämie des Darms vorliegt. Dies ist auf die Ausschüttung des intestinalen Isoenzyms zurückzuführen, das in der Darmmukosa reichlich enthalten ist. Ein Anstieg bei Kolikfällen weist daher auf die Notwendigkeit einer Laparotomie hin. Bei der Entscheidung für eine Laparotomie sind jedoch die Farbe der Probe sowie die assoziierten klinischen Symptome von größerem direktem Wert.
Die Aktivität der peritonealen Amylase ist bei einer akuten nekrotisierenden Pankreatitis gesteigert. Jedoch ist eine akute Pankreatitis beim Pferd ausgesprochen selten, wenn auch vergleichbare Symptome, wie z. B. eine akute therapierefraktäre Kolik, relativ häufig sind. Weil es keine spezifischen Indikationen für die Auswahl der Amylasebestimmung gibt, erfolgt die Diagnosestellung meist im Rahmen der Obduktion.
Wird eine Blasenruptur vermutet, kann die Konzentration von Harnstoff in der Peritonealflüssigkeit derer des Blutes stark ähneln, weil er frei dialysiert. Kreatinin dagegen diffundiert weniger frei, und seine Konzentration ist trotz vorliegender Azotämie in der Peritonealflüssigkeit meist mehr als doppelt so hoch wie im Blut.

Bedeutung von Ergüssen
Leukozytenzahl und Gesamteiweißkonzentration der Peritonealflüssigkeit können zur Einteilung von Ergüssen in Transsudate, modifizierte Transsudate oder Exsudate genutzt werden. Die Art des Ergusses reflektiert den Mechanismus seiner Entstehung. Dabei darf jedoch nicht vergessen werden, dass die Art des Ergusses sich mit der Dynamik des Krankheitsprozesses schnell ändern kann.
Transsudate sind klare, farblose Flüssigkeiten mit geringem Zellgehalt, einer normalen Differentialzählung und einer niedrigen Proteinkonzentration (<20 g / l). Diese Charakteristika können auch beim gesunden Pferd vorkommen, aber große Mengen an Flüssigkeit, die unter Druck ausströmen, sind als pathologisch anzusehen und können mit einer Hypoalbuminämie oder einer venösen Stauung einhergehen.
Modifizierte Transsudate sind Transsudate mit einem mäßigen Anstieg des Zellgehalts und / oder des Gesamteiweißes (20–30 g / l). Sie erscheinen daher leicht trüb und sind bernsteinfarben bis rot. Sie sind Anzeichen für eine Erkrankung des Abdomens im Frühstadium oder mit begrenztem Umfang oder begleiten alternativ eine systemische Erkrankung.
Exsudate sind trübe, bernsteinfarbene bis rote Flüssigkeiten mit einem hohen Zellgehalt (10×10^9 / l). Am stärksten vertreten sind Neutrophile; die Proteinkonzentration ist hoch (>30 g / l). Diese Ergüsse zeigen gewöhnlich eine Entzündung der Oberfläche des Peritoneums an. In sehr seltenen Fällen kann die Art der enthaltenen Zellen auf einen chylösen Erguss (kleine Lymphozyten mit zahlreichen Fettglobuli) oder auf eine Neoplasie hinweisen (exfoliative Zellen).

2.1.7 Nasenschlundsonde

Neben therapeutischen Anwendungen kann die Nasenschlundsonde verwendet werden, um Glukose- oder Xylose-Lösungen für Resorptionstests zu verabreichen, den Reflux von Flüssigkeit zu beurteilen und in Fällen einer Magenüberladung eine Dekompression herbeizuführen, oder auch (mit großer Vorsicht) die Lage einer Obstruktion des Ösophagus festzustellen.

Sonden werden in unterschiedlichen Größen für Fohlen, Ponys oder große Pferde angeboten. Weiche Sonden, die in der Wärme des Oropharynx leicht geknickt oder in eine falsche Richtung geschoben werden, sind zu vermeiden. Das gleiche kann mit Sonden geschehen, die für den Patienten zu eng sind. Jedoch ist die Verwendung einer zu engen Sonde dem Versuch vorzuziehen, eine zu große Sonde einzuführen, denn dies führt unweigerlich zu traumatischer Epistaxis. Sonden mit zusätzlichen Öffnungen in der Seite des einzuführenden Endes sind zu empfehlen, ebenso sind transparente Sonden vorzuziehen, weil sie dem Untersucher ermöglichen, die Passage von Flüssigkeit zu erkennen.

Da Sonden keine Gradmarkierung aufweisen, ist es ausgesprochen hilfreich, eine nicht abwischbare Markierung des Umfanges an einem Punkt vorzunehmen, der anzeigt, dass das vordere Ende sich dem Eingang des Larynx oder des Ösophagus nähert. Diese Entfernung beträgt etwa 30 cm bei Sonden für Ponys und 35 cm bei Sonden für Pferde. Hilfreich ist auch eine Markierung, die die »Oberseite« der Sonde anzeigt – also die äußere Biegung. Bei kalter Witterung kann eine starre Sonde biegsam gemacht werden, indem man warmes Leitungswasser hindurchlaufen lässt. Dies hilft auch dabei, ein Abwehrverhalten des Patienten bei Durchführung der Sonde durch die Nasenhöhle mit ihrer sensiblen Schleimhaut zu verringern.

2.1.7.1 Fixierung des Pferdes

Das Pferd steht diagonal in einer Ecke mit den Hinterbacken gegen die Wand, so dass Bewegungen zur Seite und nach hinten behindert werden. Der Assistent sollte links neben dem Kopf des Pferdes stehen und dem Pferd den Rücken zukehren, um auf diese Weise das Verletzungsrisiko zu minimieren, falls das Pferd den Kopf zurückwirft. Es muss ein starkes Halfter verwendet werden, weitere Maßnahmen zur Fixierung werden je nach Temperament des Pferdes vorgenommen. Ein Pferd, das sich während der Einführung der Sonde wehrt, wird mit größerer Wahrscheinlichkeit Nasenbluten davontragen, weshalb am besten eine Oberlippenbremse verwendet wird. Sofern die klinischen Umstände dies erlauben, ist eine Sedierung möglich – jedoch reduziert diese den Schluckreflex bei Einführung der Sonde und hat unter Umständen Auswirkungen auf die Ergebnisse eines Resorptionstests, wenn die Sonde zu diesem Zweck gelegt wird. In Extremfällen kann der Assistent ein Spezialhalfter unter Einbeziehung der Ohren anlegen, aber dies darf nur durch eine kompetente, erfahrene Person geschehen.

2.1.7.2 Einführen der Sonde

Die Handhabung einer aufgewickelten Sonde ist umständlich; eine nicht aufgewickelte Sonde wird auf dem Boden schleifen. Am besten wählt der Untersucher daher eine nicht aufgewickelte Sonde und hängt diese um seinen Hals, damit bleiben seine Hände frei und er kann sie kontrolliert einführen.

Die ersten 10–12 cm des vorderen Endes werden reichlich mit einem wasserlöslichen Gleitmittel eingeschmiert und die Sonde unmittelbar dahinter ergriffen. Dabei muss darauf geachtet werden, dass kein Gleitmittel an die Hände des Untersuchers gelangt, weil dann kein kontrolliertes Festhalten der Sonde mehr möglich ist.

Für den Rechtshänder ist es am bequemsten, sich rechts vom Kopf des Pferdes mit dem Rücken zum Pferd aufzustellen. Der Assistent versucht, den Kopf in einer gebeugten Stellung zu halten, und der Untersucher legt seine linke

Hand oberhalb der Nüstern auf den Nasenrücken. Dabei ist darauf zu achten, dass nicht versehentlich die gegenüberliegende Nüster zugehalten wird. Mit dem Daumen wird dann der rechte Nüsternknorpel angehoben und damit der Eingang zur Nasenhöhle freigelegt. Das lubrifizierte Ende der Sonde wird jetzt, mit leichter Neigung in Richtung des Septums, auf den Boden der offenen Nüster abgelegt, die Biegung zeigt dabei nach unten (Abb. 2.25). Sie wird dann vorsichtig vorgeschoben, so dass sie dem Boden des ventralen Meatus folgt, und der Nüsternknorpel wird freigegeben. Wird die Sonde nicht auf dem Boden der Nasenhöhle entlang geführt, so verläuft sie möglicherweise entlang der Mitte des Meatus, wodurch Siebbein und Nasenmuscheln traumatisiert werden können. Ein zu hohes Ansetzen der Sonde kann im nasalen Divertikel enden (falsche Nüster).

Der Passage des vorderen Sondenendes durch die Nasenhöhle wird vom Patienten gewöhnlich der meiste Widerstand entgegengesetzt. Der Vorgang wird unterbrochen, wenn die zuvor angebrachte Markierung die Nüstern erreicht und damit anzeigt, dass das vordere Ende der Sonde Larynx oder Ösophagus erreicht. In den meisten Fällen endet ein weiteres Vorschieben in Larynx und Trachea. Um dies zu vermeiden, wird die Sonde nun um 90 Grad gedreht, bevor sie weiter eingeführt wird. Dadurch wird das vordere Ende gegenüber dem Larynx angehoben und damit näher an den Eingang des Ösophagus gebracht, der über dem Larynx liegt. War dieser Vorgang erfolgreich, wird weiteres Vorschieben der Sonde und damit sanfter Druck auf die Öffnung des Ösophagus dazu führen, dass die Sonde geschluckt wird. Wenn die Sonde versehentlich in den Larynx eingeführt wird, sollte sie bis zur Markierung an die Nüstern zurückgezogen und um weitere 90 Grad gedreht werden, damit das vordere Ende weiter angehoben wird, und dann erneut vorgeschoben werden.

Folgt auf sanften Druck kompletter Widerstand, kann die Sonde alternativ um 2–3 cm zurückgezogen und erneut vorgeschoben werden, in der Hoffnung, einen Schluckreflex zu provozieren. Misslingt dies 3-bis 4-mal, muss der Untersucher davon ausgehen, dass das obere Ende sich auf Höhe des Recessus pharyngeus und damit oberhalb von Larynx und Ösophagus befindet. In diesem Fall wird die Sonde um etwa 90 Grad in die andere Richtung gedreht und dadurch die Spitze etwas gesenkt, bevor sie erneut vorgeschoben wird. Dieser Vorgang, die Sonde durch Probieren in die Nähe des Ösophagus zu bringen und einen Schluckreflex zu provozieren, ist der am schwierigsten zu bewältigende Teil der gesamten Prozedur.

2.1.7.3 Überprüfen der Sondenposition

Der häufigste Fehler ist das Einführen der Sonde in den Larynx. Folgende Zeichen weisen eindeutig darauf hin:

● Durch die Sonde kann ohne Widerstand Luft eingeblasen oder angesaugt werden.

Abb. 2.25:
Positionierung der
Magenschlundsonde vor
dem Einführen durch
den ventralen Meatus.

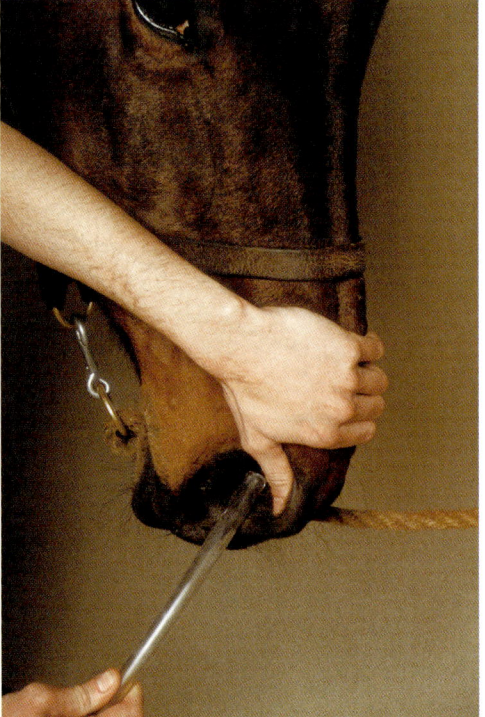

2.25

- Ein Hin- und Herbewegen des Larynx provoziert durch die innenliegende Sonde ein tastbares »Klappern«.

Bei Verwendung einer sauberen Sonde sind unerwünschte Folgen unwahrscheinlich – sie wird einfach zurückgezogen und neu dirigiert wie beschrieben.

Nota bene: Die Einführung der Sonde in den Larynx muss nicht mit Husten einhergehen. Andererseits bedeutet Husten nicht unbedingt, dass die Sonde falsch liegt, sondern kann zusammen mit dem Schlucken der Sonde erfolgen. Tritt die Sonde in den Ösophagus ein, wird dies oft von einem Schluckreflex begleitet, der sich beim Fortsetzen der Passage wiederholen kann. Folgende Zeichen weisen auf eine erfolgreiche Einführung der Sonde hin:

- Der Passage wird ein Widerstand entgegengesetzt (Tonus des Ösophagus).
- Im oberen Drittel der linken Drosselrinne kann eine Schwellung auftreten und sich entlang des Halses hinunter bewegen, wenn das vordere Ende der Sonde auf der linken Seite der Trachea den Ösophagus hinab geführt wird.
- Durch die Sonde eingesaugter Luft wird Widerstand entgegengesetzt, der auf das Erschlaffen des Ösophagus vor der Sonde zurückzuführen ist.
- Befindet sich das vordere Ende in der Halsregion, so kann kurzes, heftiges Einblasen von Luft durch die Sonde ein kurzzeitiges Aufblähen des Ösophagus bewirken, das in der Drosselrinne zu sehen ist. Dieser Test ist hilfreich, wenn dort zuvor keine ausgeprägte Schwellung durch die hinabgeführte Sonde zu erkennen war. Die Luftstöße sollten so lange wiederholt werden, bis der Untersucher davon überzeugt ist, dass es sich tatsächlich um ein Aufblähen und nicht um einen zufälligen Schluckvorgang handelt.

Liegt die Sonde richtig, wird sie bis zum Magen vorgeschoben. Beim Eintritt in den Magen ist gewöhnlich das Austreten von Gas hörbar, und am offenen Ende sind durch Gas verursachte Geräusche zu hören.

2.1.7.4 Aspiration von Reflux

Obstruktionen im oberen Teil des Darms führen zu einer Ansammlung von Flüssigkeit in Dünndarm und Magen. Das Austreten von Flüssigkeit und Gas aus dem Magen bei Einführung der Sonde hat daher diagnostischen Wert (Abb. 2.26). Nicht immer tritt die Flüssigkeit jedoch spontan aus, und oft wird es erforderlich, einen Siphon im Leerraum der Sonde anzulegen, indem man diese mit Wasser füllt. Die beständigsten Erfolge werden allerdings durch Saugen am oberen Ende der Sonde erzielt – wobei der Untersucher sichergehen muss, dass er das Ende der Sonde vom Mund absetzt, sobald ein Reflux von Flüssigkeit zu sehen ist!

Es muss immer bedacht werden, dass das vordere Ende der Sonde nicht unbedingt in Flüssigkeit liegt, weshalb bei dem Versuch, einen Siphon anzulegen, mindestens zwei Minuten lang durch Vor- und Zurückbewegen der Sonde um 15–30 cm eine Aspiration versucht werden sollte. Befindet sich im Magen keine Flüssigkeit, kann nach Zurückziehen der Sonde im vorderen Ende oft Magenschleim festgestellt werden.

2.1.7.5 Zurückziehen der Sonde

Wenn durch die Sonde ein Medikament in flüssiger Form eingegeben wird und sich dieses noch im Leerraum befindet, muss es vor dem Zurückziehen der Sonde durch Einblasen in den Magen befördert werden. Geschieht dies nicht, besteht die Gefahr, dass beim Zurückziehen der Sonde über den Larynx austretende Flüssigkeit aspiriert wird.

Die Sonde ist langsam und vorsichtig zurückzuziehen. Insbesondere bei den letzten 50 cm ist die Vermeidung von Eile geboten, weil hier eine Traumatisierung der stark mit Gefäßen durchsetzten Nasenschleimhaut zum Auftreten von Nasenbluten führen kann.

Rektumbiopsie beim Pferd

2.1.7.6 Mögliche Probleme

Nasenbluten wirkt dramatisch, stellt aber selten ein klinisches Problem dar. Durch Anheben des Kopfes kann die Blutung verlangsamt und das Einsetzen der Gerinnung unterstützt werden. Tamponieren der Nüster führt zum Rückgang der äußerlich sichtbaren Blutung, beschleunigt die Gerinnung jedoch meist nicht.

Eine zu kleine oder zu weiche Sonde, die sich im Oropharynx zusammenfaltet, kann aus der gegenüberliegenden Nüster austreten – was für den Untersucher allenfalls peinlich ist – oder mit abgeknicktem Ende geschluckt werden. In diesem Fall ist in der Drosselrinne zwar wahrscheinlich eine Schwellung zu sehen, jedoch ist das Einblasen von Luft wegen des vollständigen Verschlusses am vorderen Ende der Sonde nicht möglich. Wird dies vermutet, ist es besser, die Sonde weiter in den Magen vorzuschieben, damit sie sich dort spontan entfaltet, als sie durch den Ösophagus zurückzuzerren.

Es liegen seltene, aber grauenvolle Berichte über Versuche vor, die Sonde durch extremen Druck vorschieben zu wollen, obwohl diese sich nicht am Eingang des Ösophagus befand. In solchen Fällen wurde ein Durchtritt der Sonde durch den Recessus pharyngeus erzwungen und diese unter Verursachung enormer Schäden im Hals in Richtung des Brustkorbeinganges weiter geschoben. Dies hat unweigerlich eine ausgedehnte Sepsis zur Folge. Durch das Befolgen der beschriebenen Verfahren dürfte eine derartige Katastrophe vermieden werden.

Es ist sicherzustellen, dass Sonden sich immer in gutem Zustand befinden, gegebenenfalls sind sie zu ersetzen. Ausgefranste oder abgekaute Enden beschädigen die Oberflächen der Schleimhäute. In seltenen Fällen wurde auch von Durchtrennung der Sonde berichtet, bei der das vordere Ende im Ösophagus verblieb, so dass eine endoskopische oder chirurgische Entfernung nötig wurde.

Anmerkung

Für einen ungeübten Untersucher ist es nahezu unmöglich, bei einem aufgeregten Pferd eine Magensonde zu legen. Für das Erlernen ist es ratsam, das Pferd ungeachtet seines Temperaments mittels Oberlippenbremse ab-zulenken.

2.1.8 Rektumbiopsie beim Pferd

Erkrankungen im Bereich von Mukosa / Submukosa des Enddarms gehen gewöhnlich mit dem Auftreten von chronischem Durchfall einher und werden mit überraschender Häufigkeit bei der histopathologischen Untersuchung der rektalen Mukosa diagnostiziert. Da eine Rektumbiopsie beim stehenden Pferd leicht durchgeführt werden kann, bietet sie einen klaren Vorteil gegenüber den Darmbiopsien, die nur unter Vollnarkose möglich sind. Eine bakterielle Kolitis ist an entzündlichen Veränderungen in der Probe zu erkennen, wohingegen eine durch Wurmbefall verursachte Kolitis durch den Nachweis von Zyathostoma-Larven und / oder Infiltration von Eosinophilen charakterisiert ist. Seltenere Ursachen für chronischen Durchfall, die mittels Biopsie identifiziert werden können, sind die Malabsorptionssyndrome, die mit zellulären Infiltrationen einhergehen, wie das Lymphosarkom oder die granulomatöse Enteritis. Des Weiteren kann es gelingen, aus homogeni-

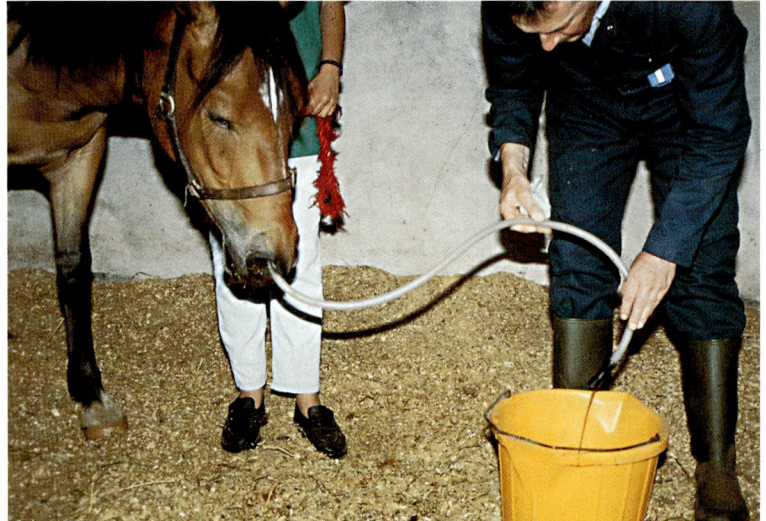

Abb. 2.26:
Reflux von Flüssigkeit aus dem überladenen Magen eines Ponies mit Obstruktion eines hohen Darmabschnittes.

2.26

siertem Biopsiematerial Salmonellen zu isolieren, wenn eine Isolierung aus dem Kot erfolglos geblieben ist.

Eine Vielzahl von für den Menschen entwickelten Instrumenten zur Rektum- oder Zervixbiopsie ist für die Untersuchung beim Pferd geeignet. Am zweckmäßigsten sind Instrumente mit einer flexiblen oberen Klaue, die das Probenmaterial gegen eine feste untere Klaue schneidet (Abb. 2.27).

Verfahren

Das Pferd wird wie für die rektale Untersuchung fixiert. Vom Einführen der Hand in das Rektum abgesehen, stellt das Verfahren für das Tier normalerweise keine große Beeinträchtigung dar. Es sind kaum besondere Maßnahmen zur Ruhigstellung des Pferdes erforderlich. Die Hand in einem leicht mit Gleitmittel versehenen Handschuh wird bis zum Handgelenk in den analen Sphinkter eingeführt, und das geschlossene Ende des sterilisierten Instrumentes wird mit der anderen Hand bis in die gekrümmte Handfläche geschoben (Abb. 2.28).

Im Dach des Rektums wird eine Mukosafalte ertastet, zwischen Daumen und Zeigefinger festgehalten und das Instrument mit offenen Klauen vorgeschoben. Die Falte wird in anliegender dorsolateraler Position ergriffen. Durch die Entnahme von Biopsien in dorsolateraler Position (»1 oder 11 Uhr«) werden Schädigungen dorsaler Gefäßstrukturen vermieden. Die Klauen des Instrumentes werden geschlossen, die Probe entfernt und in ein Fixiermittel eingebracht. Die Entnahme einer zweiten Biopsie für die mikrobiologische Untersuchung kann in der entgegengesetzten dorsolateralen Position versucht werden. Diese Probe ist in steriler Salzlösung aufzubewahren.

Anmerkungen
● Es ist von entscheidender Bedeutung, dass sich das Instrument in gutem Zustand befindet und einwandfrei schneidet. Anderenfalls reißt die

umgebende Mukosa, wenn die geschlossenen Klauen zurückgezogen werden.
● Die Ergebnisse einer Rektumbiopsie können ein pathologisches Geschehen im kranialen Dickdarm darstellen, jedoch schließen auch negative Proben das Vorliegen von Läsionen im Kolon nicht aus.

2.1.9 Ultraschalluntersuchung des Verdauungstraktes

Die Sonographie des Abdomens kann zur Ergänzung anderer Untersuchungen des Verdauungstraktes eingesetzt werden. Eine Voraussetzung für eine erfolgreiche Untersuchung ist jedoch die gründliche Kenntnis der normalen topographischen Anatomie des Abdomens sowie die Darstellung der Organe im Sonogramm. Abhängig von dem zu untersuchenden Bereich sind sowohl das perkutane als auch das rektale Verfahren möglich.

2.1.9.1 Ausstattung

Eine angemessene Schalldurchdringung ist unabdingbare Voraussetzung für ein zufriedenstellendes Untersuchungsergebnis. Niederfrequenzwandler im Bereich von 2–3,5 MHz werden für eine allgemeine Untersuchung bevorzugt. Linearschallköpfe lassen eine schnellere

Abb. 2.27: Instrument für die Rektumbiopsie.

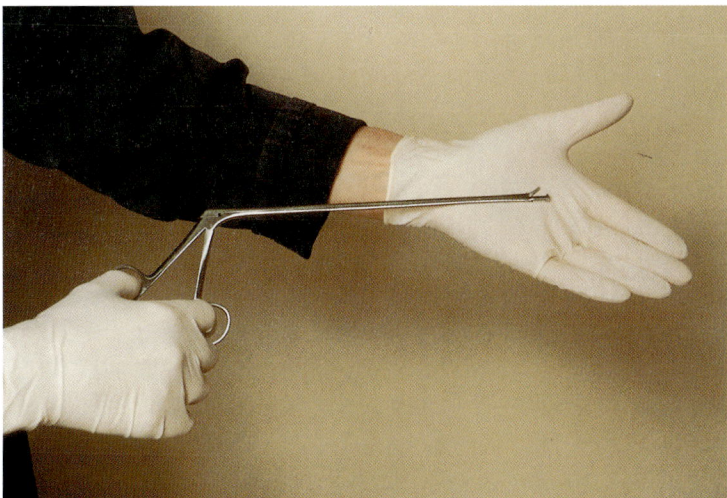

2.27

Auswertung eines kleineren Bereiches zu, aber Sektorschallköpfe mit einer kleineren Ankopplungsfläche sind dort von größerem Nutzen, wo die Zugangsmöglichkeiten beschränkt sind, beispielsweise zwischen den Rippen. Ein Schallkopf mit einer höheren Frequenz, im Bereich von 5–8 MHz, bietet einen Vorteil, wenn nach anfangs oberflächlicher Untersuchung in einem interessanten Bereich ein höherer Grad der Auflösung erforderlich wird. Für die perkutane Sonographie müssen die Haare geschoren, dann die Haut mit Polyvidon-Jod gereinigt und schließlich zur Entfernung von Fett mit Alkohol behandelt werden.

Ein Schallkopf für den rektalen Einsatz ist besonders nützlich für die Untersuchung des Abdomens im mittleren kaudalen Bereich, insbesondere dann, wenn rektal eine pathologische Struktur ertastet werden konnte. Zusätzlich kann rektal ein Schallkopf mit einer höheren Frequenz eingesetzt werden, weil keine so große Penetrationstiefe erforderlich ist und gleichzeitig eine bessere Bildqualität erzielt werden kann.

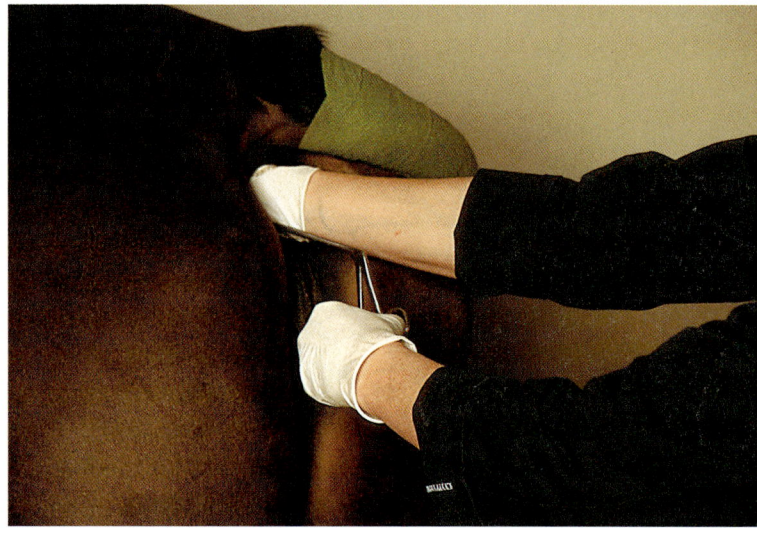

Abb. 2.28:
Einführen des
Instruments für die
Rektumbiopsie.

2.1.9.2 Darstellung der Organe

Beim gesunden Pferd kann die große Kurvatur des Magens auf der linken Seite in unmittelbarer Nachbarschaft zur Milz abgebildet werden. An dieser Stelle kann durch die echogene Reflexion von Gas im Magen die normalerweise dünne, schallarme Magenwand dargestellt werden. Verdickung und abnorme Echogenität der Magenwand lassen auf die Bildung eines Tumors schließen. Der häufigste Magentumor beim Pferd ist das, allerdings seltene, Plattenepithelkarzinom. Aszites geht mit diesen Tumoren häufig einher, und eine Metastasierung ist im Sonogramm als Knoten in Leber, Milz, Omentum, Darm oder Zwerchfell feststellbar.

Der gesunde Darm ist weniger leicht aufzufinden und zu untersuchen. Der Dickdarm erscheint meist als dünnwandige, schallarme Struktur, die eine echogene Reflexion von Gas im Lumen umgibt. Der Dünndarm kann als röhrenförmige Struktur mit dünner, schallarmer Wand dargestellt werden. Beide sind an ihrem heterogenen Inhalt und den durch die Peristaltik verursachten Bewegungen zu erkennen.

Bei einer Obstruktion fallen aufgetriebene Darmabschnitte auf, die Flüssigkeit enthalten und geringe oder keine Peristaltik aufweisen. Die Darstellung eines doppelwandigen Darmbereiches lässt auf eine Invagination schließen.

Bei Neoplasien im Darm können nur die sekundären Erscheinungen dargestellt werden, zu denen auch Veränderungen in Menge und Echogenität der Peritonealflüssigkeit gehören. Der häufigste Tumor im Darmbereich ist beim Pferd das Lymphosarkom, das mit einer deutlichen Verdickung der Darmwand einhergehen kann, dies aber nicht notwendigerweise muss. Gleiches gilt auch für die makroskopische Inspektion bei der Sektion.

Umfangsvermehrungen im Abdomen können auf Neoplasien, Abszesse oder die Bildung eines Hämatoms zurückzuführen sein. Die Füllung eines Abszesses oder Hämatoms mit Flüssigkeit ist durch die wirbelnde Bewegung des

Inhaltes im Real-Time-Verfahren zu erkennen. Sie kann durch Bewegungen des Patienten verstärkt werden. Allerdings kann es sich als unmöglich erweisen, allein auf der Grundlage sonographischer Kriterien einen primären Abszess von einem Gebiet der Tumornekrose und / oder einer Infektion zu unterscheiden.

2.2 Klinische Beurteilung des Kolikpatienten

Dieser Abschnitt behandelt die klinische Bewertung einer Kolik und die Indikationen für eine diagnostische Laparotomie, ferner wird eine Strategie für den Umgang mit einem Kolikpatienten dargestellt.

Einige der praktischen Verfahren, die in diesem Kapitel beschrieben werden, sind von besonderer Bedeutung bei der klinischen Beurteilung des Kolikpatienten. Die überwiegende Mehrzahl der in der Praxis vorkommenden Koliken sind gutartiger Natur, d. h. sie klingen allein durch medikamentöse Behandlung ab, manchmal sogar spontan. In den meisten Fällen handelt es sich um Krampfkoliken.

Bei der klinischen Untersuchung wird selten eine genaue ätiologische Diagnose der Kolik gestellt, jedoch ist es von vordringlicher Bedeutung zu bestimmen, ob die Situation das Leben des Patienten bedroht oder nicht. Im Falle der Krampfkolik ist dieser Schluss recht schnell zu ziehen. Besteht dagegen eine persistierende Kolik, muss unbedingt eine fortlaufende Überwachung der klinischen Parameter erfolgen. Kurz gefasst muss der Tierarzt auf der Grundlage dieser Parameter entscheiden, ob die Kolik konservativ behandelt und zum Abklingen gebracht werden kann, oder ob eine chirurgische Intervention erforderlich wird. Der Erfolg eines chirurgischen Eingriffes ist direkt proportional der Geschwindigkeit, mit der nach dem Einsetzen einer Kolik eine diesbezügliche Entscheidung getroffen wird.

2.2.1 Klinische Untersuchung des Kolikpatienten

Nach der Anamnese sollten zunächst die folgenden Symptome und Befunde überprüft werden, bevor eine nähere Untersuchung des Tieres erfolgt.

2.2.1.1 Verhalten des Pferdes

Bei einem Kolikpatienten verändert sich das Verhalten abrupt, das Pferd zeigt unterschiedliche Grade der Ruhelosigkeit. Eine milde Kolik äußert sich durch Strecken des Abdomens, vermehrtes Umsehen nach den Flanken, wiederholtes Gähnen und / oder Zähneknirschen. Bei Wallachen tritt gelegentlich ein länger andauernder Prolaps des Penis auf, sogar eine Erektion ist möglich. Zu den Anzeichen für eine mittelgradige Kolik zählen ständiges Umherlaufen in der Box, Scharren, Schlagen nach dem Bauch, das Einnehmen einer kauernden (hundesitzartigen) Stellung, gelegentliches Ächzen sowie häufiges Erheben und Niederlegen. Das Pferd liegt möglicherweise längere Zeit auf der Seite. Eine schwere Kolik ist durch die genannten Symptome gekennzeichnet, zudem jedoch durch starkes Schwitzen und Wälzen, ferner weist das Tier Wunden auf, die es sich selbst beigefügt hat. Ausnahmen in diesen Verhaltensmustern treten bei Eseln und schweren Zugpferden auf, die oftmals stoische Ruhe zeigen und ihre Schmerzen weniger erkennen lassen. Dies gilt selbst für Fälle schwerer Kolik.

Zu diesem Zeitpunkt sollte auch die Überlegung angestellt werden, dass die Auffälligkeiten im Verhalten des Tieres nicht unbedingt auf im Darmbereich lokalisierte Schmerzen oder allgemeine Schmerzen des Abdomens zurückzuführen sind. Mögliche Ansätze für eine Differentialdiagnostik bei Kolikverhalten sind in Tabelle 2.1 zusammengestellt.

2.2.1.2 Vergrößerung des Abdomens

Eine Auftreibung des Abdomens wird oftmals durch eine Konvexität der Fossae paralumbales angezeigt und deutet auf eine Tympanie oder, bei schweren Schmerzzuständen und schneller Verschlechterung des Allgemeinzustandes, auf eine Torsion des Dickdarms hin. Auch eine Darmruptur wird von einer durch Gase bedingten Auftreibung des Abdomens gefolgt und ist begleitet von Anzeichen eines toxischen Schocks.

2.2.1.3 Atmung

Eine schnelle, flache Atmung kann ein Anzeichen für Schmerzen und / oder metabolische Azidose sein. Druck, der durch starke Magenüberladung oder Tympanie des Enddarms auf das Zwerchfell ausgeübt wird, kann zu einer Dyspnoe führen. Ruptur des Zwerchfells (selten) mit Prolaps des Darms in den Thorax führt ebenfalls zum Auftreten einer Dyspnoe, insbesondere dann, wenn der Enddarm vorfällt.

2.2.1.4 Muskelzittern

Bei mittelgradigen bis schweren Koliken treten gelegentlich Zuckungen der Muskulatur über Flanken und Schultern auf. Vermutlich handelt es sich hier um eine Reaktion des autonomen Nervensystems. Zusammen mit dem Auftreten von Schweißflecken ist dies eines der charakteristischen Merkmale der Graskrankheit.

2.2.1.5 Kotabsatzstörungen

Der Kotabsatz kommt während der Dauer jeder Darmobstruktion zum Stillstand, obwohl anfangs der Kot die Obstruktion möglicherweise noch passieren kann. Kleine Mengen, die in unregelmäßigen Abständen abgesetzt werden, weisen auf eine Teilobstruktion hin. Erfolgt jedoch bei einem Patienten mit Kolikverhalten während eines Zeitraumes von 24 Stunden ein regelmäßiger Kotabsatz, so sollte die Diagnose einer Kolik des Verdauungstraktes überprüft werden (siehe Tabelle 2.1).

Nachdem diese Beobachtungen getroffen wurden, muss eine Untersuchung mit klinischer Beurteilung des Pferdes unter Einbeziehung der im Folgenden dargestellten Kriterien durchgeführt werden.

2.2.1.6 Herzschlag und Pulsfrequenz

Herzschlag und Pulsfrequenz werden in einem bestimmten Ausmaß von Schmerzen beeinflusst, in stärkerem Umfang jedoch durch eine Hämokonzentration (Dehydratation), reduzierten venösen Rückfluss und Toxämie (bei Devitalisierung des Darms). Eine Pulsfrequenz von mehr als 60 Schlägen pro Minute bei einem Patienten mit mittelgradiger bis schwerer Kolik weist auf eine Schwächung des Kreislaufes und damit auf die Notwendigkeit hin, mit Blick auf eine Laparotomie andere Parameter zu prüfen. Ein persistierender hoher Puls, der gleichzeitig schwächer wird, ist Anzeichen für einen drohenden Schock.

2.2.1.7 Rektale Temperatur

Ein leichter Temperaturanstieg kann auf Schmerzen zurückzuführen sein. Temperaturen über 38,6 °C legen differentialdiagnostisch eine systemische Erkrankung nahe, für die eine Kolik ein frühzeitiger Zufallsbefund ist. Von größter differentialdiagnostischer Bedeutung sind hier Salmonellose und akute Peritonitis. Die Gastroduodenojejunitis, eine seltene Form der Kolik, die durch Ileus mit Verdickung und Blutung des vorderen Dünndarms gekennzeichnet ist, geht ebenfalls mit Fieber einher.

Ein Abfall der Temperatur, zusammen mit einem schnellen, flachen Puls, weist auf das Eintreten eines Schocks mit schlechter Prognose hin.

2.2.1.8 Farbe der Schleimhäute und kapilläre Füllungszeit

Die Farbe der Schleimhäute und die kapilläre Füllungszeit geben Auskunft über den Zustand, in dem sich der Kreislauf des Tieres befindet. Normale Schleimhäute sind feucht und rosa. Trockene hyperämische Schleimhäute weisen auf eine Dehydratation und Kreislaufstörungen hin.

Die kapilläre Füllungszeit wird überprüft, indem mit der Fingerbeere an einer Stelle neben einem Schneidezahn auf das Zahnfleisch gedrückt und damit kurz die Blutzufuhr unterbrochen wird. Die Zeit, die bis zur Rückkehr der Farbe vergeht, wird gemessen. Sie gibt Aufschluss darüber, ob Durchblutung, Wasserhaushalt oder Gefäßtonus gestört sind. Beim gesunden Pferd beträgt die kapilläre Füllungszeit weniger als zwei Sekunden. Ansteigende Werte deuten auf eine zunehmend gestörte

Durchblutung hin und gehen gewöhnlich mit trockenen, verfärbten Membranen einher.

2.2.1.9 Darmgeräusche

Die Darmgeräusche spiegeln die Motilität des Darms wider (siehe Kapitel 2.1.4.1). Beim gesunden Pferd sollten an allen Orten Bewegungsgeräusche zu hören sein. Das Fehlen von Geräuschen ist pathologisch und deutet auf eine Stauung im Darm hin (Ileus). Ein Übermaß von Geräuschen kennzeichnet eine übermäßige Peristaltik und ist oft Merkmal einer Krampfkolik. Leises Klicken weist auf das Vorliegen einer Tympanie hin.

Tabelle 2.1: Differentialdiagnostische Befunde, die nicht auf Magen-Darm-Erkrankungen zurückzuführen sind

Organerkrankungen	Symptome
Urolithiasis und / oder Zystitis	Beschwerden beim Harnabsatz
Akute Hepatitis, Cholangitis oder Cholelithiasis	Bauchschmerzen ± Fieber
Peritonitis, die nicht mit einer Darmschädigung einhergeht	erhöhte Bauchdeckenspannung
Rhabdomyolyse (Azoturie)	Kolikschmerz assoziiert mit Belastung
Thrombose der A. iliaca	Kolikschmerz assoziiert mit Belastung
Hufrehe	typische Gleidmaßenstellung, häufig Festliegen
Akute Pleuritis	Angst, Schmerzen bei Bewegung ± Fieber
Komplikationen nach einer Kastration	Angst, Schmerzen bei Bewegung ± Fieber
Trächtigkeitsstörungen	Hypermotilität des Fötus im späten Stadium der Trächtigkeit Abort normaler oder erschwerter Geburtsvorgang postpartale Blutungen aus der A. uterina Verhaltung der Nachgeburt Kontraktionen des Uterus bei Involution
Pankreatitis (selten)	heftige Kolik, rektal o.b.B.
Hypokalzämie	Muskelsteife ± synchrones Zwerchfellflattern
Hepatische Enzephalopathie	neurologische Verhaltensstörungen
Pendelnde Tumoren oder Hämatome der Ovarien	rezidivierende Koliken
Splenomegalie (selten) infolge intraabdominaler Abszesse, Tumor, immunvermittelte Hämolyse	rezidivierende Koliken

2.2.1.10 Rektale Untersuchung

In allen Fällen von Kolik sollte rektal untersucht werden (siehe Kapitel 2.2.1.10). Zusammenfassend stellt diese Untersuchung eine systematische Suche nach einer oder mehreren der fogenden Befunde dar:

- Erweiterte Dünndarmschlingen, die auf einen Ileuszustand hinweisen.
- Obstipation des Dickdarms. Diese kann verschiedene Ursachen haben, wie z. B. eine futterbedingte Anschoppung, Verlagerung und / oder Einklemmung des Dickdarms oder herabgesetzte Darmmotilität – wie bei Peritonitis oder Graskrankheit.
- Straffe Erweiterung des Dickdarms als Hinweis auf eine Tympanie.
- Straffe Mesenterialbänder, die bei Bewegung schmerzen und eine Störung im Bereich der zugehörigen Darmabschnitte, wie z. B. eine Darmverschlingung, anzeigen.
- Feste Umfangsvermehrungen. Dies können vergrößerte Lymphknoten oder Tumoren sein, aber auch Enterolithen oder Verwachsungen.

2.2.1.11 Nasenschlundsonde

Die Freisetzung von Flüssigkeit und / oder Gas beim Einführen einer Nasenschlundsonde weist auf einen Ileuszustand oder Überladung des Magens und / oder Dünndarms hin (siehe Kapitel 2.1.7).

2.2.1.12 Bauchhöhlenpunktion

Pathologische Veränderungen, insbesondere Störungen im Gefäßsystem des Darms, sind an den farblichen Veränderungen der Peritonealflüssigkeit erkennbar. Dieses Verfahren ist von besonderem Nutzen bei der Überwachung persistierender Koliken (siehe Kapitel 2.1.6).

2.2.1.13 Hilfreiche Laborparameter

Zu den nützlichsten Laborparametern zählen jene, die eine Einschätzung des Ausmaßes der Störung ermöglichen, die einer sich entwickelnden Krise zugrunde liegt, also Flüssigkeits- und Elektrolytverluste und die Entwicklung einer metabolischen Azidose. Die Bewertung einer Dehydratation mittels Hämatokrit (Hkt) und / oder einer Bestimmung des Plasmagesamteiweißes (TPP) ist am einfachsten durchzuführen. Ein Hämatokrit über 45 % zeigt in den meisten Fällen eine Hämokonzentration an.

Zusammenfassend ist zu sagen, dass die klinische Bewertung eines Patienten mit Kolik alle genannten Parameter beinhalten sollte. Durch Überwachung dieser Parameter über einen längeren Zeitraum lässt sich eine Verbesserung oder Verschlechterung im Zustand des Patienten schnell erkennen. Die Erfahrung der Praxis lehrt, dass eine Krampfkolik recht schnell abklingt. Jedoch ist es hier von großer Bedeutung, dass der Tierarzt schnellstmöglich ein akutes Abdomen identifiziert, das eine Laparotomie erfordert. Die beste Prognose ist mit einer Operation zu erzielen, die innerhalb weniger Stunden nach Auftreten einer Obstruktion durchgeführt wird. Unter 6 Stunden ist die Prognose gut, zwischen 8 und 12 Stunden wird sie zweifelhaft und nach 12 Stunden wird die Aussicht auf vollständige Genesung immer schlechter.

2.2.2 Indikationen für eine chirurgische Intervention (Laparotomie)

Die genaue Ursache für eine zu operierende Kolik wird nur sehr selten vor der Laparotomie diagnostiziert. Ein Beispiel dafür ist der Nabelbruch, bei dem der Darm eingeklemmt und stranguliert ist. Meist weist die zusammenfassende Bewertung aller klinischen Parameter auf eine Verschlechterung im Zustand des Patienten hin, die eine chirurgische Intervention erfordert.

Das Vorliegen der folgenden Befunde ist eine dringende Indikation für eine Laparotomie:

- Fortdauernder Schmerz trotz Analgesie*,
- Ansteigender Puls (> 60 Schläge/Minute) und zunehmende Instabilität,
- Schlecht durchblutete Schleimhäute und

verlängerte Kapillarfüllungszeit,

- Auftreibung der Bauchwand,
- Stark reduzierte Darmgeräusche,
- Reflux von Flüssigkeit durch eine Nasenschlundsonde Positive Befunde bei der rektalen Untersuchung*,
- Hinweise auf eine Devitalisierung des Darmes bei Abdominozentese.

Nota bene: Sowohl persistierende Schmerzen als auch positive Rektalbefunde rechtfertigen jeweils allein bereits einen operativen Eingriff.

In den meisten Fällen wird der Tierarzt sich um eine Einweisung des Pferdes in eine spezielle Klinik bemühen. Es kann nicht oft genug betont werden, dass hier die Zeit der ausschlaggebende Faktor für eine günstige Prognose ist. Verzögerungen bei der Vorbereitung des Transports und die zurückzulegende Entfernung sollten daher berücksichtigt werden, und es ist eine sehr sorgfältige Einschätzung des gegenwärtigen Zustandes des Tieres vorzunehmen. Eine lange und anstrengende Reise ist für ein totkrankes Tier unzumutbar. Im Interesse des Besitzers sollten die zu erwartenden Kosten mit der Klinik geklärt werden, wenn eine Einweisung vorgenommen wird.

Abschließende Indikation für eine Laparotomie ist eine nicht abgeklärte chronische oder rezidivierende Kolik, die über Tage oder Wochen be-steht. In solchen Fällen stellt die Laparotomie die letzte Möglichkeit zur Diagnosestellung dar. Der Tierarzt muss jedoch sicher stellen, dass alle Möglichkeiten der klinischen Untersuchung ausgeschöpft wurden und dass in diesen Fällen sowohl larvizide als auch zestizide Anthelmintika vor der Entscheidung für eine operative Exploration verabreicht wurden (siehe Tabelle 2.2).

2.2.3 Therapeutisches Vorgehen beim Kolikpatienten

Lässt das Verhalten des Pferdes auf milde bis mittelstarke Schmerzen schließen und bestehen keine Hinweise auf systemische Komplika-

tionen (d. h. kein Hinweis auf Obstruktion im oberen Teil des Dünndarms oder Kreislaufkollaps) und ist des Weiteren auf die Verabreichung eines Spasmolytikums / Analgetikums ein positives Ansprechen zu beobachten, ist die Prognose recht gut. Damit ist vorerst ein akzeptabler Zustand erreicht und die Kolik kann medikamentös behandelt werden, ist jedoch weiterhin zu überwachen.

Nota bene: Der Einsatz nichtsteroidaler Antiphlogistika mit Anti-Endotoxin-Wirkung (z. B. Flunixin, Ketoprofen, Phenylbutazon) sollte zunächst vermieden werden, denn diese Substanzen können die klinischen Symptome für die Entwicklung einer Krise maskieren. Dadurch wird bei der Diagnostizierung eines akuten Abdomens wertvolle Zeit verloren. Akute Formen der Kolik, die im Allgemeinen auf eine medikamentöse Behandlung ansprechen, sind in Tabelle 2.3 dargestellt.

Leidet das Pferd unter starken Schmerzen, die auch durch die Gabe verschiedener Analgetika nicht zu beherrschen sind, ist die Prognose sehr viel schlechter. Bei Hinweis auf eine klinische Verschlechterung bestehen nur zwei Möglichkeiten: Operation oder Euthanasie. In allen Fällen, in denen die Entscheidung für eine Operation getroffen wird, ist eines der drei folgenden Ergebnisse zu erwarten, die mit dem Eigentümer vorab besprochen werden sollten:

1. Die Läsion ist operabel, erfordert aber einen großen Eingriff, der unvermeidlich hohe Kosten verursacht; die Prognose ist zunächst vorsichtig zu beurteilen.

2. Die Läsion ist inoperabel und gebietet eine Euthanasie *in tabula*.

3. Die Operation erbringt keinen bedeutenden Befund, weil die Läsion funktionell oder nicht zugänglich ist. Dies ist beim akuten Abdomen selten der Fall, kann aber bei einer operativen Exploration einer chronischen oder rezidivierenden Kolik eintreten. Das unvermeidliche Dilemma besteht dann in der Entscheidung, das Tier wieder aufwachen zu lassen oder unter Vollnarkose die Euthanasie vorzunehmen. Um

Tabelle 2.2: Mögliche Ursachen für chronische oder rezidivierende Kolik

Mögliche Ursache	Diagnostische Hilfen
Magengeschwür (bei erwachsenen Pferden wahrscheinlich selten)	Gastroskopie in Spezialklinik
Plattenepithelkarzinom des Magens (selten)	Gastroendoskopie und Biopsie (Spezialklinik), Ultraschall, Untersuchung der Peritonealflüssigkeit auf Exfoliation
Ileumobstruktion: • Invagination • Hypertrophie (selten) • Bandwürmer	Kolik tritt oft kurz nach der Fütterung auf siehe unten Rektale Untersuchung Ansprechen auf Therapie
Invagination (recht häufig): • ileozäkal / zäkozäkal / zäkokolisch	Rektale Untersuchung, Ultraschall
Obstipation des Dickdarms (häufig) • meist Beckenflexur • gelegentlich Colon descendens • selten Blinddarm	Rektale Untersuchung, Ansprechen auf Paraffinum liquidum
Nicht-strangulierende Verlagerung des großen Kolons (recht häufig)	Rektale Untersuchung
Sandkolik (selten)	Verursacht durch sandigen Weidegrund oder schlammige Bäche, bei rektaler Untersuchung möglicherweise Obstipation erkennbar; sandiger Durchfall
Enterolithen, Koprolithen, Fremdkörper im Kolon (alle selten)	Rektale Untersuchung
Rezidivierende Ischämie durch Strongyliden-Migration	Rezidivierende Krampfkoliken, Parameter für Parasitenbefall prüfen, Ansprechen auf larvizide Anthelmintika
Chronische Graskrankheit	Leichte Anzeichen für Dysphagie, Schweißflecken und Muskelzittern, Röntgenaufnahme zur Prüfung auf Megaösophagus und ösophageale Passagezeit, Ileumbiopsie (Spezialklinik), Histopathologie des Ganglion coeliacomesentericum bei Sektion
Peritonitis (recht häufig Ursache chronischer Kolik)	Bauchhöhlenpunktion
Verwachsungen: • postoperative Komplikationen • chronische Peritonitis • transabdominale Parasitenmigration	Rektale Untersuchung, Ultraschall Anamnese oder Nachweis für vorausgegangenen chirurgischen Eingriff Bauchhöhlenpunktion β-Globulin prüfen, Wurmbefall in Anamnese
Progressive Obstruktion • Tumor oder Abszess mit Beeinträchtigung von Durchgängigkeit oder Peristaltik des Darmes (selten)	Rektale Untersuchung, Bauchhöhlenpunktion
Infiltrierende Darmerkrankungen (selten)	Normalerweise nicht mit erkennbarer Kolik assoziiert, Untersuchung auf chronische Auszehrung/Malabsorption
Differentialdiagnostik von Kolikschmerzen	siehe Tabelle 2.1

diese Zwangslage zu vermeiden, muss die Vorgehensweise vor einer Operation im Gespräch mit dem Eigentümer geklärt werden. Dies ist auch ein Grund dafür, dass eine operative Exploration einer chronischen oder rezidivierenden Kolik nur nach Ausschöpfung aller klinischen Untersuchungsmöglichkeiten erfolgen sollte (siehe Tabelle 2.2).

2.3 Labordiagnostik

2.3.1 Klinisch-chemische Serumwerte

2.3.1.1 Gesamteiweiß

Sequentielle Bestimmungen des Gesamteiweißes können bei Kolik zur Überwachung einer Dehydratation dienen. Bei einem schwer geschädigten Darm kann es jedoch zu einem begleitenden progressiven Verlust von Proteinen in die Bauchhöhle oder in das Darmlumen kommen. Die Gesamteiweißbestimmung ist dann den sequentiellen Bestimmungen des Hämatokrits (Hkt) in Vollblut unterlegen. In ähnlichem Maße werden auch Schädigungen der Mukosa, die mit Enteropathien wie Malabsorption, Parasitenbefall oder Durchfall assoziiert sind, meist von einem Proteinverlust begleitet (Hypoalbu-

minämie). In diesen Fällen muss eine progrediente Dehydratation ebenfalls über Veränderungen im Hkt beurteilt werden.

2.3.1.2 Albumin

Bei Pferden wird eine Hypoalbuminämie nahezu immer durch eine exsudative Enteropathie verursacht und ist das Ergebnis einer Läsion der Darmmukosa. Sehr viel seltenere Ursachen sind Glomerulonephpropathie, Leberinsuffizienz oder eine massive exsudative Effusion. In allen Fällen kommt es vornehmlich zu einem Verlust von Albumin, weil dieses von den Plasmaproteinen das geringste Molekulargewicht hat. Eine Ausnahme stellt das Endstadium der Leberinsuffizienz dar, in dem die Albuminsynthese zurückgeht.

2.3.1.3 Globuline

Neben einer Dehydratation kann die Gesamtkonzentration der Globuline auch bei akuten und chronisch-entzündlichen Prozessen erhöht sein (verursacht durch einen Anstieg der Konzentrationen von Akute-Phase-Proteinen bzw. Immunglobulinen), des Weiteren bei Strongyliden-Migration (verursacht durch einen Anstieg

Tabelle 2.3: Akute Formen der Kolik, die im Allgemeinen auf medikamentöse Behandlung ansprechen	
Art	**Diagnostische Hilfen**
Krampfkolik (sehr häufig)	Ansprechen auf spasmolytische Behandlung, gute Prognose
Tympanitische Kolik (recht häufig) begleitet oft andere Formen	Auskultation des Darmes, rektale Untersuchung. Ansprechen auf Behandlung der zugrunde liegenden Kolik, gute Prognose *Nota bene:* Extreme Erweiterung ist ein chirurgischer Notfall
Obstipation des Dickdarmes (häufig)	Rektale Untersuchung, Ansprechen auf Behandlung mit Paraffinum liquidum, gute Prognose
Magenkolik – Überladung mit Getreide oder Stauung (beide selten)	Ansprechen auf Dekompression durch Legen einer Magensonde, vorsichtige Prognose
Akute Peritonitis (selten)	Bauchhöhlenpunktion, Ansprechen auf Antibiotika, vorsichtige Prognose, da Ätiologie unbekannt
Erschöpfung durch Hitze / Dehydratation nach Beanspruchung	Unmittelbare Anamnese, Hkt- und Elektrolyt-Bestimmungen, Blutgasbestimmung, allgemein gute Prognose

von IgG$_{(T)}$) oder bei Leberinsuffizienz (verursacht durch einen Rückgang des Globulinkatabolismus). Einige Labors bieten eine Bestimmung der IgG$_{(T)}$-Konzentration an. Ein Wert über dem Normalbereich gilt als Nachweis für eine aktive Strongyliden-Migration.

2.3.1.4 Verhältnis von Albumin und Globulinen (A/G)

Beim gesunden Pferd liegt das A/G-Verhältnis etwa bei 1,0. Verschiebungen können bei einer Reihe von Krankheitsbildern eintreten. Die Information ist jedoch selten von Nutzen, da sie nicht ausreichend spezifisch ist. Aus den vorhergehenden Abschnitten folgt, dass ein Abfall dieses Verhältnisses, verursacht durch einen Rückgang des Albumins und / oder einen Anstieg von Globulin, eine entzündliche Darmerkrankung, einen Strongylidenbefall oder Leberinsuffizienz begleiten kann.

2.3.1.5 Serumprotein-Elektrophorese

Die routinemäßig durchgeführte Serumeiweiß-Elektrophorese hilft dem Tierarzt bei der Identifizierung bestimmter Erkrankungsarten, von denen einige den Verdauungstrakt betreffen. Mittels Agarosegel-Elektrophorese werden die Serumproteine des Pferdes in vier Banden getrennt, die in der Reihenfolge ihrer elektrophoretischen Mobilität angeordnet sind. Diese Banden werden gefärbt und als Albumin sowie die Untergruppen der Alpha-, Beta- und Gammaglobuline identifiziert. Ist die Gesamteiweißkonzentration bekannt, kann die Proteinkonzentration innerhalb jeder einzelnen Bande mittels Densitometer im Labor bestimmt werden. Die Ergebnisse der elektrophoretischen Analyse von Pferdeserum aus verschiedenen Labors sind jedoch aufgrund unterschiedlicher Trennverfahren untereinander nicht immer vergleichbar. Das Ergebnis sind widersprüchliche Angaben über normale Konzentrationen und Referenzbereiche der verschiedenen Proteinfraktionen. Daher wird geraten, dass der Unter-

sucher Proteinverschiebungen eher als empirischen Anstieg oder Abfall denn als absolute Werte interpretieren sollte. Eine empirische Interpretation von Proteinverschiebungen ist in Tabelle 2.4 dargestellt.

Anmerkung
Bei Pferden mit Durchfall lässt der Nachweis hoher Beta-Globulin-Spiegel auf Cyathostomiasis schließen. Trotzdem kann beim Vorliegen normaler Beta-Globulin-Spiegel ein erheblicher Parasitenbefall nicht zuverlässig ausgeschlossen werden.

2.3.1.6 Alkalische Phosphatase im Serum (AP)

Der Bürstensaum des Darmepithels enthält in reichlichem Maße alkalische Phosphatase, und Schädigungen der Zellen führen zu einem Anstieg der Konzentration zirkulierender AP. Die alkalische Phosphatase ist jedoch nicht organspezifisch, deshalb führen auch Schäden der Knochen oder der Gallenwege der Leber zu einem Anstieg der Konzentration von AP im Blut. Viele Labors bestimmen das Isoenzym Intestinale Alkalische Phosphatase (IAP). Nach Erfahrung der Autoren ist die genaue Quantifizierung dieses Enzyms auf reproduzierbarer Basis jedoch technisch schwierig und es ist deshalb angeraten, die Gesamt-AP zu bestimmen. Ein Anstieg der AP-Konzentration in Abwesenheit von Knochenerkrankungen oder labordiagnostischen Nachweisen für eine Erkrankung der Leber (siehe Kapitel 4) weist also auf pathologische Vorgänge im Darm hin.

2.3.1.7 Pankreasenzyme

Eine Pankreatitis tritt bei Pferden ausgesprochen selten auf und eine Labordiagnose gelingt nur im Rahmen des Ausschlusses anderer Ursachen für mittel- bis hochgradige Schmerzen im Abdominalbereich.

Wenngleich hierfür nur begrenzte Erfahrungen vorliegen, so scheint doch die Bestimmung der Amylase- und Lipaseaktivität sowohl im Serum als auch in der Peritonealflüssigkeit ein nützlicher Indikator für eine akute nekrotisierende Pankreatitis zu sein. Beim gesunden Pferd liegen die Werte für Amylase und Lipase gewöhnlich sehr niedrig. Die Normalbereiche unterscheiden sich aufgrund unterschiedlicher Bestimmungsverfahren jedoch auch hier von Labor zu Labor. Bei Pferden mit nachweisbarer Pankreatitis war die Konzentration dieser Enzyme stark erhöht. Allerdings sind diese Enzyme nicht organspezifisch, und mäßige Mengen können bei Verletzung der Darmmukosa oder der Nierentubuli freigesetzt werden. Ein mäßiger Anstieg ist auch infolge ischämischer Veränderungen des Pankreas möglich (sekundäre Pankreatitis), die mit einer parallel ablaufenden Erkrankung einhergehen können, wie einer Erweiterung eines angrenzenden Darmabschnittes.

2.3.2 Flüssigkeits-, Elektrolyt- und Säure-Basen-Haushalt

Störungen im Flüssigkeits-, Elektrolyt- und Säure-Basen-Haushalt treten bei jenen Formen der akuten Kolik auf, bei denen Flüssigkeit in das Darmlumen sezerniert wird und / oder eine begleitende Strangulierung vorliegt. Beispiele umfassen alle Formen der hohen Dünndarmobstruktionen sowie Verlegungen mit Verdrehungen des Dickdarms. Bei Durchfällen sind das Ausmaß von Flüssigkeits- und Elektrolytverlusten sowie die Entwicklung einer Azidose von der Schwere der Darmschädigung abhängig sowie davon, ob der Patient trotz der Erkrankung weiterhin Flüssigkeit aufnimmt. Die diagnostische Bewertung des Flüssigkeits-, Elektrolyt- und Säure-Basen-Haushaltes bei verschiedenen Erkrankungen wird umfassend in Kapitel 11 behandelt. Ein kurzer Überblick über die Labordiagnostik wird im Folgenden vermittelt.

2.3.2.1 Flüssigkeitshaushalt

Einfache Blutparameter wie Hämatokrit (Hkt) und Plasmagesamteiweiß (TPP) können zur Bestimmung des Schweregrades einer Dehydra-

tation herangezogen werden. Besteht dazu die Möglichkeit, sollten diese Untersuchungen am besten mehrfach infolge durchgeführt werden, um über einen entscheidenden Zeitraum die Entwicklung der Dehydratation zu verfolgen.

Hämatokrit
Allgemein weist ein Hkt > 45 % auf eine Reduzierung des extrazellulären Flüssigkeitsvolumens und einen Natriumverlust hin. Kolikpatienten mit einem Hkt > 60 % haben oft, jedoch nicht notwendigerweise, eine schlechte Prognose.

Plasmagesamteiweiß
Die Bestimmung des Plasmagesamteiweißes (TPP) kann mittels Refraktometer erfolgen. Allerdings kann ein Patient, der gleichzeitig an einem Proteinverlust (z. B. exsudative Enteropathie) und einer Dehydratation leidet, unter Umständen bei der Bestimmung des Gesamteiweißes einen Wert innerhalb des Normalbereiches aufweisen.

Konzentration von Kreatinin und Harnstoff
Die meisten klinisch-chemischen Parameter in Serum oder Plasma, einschließlich Harnstoff, steigen während einer akuten Dehydratation an. Ein Anstieg von Harnstoff und Kreatinin über den Normalbereich weist auf ein mit Hypovolämie assoziiertes prärenales Nierenversagen hin (d. h. reduzierte Nierenperfusion).

Tabelle 2.4: Empirische Beurteilung von Serumproteinverschiebungen in der Elektrophorese

Krankheit	Albumin	Alpha	Beta	Gamma
Akute Infektion	Normal	++ (APPs)	Normal	Normal
Chronische Infektion	Normal	+ (APPs)	+ (IgG$_{(T)}$)	++ (Ig)
Virusinfektion	Normal	Normal	+ (IgG$_{(T)}$)	++ (Ig)
Darmparasiten	Niedrig (EE)	++ (APPs)	++ (IgG$_{(T)}$)	Normal
Leberinsuffizienz	Niedrig	Normal	Normal	+++ (Ig)

Abkürzungen: EE = Exsudative Enteropathie; APPs = Akute-Phase-Proteine; Igs = Immunglobuline; (IgG$_{(T)}$) = Immunglobulin G (Untergruppe T).

2.3.2.2 Elektrolythaushalt

Bei Erkrankungen des Verdauungstraktes sollte die Interpretation der Elektrolyte in Serum oder Plasma mit Vorsicht erfolgen. Ein Anstieg der Natrium-, Kalium- und Chlorid-Konzentrationen weist auf eine Dehydratation hin, jedoch kann gleichzeitig ein Verlust von Elektrolyten in den Gastrointestinaltrakt stattfinden. Eine hohe Obstruktionskolik ist mit einem Verlust von Wasser, Natrium und Chlorid aus dem Plasma assoziiert. Liegen pathologische Veränderungen im unteren Darmbereich vor, ist der relative Verlust von Kalium- und Hydrogenkarbonat-Ionen höher. Eine aussagekräftige Interpretation von Elektrolytverschiebungen kann nur erfolgen, wenn gleichzeitig der Säure-Basen-Status bekannt ist.

2.3.2.3 Säure-Basen-Haushalt

Die häufigste Störung im Säure-Basen-Gleichgewicht des Pferdes ist die metabolische Azidose. Sie tritt meist begleitend bei einer obstruktiven Erkrankung des Gastrointestinaltrakts und Durchfall auf. Die zugrunde liegende Ursache der Azidose ist in solchen Fällen entweder ein verstärkter Basenverlust und / oder eine reduzierte periphere Perfusion, die zu einer Umkehr von aerobem zu vorrangig anaerobem Metabolismus im Gewebe und daraus folgender Ansammlung von Laktat führt.

Obwohl die Analyse von Blutgas und pH die einzig verlässlichen Messungen des Säure-Basen-Status darstellen, ist auch die Bestimmung von Hydrogenkarbonat im Plasma in den meisten klinischen Situationen akzeptabel. Auch diese erfordert allerdings die anaerobe Gewinnung von venösem Blut in Spritzen, die mit Lithium-Heparin präpariert sind, sowie eine umgehende Untersuchung mittels spezialisierter Ausstattung, die in der Praxis nicht in jedem Fall zugänglich ist. Unter praktischen Gesichtspunkten ist jedoch der Bedarf für eine Korrektur einer metabolischen Azidose durch eine spezielle Hydrogenkarbonat-Therapie selten, wenn der Bedarf an Flüssigkeit und Elektrolyten gedeckt wird (siehe Kapitel 11).

2.3.3 Hämatologie

Nützliche hämatologische Parameter für die Bewertung von Erkrankungen des Verdauungstrakts sind Hämatokrit und andere Indikatoren für eine Anämie sowie die Leukozytenzählung. Bei chronischen Krankheitsbildern sollte auch die Plasmafibrinogen-Konzentration bestimmt werden. Auch Fibrinogen wird oft durch den Hämatologen bestimmt, wenngleich es sich dabei streng genommen um einen klinisch-chemischen Parameter handelt. Dafür ist die Einsendung einer Blutprobe in einem Antikoagulans erforderlich (EDTA oder Natriumzitrat, entsprechend den Anforderungen des Labors).

2.3.3.1 Erythrozyten-Parameter

Wie bereits beschrieben, ist der Hämatokrit zur Überwachung von Dehydratation und Hypovolämie geeignet, wenn eine Reihe von Untersuchungen infolge stattfindet.

Eine chronische Anämie beim Pferd ist oft nicht-regenerativ und begleitet chronisch-entzündliche Prozesse. Eine chronische, regenerative Anämie dagegen könnte auf eine chronische Blutung in den Darm oder das Abdomen hinweisen. Eine detaillierte Beschreibung von Verfahren zur Abklärung einer Anämie erfolgt in Kapitel 8.

Eine akute Blutung zeigt sich im hämatologischen Profil erst nach 12–24 Stunden. In diesem Zeitraum kommt es bereits zu einem kompensatorischen Zustrom von Gewebeflüssigkeit zur Erhöhung des Plasmavolumens. Das Ziel besteht darin, die Konzentration von Hämatokrit, Erythrozyten und Hämoglobin zu reduzieren und die Eiweißkonzentration im Plasma zu senken.

2.3.3.2 Leukozyten-Parameter

Leukopenie

Eine Leukopenie (Leukozytenzahl unter $6{,}0 \times 10^9$ /l) ist Merkmal perakuter / akuter Erkrankungen des Gastrointestinaltraktes, z. B. Ischämie des Darms, Darmperforationen oder Salmonellose. In solchen Situationen fällt der Wert gelegentlich auf 2,0–3,0 x 10^9 / l ab. Dieser Abfall wird einer Lokalisierung von Zellen am Ort der Schädigung zugeschrieben und ist am deutlichsten bei Nachweis von Endotoxin ausgeprägt. Viele morphologische Veränderungen von Zellwand und Zytoplasma der Neutrophilen können als toxische Veränderungen beschrieben werden. Sie reflektieren die Produktion chemischer Substanzen durch die Neutrophilen, die eine toxische Wirkung auf Bakterien haben. Die Größenordnung dieser Veränderungen ist proportional dem Schweregrad der Sepsis, und ihr Nachweis über einige Tage in mehreren aufeinander folgenden Proben weist auf eine schlechte Prognose.

Leukozytose

Eine Leukozytose kann akute, progrediente oder eher chronische Entzündungen im Gastrointestinaltrakt begleiten. Eine solche reaktive Leukozytose weist gewöhnlich Merkmale einer Neutrophilie auf und kann bei akuten Zuständen durch unreife Formen (Linksverschiebung) begleitet werden, bei chronischen Zuständen dagegen von Monozytose.

Eosinophilie

Eine Eosinophilie tritt häufig bei Parasitenbefall auf, jedoch scheinen große Mengen adulter Würmer die Zahl der Eosinophilen nicht zu beeinflussen. In vielen Fällen deutet eine Eosinophilie vermutlich auf eine Form der Überempfindlichkeitsreaktion hin.

2.3.3.3 Fibrinogenkonzentration im Plasma

Die Fibrinogenkonzentration steigt bei Entzündungen an, besonders bei septischen Entzündungsprozessen, und gibt Hinweis auf die Schwere der Erkrankung. Der Anstieg beginnt innerhalb von ein oder zwei Tagen nach einer Infektion, die Spitzenwerte werden jedoch erst nach drei oder vier Tagen erreicht. Ein mäßiger Anstieg ist daher Anzeichen für das Frühstadium einer Erkrankung, oder, alternativ, für eine ge-

ringgradige chronische Entzündung. Hohe Konzentrationen deuten auf eine fortgeschrittene und schwere Erkrankung mit schlechterer Prognose hin.

Anmerkungen

● Bei Pferden erlaubt die Fibrinogenkonzentration im Plasma meist eine sensiblere und verlässlichere Überwachung der Ausheilung einer Entzündung oder der Wirksamkeit einer Behandlung als die Zählung der peripheren Leukozyten.

● Der Normalbereich der Fibrinogenkonzentration unterscheidet sich zwischen den Labors erheblich, abhängig von dem zur Quantifizierung eingesetzten Verfahren. Der Tierarzt sollte sich immer an dem von dem Labor angegebenen Referenzbereich orientieren.

2.3.4 Tests auf intestinale Malabsorption

Die Durchführung dieser Tests ist indiziert, wenn das Pferd ohne ersichtlichen Grund an Gewicht verliert, obwohl es ausreichende Futtermengen zu sich nimmt. Diese Tests bewerten die funktionelle Integrität des Dünndarms durch Messung der Effizienz der Resorption von Zucker aus dem Darmlumen. Pathologische Veränderungen, die Einfluss auf die zellulären Transportmechanismen nehmen, führen zu einer reduzierten Aufnahme in das strömende Blut.

2.3.4.1 Oraler Glukosetoleranztest (oGTT)

Dieser Test ist nicht teuer und einfach unter Verwendung schnell zur Verfügung stehender Reagenzien durchzuführen. Er liefert brauchbare empirische Informationen über die Effizienz der Dünndarmresorption.

Verfahren

● Das Gewicht des Pferdes wird so genau wie möglich bestimmt (z. B. Gewichtsband am Sattelgurt), dem Tier wird dann über Nacht die Nahrung entzogen (cave! keine verzehrbare Einstreu). Die Aufnahme von Wasser kann bis zwei Stunden vor Testbeginn gestattet werden.

- Ein Gramm pro Kilogramm Körpergewicht anhydrierte Glukose oder Monohydrat-D-Glukose wird ausgewogen und eine frische Lösung als 20 % Gewicht pro Volumeneinheit in warmem Wasser zubereitet. Menge und Konzentration der Glukose sind wichtig, weil die Leerung des Magens durch hohe Glukose-Konzentrationen verzögert wird, und das Testergebnis ist abhängig von einem schnellen Übertritt der verabreichten Lösung in das Dünndarmlumen.
- Eine »Nüchtern-Blutprobe« wird unmittelbar vor Testbeginn abgenommen und mit »Zeit Null« bezeichnet. Alle Proben müssen unter Zusatz von Kaliumoxalat-Natrium-fluorid-Antikoagulans abgenommen werden.
- Eine Nasenschlundsonde wird gelegt und die gesamte Lösung als Bolus in den Magen eingebracht.
- Weitere Blutproben werden nach 30, 60, 90, 120, 180 und 240 Minuten entnommen und zur Glukosebestimmung eingeschickt. Diese Proben sind in Oxalat-Fluorid ausreichend stabil für den Postversand.

Nota bene: Ist der Patient nicht vollständig nüchtern, werden sich noch im Magen befindliche Futterrückstände mit der eingegebenen Glukoselösung vermischen und deren Transportgeschwindigkeit in den Dünndarm verringern, wodurch ein verfälschtes Ergebnis erzielt wird.

Interpretation

Die Toleranzkurve wird arithmetisch aufgezeichnet und hat bei normaler Resorption zwei Phasen (Abb. 2.29, a). Während der ersten zwei Stunden wird Glukose kontinuierlich aus dem Dünndarm resorbiert, und die Konzentration von Glukose im Plasma verdoppelt sich. Diese Resorptionsphase wird von der Funktion der Mukosazellen, der Geschwindigkeit der Magenentleerung, der intestinalen Passagezeit und

der vorausgehenden Futteraufnahme beeinflusst. Wurden kurz zuvor große Mengen energiereichen Futters aufgenommen, so führt dies zu reduzierten Spitzenwerten. Die zweite Phase ist insulinabhängig und zeigt einen progredienten Abfall bis zu einem Ruhespiegel, der nach sechs Stunden erreicht wird. Bei Einhaltung der oben vorgeschlagenen Zeiten für die Probennahme sollten diese Charakteristika bei unbeeinträchtigter Resorption zu erkennen sein.

Eine flache Linie weist auf einen Zustand totaler Malabsorption hin (Abb. 2.29, c) und steht meist für eine schlechte Prognose, denn die Hauptursachen sind progrediente Entzündungen mit zellulären Infiltraten der Darmwand. Dazu zählen Lymphosarkom, granulomatöse Enteritis und eosinophile Gastroenteritis. Die Diagnose wird durch die Histopathologie des Dünndarms gestellt, schwere Läsionen sind normalerweise bei Laparotomie oder Obduktion nicht sichtbar oder tastbar.

Ein Kurvenverlauf, der zwischen normaler Resorption und totaler Malabsorption verläuft, lässt auf einen Zustand partieller Malabsorption schließen (Abb. 2.29, b), der schwieriger zu interpretieren ist. Die Ursachen sind wahrscheinlich vielfältig und können beispielsweise Durchblutungsstörungen, Zottenatrophie oder durch Parasitenbefall hervorgerufene reversible entzündliche Veränderungen umfassen. In einigen Fällen kann die zugehörige Histologie ohne besonderen Befund sein, was auf das Vorliegen anderer kausaler Faktoren hinweist, wie z. B. verzögerte Magenentleerung, schnelle intestinale Passagezeit, inhärente Störungen der zellulären Aufnahme und des Metabolismus von Glukose oder ein Überwuchern von Darmbakterien, die den Testzucker metabolisieren. Ohne Kenntnis der genauen Ursache der Störung ist es trotz begleitender Therapie nicht möglich, die Wiederherstellung der normalen Resorptionsfunktion sicher zu prognostizieren. Der Test kann jedoch problemlos zu einem späteren Zeitpunkt wiederholt werden, um den Zustand des Patienten zu überwachen. Wiederholte Hinweise auf eine »partielle Malabsorption« erfordern eine Darmwandbiopsie zur weiteren Diagnostizierung. Alternativ lässt eine anschließende Verschlechterung bis hin zu einem Zustand der »totalen Malabsorption« den Schluss zu, dass es sich um das Endstadium einer schweren infiltrativen Schädigung der Dünndarmwand handelt.

Anmerkung
Schädigungen, die eine Malabsorption im Dünndarm hervorrufen, können ebenso den Enddarm infiltrieren, wo eine Malabsorption chronischen Durchfall verursacht. Schädigungen, die zu einer Malabsorption führen, können also allein den Dünndarm, allein den Dickdarm oder den gesamten Darmtrakt betreffen. Bei Patienten mit chronischem Durchfall unbekannter Ursache zeigt ein oGTT an, ob gleichzeitig eine Malabsorption des Dünndarms besteht.

2.3.4.2 D-Xylose-Resorptionstest

Dieser Test basiert auf demselben Prinzip wie der oGTT, aber der Verlauf der Resorptionskurve von Xylose wird nicht durch die endogenen metabolischen Geschehen beeinflusst, die einen Einfluss auf die Glukosekonzentration im Blut haben. Des Weiteren ist die Xylose kein normaler Bestandteil des Plasmas. Deshalb gilt ihre Bestimmung als genauere Möglichkeit zur Bewertung der Resorption. Auch wird angenommen, dass sie ein sensiblerer Indikator für Malabsorption ist, weil ein Abfall in der Resorptionsfunktion dargestellt wird, bevor er in der Kurve der Glukoseaufnahme erscheint. Dies kann daran liegen, dass die Xylose passiv aus dem Darm resorbiert wird, wohingegen die Resorption der Glukose aktiv stattfindet. Jedoch wird die Form der Kurve durch eine Reihe von Faktoren beeinflusst, die auch zu Störungen in der Resorptionskurve der Glukose führen können, wie z. B. die Geschwindigkeit der Magenentleerung, die intestinale Passagezeit, intralu-

minale Überwucherung mit Bakterien und eine unmittelbar zurückliegende Nahrungsaufnahme. Daneben liegen die Kosten für die Messung der Xylose deutlich höher als die für Glukose, auch führen kommerzielle Labors gegenwärtig diesen Test nicht routinemäßig durch. Wenn beide Möglichkeiten zur Wahl stehen, wird empfohlen, den oGTT durchzuführen.

Verfahren
- Das Pferd wird gewogen und wie für den oGTT vorbereitet.
- Die Xylose-Lösung wird zubereitet als 10%ige Lösung mit 0,5 g / kg KG.
- Unmittelbar vor dem Test wird eine »Nüchtern-Blutprobe« (»Zeit Null«) in Kaliumoxalat-Natriumfluorid-Antikoagulans abgenommen.
- Eine Nasenschlundsonde wird eingeführt und die Lösung als Bolus in den Magen eingegeben.
- Weitere Blutproben werden zwei Stunden lang in Intervallen von 30 Minuten abgenommen.

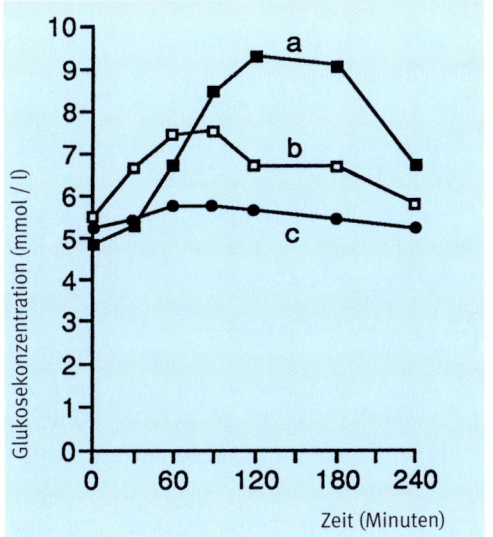

Abb. 2.29:
Kurven der oralen Glukosetoleranz für drei Pferde: a) normale Resorption, b) partielle Malabsorption, c) totale Malabsorption.

2.29

Interpretation

Bei normaler Resorption steigt die Xylose-Konzentration im Blut innerhalb von 60–90 Minuten nach Verabreichung von Null auf einen Spitzenwert von 1,33–1,67 mmol / l an.

Wie bei der Interpretation der Toleranzkurve für die orale Glukose (siehe dort) sind auch hier die normale Resorption sowie die totale Malabsorption leicht zu erkennen. Eine abgeflachte, mittlere Kurve lässt auf partielle Malabsorption schließen und erfordert eine erneute Überprüfung.

2.3.5 Kotanalyse

2.3.5.1 Darmparasiten

Die Kotballen sind grobsinnlich auf große Parasiten und Bandwurmglieder zu untersuchen.

Eizählung im Kot

Die Eier von Parasiten werden mittels Flotationsverfahren unter Verwendung von Lösungen mit hohem spezifischem Gewicht von der Kotmasse getrennt. Das Ergebnis wird als Eier pro Gramm Kot (epg – Eier pro Gramm) berechnet. Kotproben sollten frisch sein und, wenn möglich, aus dem Rektum entnommen werden. Ein halbes Universalröhrchen (etwa 10 ml) ist ausreichend. Die Proben können vor der Einsendung für kurze Zeit kühl gelagert werden, falls dies notwendig wird.

Die Eier von Strongyliden werden im Labor leicht identifiziert, jedoch ist es schwierig, zwischen großen und kleinen Arten zu unterscheiden. Allerdings überwiegen meist die Eier kleiner Strongyliden (Zyathostoma) bei der Zählung (> 90 %).

Interpretation

Es ist unmöglich, die Anzahl der im Darm vorhandenen Parasiten auf der Basis der Eizählung im Kot zu bestimmen. Die Menge der abgelegten Eier variiert stark bei den unterschiedlichen Wurmarten, möglicherweise sogar innerhalb einer solchen, und wird ebenso durch indivi-

duelle Wirtsfaktoren wie Alter und Immunstatus beeinflusst. Es ist insbesondere zu beachten, dass in Zwischenstadien der Larvenentwicklung keine Eier abgelegt werden – das bedeutet, der Patient kann in erheblichem Maße von Parasiten befallen sein, ohne dass die Eizählung im Kot dies angemessen reflektiert. Einige positive Zählungen reflektieren tatsächlich die Schwere eines Strongylidenbefalls: 500 epg deuten auf einen leichten Befall hin, 800–1000 auf einen mittleren und > 1500 auf einen starken Befall. Allgemein sollten bei Werten über 500 epg Maßnahmen zur Bekämpfung ergriffen werden.

Reduzierung von Eiern im Kot und anthelmintische Resistenz

Die Resistenz verschiedener Zyathostoma-Spezies gegen eine Reihe von Anthelmintika der Benzimidazol-Gruppe ist gut bekannt. Bei der Bewertung der Wirksamkeit einer Parasitenbehandlung, insbesondere in Fällen, in denen eine Resistenz vermutet wird, ist es von Nutzen, die Eizählung im Kot vor der Entwurmung sowie 10–14 Tage nach der anthelmintischen Routinebehandlung durchzuführen.

Nach einer wirksamen anthelmintischen Behandlung sollte der Rückgang der Eizählung im Kot (REIK) nach 10–14 Tagen mindestens 90 %, vorzugsweise nahe 100 % betragen. Ist dies nicht der Fall, muss eine Resistenz angenommen und der Test nach einem Wechsel auf eine andere anthelmintische Substanzgruppe wiederholt werden. Für die Berechnung des Wertes gilt:

$$\text{REIK \%} = 1 - \frac{(\text{epg nach } 10\text{–}14 \text{ Tagen}) \times 100 \%}{\text{epg vor Entwurmung}}$$

Innerhalb einer Gruppe von Pferden wird sich der REIK zwischen Individuen unterscheiden (aufgrund von Verschiebungen in der individuellen Wirts-Parasiten-Beziehung). Es sollten deshalb so viele Pferde wie möglich untersucht werden, um einen Überblick über die Wirksamkeit der Behandlung zu erhalten. Bei der

Behandlung großer Gruppen empfiehlt es sich, diese zu unterteilen, um eine mit dem bekannten Anthelmintikum behandelte Untergruppe mit einer positiven Kontrollgruppe zu vergleichen, die mit einer Substanz behandelt wurde, gegen die keine Resistenzen bekannt sind (derzeit Pyrantel und Ivermectin).

Larven im Kot

Anders als Parasiteneier werden die Larven durch Sedimentation mit dem Baermann-Apparat aus dem Kot gewonnen. Alternativ kann ein nasser Kotausstrich unter dem Mikroskop untersucht werden. Proben sollten frisch für eine rasche Analyse genommen und nicht gekühlt werden.

Bandwürmer

Die Laboruntersuchung auf einen Befall mit Anoplocephalidae ist nicht zufriedenstellend. Eier können nur selten mittels Flotation aus einer Kotlösung gewonnen werden, sondern werden hauptsächlich in graviden Proglottiden nachgewiesen. Diese geben die Eier ab, nachdem sie mit dem Kot abgegangen sind. Gravide Segmente oder sogar ganze Bandwürmer können intermittierend im Kot beobachtet werden, meist gibt es aber keine schlüssigen Hinweise auf eine Infektion.

Bei der Untersuchung auf einen möglichen Bandwurmbefall kann es kostengünstiger sein, prophylaktisch mit einer doppelten Dosis oralen Pyrantelembonats (38 mg / kg) zu behandeln als labordiagnostisch zu untersuchen. In positiven Fällen erscheinen gegebenenfalls schon 24 Stunden nach der Behandlung Bandwürmer im Kot.

Oxyuris equi

Die Eier von *Oxyuris equi* können am Anus nachgewiesen werden, indem ein Streifen transparenten Klebebandes auf die Mukosafalten des externen Sphinkters gepresst und dann mit der Klebeseite nach unten über einem Wassertropfen auf die Oberfläche eines sauberen Objekt-

trägers geklebt wird. Die Eier mit charakteristischer Gestalt sind bei 100-facher Vergrößerung sichtbar.

2.3.5.2 Bakterienkultur

Kotproben enthalten unweigerlich eine Vielzahl von Organismen mit unterschiedlichen Anforderungen für eine Anzüchtung *in vitro*. Bei der Einsendung von Proben ist daher die Angabe der fraglichen Organismen erforderlich, um eine selektive Anzüchtung zu ermöglichen.

Salmonellen

Bei Patienten, die an einer Salmonellose leiden, kann die Anzahl der ausgeschiedenen Salmonellen selbst im akuten Stadium der Erkrankung sehr gering sein. Daher sollten mindestens drei, besser fünf Kotproben im Abstand von 24 Stunden aus dem Rektum entnommen werden, um die Wahrscheinlichkeit des Nachweises zu erhöhen. Eine geeignete Probe füllt etwa ein halbes Universalröhrchen (etwa 10 ml). Abstriche sind ungeeignet.

Im Labor wird die Probe in Direktmedium sowie in Anreicherungsmedium inokuliert. Eine positive Kultur im Direktmedium kann nach 24 Stunden beurteilt werden. Das Wachstum ist aber nicht immer in ausreichend. Die angereicherte Kultur erfordert eine Abimpfung in ein selektives Medium mit Anzüchtung über einen Zeitraum von weiteren 12–24 Stunden. Verdächtige Kulturen werden dann für eine klinisch-chemische Untersuchung erneut abgeimpft. Die Untersuchungszeit für diese Proben beträgt also mindestens 48 Stunden und kann bis zu 72 Stunden in Anspruch nehmen.

Anmerkungen

● Es scheint bei Pferden keine wirtsspezifischen Salmonellen zu geben, bekannt ist aber, dass Pferde asymptomatisch Salmonellen ausscheiden und als Träger oder Erregerreservoir fungieren. Dadurch stellt sich gelegentlich die Frage nach der Bedeutung einiger Salmonellenisolate bei Pferden mit chronischem Durchfall.

Während bei einem positiven Isolat immer der Verdacht nahe liegt, dass es sich dabei um die primäre Ursache der Kolitis handelt, kann eine Exkretion auch gleichzeitig ablaufende Darmerkrankungen wie Wurmkolitis oder Lymphosarkom begleiten.

● Obwohl Salmonellen aus dem Kot eines Patienten möglicherweise nicht isoliert werden können, sind sie unter Umständen *post mortem* in Homogenaten der Dickdarmschleimhaut und / oder der mesenterialen Lymphknoten nachweisbar.

● Wenn gleichzeitig Proben einer Biopsie der rektalen Mukosa zur Kultur eingeschickt werden, erhöht dies die Wahrscheinlichkeit, invasive Salmonellen nachzuweisen.

Clostridien

Clostridiose (meist *Clostridia perfringens*) ist bei Pferden selten, sollte in Fällen perakuter / akuter toxämischer Kolitis aber differentialdiagnostisch zur Salmonellose berücksichtigt werden. Kotproben sind immer zum Nachweis von Salmonellen anzuzüchten und wenn es die klinischen Umstände erfordern, sollte auch eine Untersuchung auf Clostridien erfolgen. Ein zur Hälfte mit Kot aus dem Rektum gefülltes Universalröhrchen wird schnellstmöglich nach der Gewinnung für eine anaerobe Kultur eingeschickt – Abstriche sind ungeeignet. Ein positives Ergebnis wird durch hohe Zählungsergebnisse angezeigt (> 100 koloniebildende Einheiten pro Gramm Kot).

Im akuten Fall ist es möglich, Blut in Flaschen für eine anaerobe Blutkultur einzuschicken (siehe Kapitel 8.4). Bis zu drei Proben sollten innerhalb von 24 Stunden abgenommen werden. Die Isolation von Clostridien aus dem Blut ist eindeutig signifikant.

2.3.5.3 Leukozyten im Kot

Leukozyten und gelegentlich Epithelzellen in Kotproben weisen auf eine entzündliche Schädigung der distalen Darmmukosa hin. Infolgedessen sind sie ein Bestandteil hochgradigen Durchfalls (flüssiger Kot), insbesondere in der akuten Phase. Hohe Werte lassen auf einen intestinalen Erreger schließen, wie Salmonellen oder Clostridien.

Verfahren

● Frischer Kot wird aus dem Rektum entnommen und durch dünne medizinische Gaze gegeben, um Fasern zu entfernen.

● Falls erforderlich, wird die Probe mit Salzlösung (0,9 %) auf wässrige Konsistenz verdünnt. Ein Tropfen wird auf einem Objektträger ausgestrichen.

● Der Ausstrich wird an der Luft getrocknet, mit modifizierter Wright-Färbung eingefärbt und mit einem Deckglas abgedeckt.

● Die ausgezogene (»gefiederte«) Seite der Probe wird unter geringer Vergrößerung (10x) auf Vorhandensein und Beschaffenheit von Leukozyten untersucht.

Interpretation

Hohe Leukozytenzahlen, oft in Gegenwart von Epithelzellen, sind von diagnostischer Bedeutung und lassen auf eine Salmonellose schließen, wenn auch ihr Vorliegen nicht für eine Salmonellose pathognomonisch ist. Gleichermaßen ist diese in Abwesenheit von Leukozyten im Kot nicht auszuschließen.

2.3.5.4 Blut im Kot

Der Nachweis von roten Blutspuren im Kot lässt auf eine distal, kurz vor dem Anus gelegene Blutung schließen, z. B.im kleinen Kolon oder im Rektum. Eine dunkle bis schwarze Verfärbung (Meläna) deutet auf einen Ursprung im proximalen Gastrointestinaltrakt oder im großen Kolon hin. Ein chronischer gastrointestinaler Blutverlust ist meist okkult und kann mit einer chronischen regenerativen Anämie einhergehen.

Okkultes Blut kann qualitativ mit einem handelsüblichen Test nachgewiesen werden (*Anm. d. Übers.*: Hemofec®, Merck). Eine kleine Menge aus den Tiefen der Kotmasse wird auf ein mit einem Reagenz vorbehandeltes Papierstück gestrichen. Von unterschiedlichen Teilen der Kotmasse werden zwei Proben angefertigt, um die Wahrscheinlichkeit des Nachweises zu erhöhen. Im Labor wird in der Probe vorhandenes Hämoglobin mittels Reagenzien nachgewiesen, die eine Einfärbung verursachen. Die Proben sind stabil, sofern sie trocken aufbewahrt werden, und für den Postversand geeignet.

Anmerkung
Okkulte Blutungen können intermittierend auftreten, deshalb sollten am besten drei Kotproben unabhängig voneinander überprüft werden. Chemische Tests für den Nachweis von Blut im Kot sind hochsensibel, jedoch nicht spezifisch. Mögliche Ursachen sind neoplastische Infiltrationen des Darms, Parasitenbefall oder Ulzerationen der Mukosa. Ein positiver Befund ist mit großer Sorgfalt und unter Berücksichtigung aller bestehenden klinischen Symptome und Befunde sowie in Zusammenarbeit mit dem Laborarzt zu interpretieren.

2.3.5.5 Sand im Kot

Das Verschlucken von Sand von der Erdoberfläche oder aus Wasserläufen kann eine Obstipation des Kolons und, infolge einer Abschürfung der Darmmukosa, schwere Durchfälle zur Folge haben. Wird dies vermutet, sollte der Kot auf Sand untersucht werden.

Eine Mengeneinheit Kot wird in einem durchsichtigen Behälter kräftig mit zwei Mengeneinheiten Wasser durchmischt, es wird abgewartet, bis das Gemisch sich absetzt. Sand fällt als Sediment auf den Boden aus.

Anmerkung
Im Kot grasender Pferde befinden sich oft minimale Mengen Sand, hier variieren die Mengen jedoch anhand der regionalen Unterschiede im Sandanteil der Bodenart. Eine klar erkennbare Sandschicht in einer kleinen Kotprobe ist pathologisch, aber wenn über die Bedeutung dieses Befundes Unklarheit besteht, sollte der Kot eines gesunden Pferdes aus der gleichen Region zum Vergleich getestet werden.

2.4 Kapitelanhang

Im Anhang wird die Anwendung einiger diagnostischer Verfahren für die Differentialdiagnose bei Dysphagie (Anhang 2.4.1) und Durchfall (Anhang 2.4.2) vorgeschlagen.

2.5 Weiterführende Literatur

EDWARDS, G. B. (1992): Rectal examination. In: Proceedings of the 14th Bain-Fallon Memorial Lectures, July 2nd–5th, Sydney, Australia, pp 93–101.

GREET, T. (1989): Dysphagia in the horse. In Practice (Supplement des Veterinary Record) 11: 256–262.

HUNT, J. M. (1987): Rectal examination of the equine gastrointestinal tract. In Practice (Supplement des Veterinary Record) 9: 171–177.

KOPF, N. (1982): Rectal findings in horses with intestinal obstructions. In: Proceedings of the 1st Equine Colic Research Symposium, Georgia, U.S.A., pp 236–260.

MAIR, T. S., HILLYER, M. H., TAYLOR, F. G. R. and PEARSON, G. R. (1991): Small intestinal malabsorption in the horse: an assessment of the specificity of the oral glucose tolerance test. Equine Veterinary Journal 23: 344–346.

SCHRAMME, M. (1995): Investigation and management of recurrent colic in the horse. In Practice (Supplement des Veterinary Record) 17: 303–314.

Anhang 2.4.1: Leitsymptom Dysphagie: Differentialdiagnostische Untersuchungen

Mögliche Ursache	Diagnostische Hilfen
Würgen / Fremdkörper im Ösophagus	Bestimmung der Höhe der Obstruktion mit Nasenschlundsonde (Vorsicht!), Endoskopie des Ösophagus, Röntgen des Ösophagus
Fremdkörper im Maul / Oropharynx	Untersuchung des Mauls, Endoskopie des oberen Verdauungstrakts
Striktur des Ösophagus	Endoskopie, Röntgenkontrastuntersuchung
Ulzerationen des Ösophagus	Endoskopie
Plattenepithelkarzinom mit Beteiligung des Ösophagus	Endoskopie und Biopsie (Spezialklinik), Röntgen Thorax
Zahnprobleme	Untersuchung des Mauls, Röntgen
Pharyngitis z. B. akute Druse, Virusinfektion	Endoskopie, Abstrich des Nasenrachenraumes (s. Kap. 12)
Obstruktion des Oropharynx oder Ösophagus z. B. abszedierende Druse	Röntgen des Oropharynx / Ösophagus
Paralyse des Pharynx • Infektion der Luftsäcke • Trauma von Hals oder Kopf • Bleivergiftung • Botulismus	Endoskopie des Nasopharynx Endoskopie der Luftsäcke Neurologische Untersuchung (s. Kap. 14) Bestimmung von Blei in: Blut (auf das vom Labor gewünschte Antikoagulans achten), Leber oder Niere sowie Erdboden Klinische Symptome und Befunde sowie Futter überprüfen (s. Kap. 14) (*Anm. d. Übers.*: Silage!)
Anomalien des Zungenbeines	Röntgen des Oropharynx
Hepatische Enzephalopathie	Überprüfung von Ammoniak im Blut (Speziallabor), Serumenzyme, Leberfunktion (s. Kap. 4)
Tetanus	Klinische Symptome und Befunde prüfen
Graskrankheit	Klinische Symptome und Befunde prüfen, Röntgen des Ösophagus (Megaösophagus und Ansammlung von Kontrastmittel), Endoskopie des Ösophagus (Refluxösophagitis), Ileumbiopsie (Spezialklinik), Histopathologie des Ganglion coeliacomesentericum *post mortem*
Myopathien	Bestimmung von Muskelenzymen im Serum (s. Kap. 13)
Hypokalzämie	Bestimmung von Kalzium, Magnesium und Phosphor im Serum, Ansprechen auf Behandlung (s. Kap. 5)

Anhang 2.4.2: Leitsymptom Durchfall: Differentialdiagnostische Untersuchungen

Mögliche Ursache	Diagnostische Hilfen
Akuter Durchfall	
Veränderungen in der Fütterung	Fütterungsanamnese
Salmonellose (relativ häufig)*	Klinische Symptome und Befunde überprüfen (Kolik, Fieber, Toxämie und Leukopenie verdächtig), sequentielle Kotkulturen, Leukozyten im Kot, Rektumbiopsie für Histopathologie und Kultur einer homogenisierten Probe, Untersuchung des Kadavers unmittelbar *post mortem* (hämorrhagische Entzündung von Blinddarm und Kolon / Gewebekulturen)
Intestinale Clostridiose (selten) *Typhlokolitis*	Klinische Befunde und Untersuchung wie bei akuter Salmonellose (s. o.), wichtigste Unterscheidung zwischen den drei Erkrankungen ist die Isolierung eines auslösenden Organismus; Clostridiose: hohe Bakterienzahl im Kot in anaerober Kultur (> 100 cfu/g Kot), Typhlokolitis keine Organismen isolierbar
Iatrogene Ursachen, z. B. Antibiotika	Medikamentenanamnese
Gifte, z. B. Mykotoxine im Futter, Monensin (Ionophore), Robinien, Eicheln, z. B. beim Weiden	Überprüfung auf verdorbenes oder »gepanschtes« Futter, Weideanamnese
Endotoxämie, z. B. akute Peritonitis	Klinische Befunde, Überprüfung von weißem Blutbild und Konzentration von Fibrinogen im Plasma
Sandkolitis	Sandige Weiden oder schlammige Bäche, Sand im Kot
Hyperlipämie (Ponies und Esel)	Milchige Trübung des Plasmas, metabolische Folge einer anderen Störung (s. Kap. 16)
Chronischer Durchfall	
Salmonellose (relativ häufig)*	Wiederholte Kotkulturen (mindestens fünf)
Cyathostomiasis (häufig)	Zählung von Strongylideneiern und Larven im Kot; Bestimmung von Albumin, Globulin und β-Globulin im Serum, Rektumbiopsie für Histopathologie
Malabsorptionssyndrome in Zusammenhang mit verschiedenen zellulären Infiltrationen (selten)	Überprüfung von Albumin und AP (od. IAP) im Serum, oGTT (Dünndarmbeteiligung), Rektumbiopsie, Kolonbiopsien der gesamten Wanddicke unter Vollnarkose

*Bei einem Pferd mit Durchfall sollte immer auf eine mögliche Salmonellose untersucht werden.

3 Chronischer Gewichtsverlust

Absicht dieses Kapitels ist es, eine Untersuchungsstrategie für die Ermittlung der Ursachen eines chronischen Gewichtsverlustes ohne ätiologische Hinweise aufzugreifen. Ein Pferd, das ohne ersichtlichen Grund Gewicht verliert, fällt gewöhnlich in eine von zwei Kategorien. Es ist entweder gesund, leidet aber unter Stress oder einem Mangel, oder es ist krank, ohne sichtbare Anzeichen für eine Erkrankung aufzuweisen. Eine weitere Möglichkeit ist Altersschwäche.

3.1 Gewichtsverlust beim klinisch gesunden Pferd

Fehler bei der Haltung des Pferdes, die zu Stress führen können, sollten bei einer sorgfältig erhobenen Anamnese erkannt werden. Die folgenden Möglichkeiten müssen vom Tierarzt in Betracht gezogen werden:

- Inadäquate Bekämpfung von Parasiten.
- Zahnprobleme, insbesondere scharfe Kanten der Backenzähne.
- Inadäquate Versorgung mit Futter, insbesondere dann, wenn eine Ergänzung bei mageren Weiden oder einer hohen Bestandsdichte erforderlich ist. Eine erhöhte Arbeitslast, kalte Witterung, Trächtigkeit und Laktation führen ebenfalls zu einer Erhöhung des Futterbedarfs. Unregelmäßige Fütterung eines aufgestallten Tieres kann einen Mangel zur Folge haben.
- Ausgrenzung eines einzelnen Tieres durch andere Pferde innerhalb einer Gruppe, die dem Tier ausreichenden Zugang zum Futter verwehrt.
- Qualitativ schlechtes oder ungenießbares, verdorbenes Futter.
- Ungeeignetes Futter.
- Mangelnde Wasserversorgung. Diese Gefahr besteht immer dort, wo kein Zugang zu einer Selbsttränke möglich ist. Das gesunde erwachsene Pferd benötigt 20–30 Liter pro Tag, der Bedarf variiert abhängig von Arbeitslast und Veränderungen der Umgebungstemperatur.
- Übermäßige oder ungewohnt starke Beanspruchung eines untrainierten Pferdes.

3.2 Gewichtsverlust und verborgene Erkrankungen

Wird eine Erkrankung vermutet, ohne die zugehörigen klinischen Symptome zu erkennen, so ist eine sorgfältige Beobachtung des Patienten über einen längeren Zeitraum erforderlich. Zu häufige Besuche des Tierarztes sind jedoch gleichbedeutend mit ungewöhnlicher Aufmerksamkeit, und der Patient wird in einem solchen Maße abgelenkt, dass kaum wahrnehmbare Symptome zeitweise verschwinden. Unter solchen Umständen ist es vorzuziehen, das Tier für einige Tage in eine Klinik einzuweisen und damit die Unruhe zu beenden, so dass das Verhalten angemessen bewertet werden kann.

Eine sorgfältige Beobachtung des Verhaltens, der Bewegungen sowie der Futter- und Wasseraufnahme sind unerlässlich. Diese Beobachtungen werden durch eine gründliche und systematische klinische Untersuchung ergänzt. Abhängig von den Befunden muss dann eine logische Strategie für die Ursachenforschung entwickelt werden. Die Laboruntersuchung ist jedoch kein Ersatz für eine äußerst gewissenhafte klinische Untersuchung und der Kliniker sollte sich vor zu großem (und teurem) Vertrauen in die Labordiagnostik hüten.

Zu den möglichen Ursachen für einen krankheitsbedingten chronischen Gewichtsverlust zählen:

- Persistierende leichte Schmerzen,
- Beeinträchtigungen bei der Aufnahme von Futter und Wasser,
- Beeinträchtigungen der Verdauung und intestinalen Resorption,
- Chronische Lebererkrankungen,

- Chronische Herzerkrankungen,
- Chronische Nierenerkrankungen,
- Chronische geringgradige Infektion,
- Neoplasien.

Diese Möglichkeiten werden im Folgenden detailliert erörtert und Hinweise für eine Diagnose gegeben. An geeigneten Stellen wird der Leser für eine detaillierte Darstellung der relevanten praktischen Verfahren auf die entsprechenden Kapitel verwiesen.

3.2.1 Persistierende leichte Schmerzen

Persistierende leichte Schmerzen beeinträchtigen das Wohlbefinden des Tieres und können zu einer Minderung seines Appetits führen oder seine Bereitschaft zum freien Herumwandern und Weiden einschränken. Beispiele hierfür sind:

Chronische Kolik. In Fällen geringgradiger Kolik können subtile Zeichen für Unwohlsein gezeigt werden, wie ständiges Gähnen, Strecken des Abdomens (oft als Bedürfnis zum Urinieren missdeutet), Zähneknirschen oder protrahierter Prolaps des Penis beim Wallach (oft mit intermittierenden Erektionen). Typische Ursachen sind chronische leichte Peritonitis, chronische Graskrankheit oder progrediente zelluläre Infiltrationen der Darmwand in Zusammenhang mit einem chronisch-entzündlichen oder neoplastischen Prozess. Diese Zustände beeinträchtigen auch die intestinale Resorption (siehe dort).

Diagnose: Untersuchung auf Kolik (siehe Kapitel 2.2.1). Bei der Bauchhöhlenpunktion ist eine Peritonitis nachweisbar, Neoplasien des Verdauungstrakts können jedoch nicht ausgeschlossen werden. Ein klinisch-chemisches Serumprofil kann eine Hypoalbuminämie zeigen, die Anzeichen für eine exsudative Enteropathie ist. Ist dies der Fall, sollte mit dem oralen Glukosetoleranztest überprüft werden, ob die intestinale Resorption beeinträchtigt ist. Bei Verdacht auf eine chronische leichte Graskrankheit ist sorgfältig auf Anzeichen für eine Dysphagie

zu achten. Weitere Anzeichen sind intermittierendes Muskelzittern, Schweißflecken sowie die Entwicklung eines aufgezogenen Abdomens.

Bilaterales Lahmen (meist Vordergliedmaßen). Dies kann ausgelöst werden durch Hufrehe, Hufrollenentzündung, Überbeine, Prellungen der Trittflächen oder eine chronische bilaterale Gelenkerkrankung. Diese sind jedoch als Ursache für einen signifikanten Gewichtsverlust nicht wahrscheinlich, wenn sie nicht klinisch erkennbar sind.

Diagnose: Ist die Strecklänge verkürzt oder werden Schmerzen in beiden Vorderbeinen vermutet, wird eine unilaterale Leitungsanästhesie zu erkennbarer Lahmheit im kontralateralen Bein führen (siehe Kapitel 13.2.3.5).

3.2.2 Beeinträchtigungen bei der Aufnahme von Futter und Wasser

In erster Linie sind die Zähne auf ungleichmäßige Abnutzung oder Erkrankungen zu untersuchen. Auch sollte die Fähigkeit des Pferdes überprüft werden, seinen Hals zu beugen und vom Erdboden Futter und Wasser aufzunehmen. Des Weiteren muss der Tierarzt auf feine Anzeichen für Probleme beim Kauen und / oder Schlucken achten (Dysphagie). Dazu gehören verlängerter Zeitbedarf für die Aufnahme einer Futterportion, Herabfallen von Futterbissen beim Fressen, Austritt von Futter und / oder Wasser aus der Nase, gieriges Trinken, wobei nur wenig geschluckt wird, Eintauchen und Bespritzen des Mauls mit Wasser.

Dysphagie kann mit den folgenden Zuständen vergesellschaftet sein:
- Chronische Graskrankheit,
- Pharynxlähmung (z. B. Erkrankung der Luftsäcke, Halstrauma, Bleivergiftung),
- Pharyngitis,
- Ulzerationen des Oropharynx / Ösophagus,
- Myopathie,
- Geringgradiger Botulismus,
- Hypokalzämie,
- Anomalien des Zungenbeins,

- Neoplasien des oberen Verdauungstrakts,
- Infektiöse Krankheiten des ZNS (z. B. Bornasche Krankheit).

Diagnose: Untersuchung des Mauls. Endoskopie des Oropharynx zur Bewertung des Schluckreflexes (siehe Kapitel 2.1.3). Seltene Verbindungen zu Myopathien oder Hypokalzämie können mittels Bestimmung der Konzentrationen von Muskelenzymen und Elektrolyten im Serum nachgewiesen werden.

3.2.3 Beeinträchtigungen der Verdauung und intestinalen Resorption

Ursachen für Störungen der Verdauung beim Pferd sind nur unzureichend bekannt und in der Literatur kaum beschrieben. Da für das Pferd keine geeigneten Laboruntersuchungen zur Verfügung stehen, sind Störungen der Verdauung entweder selten oder werden selten diagnostiziert. Eine unzureichende Verdauung kann Probleme der intestinalen Resorption begleiten, die beim Pferd wesentlich besser bekannt sind.

Allgemein gehen Enteropathien, die den Dickdarm oder den Dünn- und Dickdarm befallen, mit Durchfall einher. In solchen Fällen ist der Durchfall ein offensichtliches klinisches Symptom, und die Diagnostizierung erfolgt über die Suche nach der Ursache für den Durchfall (siehe Kapitel 2). Enteropathien ohne Durchfall, die zu einer Beeinträchtigung der intestinalen Resorption führen, sind meist auf den Dünndarm beschränkt.

Ursachen für Malabsorptionssyndrome:

Diffuse zelluläre Infiltrationen der Darmwand durch neoplastische Zellen oder im Rahmen chronisch-entzündlicher Prozesse. Diese Krankheitsbilder gehen trotz offenbar ausreichender Aufnahme von Futter mit chronischem Gewichtsverlust einher, sind aber relativ selten. Eine definitive Diagnose kann nur durch histopathologische Untersuchung einer Darmbiopsie gewonnen werden. Es muss in solchen Fällen bedacht werden, dass bei einer Laparotomie

keine sichtbaren oder tastbaren Schädigungen erkennbar sind oder grobsinnlich bei einer Obduktion erkannt werden können. Zu den histopathologisch diagnostizierbaren Erkrankungen zählen die granulomatöse Enteritis, eosinophile Enteritis sowie diffuses intestinales Lymphosarkom. Nach Erfahrung der Autoren ist das intestinale Lymphosarkom in Großbritannien die häufigste dieser Erkrankungen (siehe Kapitel 10.2.2).

Diagnose: Eine Hypoalbuminämie bei einem Pferd mit Gewichtsverlust ist ein deutlicher Hinweis auf eine exsudative Enteropathie und geht nur in seltenen Fällen mit Leber- oder Niereninsuffizienz einher. Enteropathien können auch mit erhöhten Konzentrationen der alkalischen Phosphatase, insbesondere der intestinalen alkalischen Phosphatase, vergesellschaftet sein, jedoch liegt dieser Befund nicht immer zuverlässig vor. Der Nachweis einer exsudativen Enteropathie muss immer die Überprüfung der Resorptionsfähigkeit des Darmes mittels oralem Glukosetoleranztest nach sich ziehen (siehe Kapitel 2.3.4.1). Eine zweifelsfreie Diagnose wird auf Grundlage einer Biopsie der Darmwand in gesamter Stärke gestellt, die unter Vollnarkose stattfindet und an mehreren Stellen vorgenommen werden muss, um sicher einen betroffenen Bereich einzubeziehen. Dieses Vorgehen ist selten gerechtfertigt, da die Prognose für eine Behandlung in allen Fällen ausgesprochen schlecht ist.

Chronische diffuse Peritonitis kann mit Malabsorption einhergehen.

Diagnose: Bauchhöhlenpunktion, oraler Glukosetoleranztest.

Schwerer Parasitenbefall. Große Mengen wandernder und adulter Parasiten des Verdauungstraktes können Ursache für eine Mangelernährung sein. Die meisten Pferde tolerieren jedoch große Parasitenlasten ohne Gewichtsverlust – Ausnahme ist das Vorliegen einer assoziierten Enteropathie.

Diagnose: Eizählung im Kot, Bestimmung von β-Globulin mittels Serumprotein-Elektrophorese.

3.2.4 Chronische Lebererkrankungen

Chronische Lebererkrankungen wie Vergiftung durch Jakobskraut oder progressive Zirrhose können in Abwesenheit sichtbarer klinischer Symptome mit chronischem Gewichtsverlust einhergehen.

Diagnose: Bestimmung der Konzentration von Leberenzymen im Serum, Leberfunktionsprüfungen (siehe Kapitel 4.2).

3.2.5 Chronische Herzerkrankungen

Herzerkrankungen sind gewöhnlich nicht gleichbedeutend mit Gewichtsverlust, jedoch werden bei der Untersuchung eines an Gewicht verlierenden Pferdes gelegentlich chronische Zustände wie dekompensierte Herzinsuffizienz, Endokarditis oder Vorhofflimmern entdeckt.

Diagnose: Auskultation des Herzens und Bewertung assoziierter Parameter, Elektrokardiographie (EKG), Echokardiographie (siehe Kapitel 9.1.1).

3.2.6 Chronische Nierenerkrankungen

Intrinsische Nierenerkrankungen sind beim Pferd selten. Chronische Niereninsuffizienz, gleich welcher Ursache, geht jedoch unweigerlich mit Gewichtsverlust und wenigen greifbaren klinischen Symptomen einher.

Diagnose: Bestimmung der Konzentrationen von Harnstoff und Kreatinin im Serum. Bei Vorliegen einer Azotämie besteht die Notwendigkeit einer weiteren Überprüfung der Nierenfunktion (siehe Kapitel 6).

3.2.7 Chronische geringgradige Infektion

Chronische innere Abszesse, wie in Lymphknoten oder anderen Geweben, können bei einem Pferd mit Gewichtsverlust der Diagnostizierung entgehen, wenn keine weiteren Anzeichen vorliegen. Selten treten, in Abwesenheit spezifischer Symptome, systemische Erkrankungen wie Leptospirose, Brucellose oder eine Infektion mit *Mycobacterium avium* auf, die zu Schwäche und Gewichtsverlust führen.

Diagnose: Mittels regelmäßiger Überprüfung der rektalen Temperatur durch kompetente Pferdehalter kann rezidivierendes Fieber erkannt werden. Hämatologische Untersuchungen sowie die Bestimmung von Fibrinogen im Plasma erbringen gegebenenfalls Ergebnisse, die auf einen chronisch-entzündlichen septischen Prozess hinweisen. Durch eine Abdominozentese kann geprüft werden, ob das Geschehen im Abdomen zu lokalisieren ist. Zum Nachweis von Leptospirose oder Brucellose sind spezifische serologische Untersuchungen erforderlich. Der Nachweis eines tuberkulären Mykobakteriums erfordert die säurefeste Färbung einer geeigneten Biopsieprobe. Gewebeschädigungen werden allerdings erst in einem fortgeschrittenen Stadium der Erkrankung sichtbar. Ein Tuberkulintest ist bei Pferden unzuverlässig.

3.2.8 Neoplasien

Die Entwicklung innerer Neoplasien verläuft oft bis zu einem fortgeschrittenen Stadium unbemerkt und ohne das Auftreten wahrnehmbarer klinischer Zeichen. In der Zwischenzeit kann allein ungeklärter chronischer Gewichtsverlust zu bemerken sein.

Allgemein können im Wachstum befindliche Tumoren eine Vielzahl miteinander in Verbindung stehender Erscheinungen hervorrufen, die zu Gewichtsverlust führen:

- Reduzierter, schwankender oder gelegentlich launenhafter Appetit,
- Geringgradige Schmerzen,
- Physikalische Obstruktion, z. B. mit Dysphagie oder rezidivierenden leichten Koliken,
- Malabsorption,
- Konkurrenz um resorbierte Nährstoffe aufgrund gesteigerter metabolischer Anforderungen,
- Sekundäre Anämie.

Der häufigste klinisch bedeutsame innere Tumor beim Pferd ist das Lymphosarkom, das sich meist im Abdomen manifestiert, entweder als diffuse zelluläre Infiltration des Darmes mit assoziierter Malabsorption oder als raumfordernde Umfangsvermehrung, gegebenenfalls mit Läsion des umgebenden Gewebes verbunden – beide Formen können nebeneinander auftreten (*Anm. d. Übers.:* Auch Lymphome sind von klinischer Bedeutung). Manifestationen im Thorax sind seltener. Mit einem Lymphosarkom assoziierte Leukämien sind bei Pferden extrem selten, so dass hämatologische Untersuchungen meist wenig hilfreich sind.

Diagnose: Siehe Kapitel 10.2.2.

3.3 Labordiagnostik bei verborgenen Erkrankungen mit Gewichtsverlust

Wenn die klinischen Symptome nicht eindeutig sind, besteht eine natürliche Tendenz, größeres Gewicht auf die Labordiagnostik zu legen. Dieses Vorgehen kann sich jedoch als kostenintensiv und unergiebig erweisen. Unter Berücksichtigung der oben aufgeführten Zustände, die mit Gewichtsverlust einhergehen, ist es möglich, die verschiedenen Laboruntersuchungen zu einem strategischen Ansatz zur Diagnose zusammenzuführen, der die gängige Hämatologie sowie ein routinemäßiges klinisch-chemisches Serumprofil umfasst.

Ein eingangs durchgeführtes klinisch-chemisches Profil sollte Folgendes abdecken: Harnstoff, akute und chronische Leberenzyme, Proteinbestimmung (Albumin und Globulin) und Muskelenzyme. Einige Interpretationen für mögliche Befunde bei Pferden mit Gewichtsverlust werden nachfolgend zusammengefasst.

3.3.1 Hämatologie

Anämie weist meist auf Erythrozytenbildungsstörungen hin, die mit einer chronischen Infektion oder, seltener, mit Neoplasien vergesellschaftet sind. Erythrozytenbildungsstörungen

können durch Aspirat oder Biopsie des Knochenmarks bestätigt werden (siehe Kapitel 8.1.4).

Leukozytose unter Ausprägung einer Neutrophilie mit Monozytose weist auf einen chronisch-entzündlichen Prozess hin, der mit einer Infektion oder, seltener, mit Neoplasien assoziiert ist.

Eine erhöhte Fibrinogen-Konzentration ist ein sensibler Indikator für eine septische Entzündung. Dies steht meist in Zusammenhang mit einer bakteriellen Infektion, kann aber auch auf eine Tumornekrose hinweisen.

3.3.2 Klinisch-chemische Serumwerte

Eine Erhöhung der Konzentration von *Harnstoff* etwa auf das Doppelte deutet auf proteinreiches Futter oder, wahrscheinlicher, auf einen gesteigerten Gewebskatabolismus und Proteinumsatz durch eine Erkrankung hin. Eine weitere mögliche Ursache ist eine Dehydratation. Noch höhere Konzentrationen lassen auf Niereninsuffizienz schließen und sollten durch die Bestimmung des Serumkreatinins bestätigt werden. Hilfreich kann auch eine nachfolgende Analyse des Harns sein (siehe Kapitel 6.2.1).

Ein Anstieg der Konzentration akuter und chronischer *Leberenzyme,* z. B. Sorbitdehydrogenase (SDH) bzw. Gamma-Glutamyltransferase (γGT) deutet auf eine akute Störung der Leberfunktion hin. Mit Abklingen des Insultes bleibt die Erhöhung des chronischen Enzyms über einen unterschiedlich langen Zeitraum bestehen, der abhängig von der Abheilung der Schädigung Wochen bis Monate beanspruchen kann. Sind die Leberenzyme erhöht, sollte die Gesamtkonzentration von Gallensäuren im Serum bestimmt werden, um die Leberfunktion zu überprüfen. Perkutane Sonographie und Biopsie können von Nutzen sein (siehe Kapitel 4.2.1).

Die Konzentration von *Globulin* im Serum ist erhöht bei entzündlichen Prozessen, Infektionen, Parasitenbefall, Leberinsuffizienz und oft, aber nicht immer, bei Lymphosarkom. Als Folgeuntersuchung kann mittels Serumprotein-Elektrophorese zwischen Parasitenbefall und den anderen Erkrankungen unterschieden werden. Die Konzentration von β-Globulin ist oftmals als Reaktion auf eine Wanderung von Strongyliden erhöht (siehe Kapitel 1.2.3).

Eine *Hypoalbuminämie* ist in den meisten Fällen das Ergebnis einer exsudativen Enteropathie. Diese geht oftmals mit Parasitenbefall oder einem Malabsorptionssyndrom einher. Gelegentlich tritt eine Hypoalbuminämie infolge einer chronischen Leberinsuffizienz oder eines schweren entzündlichen Ergusses wie bei chronischer Peritonitis auf. Sie ist nur selten mit einer Nierenerkrankung vergesellschaftet (exsudative Nephropathie). Liegt eine Hypoalbuminämie vor und sind Parasiten ausgeschlossen worden (Analyse von Globulin im Serum, Eizählung im Kot und / oder larvizide Behandlung) und werden Leber- oder Nierenerkrankungen nicht in Betracht gezogen, muss ein oraler Glukosetoleranztest zur Bewertung der Resorption im Dünndarm durchgeführt werden (siehe Kapitel 2.3.4.1).

Die Konzentrationen der *Muskelenzyme* Aspartat-Aminotransferase und Kreatinkinase (AST und CK) sind bei allen Formen von Myopathien erhöht. *Nota bene:* CK ist muskelspezifisch, aber ein Anstieg der AST allein ist wahrscheinlich nicht das Ergebnis einer Muskelschädigung und könnte auf eine akute Lebererkrankung zurückzuführen sein (siehe Kapitel 1.2.3). Durch Anforderung weiterer Leberenzyme im Profil sollten jedoch Unsicherheiten ausgeräumt werden.

3.3.3 Weitere Untersuchungen

Eine Eizählung im Kot reflektiert das Vorhandensein adulter Strongyliden im Kolon, jedoch nicht die Belastung durch wandernde Parasiten.

Die Bauchhöhlenpunktion liefert den Nachweis für eine entzündliche Erkrankung im Bereich des Abdomens, jedoch selten exfoliative neoplastische Zellen.

Ein oraler Glukosetoleranztest sollte bei einem Pferd, das normal frisst, aber in Abwesenheit klinischer Symptome an Gewicht verliert, durchgeführt werden, auch wenn kein Nachweis einer Hypoalbuminämie erfolgt ist.

Die Serologie kann eingesetzt werden, um okkulte Infektionen wie Leptospirose (siehe Kapitel 8) und Brucellose (siehe Kapitel 13) aufzudecken.

Anmerkung

Liegt keine definierte klinische Störung vor, sollten normale Organprofile eine erneute Überprüfung der Anamnese nachsichziehen. Das Pferd kann zwar gesund sein, aber unter einer Stresssituation durch Fehler in der Haltung leiden.

3.4 Weiterführende Literatur

BROWN, C. M.: Chronic weight loss. In: C. M. Brown (ed): Problems in Equine Medicine, pp 6–22. Lea & Febiger, Philadelphia 1989.

4 Krankheiten der Leber

4.1 Labordiagnostik

Erkrankungen der Leber sind beim Pferd relativ häufig, laufen jedoch oftmals in Abwesenheit spezifischer klinischer Symptome ab. Sie werden meist auf Grundlage eines klinisch- chemischen Serumprofils diagnostiziert. Aus diesem Grund werden labordiagnostische Verfahren in diesem Kapitel zuerst besprochen. Bei jedem Pferd mit unklarem, unspezifischem Unwohlsein, Lethargie, Inappetenz und / oder Gewichtsverlust in der Anamnese sollte die Möglichkeit einer Lebererkrankung in Betracht gezogen werden.

Die Leber verfügt über ein enormes Regenerationspotential, und klar erkennbare klinische Symptome einer Leberinsuffizienz treten erst dann auf, wenn bereits 70–80 % der Funktionskapazität zerstört sind. Unklare Anzeichen einer Lebererkrankung sind daher viel häufiger als deutliche Symptome einer Leberinsuffizienz. Zu den Anzeichen für eine Leberinsuffizienz zählen zentralnervöse Störungen; sie treten gewöhnlich akut auf, selbst wenn die zugrunde liegende Erkrankung der Leber bereits über einen längeren Zeitraum besteht. Diese hepatische Enzephalopathie geht einher mit toxischen Spiegeln von Ammoniak und intestinalen Aminen im Blut, die normalerweise durch die Leber entgiftet würden.

Eine akute Lebererkrankung kann sich als milder, reversibler Zustand mit unspezifischem Unwohlsein und Depression äußern. Bei Erkrankungen mit akutem Leberversagen entwickelt sich schnell eine schwere Enzephalopathie. Das Sehvermögen ist gestört, das Pferd drängt nach vorn (gegen Hindernisse), ferner treten Ataxie, zwanghaftes Laufen und, im Extremfall, Übererregbarkeit und Manie auf.

Eine chronische Lebererkrankung äußert sich oftmals als unklares subklinisches Unwohlsein mit milder Anämie und Gewichtsverlust über viele Monate. Akzentuiert können akute Episo-den deutlicher ausgeprägter Depression und milder Enzephalopathie auftreten. Schließlich mündet die Erkrankung in eine schwere depressive Enzephalopathie ohne die beim akuten Leberversagen auftretende Erregbarkeit.

Bei allen Formen tritt gelegentlich eine begleitende Lichtempfindlichkeit mit einer Dermatitis an mukokutanen Übergängen auf. Diese wird durch die erhöhte Konzentration zirkulierenden Phylloerythrins verursacht, eines photodynamischen Derivats von Chlorophyll, das normalerweise durch die Leber ausgeschieden wird. Bei jedem Pferd, das Anzeichen einer Lichtempfindlichkeit aufweist, sollte die Möglichkeit einer Lebererkrankung in Betracht gezogen werden.

Es ist relativ einfach, einen Zustand der Lebererkrankung (Hepatopathie) zu definieren, aber es ist schwierig, oftmals sogar unmöglich, das ätiologische Agens genau zu identifizieren. Zwar kann die Pathologie der Erkrankung histopathologisch definiert werden, jedoch ist dies nur selten ein Hinweis auf die genaue Ursache. Demzufolge ist die begleitende Anamnese von besonderer diagnostischer Bedeutung insofern, als sie mögliche Ursachen implizieren kann.

Eine Lebererkrankung beim Pferd kann folgende Ursachen haben:

- Pflanzliche Hepatotoxine sind wahrscheinlich die häufigste Ursache. Solche Pflanzen werden selten auf der Weide gefressen, sondern die Toxine überstehen die Heuherstellung und werden mit dem Heu aufgenommen. Am besten bekannt ist das Jakobskraut, aber auch viele andere Weidepflanzen enthalten hepatotoxische Inhaltsstoffe.
- Andere Toxine im Futter. Die Möglichkeit verunreinigten Futters muss in Betracht gezogen werden; dies gilt auch für eine Verunreinigung durch Futterstoffe, die eigentlich für andere Arten vorgesehen waren, z. B. Mischfutter, das ein für Rinder oder Schafe vorgesehenes Ionophor-Antibiotikum enthält.
- Infektionen sind gelegentlich die Ursache. Eine chronisch-aktive bakterielle Hepatitis

kann zu einer chronischen Cholangitis, zu multiplen Leberabszessen oder sogar (selten) zu einer Cholelithiasis führen. Virusinfektionen werden oft vermutet, aber selten nachgewiesen.

- Parasiten sind selten ein Problem in der Leber des erwachsenen Pferdes. Gelegentlich können Leberegel auf befallenen Weiden aufgenommen werden.
- Eine Infiltration von Fett (Fettleber) kann sekundär bei einer Hyperlipämie auftreten.
- Selten wird eine Serumhepatitis (Theiler-Krankheit) als akutes Leberversagen beschrieben. Ursache dieser Form der Hepatitis ist eine vorausgegangenen Verabreichung einer von Pferden gewonnenen biologischen Substanz, meist eines Antiserums.
- Tumoren der Leber, wie Gallengangskarzinom oder Lymphosarkom, sind selten.

4.1.1 Klinisch-chemische Blutuntersuchungen

4.1.1.1 Leberenzyme

Der labordiagnostische Nachweis einer Lebererkrankung basiert grundlegend auf der Freisetzung von Enzymen aus geschädigten Hepatozyten. Diese treten in das zirkulierende Blut ein und werden in Serum oder Plasma bestimmt.

Akute Leberenzyme

Erhöhte Konzentrationen der sogenannten akuten Leberenzyme im zirkulierenden Blut weisen auf eine zur Zeit der Untersuchung ablaufende Schädigung von Zellen hin, zeigen aber in keiner Weise die Ursache für diese Schädigung an.

Aspartataminotransferase (AST, ehemals GOT Glutamatoxalazetat-Transaminase). Dieses Enzym wird zu einem frühen Zeitpunkt der Zellzerstörung freigesetzt und nur langsam aus dem zirkulierenden Blut eliminiert. Es ist jedoch nicht leberspezifisch, sondern wird auch bei Zerstörung anderer Weichteile wie Skelett- und Herzmuskel freigesetzt. Besteht keine absolute Sicherheit, sollte eine Kreuzüberprüfung der

Serumkonzentration eines muskelspezifischen Enzyms, am einfachsten der Kreatinkinase (CK), vorgenommen werden. Diese klärt, ob die Muskulatur der wahrscheinliche Ursprung ist.

Sorbitdehydrogenase (SDH). Dieses Enzym ist leberspezifisch und wird zu einem frühen Zeitpunkt nach einer Schädigung von Hepatozyten freigesetzt. Es hat eine kurze Halbwertzeit, sein Wert fällt daher ab, sobald der Insult nicht weiter fortschreitet. Das Enzym ist im Blut nicht stabil und der Nachweis muss so bald wie möglich nach der Blutentnahme durchgeführt werden, in jedem Fall innerhalb von 24 Stunden. Die Serumaktivität halbiert sich innerhalb von 2–3 Tagen bei Umgebungstemperatur.

Glutamatdehydrogenase (GLDH). Sie ist ein weiteres leberspezifisches Enzym mit einer kurzen Halbwertzeit, dessen Anwesenheit auf eine gerade ablaufende Schädigung hinweist. Da es nukleärer Herkunft ist, steht eine Erhöhung seines Serumspiegels vermutlich mit einer extremen Zellschädigung in Zusammenhang. Es ist relativ instabil, mehr noch als die SDH, und muss schnellstmöglich nach Abnahme bestimmt werden – Verzögerungen auf dem Postweg führen zu ungenauen Ergebnissen.

Gamma-Glutamyltransferase (GGT oder γGT). Dieses Enzym ist ebenfalls organspezifisch, und ein Anstieg seiner Konzentration im zirkulierenden Blut ist nahezu immer ein Anzeichen für eine Lebererkrankung. Es wird auch bei einer Pankreatitis freigesetzt, die allerdings bei Pferden als extrem selten gilt. GGT ist sowohl bei akuten als auch bei chronischen Erkrankungen der Leber ständig erhöht und reflektiert eine Schädigung des Gallensystems.

Chronische Leberenzyme

Bei einer chronischen Erkrankung können die akuten Enzyme AST, SDH und GLDH erhöht sein, sofern eine Schädigung der Hepatozyten abläuft, jedoch bewegen sich in vielen Fällen ihre Konzentrationen im normalen Bereich.

Alkalische Phosphatase (AP). Dieses Enzym ist hauptsächlich mit dem Gallensystem assoziiert und wird daher bei Erkrankungen freigesetzt, die zu einer Schädigung des hepatobiliären Systems führen. Es ist jedoch nicht leberspezifisch und wird auch bei Schädigungen der Knochen oder des Darmes (Bürstensaum) freigesetzt.

Gamma-Glutamyltransferase (GGT). Dieses Enzym wird frühzeitig im Rahmen einer Lebererkrankung freigesetzt, ist stabil und hat eine lange Halbwertzeit. Es ist ein ausgezeichneter Indikator einer chronischen Hepatitis, bei der es das einzige Leberenzym mit erhöhter Konzentration sein kann. Während der klinischen Rekonvaleszenz kann die GGT bei Arbeit ansteigen und in Ruhe abfallen. Sie ist daher gut geeignet für die Überwachung des Arbeitspensums, das ein Pferd während der Rekonvaleszenz leisten sollte. Mit einem Pferd, das einen erhöhten GGT-Serumspiegel aufweist, sollte nicht gearbeitet werden.

Eine gleichzeitige Erhöhung von GGT und AP deutet auf eine Schädigung des Gallensystems hin, die mit einer cholestatischen Erkrankung wie Cholangitis oder (selten) Cholelithiasis einhergeht.

Anmerkungen
● Für den Nachweis einer Leberschädigung ist es nicht erforderlich, in einem klinisch-chemischen Serumprofil alle genannten Enzyme untersuchen zu lassen. Die Autoren empfehlen die Untersuchung auf ein akutes und ein chronisches leberspezifisches Enzym zur Erkennung einer Erkrankung – z. B. AST und GGT.
● Die Laktatdehydrogenase (LDH) ist im Rahmen einer Lebererkrankung gewöhnlich erhöht. Sie kommt jedoch in allen Geweben vor und ein spezifischer Nachweis für Herkunft aus der Leber erfordert ergänzend die Bestimmung ihrer Leberisoenzyme LDH4 und LDH5. Sie ist daher nur unter Entstehung höherer Kosten von diagnostischem Wert.

4.1.1.2 Serumbilirubin

Das Gesamtbilirubin im Serum ist bei Hepatopathien des Pferdes gewöhnlich nicht erhöht. Ein Anstieg kann von diagnostischem Nutzen sein, jedoch schließen normale Werte eine Lebererkrankung nicht aus.

In Fällen, in denen eine Hepatopathie mit einem Ikterus des Pferdes einhergeht, ist der größere Teil des Serumbilirubins immer unkonjugiert, ungeachtet der zugrunde liegenden Pathologie. Vergleiche der relativen Konzentrationen des direkten (konjugierten) und des indirekten (unkonjugierten) Bilirubins mithilfe der klassischen Van-den-Bergh-Reaktion sind bei der Klassifizierung des Ikterus von Pferden weniger von Nutzen als bei anderen Arten.

Ein Anstieg des Gesamtbilirubins ist auch bei einer Vielzahl von Erkrankungen des Pferdes zu beobachten, die nicht mit primären Leberkrankheiten in Verbindung stehen, wie Hämolyse, Obstipationskolik und alle Zustände, die mit einer reduzierten Futteraufnahme einhergehen. Im nüchternen Zustand (oder bei Inappetenz) findet ein physiologischer Rückgang von Bilirubin durch den hepatozellulären Transport statt. Eine Anorexie, gleich welcher Ursache, ist wahrscheinlich die häufigste Ursache für eine Gelbfärbung der Schleimhäute beim Pferd.

4.1.1.3 Serumprotein

Die Bestimmung des Serumeiweißes ist bei der Diagnose einer Lebererkrankung nicht von besonderem Nutzen. Eine der Folgen einer chronischen Leberinsuffizienz ist jedoch ein Abfall der Albuminsynthese. Da dies die einzige Quelle ist, fällt die Albuminkonzentration im Serum allmählich ab. Zusätzlich ist der Katabolismus von Proteinen mit höherem Molekulargewicht reduziert, und die Gesamtkonzentration aller Globuline steigt an. Nettoergebnis ist ein Abfall des Albumin/Globulin-Verhältnisses bei Leberinsuffizienz. Trotzdem ist dies nicht pathognomonisch für eine Leberinsuffizienz, denn der gleiche Abfall dieses Verhältnisses ist beispielsweise bei Vorliegen einer exsudativen Enteropathie zu beobachten, die mit einer Hyperglobulinämie durch bakterielle Infektion oder Parasitenbefall assoziiert ist.

4.1.1.4 Blutglukose

Bei akutem Leberversagen entwickelt sich eine Hypoglykämie. Diese weist demzufolge auf einen Zustand hin, in dem ein therapeutisches Eingreifen angezeigt ist. Eine solche Situation wird durch mangelnden Appetit und einen Verlust effizienter Gluconeogenese durch die Leber verschlimmert. Eine Hypoglykämie trägt zu einer hepatischen Enzephalopathie bei.

4.1.1.5 Ammoniak

Da als Folge einer Leberinsuffizienz die Entgiftung behindert ist, kommt es im zirkulierenden Blut zu einem Anstieg der Konzentrationen von intestinalen Aminen und Ammoniak (der Produkte des Eiweißabbaus im Darm). Diese führen zur Entwicklung einer Enzephalopathie.

Ammoniak im Blut lässt sich am einfachsten routinemäßig im Labor bestimmen, ist allerdings nicht stabil und erfordert eine Blutprobe in Antikoagulans (EDTA) zum Erreichen einer schnellen Plasmaseparation, gefolgt von einer umgehenden Analyse im Labor (innerhalb von zwei Stunden). Nach Möglichkeit sollten serielle Bestimmungen von Ammoniak im Blut erfolgen, die eine drohende Enzephalopathie anzeigen und auch als sensibler Test für das Ansprechen auf eine Therapie dienen können.

Anmerkung
Blutharnstoffstickstoff (BUN – blood urea nitrogen) ist das Abbauprodukt von Aminen und Ammoniak. Bei bestehender Leberinsuffizienz wird die gestörte Entgiftung von intestinalen Aminen und Ammoniak von einem Rückgang der Konzentration im zirkulierenden Blut begleitet. Ein Anstieg von Ammoniak im Blut in Gegenwart einer niedrigen Konzentration von BUN oder Harnstoff ist daher Anzeichen für eine Leberinsuffizienz.

4.1.1.6 Hyperlipämie

Die Hyperlipämie ist eine metabolische Erkrankung, bei der es durch eine Form von Stress oder Mangelernährung zu einer pathologischen Mobilisierung von Fettdepots kommt. Sie wird am häufigsten bei Ponys und Eseln beobachtet und geht oft einher mit einer unangemessenen Fütterung zum Ende der Trächtigkeit. Auch tritt sie sekundär zu Krankheitsprozessen auf, die eine Anorexie induzieren. Die Erhöhung der Konzentration von Lipiden im zirkulierenden Blut führt zu einer Fettleber und einem Anstieg der Leberenzyme im Serum.

Der Nachweis einer Hepatopathie in Verbindung mit jedem Krankheitsprozess oder mit weit fortgeschrittener Trächtigkeit bei Ponys und Eseln sollte an eine interkurrierende Hyperlipämie denken lassen. Diese wird durch einen pathologischen Anstieg der Konzentration von Triglyzeriden im Serum (> 5 mmol / l) diagnostiziert, der im Extremfall zu einer milchigen Verfärbung des Plasmas führt. Letztere ist bei einer heparinisierten Blutprobe nach deren Absetzen mit dem bloßen Auge gut erkennbar (siehe Kapitel 16).

4.1.2 Hämatologie

Bei Erkrankungen der Leber liefern hämatologische Untersuchungen keine spezifischen Informationen. Chronische Erkrankungen können von einer Anämie begleitet werden und Patienten, die, beispielsweise bei Cholangitis oder Abszessen, unter einer bakteriellen Infektion leiden, weisen Verschiebungen der Leukozyten und einen Anstieg der Konzentration von Fibrinogen im Plasma auf.

Bei fortgeschrittener Leberinsuffizienz geht die Produktion von Gerinnungsfaktoren zurück, woraus eine Verlängerung der Gerinnungszeit resultiert (siehe Kapitel 8.2.4). Praktisch wird der Tierarzt mit größerer Wahrscheinlichkeit signifikante Störungen der Gerinnung durch das Auftreten von Petechien in den Schleimhäuten oder die Bildung eines Hämatoms nach einer Blutabnahme entdecken als durch umfangreiche Gerinnungstests.

4.1.3 Leberfunktionsprüfungen

4.1.3.1 Bromsulphthalein-Clearance

Gelangt Bromsulphthalein (BSP) in das Blut, bindet es an Albumin und akkumuliert in Leberzellen. Dort wird es vom Albumin getrennt, mit Glutathion konjugiert und über die Galle ausgeschieden. Seine Clearance aus dem Blut wird zur Messung der Funktionskapazität der Leber genutzt.

Die BSP-Clearance wird definiert als die Zeit, die erforderlich ist, um eine gegebene Konzentration im zirkulierenden Blut um die Hälfte zu reduzieren (T 1/2 BSP). In der Praxis wird BSP in das Blut injiziert, danach werden zu festgelegten Zeiten mehrere aufeinander folgende Blutproben abgenommen, um die Geschwindigkeit der Eliminierung zu berechnen.

Die fertige BSP-Lösung kann von dem Labor bezogen werden, das die Bestimmung ausführt, und Plasmaproben mit BSP sind stabil genug für den Postversand.

Durchführung
- Vor der Injektion von BSP wird eine heparinisierte Blutprobe aus der Jugularvene entnommen.
- 1 g BSP wird intravenös verabreicht, und mit Beendigung der Injektion wird eine Stoppuhr gestartet.
- Unter Verwendung heparinisierter Vacutainer (Becton-Dickinson, UK) werden aus der gegenüberliegenden Vene 2, 4, 6 und 8 Minuten nach der Injektion Proben entnommen. Drei Entnahmen sind ausreichend, allerdings muss die exakte Entnahmezeit bestimmt werden, wenn das Röhrchen etwa halb voll ist. Zur unmittelbareren Entnahme einer Probe können auch heparinisierte Spritzen verwendet werden; allerdings erfordert dies einen Verweilkatheter.

- Ein Teil des für die Injektion verwendeten BSP (z. B. 1 ml) sollte den Proben bei der Einsendung zur Analyse beigefügt werden – damit wird dem Labor ermöglicht, eine Standardlösung mit bekannter Konzentration zuzubereiten, mit der die Proben mittels Farbmessung verglichen werden können.
- Aus den Ergebnissen der Bestimmungen wird die Konzentration von BSP in jeder Probe auf semilogarithmischem Papier auf einer linearen Zeitskala dargestellt. Das Ergebnis sollte eine lineare Darstellung sein, aus der die Zeit, die für den Abfall einer gegebenen Blutkonzentration auf die Hälfte ihres Wertes erforderlich ist, ermittelt werden kann (Abb. 4.1).

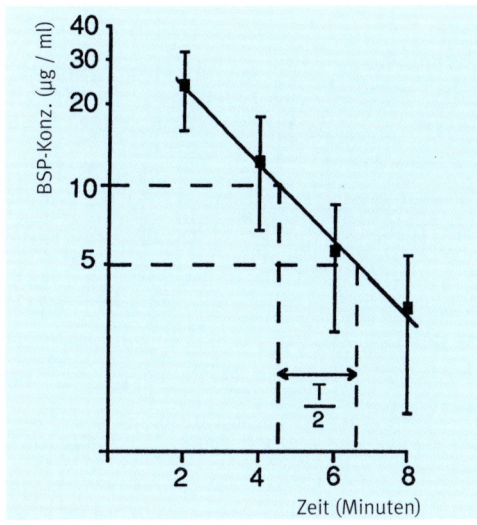

4.1

Abb. 4.1:
BSP-Clearance von fünf gesunden Ponys nach intravenöser Injektion von 1 g BSP (mittlere Darstellung ± SD). Die Clearance-Zeit (T1/2) wird ermittelt durch Auswahl einer Blutkonzentration (10 μg / ml im obigen Beispiel) und Messung der zur Reduzierung des Wertes auf die Hälfte benötigten Zeit auf der Zeitachse.
Mittlere T1/2 = 2,2 Minuten (Bereich 1,8–2,5).

Die normale Clearance-Zeit liegt bei einem gesunden Pferd zwischen 2 und 3,5 Minuten. Clearance-Zeiten über 4 Minuten lassen auf eine Funktionsstörung der Leber schließen.

Anmerkungen
- Bei gesunden Pferden findet die BSP-Clearance in zwei verschiedenen Exponentialphasen statt. Der erste und steilste Abschnitt der Kurve steht für die Aufnahme von BSP durch die Leberzellen und nimmt etwa 7–10 Minuten in Anspruch. Er wird gefolgt von einer gut definier-

Leberfunktionsprüfungen

ten Konvexität der Kurve sowie einem zweiten Exponential das etwa 20–30 Minuten später einsetzt. Diese zweite Phase bildet die Exkretion von BSP durch die Leberzellen in die Galle ab. Praktische Konsequenz ist, dass Proben, die nach mehr als 10 Minuten abgenommen werden, Ergebnisse erbringen, die auf der Kurve zwischen den zwei Exponentialen liegen und damit zur Verwirrung bei der Darstellung eines linearen Abschnittes führen, der für die Berechnung von T 1/2 unabdingbar ist. Es wird daher geraten, Proben nur innerhalb eines Zeitraumes von 10 Minuten abzunehmen, um eine lineare Darstellung der Clearance zu ermöglichen (Abb. 4.1)

● Bei gesunden Pferden geht eine Periode ohne Nahrungsaufnahme mit einer Verzögerung in der hepatozellulären Transportzeit aller Metaboliten einher. Bei jedem Krankheitsprozess, bei dem Inappetenz besteht, wird der gleiche physiologische Prozess auftreten und so, trotz normaler Leberfunktion, zu einer Verlängerung von T 1/2 führen.

● Der Test ist in allen Situationen kontraindiziert, in denen die Konzentration des Gesamtbilirubins im Blut erhöht ist – das heißt, bei Vorliegen eines Ikterus. Bilirubin konkurriert mit BSP um die Clearance und wird so zu einer Verzerrung von T 1/2 führen.

● Da BSP an Albumin bindet und danach in den Hepatozyten vor seiner Konjugation und Exkretion dissoziiert, besteht bei jedem Zustand, der zu einer Hypoalbuminämie führt, die Möglichkeit des Auftretens einer verkürzten $T_{1/2}$.

● Schlechte Durchblutung der Leber (z. B. bei Herzinsuffizienz) geht mit einer schlechten BSP-Clearance einher.

4.1.3.2 Gesamtgallensäuren im Serum

Gallensäuren werden in der Leber synthetisiert, mit Aminosäuren konjugiert und in die Galle sezerniert. Geht man beim Pferd von einer Funk-

tion aus, die der beim Menschen vergleichbar ist, so sind sie von Bedeutung in der Verdauung von Fetten sowie bei der Resorption fettlöslicher Vitamine. Nach der Sezernierung werden die Gallensäuren zu einem großen Teil durch den Darm wieder aufgenommen, aufs Neue in die Galle sezerniert und unterliegen so einem »enterohepatischen Kreislauf« (Abb. 4.2). Ein kleiner Teil tritt nach erneuter Aufnahme durch den Darm in den peripheren Kreislauf über und kann als Konzentration von Gesamtgallensäuren im Serum gemessen werden.

Bei Funktionsstörungen der Leber ist die erneute Sezernierung der Gallensäuren reduziert, was zu einem höheren Spiegel von Gesamtgallensäuren im Blut führt. Ihre Bestimmung in einer einzelnen Blutprobe stellt daher eine Leberfunktionsprüfung dar, die keine stärker invasiven (oder teureren) Verfahren erfordert. Sie ermöglicht auch eine routinemäßige Überprüfung der Leberfunktion im Verlauf von Erkrankung und Behandlung.

Viele kommerzielle Labors führen inzwischen die Bestimmung von Gesamtgallensäuren im Serum durch und benötigen dafür nur eine geronnene Blutprobe (Serum). Eine Auswertung sollte immer auf Grundlage der Normalwerte für Pferde erfolgen, die vom ausführenden Labor mitgeteilt werden.

Abb. 4.2
Enterohepatischer Kreislauf der Gallensäuren. Bei Funktionsstörungen der Leber ist die Konzentration von Gallensäuren im Blut erhöht.

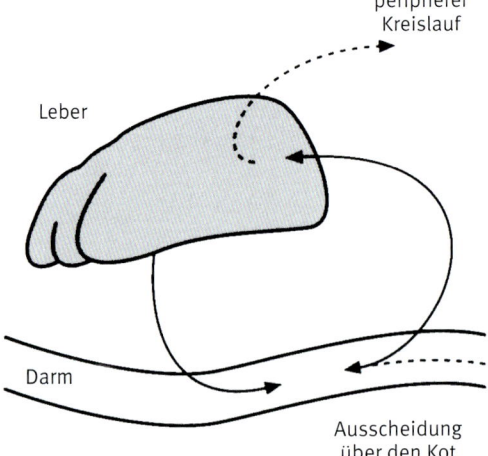

peripherer Kreislauf

Leber

Darm

Ausscheidung über den Kot

4.2

Anmerkungen

● Der Wert der Gesamtgallensäuren im Serum steigt durch Fasten oder Inappetenz (keine starke Erhöhung).

● Eine schlechte Durchblutung der Leber führt zu einer Erhöhung der Gallensäuren-Werte.

4.1.4 Leberegelbefall

Pferde werden bekanntermaßen durch den Schaf-/Rinderegel *Fasciola hepatica* befallen. Die Langlebigkeit des adulten Egels kann dazu führen, dass infizierte Pferde noch mehrere Monate nach Entfernen der Infektionsquelle, von infizierten Weiden, an einer geringgradigen Hepatitis und damit einher gehender Leistungsminderung leiden. In einem falschen Wirt entwickelt sich der Parasit jedoch nicht zu voller Reife, und wenige Eier gelangen in den Kot (wenn überhaupt). Als Nachweis für eine Infektion muss die konventionelle Kotanalyse angepasst werden, um eine geringe Anzahl von Eiern in einer großen Kotmenge zu entdecken. In den meisten Fällen ist dies nicht durchführbar. Liefert die Anamnese den Nachweis für einen Zugang zu Egelschadgebieten, ist es ratsam, das Pferd auf Fasziolose zu behandeln (z. B. Oxyclozanid 10 mg / kg per os) und den Therapieerfolg auszuwerten.

4.2 Klinische Untersuchung

Die klinische Untersuchung und besonders die Labordiagnostik können darauf schließen lassen, dass eine Form der Hepatopathie vorliegt, jedoch ist in den meisten Fällen die Ursache inapparent. Sonographische Untersuchungen und Leberbiopsie vermitteln oftmals, jedoch nicht notwendigerweise, Informationen über deren Ätiologie. In jedem Fall dienen sie dazu, Informationen zur Schwere der Erkrankung sowie zur Prognose zu gewinnen. Des weiteren liefern sie Anhaltspunkte für Vergleiche bei Folgeuntersuchungen.

4.2.1 Sonographie der Leber

Beim normalen erwachsenen Pferd befindet sich der größere Teil der Leber auf der rechten Seite des kranialen Abdomens, ist aber mittels perkutaner Sonographie unterhalb der Rippen auf beiden Seiten zu erkennen. Für die sonographische Untersuchung der Leber ist ein Wandler mit einer niedrigen Frequenz, im Bereich 2–3,5 MHz, geeignet. Ein Sektorschallkopf mit einer niedrigen Ankopplungsfläche ist wegen des beschränkten Zugangs im Bereich der Rippen zu bevorzugen.

Auf der linken Seite befindet sich die Leber ventral des Lungenrandes und erstreckt sich vom Zwerchfell in kaudaler Richtung über mehrere Rippen bis zu dem Bereich, an dem sie der Milz anliegt (7. – 11. Interkostalraum). Auf der rechten Seite liegt die Leber ventral des Lungenrandes und erstreckt sich vom Zwerchfell bis zur Höhe der rechten Niere (7. – 15. Interkostalraum). Die exakte Lage ist variabel und verändert sich mit Alter, körperlicher Verfassung und Rasse. Eine sorgfältige Vorbereitung der Haut ist von besonderer Bedeutung für die perkutane Sonographie und umfasst meist das Scheren der Haare, eine Reinigung der Haut mit Polyvidon-Jod und eine Entfettung mit Alkohol.

Eine sonographische Untersuchung der Leber sollte die Bewertung der folgenden Punkte umfassen:

● Volumen und Beschaffenheit der umgebenden Peritonealflüssigkeit. Ein Anstieg der Menge der Peritonealflüssigkeit führt zu einer Verlagerung der Leber fort von ihrem normalerweise engen Kontakt mit der Körperwand. Die Echogenität der Flüssigkeit steigt mit Trübung und Zellgehalt.

● Gesamtgröße der Leber. Die Größe der Leber ist bei Pferden sehr unterschiedlich. Eine subjektive Bewertung der Gesamtgröße kann aber vorgenommen werden, indem der Kontaktbereich zwischen der Leberoberfläche und der Körperwand relativ zur Größe des Tieres sowie die Tiefe des über diesem

Bereich befindlichen Gewebes abgeschätzt werden.

● Kapseloberfläche der Leber und Winkel ihres ventralen Randes. Die gesunde Leber hat eine Kapsel, die eine glatte und scharf definierte Grenze mit einem spitzen Winkel am ventralen Ende bildet.

● Struktur des Leberparenchyms. Das gesunde Leberparenchym zeigt eine einheitliche Echogenität. Variationen der Echogenität können durch Veränderungen des Kontakts von Schallkopf und Patient, der Wandlerfrequenz sowie von Kontrolleinstellungen entstehen, oder aber durch eine Erkrankung der Leber. Erfahrungen mit einem Standarduntersuchungsprotokoll erlauben es, eine subjektive Bewertung der Echogenität der Leber vorzunehmen. Diffuse Erhöhungen der Echogenität können das Resultat einer Fibrose oder zellulärer Infiltrationen sein. Fokale Veränderungen sind besser zu erkennen und werden möglicherweise durch Abszesse der Leber, Hydatiden, Cholelithiasis oder Neoplasien verursacht. Ein Erscheinen solcher pathologischen Bereiche kann ätiologische Hinweise liefern und ermöglicht meist die Durchführung einer gezielten Biopsie.

● Erscheinungsbild der Lebergefäße. Darstellungen der Lebervenen sowie der Pfortader sind erkennbar. Letztere hat tendenziell stärker echogene Grenzen. Veränderungen in Größe oder Form dieser Gefäße sind gut erkennbar und reflektieren meist andere (z. B. kardiovaskuläre) Erkrankungen.

4.2.2 Leberbiopsie

Die meisten Schädigungen, die an der Leber des Pferdes auftreten, sind von diffuser Natur, so dass eine Biopsie im Allgemeinen eine repräsentative Probe für die histopathologische Untersuchung liefert. Der Schweregrad der Schädigung – und damit ein prognostisch wichtiger Indikator – ist meist ersichtlich, jedoch kann die genaue Ursache nicht immer erkannt werden. Ausnahmen sind Fälle mit einer charakteristischen Pathologie, z. B. die Hepatomegalozytose der Jakobskraut-Vergiftung. Eine Biopsie ist kontraindiziert, wenn Zeichen für eine gleichzeitig bestehende Koagulopathie oder der Verdacht auf einen Leberabszess vorliegen.

4.2.2.1 Instrumente

Verschiedene medizinische BiopsieInstrumente sind für einen solchen Zweck geeignet. Die 14er-Einwegnadel Trucut (Baxter Healthcare Corporation, Kalifornien) liefert in der Praxis gutes Probenmaterial. Eine Länge von 153 mm ist bei den meisten Pferden ausreichend. Wird eine Biopsie unter sonographischer Kontrolle vorgenommen, so bietet der Einsatz eines einhändig verwendbaren automatisierten Biopsiesystems erhebliche Vorteile.

4.2.2.2 Biopsiesitus

Ist eine sonographische Untersuchung möglich, kann der optimale Biopsiesitus in der Darstellung der Leber bestimmt werden. Ohne Ultraschall gilt für alle Instrumente der gleiche Ansatz. Es wird eine Stelle im 13. Interkostalraum auf der rechten Seite ausgewählt, der

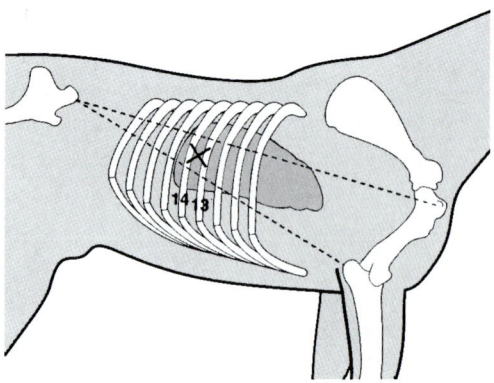

*Abb. 4.3 :
Auffinden einer geeigneten Lokalisation für die Leberbiopsie ohne sonographische Überwachung.*

4.3

unmittelbar vor der 14. Rippe liegt. Dieser soll sich in der Mitte eines Keils befinden, dessen Ober- und Untergrenzen jeweils durch imaginäre Linien gebildet werden, die von der Spitze des Hüftknochens zur Spitze der Schulter sowie von der Spitze des Hüftknochens zur Spitze des Ellbogens gezogen werden (Abb. 4.3). Die 14. Rippe wird durch Abzählen von der 18. Rippe lokalisiert, dabei sind Costae fluitantes zu ignorieren.

Durchführung

- An der ausgewählten Stelle wird ein Gebiet von 10 x 10 cm geschoren und chirurgisch vorbereitet.
- Abhängig vom Temperament des Pferdes kann eine Sedierung erforderlich werden.
- Unter steriler Vorgehensweise werden die Haut und der unterhalb liegende Interkostalmuskel bis hinunter zur Wand der Pleura unter Verwendung einer 39 x 0,8 mm-Nadel mit 4–5 ml Xylocain 2 % infiltriert.
- Unmittelbar vor der 14. Rippe wird eine Inzision der Haut von 5 mm Länge vorgenommen. Es ist unbedingt den Interkostalgefäßen und -nerven auszuweichen, die kaudal der Grenze der benachbarten Rippe verlaufen.
- Die Biopsienadel wird durch die Inzision in den Interkostalmuskel eingeführt und dann etwa zehn Grad in kaudale Richtung ausgerichtet, um die Lunge und das Zwerchfell zu passieren. Wird die Nadel zum Zeitpunkt vollständiger Exspiration eingeführt, wird die Lunge nur minimal beteiligt. Das Aufsetzen des Zwerchfells auf dem Instrument kann beim Durchschieben wahrgenommen werden. Lockert der Operateur seinen Griff, ist jetzt die Bewegung des Instruments mit den Atembewegungen des Zwerchfells zu erkennen.
- Die Biopsienadel wird etwa 5 cm in die Leber vorgeschoben, die sich fest anfühlt. An dieser Stelle wird die Biopsie vorgenommen. Beim Zurückziehen sollte der Gewebekern eine dunkle Farbe haben und im Fixativ

einsinken. Bringt der erste Versuch kein Ergebnis (oder blasses Gewebe, das nicht gleich sinkt), können durch dieselbe Inzision zwei weitere Versuche unternommen werden, indem die Position der Nadel leicht verändert und die sterile Vorgehensweise beibehalten wird. Bei klinischen oder labordiagnostischen Anzeichen auf eine Infektion der Leber, sollte eine Probe (oder ein Teil einer Probe) in einem sterilen Behälter zur Anzüchtung eingeschickt werden.

- In die Wunde wird zum Verschluss eine einzelne Knopfnaht oder Klammer gelegt, obwohl eine Versorgung mit Wundpuder für eine so kleine Inzision oft ausreicht. Das Pferd erhält eine Ruhepause von mindestens einer Stunde, um Gerinnung im Biopsiebereich zu ermöglichen.
- Bei Bedarf kann der Eingriff an einer anderen Stelle wiederholt werden, vorzugsweise nach 24 Stunden. Bei einer Blindbiopsie ist es ratsam, die Nadel einen Interkostalraum weiter kaudal einzuführen, jedoch besteht bei älteren Pferden die Möglichkeit, dass die Leber durch Atrophie kranial gezogen wird. Die Vorteile einer sonographisch überwachten Biopsie liegen auf der Hand.
- Der Tetanusschutz des Patienten ist zu überprüfen und gegebenenfalls sind die erforderlichen Schritte einzuleiten.

Komplikationen der Leberbiopsie

Komplikationen sind selten. Anderes Gewebe als die Leber kann versehentlich biopsiert werden (Zwerchfell, Lunge, Kolon), ohne dass ein Schaden entsteht. Hat der vorliegende Gewebekern allerdings nicht die Farbe oder Struktur der Leber oder fühlt sich nicht an wie diese, ist es ratsam, zur Vorbeugung von Folgen einer möglichen Darmpenetration eine kurze Antibiotikabehandlung durchzuführen.

Es können Blutungen in das Abdomen oder den Thorax auftreten. Schwere Blutungen sind eine seltene Komplikation der Leberbiopsie, selbst bei fortgeschrittener Erkrankung. Beste-

Leberbiopsie

hen Anzeichen für eine verlängerte Gerinnungszeit, wie die Bildung von Hämatomen nach Blutentnahme, ist eine Bestimmung der Blutungszeit anzuraten (siehe Kapitel 8.2.4.3).

Anmerkungen

● Gelegentlich ergibt eine Biopsie normales Gewebe. Abhängig von klinischen und labordiagnostischen Gegebenheiten kann dies auf eine fokale Schädigung der Leber hinweisen, wie die Bildung eines Abszesses, Faszioliasis oder (selten) Neoplasien.

● Die sonographische Überwachung bietet den Vorteil, die Biopsie von der linken Seite des Pferdes aus durchzuführen. Eine Blindbiopsie von der linken Seite wird nicht empfohlen.

4.3 Weiterführende Literatur

DIVERS, T. J.: Hepatic disease. In: N. E. Robinson (Ed.): Current Therapy in Equine Medicine. 3rd edn, pp 253–259. W. B. Saunders, Philadelphia 1991.

5 Krankheiten der endokrinen Organe

Dieses Kapitel befasst sich mit der Diagnostik von Krankheitszuständen, deren bekannte oder vermutete Ursachen endokrinologischer Natur sind. Klinische Endokrinopathien des Pferdes sind weniger gut definiert als bei anderen domestizierten Arten. Es steht jedoch zu vermuten, dass sich diese Situation ändern wird, da immer mehr Hormonbestimmungsverfahren und dynamische Tests für das Pferd entwickelt werden. In den vergangenen Jahren wurde z. B. der Diagnostik der Überfunktion der Nebennierenrinde beim Pferd (Cushing-Syndrom) viel Aufmerksamkeit gewidmet, und es scheinen in der Zwischenzeit sehr viel mehr Fälle erkannt zu werden als früher.

5.1 Überfunktion der Nebennierenrinde

Bei Pferden wird eine Überfunktion der Nebennierenrinde (NNR) primär durch ein Adenom des Hypophysenzwischenlappens verursacht. Es handelt sich um einen funktionellen Tumor, der eine exzessive Sekretion von Substanzen verursacht, unter anderem auch des adrenokortikotropen Hormons (ACTH). Dieses wiederum kann eine NNR-Hypertrophie auslösen, die von einem Anstieg der Konzentration von Kortisol im Blut begleitet wird. Eine NNR-Hypertrophie hat zahlreiche mögliche Auswirkungen. Sie kann eine Hemmung von Insulin bewirken (daraus resultierende Hyperglykämie), die Aktivität antidiuretischer Hormone antagonisieren (Beitrag zu Polyurie / Polydipsie), eine Supprimierung des Immunsystems fördern und die Entwicklung von Hufrehe fördern. Daneben kann der Tumor selbst lokalen Druck ausüben und damit zur Ausprägung klinischer Symptome führen. Eine dorsale Expansion übt Druck auf den Hypophysenhinterlappen, den Hypothalamus oder das Chiasma opticum aus. Eine Kompression des Hypophysenhinterlappens kann eine Beein-trächtigung der Sekretion des antidiuretischen Hormons (ADH) nach sich ziehen und weiter zu einer Polyurie / Polydipsie beitragen. Druck auf das Temperaturregulationszentrum des Hypothalamus kann exzessiven Haarwuchs (Hirsutismus) sowie übermäßiges Schwitzen verursachen. Im Extremfall hat eine Expansion zentralnervöse Auswirkungen, einschließlich Störungen der Sehfähigkeit, jedoch ist dies selten.

Anders als bei anderen Arten (v. a. bei Hund und Katze) sind Tumoren der Nebennieren als Ursache einer NNR-Überfunktion bei Pferden nahezu unbekannt. Diagnostische Verfahren sind daher auf den Nachweis eines Hypophysenadenoms ausgerichtet.

Eine NNR-Überfunktion wird normalerweise auf der Grundlage einer Reihe von charakteristischen klinischen Symptomen angenommen, die zu einer laboranalytischen Untersuchung und darauf folgend zum Einsatz eines dynamischen Funktionstests führen. Die definitive Diagnose ist jedoch meist erst *post mortem* möglich, wenn ein Hypophysenadenom und eine NNR-Hypertrophie bestätigt werden. Die NNR-Überfunktion ist zwar nicht heilbar, aber es stehen eine Reihe vielversprechender therapeutischer Möglichkeiten zur Verfügung, die dazu beitragen, die Krankheit abzumildern und die Lebensqualität des Pferdes zu verbessern. Aus diesem Grund ist der Versuch einer klinischen Diagnose durchaus gerechtfertigt.

5.1.1 Klinische Symptome

Die Erkrankung tritt bei älteren Pferden (gewöhnlich > 12 Jahre) beiderlei Geschlechts auf; die Prävalenz ist bei Ponys höher. Es besteht ein breites Spektrum möglicher klinischer Symptome.

Die häufigsten Symptome sind:
- Langes, struppiges Haarkleid bei fehlendem Haarwechsel. Dies ist das zuverlässigste klinische Merkmal der NNR-Überfunktion beim Pferd.
- Gewichtsverlust

- Depression / Lethargie
- Hufrehe
- Polyurie / Polydipsie

Andere häufig auftretende Zeichen sind ständiges Schwitzen und das Auftreten von Infektionen als Folge der begleitenden Immunsuppression, z. B. Pneumonie, Zystitis oder Hautinfektionen.

Anmerkung
Bei vielen Patienten mit NNR-Überfunktion tritt Hufrehe auf, aber nicht alle Fälle von Hufrehe bei Pferden stehen in Zusammenhang mit der Entwicklung einer NNR-Überfunktion. Beginnende Hufrehe bei einem älteren Pferd, insbesondere bei Vorliegen weiterer oben aufgeführter klinischer Symptome, kann ein Hinweis auf eine zugrunde liegende NNR-Überfunktion sein.

5.1.2 Labordiagnostik

Wird das Vorliegen einer NNR-Überfunktion angenommen, ist eine einfache laboranalytische Untersuchung einzuleiten. Der häufigste (wenn auch nicht immer vorliegende) Befund ist eine Hyperglykämie. In vielen dieser Fälle kann der Blutzucker nicht mehr renal filtriert werden und es kommt zur Glukosurie. Die basale (Ruhe-) Konzentration von Kortisol im Blut kann erhöht sein, jedoch handelt es sich hier nicht um ein zuverlässiges diagnostisches Merkmal. Gesunde Pferde zeigen tageszyklische Schwankungen ihrer basalen Kortisolkonzentrationen, mit einem Spitzenwert in den frühen bis mittleren Morgenstunden.

Bei Patienten mit Polyurie / Polydipsie muss differentialdiagnostisch eine Niereninsuffizienz abgeklärt werden, indem eine Kontrolle der Konzentrationen von Harnstoff und Kreatinin im Blut erfolgt. Andere differentialdiagnostische Schritte bei Polyurie / Polydipsie werden später in diesem Kapitel behandelt.

Die Ergebnisse der Hämatologie sind nicht spezifisch, die Erythrozyten-Parameter sind oft normal, eine Neutrophilie aber häufig.

5.1.3 Dynamische Funktionstests

Aus der Arbeit mit anderen Tierarten sind eine Reihe dynamischer Tests für den Nachweis eines Hypophysenadenoms bekannt. Über die Eignung dieser verschiedenen Tests liegen unterschiedliche Meinungen vor. Gegenwärtig schlagen die Autoren den Einsatz des TRH-Reaktionstests vor, aber es gibt keinen einzelnen eindeutigen Test auf NNR-Überfunktion, der beim lebenden Pferd angewendet werden kann.

Vor und nach Durchführung eines Tests ist allerdings immer die Bestimmung der Kortisolkonzentration im Blut erforderlich. Dies kann im Plasma (heparinisiertes Blut) oder Serum geschehen, in jedem Fall muss aber vor der Einsendung eine Abtrennung der zellulären Blutbestandteile vorgenommen werden.

ACTH-Stimulationstest
Eine Hypertrophie der Nebennierenrinde kann angenommen werden, wenn durch eine Injektion von exogenem ACTH eine übermäßige Reaktion der Kortisolkonzentration im Blut hervorgerufen wird. Bei gesunden Pferden zeigt sich zwei Stunden nach intravenöser Injektion von 100 IE eines synthetischen ACTH-Präparates (Synacthen®, Ciba) ein Anstieg der Kortisolkonzentration um etwa 80 %. Dagegen tritt in den meisten – nicht in allen – Fällen einer hypophysenabhängigen NNR-Überfunktion zwei Stunden nach der Injektion ein Anstieg ein, der weit über diesem Wert liegt.

Anmerkung
Bei Patienten mit Hufrehe besteht das Risiko einer Verschlimmerung der Erkrankung durch eine Erhöhung der Konzentration endogener Glukokortikoide nach ACTH-Injektion.

Dexamethason-Suppressionstest

Dieser Test bewertet die Funktion der Nebennierenrinden-Hypophysen-Achse, indem die Wirkung einer negativen Rückkopplung durch ein Glukokortikoid auf die Sezernierung von ACTH durch die Hypophyse dargestellt wird. Bei gesunden Pferden fällt die Kortisolkonzentration im Blut innerhalb von vier Stunden nach einer intramuskulären Injektion von 20 mg Dexamethason auf etwa 30 % des Ruhespiegels ab. Die Konzentration bleibt dann mindestens 24 Stunden lang erniedrigt. Bei einer hypophysenabhängigen NNR-Überfunktion ist die Erniedrigung weit weniger ausgeprägt.

Anmerkung

Der Dexamethason-Suppressionstest ist ein verlässlicherer Indikator für eine NNR-Überfunktion als der ACTH-Stimulationstest (siehe dort). Allerdings kann die Verabreichung von Kortikosteroiden bei Pferden Hufrehe auslösen, deshalb ist ihr Einsatz bei einem Pferd, bei dem bereits der Verdacht auf Hufrehe besteht, nicht unumstritten.

Kombinierter Dexamethason-Suppressions- / ACTH-Stimulationstest

Die zuvor beschriebenen Tests können in einem Protokoll kombiniert werden, das über fünf Stunden durchgeführt wird und nur drei Messungen des Kortisols im Blut erfordert. Eine Probe zur Bestimmung des basalen Kortisolwerts wird abgenommen und 10 mg Dexamethason intramuskulär injiziert. Eine zweite Blutprobe wird drei Stunden später abgenommen, danach werden 100 IE synthetisches ACTH (Synacthen®, Ciba) intravenös verabreicht; die Abnahme einer abschließenden Blutprobe erfolgt wiederum zwei Stunden später.

Bei gesunden Pferden tritt nach drei Stunden ein Abfall der Kortisolkonzentration im Blut auf etwa 30 % der basalen Konzentration ein; auf die Verabreichung von ACTH folgt ein Anstieg auf etwa das Doppelte der basalen Konzentration.

Besteht eine hypophysenabhängige NNR-Überfunktion, ist der Abfall weniger ausgeprägt, die Reaktion auf ACTH aber deutlich verstärkt (Abb. 5.1).

Anmerkungen

● Diese Testkombination ist zwar komfortabel, lässt aber keine Bewertung der verlängerten Erniedrigung des Kortisols im Blut als Reaktion auf Dexamethason zu und gilt aus diesem Grund als weniger nutzbringend als die oben dargestellten einzelnen Tests.

● Die bei der Darstellung der einzelnen Tests geäußerten Bedenken bezüglich der Verabreichung von ACTH und eines Kortikosteroids treffen auch auf die Kombination der beiden Tests zu.

TRH-Reaktionstest

In vielen Fällen tritt bei bestehendem Hypophysenadenom innerhalb kurzer Zeit nach Verabreichung von Thyroliberin (thyreotropin releasing hormone –TRH) ein deutlicher Anstieg der basalen Kortisolkonzentration ein. Dies resultiert wahrscheinlich aus einem abnormen Ansprechen des Tumors auf TRH, wodurch die Ausschüttung von ACTH und ACTH-ähnlichen

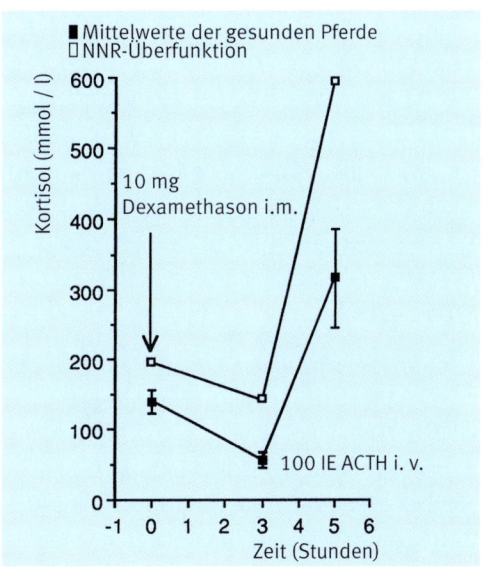

5.1

Abb. 5.1:
Reaktion von Kortisol im Blut auf einen kombinierten Dexamethason-Suppressions- / ACTH-Stimulationstest bei vier gesunden und einem an NNR-Überfunktion erkrankten Pferd.

Verbindungen stimuliert wird. Bei gesunden Pferden sollte die Kortisolkonzentration im Blut auf eine Verabreichung von TRH also nur mit einem minimalen Anstieg ansprechen, denn die normale Hypophyse verfügt nicht über einen entsprechenden Reaktionsmechanismus.

Vor der intravenösen Injektion von 1 mg TRH (Roche) wird eine heparinisierte oder unbehandelte Blutprobe abgenommen, die Entnahme einer zweiten Probe erfolgt 30 Minuten später. Liegt eine hypophysenabhängige NNR-Überfunktion vor, steigt die basale Kortisolkonzentration um 50–100 % oder mehr an.

Nota bene: Die Verabreichung von TRH führt zu einer Erhöhung der Blutkonzentrationen von Thyreotropin (TSH), Trijodthyronin T_3 und Thyroxin T_4. Eine Bestimmung dieser Hormone ist jedoch bei der genannten Anwendung nicht von Bedeutung.

Anmerkungen

● Ein Vorteil dieses Tests ist es, dass auf die Verabreichung exogener Kortikosteroide verzichtet werden kann; die Wirkungen der endogenen Kortisolkonzentration sind transient.
● Nach Erfahrung der Autoren fällt das Ansprechen auf TRH bei Patienten mit Cushing-ähnlicher Symptomatik mit hohen basalen Kortisolkonzentrationen niedriger (aber immer noch deutlich) aus. Patienten mit einem basalen Kortisolwert innerhalb des Normalbereiches zeigen eine wesentlich ausgeprägtere Reaktion. Diese verringerte Reaktion auf TRH durch hohe basale Konzentrationen von Kortisol wird auch beim Menschen beobachtet.

5.1.4 Sektion

Tumoren verschiedener Größe des Hypophysenzwischenlappens sind in der Regel lokalisierbar (siehe Kapitel 18.4.6). Die Tumoren haben gewöhnlich klare Umrisse, sind aber nicht eingekapselt. Für eine histopathologische Bestätigung sollte das Tumormaterial schnellstmöglich in 10%iges Formalin übertragen werden.

Die Untersuchung der Nebennieren erbringt eine Hypertrophie der Rinde. Entsprechend der klinischen Symptome sind andere pathologische Befunde zu erheben wie Hufrehe oder Gewebsinfektionen.

5.2 Ursachen für Polyurie / Polydipsie

Es wurde bereits geschildert, dass Polyurie / Polydipsie (PU / PD) bei älteren Pferden durch eine Überfunktion der Nebennierenrinde verursacht werden kann – dies ist wahrscheinlich sogar die häufigste Ursache einer PU / PD bei älteren Pferden. Weniger wahrscheinliche Ursachen sind Niereninsuffizienz, andere Ursachen für eine Hyperglykämie mit Glukosurie, Diabetes insipidus und psychogene Polydipsie.

5.2.1 Überfunktion der Nebennierenrinde

Diese Erkrankung geht oft einher mit einer Hyperglykämie mit Glukosurie, die zu einer osmotischen Diurese führt. Bei einigen Pferden mit Cushing-ähnlicher Symptomatik tritt jedoch in Abwesenheit einer Glukosurie eine PU / PD auf. Bei diesen Patienten ist die Polyurie meist Folge einer reduzierten ADH-Aktivität – entweder durch Beeinflussung seiner Sezernierung durch die Tumormasse oder durch Hemmung seiner Aktivität in den Nierentubuli durch hohe Spiegel zirkulierenden Glukokortikoids. Immer wenn eine Polyurie ohne Vorliegen einer nachweisbaren Nierenerkrankung auftritt, sollte eine NNR-Überfunktion als mögliche Ursache in Betracht gezogen und eine Untersuchung mit sorgfältiger Bewertung aller klinischen Symptome sowie der dynamischen Funktionstests (siehe Kapitel 5.1.3) erfolgen.

5.2.2 Niereninsuffizienz

Eine Niereninsuffizienz als Ursache für PU / PD ist durch Untersuchung einer Blutprobe auf Azotämie sowie die Durchführung von Nierenfunktionstests zu untersuchen (siehe Kapitel 6).

5.2.3 Hyperglykämie und Glukosurie

Eine osmotische Diurese als Ergebnis einer Glukosurie wird in den meisten Fällen durch eine NNR-Überfunktion verursacht. Andere Ursachen für eine persistierende Hyperglykämie sind bei Pferden wesentlich seltener, in Verbindung mit einer Glukosurie kann jedoch das Auftreten einer PU / PD erwartet werden (siehe Kapitel 5.3).

5.2.4 Diabetes insipidus

Diabetes insipidus ist charakterisiert durch die mangelnde Fähigkeit der Nieren, den Harn zu konzentrieren. Diese wird verursacht durch einen ADH-Mangel (zentraler Diabetes insipidus) oder inadäquates Ansprechen der ADH-Rezeptoren der Nierentubuli (renaler oder nephrogener Diabetes insipidus).

Der zentrale Diabetes insipidus kann infolge eines Hypophysenadenoms auftreten und ist auch bei fehlender Tumoraktivität möglich.

Der renale Diabetes insipidus ist zwar sehr selten, kann aber sekundär zu Infektionen der Nieren, eventuell mit Schädigungen durch bakterielle Toxine, zu persistierender Hyperkalzämie und Mineralisierung der Tubuli führen.

Differentialdiagnostisch muss bei einer Polyurie neben Hypophysenadenom, primären Nierenerkrankungen und Glukosurie an Diabetes insipidus oder psychogene Polydipsie gedacht werden. Um zwischen diesen beiden letztgenannten Erkrankungen zu differenzieren, sollte zuerst ein Durstversuch durchgeführt werden (siehe Kapitel 5.2.5). Bei einer psychogenen Polydipsie erfolgt eine Konzentrierung des Harns (bei Annahme einer normalen Nierenfunktion), bei Diabetes insipidus erfolgt diese Konzentration jedoch nicht, weil die Störung der Sezernierung oder der Aktivität von ADH weiterhin besteht. Bei diesen Patienten ist ein exogener ADH-Test indiziert.

Bei Pferden, die an einem zentralen Diabetes insipidus leiden, tritt als Reaktion auf die Gabe von exogenem ADH eine Konzentration des Harns ein. Pitressintannat in Öl wird intramuskulär verabreicht (6 Einheiten / 50 kg) und die Wasseraufnahme wird über 24–36 Stunden alle sechs Stunden kontrolliert. Bei Bestehen eines zentralen Diabetes insipidus sollten Wasseraufnahme und -ausscheidung zurückgehen und das spezifische Gewicht des Urins zunehmen. Bei fehlender Reaktion auf exogenes ADH liegt entweder ein renaler Diabetes insipidus oder eine psychogene Polydipsie vor. Wenn eine psychogene Polydipsie durch einen Durstversuch bereits ausgeschlossen wurde, kann renaler Diabetes insipidus vermutet werden.

5.2.5 Psychogene Polydipsie und Durstversuch

Eine psychogene Polydipsie äußert sich als exzessive Wasseraufnahme, für die psychische Ursachen, z. B. Langeweile bei einem aufgestallten Pferd, angenommen werden. Die Funktion der Nierentubuli und die ADH-Aktivität sind nicht gestört, so dass durch Wasserentzug eine Konzentrierung des Harns erfolgen sollte.

Nota bene: Ein Durstversuch darf nicht bei Pferden durchgeführt werden, die Zeichen einer Dehydratation oder einer Azotämie zeigen.

Mit dem Durstversuch sollte in den Abendstunden begonnen werden, um sicherzustellen, dass regelmäßige Kontrollen der Flüssigkeitsaufnahme während des folgenden Tages bei Tageslicht durchgeführt werden können. Es wird wie folgt vorgegangen:

- Futter und Wasser werden vollständig entzogen. Die Harnblase wird mittels Katheter geleert und das spezifische Gewicht des Harns bestimmt.
- Das spezifische Gewicht, der Blutharnstoff und Hämatokrit oder das Gesamteiweiß werden maximal über 20 Stunden alle 4–8 Stunden kontrolliert. Der Versuch sollte beendet werden, wenn das spezifische Gewicht eine angemessene Konzentration des Harns anzeigt oder, alternativ, Anzeichen für Dehydratation oder Azotämie auftreten.
- Steigt das spezifische Gewicht nach 20 Stunden nicht über 1,020, kann eine Ver-

längerung des Versuchs auf 24 Stunden in Betracht gezogen werden, sofern dieses risikolos erscheint.

Ein Anstieg des spezifischen Gewichts über 1,020 nach Wasserentzug weist auf eine psychogene Polydipsie hin. Ein geringes oder erniedrigtes spezifisches Gewicht lässt entweder auf Diabetes insipidus oder »ausgewaschenes Mark« schließen. In jedem Fall einer lang andauernden Polyurie / Polydipsie kann, unabhängig von der Ursache, ein »Auswaschen« von Natrium und Chlorid aus dem medullären Interstitium der Niere eintreten. Diese Auswaschung des Marks reduziert die Osmolarität des Nierenmarks und führt so zu einem mangelnden Vermögen, den Harn zu konzentrieren. Eine ansonsten gesunde Niere zeigt dann im Durstversuch ein unzureichendes Vermögen zur Konzentrierung des Harns. Steigt die Konzentration nach 24 Stunden nicht > 1,020 an, ist ein erweiterter modifizierter Durstversuch in Betracht zu ziehen, um eine durch Auswaschung des Marks verursachte Fehldiagnose zu vermeiden.

Für einen modifizierten Versuch wird die tägliche Wassermenge über mehrere Tage auf 40 ml / kg reduziert und danach das spezifische Gewicht des Harns erneut untersucht. Ein Anstieg > 1,020 weist auf eine psychogene Polydipsie hin. Eine fehlende Konzentrierung lässt auf einen Diabetes insipidus schließen, zu dessen Untersuchung dann ein exogener ADH-Test indiziert ist (siehe Kapitel 5.2.4).

5.3 Hyperglykämie

Hyperglykämie ist definiert als Anstieg der Blutglukose über einen akzeptierten Normalbereich. Nach Ansicht der Autoren liegt dieser Bereich bei 3,5–,0 mmol / l (etwa 60–100 mg / dl). Eine persistierende Hyperglykämie wird beim Pferd selten beobachtet und ist gewöhnlich das Resultat einer NNR-Überfunktion (siehe Kapitel 5.2.1). Vorübergehende hyperglykämi-

sche Zustände sind dagegen relativ häufig. Bei Konzentrationen der Blutglukose über dem Normal- bereich ist es ratsam, mehrere aufeinanderfolgende Proben auszuwerten, die nicht nach der Fütterung oder dem Training abgenommen werden. Das ermöglicht es dem Tierarzt, zwischen einer transienten, reversiblen Hyperglykämie und einer persistierenden, irreversiblen Hyperglykämie als Folge einer chronischen Erkrankung zu unterscheiden.

5.3.1 Ursachen transienter Hyperglykämie

Bei gesunden Pferden schwankt die Konzentration von Glukose im Blut ständig und ein Anstieg über den Normalbereich kann durch Fütterung oder andere der folgenden Ursachen bedingt sein:

- Gesteigerte Aufnahme von Kohlenhydraten,
- Glykogenolyse (unter hormonellem Einfluss, z. B. Adrenalin),
- Erhöhung der Insulinresistenz – verursacht durch physiologische Einflüsse wie Stress (einschließlich anstrengende Arbeit), Fettleibigkeit und Trächtigkeit,
- Iatrogene Ursachen, z. B. Verabreichung von Kortikosteroiden oder $\alpha2$-Agonisten.

In den meisten Fällen führt eine transiente Hyperglykämie nicht zur Überschreitung der Nierenschwelle und eine assoziierte Glukosurie ist unwahrscheinlich.

5.3.2 Ursachen persistierender Hyperglykämie (Diabetes mellitus)

Eine persistierende Hyperglykämie tritt beim Pferd selten auf, ist dann aber häufig von einer Glukosurie begleitet. In den meisten Fällen geht dies mit einer Insulinresistenz und einer basalen Hyperinsulinämie einher. Die einzige (und extrem seltene) Ausnahme ist ein hypoinsulinämischer Diabetes mellitus, bei dem aufgrund einer Erkrankung der Betazellen des Pankreas eine reduzierte Verfügbarkeit von Insulin besteht.

Die Aufdeckung einer persistierenden Hyperglykämie lässt auf einen Zustand schließen, der durch Insulin nicht reguliert wird. Dies ist eines der Krankheitsmerkmale, die mit der Diagnose eines Diabetes mellitus übereinstimmen. Der Diabetes mellitus des Pferdes unterscheidet sich von dem anderer Tierarten insoweit, als eine primäre Erkrankung der Insulin produzierenden Betazellen nicht bekannt ist. Diabetes des Pferdes ist nahezu immer sekundärer Natur und wird charakterisiert durch das Vorliegen einer bekannten oder vermuteten Primärerkrankung, die für eine Insulinresistenz oder, wesentlich seltener, für eine fehlende Insulinproduktion verantwortlich ist. Neben der häufigsten Ursache, der NNR-Überfunktion, gehören zu diesen Erkrankungen seltene Endokrinopathien wie das Phäochromozytom (Tumor des Nebennierenmarks) sowie ein sekundär zu einer generalisierten Erkrankung des Pankreas auftretender Betazellschaden.

NNR-Überfunktion

Die Überfunktion der Nebennierenrinde geht mit einer überschüssigen Kortisol-Sezernierung einher, die die Insulinaktivität antagonisiert und die Glukoneogenese fördert. Diabetes mellitus beim Pferd steht fast ausschließlich mit dieser Erkrankung in Verbindung, die deshalb differentialdiagnostisch zuerst in Betracht gezogen werden sollte. Wird eine NNR-Überfunktion ausgeschlossen, kommen als mögliche Ursachen ein Phäochromozytom oder Erkrankungen des Pankreas infrage.

Phäochromozytom

Das Phäochromozytom ist ein selten auftretender Tumor des Nebennierenmarks, in dessen Folge eine exzessive Sezernierung von Adrenalin und / oder Noradrenalin auftritt, die Insulin antagonisieren und die Glukogenolyse fördern.

Die klinischen Symptome sind Polyurie/Polydipsie (Glykosurie und osmotische Diurese), übermäßiges Schwitzen, Tachykardie, Tachypnoe, Muskelzittern und Angstzustände.

Die Labordiagnostik ist wenig hilfreich. Die venöse Konzentration von Noradrenalin ist wahrscheinlich erhöht, ein laboranalytischer Test für dieses Hormon ist jedoch derzeit kommerziell nicht erhältlich. Die Diagnose wird meist aufgrund der Ergebnisse einer Obduktion gestellt.

Nota bene: Es sind nicht-funktionelle Nebennierentumoren beim Pferd bekannt. Diese Tiere sind klinisch unauffällig und bei der Obduktion handelt es sich dann um Zufallsbefunde.

Krankheiten des Pankreas

Allgemein sind Erkrankungen des Pankreas beim Pferd sehr selten. In Einzelfällen kann eine generalisierte Erkrankung eine sekundäre Schädigung der Betazellen verursachen, die zu einer Hypoinsulinämie mit resultierender Hyperglykämie führt. Die klinischen Symptome einer Erkrankung des Pankreas sind abhängig von der Art der primären Störung:

Akute Pankreatitis verursacht eine schwere Kolik. In diesen Fällen ist ein Eskalieren der Konzentration von Amylase im Serum sowie in der Peritonealflüssigkeit als Folge einer akuten Gewebeschädigung wahrscheinlich. Eine akute nekrotisierende Pankreatitis ist aber fast unausweichlich ein postmortaler Befund, weil es für eine Pankreatitis keine spezifischen klinischen Symptome gibt, deren Auftreten Anlass für eine Amylasebestimmung geben oder anderweitig eine Differenzierung von anderen schweren Kolikfällen ermöglichen. Darüber hinaus ist die Erkrankung möglicherweise bei der Laparotomie nicht diagnostizierbar. Als Ursachen wurden Infektionen, Parasitenwanderung und eine immunvermittelte Entzündung beschrieben.

Chronische Pankreatitis kann mit Gewichtsverlust, Hyperglykämie und Polyurie / Polydipsie (infolge einer Glukosurie) einhergehen. Durch die Hyperglykämie veranlasste Funktionstests der Hypophyse auf eine NNR-Überfunktion zeigen normale Ergebnisse. Die Amylase in Serum und Peritonealflüssigkeit kann erhöht sein, jedoch ist eine Freisetzung von Enzymen wesentlich weniger wahrscheinlich als bei der akuten Form. Dies ist eine der seltenen Gelegenheiten, bei der eine Bestimmung des Seruminsulins eine Hypoinsulinämie aufdecken kann (sekundäre Betazellschädigung) und Ketonkörper im Harn zu finden sind.

Nota bene: Die Verwendung von Insulintoleranztests (d.h. die Beobachtung der Auswirkungen exogenen Insulins auf eine Hyperglykämie) hat sich bei Pferden für die Diagnostizierung eines Diabetes mellitus mit Hypoinsulinämie als irreführend erwiesen. Bei diesen Patienten scheint eine Messung der Insulinkonzentration im Serum von größerem diagnostischem Wert zu sein. Die Bestimmung von Seruminsulin bei Pferden wird von einigen kommerziellen Labors angeboten.

Anmerkungen

● In allen Fällen einer chronischen Hyperglykämie mit Insulinresistenz wird die Histopathologie des Pankreas mit einiger Wahrscheinlichkeit normale Ergebnisse bringen, aber eine Erschöpfung oder Degenerierung der Betazellen zeigen. Dies ist wahrscheinlich das Ergebnis einer übermäßigen Stimulierung und Erschöpfung des Inselgewebes im Zustand der Hyperglykämie.

● Tumoren der Inselzellen sind außerordentlich selten, können aber zu einer übermäßigen Produktion von Insulin und einer persistierenden Hypoglykämie führen. Es wurde von einem Fall mit rezidivierenden hypoglykämischen Krämpfen berichtet.

5.4 Krankheiten der Schilddrüse

Die Schilddrüsenhormone Thyroxin (T4) und Trijodthyronin (T3) beeinflussen nahezu jedes Organsystem durch die Regulierung von Wachstum, Zelldifferenzierung und Stoffwechsel. Eine Funktionsstörung der Schilddrüse kann daher mit einer enormen Vielfalt klinischer Symptome einhergehen, die jedoch bisher beim Pferd nur unzureichend definiert sind. Mit der Entwicklung verlässlicher Hormonbestimmungsverfahren zum Einsatz in kommerziellen veterinärmedizinischen Labors ergibt sich das Potential für die Erkennung einer größeren Anzahl von Syndromen, die mit einer Funktionsstörung der Schilddrüse assoziiert sind.

5.4.1 Schilddrüsenadenom

Die häufigste Erkrankung der Schilddrüse beim Pferd ist das Schilddrüsenadenom. Es tritt häufig bei älteren Pferden auf und ist als vergrößerte, tastbare, unilaterale Schwellung des Larynx zu erkennen. Es ist nicht-funktionell, nicht mit einer Endokrinopathie assoziiert und rechtfertigt nur selten eine Intervention.

5.4.2 Hypothyreose

Die klinischen Symptome einer Hypothyreose beim erwachsenen Pferd sind nicht genau definiert. Eine Hypothyreose wird häufig von Tierärzten und Pferdehaltern vermutet, kann aber selten durch Hormonbestimmungen oder dynamische Tests abgesichert werden. Die wenigen Fälle einer Hypothyreose, die durch dynamische Tests nachgewiesen werden, gehen mit einer Vielzahl klinischer Symptome einher.

Eine Hypothyreose ist bei Rennpferden aus Vollblutrassen mit einer Myopathie in Verbindung gebracht worden – zu den klinischen Symptomen gehören übermäßige Fressgier, erniedrigte Leistungsfähigkeit, Teilnahmslosigkeit und ein steifes Gangbild. Ein Syndrom mit progredientem Haarverlust wurde bei jungen Pferden beschrieben, ist aber außerordentlich selten, so dass andere Ursachen für einen nicht mit Juckreiz einhergehenden Haarausfall zuerst in Betracht gezogen werden sollten (siehe Kapitel 17).

Nota bene: Eine Hypothyreose kann entweder durch eine Erkrankung der Schilddrüse verursacht werden (primäre Hypothyreose) oder durch eine Erkrankung von Hypothalamus oder Hypophyse (sekundäre Hypothyreose).

5.4.3 Dynamische Tests der Schilddrüsenfunktion

Versuchsweise kann eine Diagnose einer Hypothyreose beim Pferd auf der Grundlage pathologisch niedriger Konzentrationen von T3 und T4 in Serum oder Plasma erfolgen; sie muss jedoch mittels eines dynamischen Tests bestätigt werden.

TSH-Stimulationstest

Vor der intramuskulären Injektion von 5 IE Thyreotropin (TSH, boviner Ursprung, Sigma) wird eine heparinisierte oder unbehandelte Blutprobe abgenommen. Drei und sechs Stunden nach der Injektion werden weitere Blutproben entnommen, Plasma oder Serum abgetrennt und eingeschickt. Jede Probe wird auf T3- und T4-Konzentrationen untersucht.

Bei erwachsenen Pferden mit normaler Schilddrüsenfunktion steigt die basale T3-Konzentration drei Stunden nach der Verabreichung von TSH etwa um das Vierfache an und fällt nach sechs Stunden auf weniger als das Doppelte des Basalwertes. Bei Vorliegen einer Hypothyreose verändert sich der niedrige Basalwert von T3

nach drei oder sechs Stunden kaum durch die Einwirkung von TSH (Abb. 5.2).

Die T4-Konzentration bei gesunden erwachsenen Pferden steigt zunehmend nach einer Stimulierung und erreicht nach sechs Stunden etwa das Doppelte des Basalwertes. Bei Hypothyreose reagiert die niedrige basale Konzentration schleppender (Abb. 5.3).

Anmerkungen

● Bei den Konzentrationen von Schilddrüsenhormonen im Blut scheinen bei erwachsenen Pferden keine Unterschiede zwischen den Rassen, wohl aber zwischen den Geschlechtern zu bestehen. Bei der Auswertung der Ergebnisse ist immer der Referenzwert des Labors einzuholen.

● Mit dem TSH-Test kann nur eine primäre Hypothyreose nachgewiesen werden. Die Diagnose einer sekundären Hypothyreose durch Funktionsstörung von Hypothalamus oder Hypophyse erfordert den Nachweis niedriger Konzentrationen von TSH im Blut (keine Tests im Handel erhältlich) und /oder einen Einsatz des TRH-Stimulationstests.

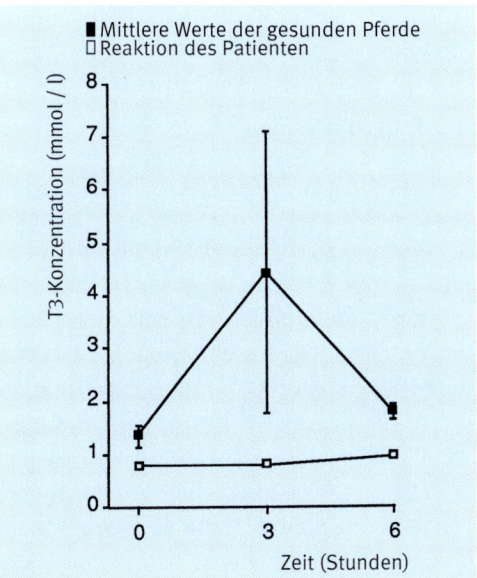

5.2

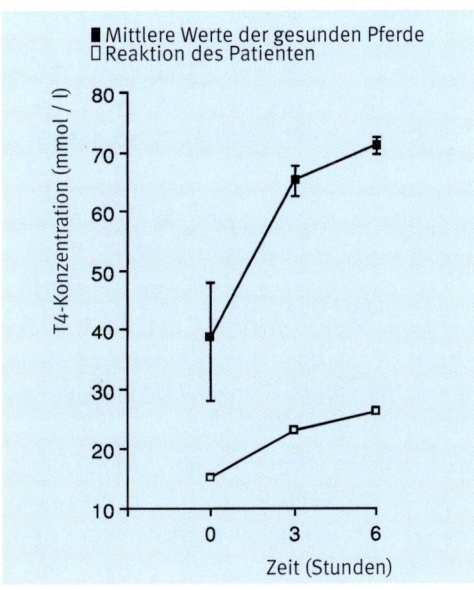

5.3

Abb. 5.2:
Durchschnittliche Blutkonzentration von Trijodthyronin (T3) im Plasma bei vier gesunden Pferden im Vergleich mit einem Pferd mit Verdacht auf hypothyreotisch bedingte Alopezie. TSH verabreicht zum Zeitpunkt Null.

Abb. 5.3:
Durchschnittliche Blutkonzentration von Thyroxin (T4) im Plasma bei vier gesunden Pferden im Vergleich mit einem Pferd mit Verdacht auf hypothyreotisch bedingte Alopezie. TSH verabreicht zum Zeitpunkt Null .

TRH-Stimulationstest

Thyroliberin kann eingesetzt werden, um die Freisetzung von TSH aus der Hypophyse und damit die Freisetzung von T3 und T4 aus der Schilddrüse zu stimulieren. Während mit dem TSH-Test nur eine normale Schilddrüsenaktivität oder eine primäre Hypothyreose nachgewiesen werden kann, ist mit dem TRH-Test zusätzlich auch eine Überprüfung der Funktion von Hypothalamus und Hypophyse möglich. Er kann daher zur Differenzierung zwischen primärer und sekundärer Hypothyreose eingesetzt werden.

Vor der intravenösen Injektion von 3–5 mg TRH (Roche, UK) wird eine heparinisierte oder unbehandelte Blutprobe untersucht. Eine zweite Probe wird 6–8 Stunden später abgenommen. Die T4-Konzentration beim erwachsenen Pferd sollte zu diesem Zeitpunkt um das Zweifache des Basalwertes angestiegen sein. Ist dies nicht der Fall, besteht eine Störung der Funktion von Hypothalamus, Hypophyse oder Schilddrüse. Ist bei dem Patienten ein positives Ansprechen auf eine Stimulation durch TSH bekannt, kann durch Ausschluss eine sekundäre Hypothyreose diagnostiziert werden, die ihre Ursache in einer Funktionsstörung von Hypothalamus oder Hypophyse hat.

5.5 Störungen des Kalziumstoffwechsels

Das Kalzium ist in umfassendem Maße an vielen verschiedenen physiologischen Prozessen beteiligt, wie beispielsweise Blutgerinnung, Muskelkontraktion, Hormonfreisetzung, Knochenaufbau, Aufrechterhaltung des Herzschlages sowie an verschiedenen Stoffwechselaktivitäten. Im Blut liegt es in drei verschiedenen Formen vor: als Ion, Chelat und an Proteine gebunden. Im Labor umfasst die Routinebestimmung von Kalzium in Serum oder Plasma die Gesamtmenge aller drei Formen; nur ionisiertes Kalzium ist biologisch aktiv.

Die Kalziumhomöostase ist komplex und wird durch folgende Faktoren kontrolliert:

- Ausschüttung von Parathormon (PTH) aus der Nebenschilddrüse, die durch einen Rückgang der Blutkonzentration von Kalziumionen stimuliert wird. Die Wirkung von PTH besteht in der Anhebung der Kalzium- sowie der Absenkung der Phosphorkonzentration im Blut.
- Ausschüttung von Kalzitonin (Thyrokalzitonin) aus den C-Zellen der Schilddrüse, die durch einen Anstieg der Blutkonzentration von Kalziumionen stimuliert werden. Die Wirkung von Kalzitonin besteht in der Absenkung des Kalzium- und Phosphorspiegels im Blut durch Reduzierung der Knochenresorptionsrate.
- Exogen aufgenommenes oder endogen produziertes Vitamin D, das eine Anhebung der Konzentration von Kalzium und Phosphor im Blut bewirkt.

Die Homöostase ist abhängig von der Nettoaktivität dieser Hormone und ihres Einflusses auf die Aufnahme, Ausscheidung und Mobilisierung von Kalzium. Infolgedessen befindet sich der Kalziumpool im Plasma in ständigem Fluss. Andere Hormone sowie eine Aufnahme von Phosphaten und Magnesium können die Aufrechterhaltung der Kalziumhomöostase ebenfalls beeinflussen.

5.5.1 Hypokalzämie

Der klinische Zustand einer Hypokalzämie entwickelt sich, wenn die Konzentration von Kalziumionen im Blut unter den homöostatisch erforderlichen Wert abfällt. Es ist meist möglich, eine niedrige Konzentration von Kalzium in Serum oder Plasma nachzuweisen, dabei ist aber zu bedenken, dass hier das Gesamtkalzium bestimmt wird und keine Messung des biologisch verfügbaren (ionisierten) Kalziums erfolgt. Eine erfolgreiche Diagnostizierung und Behandlung ist daher in hohem Maße abhängig von der Erkennung der äußeren Umstände und klinischen Symptome in Verbindung mit einer Hypokalzämie.

Eine klinische Hypokalzämie ist bei Pferden selten. Die Mechanismen, die zu ihrer Entwicklung beitragen, sind nur unzureichend bekannt. Ein positives Ansprechen auf eine Therapie hat aber in jedem Einzelfall diagnostischen Wert.

Laktationstetanie

Dabei handelt es sich um einen Zustand, der bei Stuten einige Wochen nach der Geburt oder gelegentlich direkt nach der Entwöhnung auftritt. Zu den klinischen Symptomen gehören ein ängstlicher Augenausdruck, Schwitzen, Muskelzittern, Tachykardie und Tachypnoe. Es besteht insbesondere eine Gliedersteife (Tetanie), die zu einem pathologischen Gangbild führt. Dabei scheint das Tier »auf Zehenspitzen« zu gehen. In manchen Fällen kann auch ein synchrones Zwerchfellflattern (siehe dort) auftreten. Ohne Behandlung kann es zum Kollaps und zu tetanischen Krämpfen kommen.

Transporttetanie

Es handelt sich hier wahrscheinlich um das gleiche Syndrom, das aber durch Ermüdung infolge eines Transports hervorgerufen wird und meist bei Ponys (beiderlei Geschlechts) auftritt. Die klinischen Symptome sind wie oben beschrieben, es tritt aber eine ausgeprägte Tetanie aller oberflächlichen Muskeln auf.

Synchrones Zwerchfellflattern

Dieser Zustand wird meist bei ermüdeten Pferden beobachtet und kann daher Störungen des Flüssigkeits-, Elektrolyt- und Säure-Basen-Haushaltes umfassen. Durch eine reduzierte Verfügbarkeit von Kalzium wird der Nervus phrenicus durch die Vorhofkontraktion stimuliert und das Zwerchfell kontrahiert synchron mit jedem Herzschlag. Dies ist als Zucken oder Kontraktion einer oder beider Flanken zu erkennen, und die Auskultation des Herzens zeigt die Synchronisierung dieser Bewegung mit jedem Herzschlag. Bei starken Kontraktionen des Zwerchfells entsteht ein charakteristischer »schlagender« Klang, der bereits auf einige Entfernung vom Tier zu hören ist. Daneben können auch Anzeichen für eine hypokalzämische Tetanie vorliegen.

Anmerkungen

● Bei der retrospektiven Erhebung von Labordaten ist eine erniedrigte Konzentration von Kalzium in Serum oder Plasma wahrscheinlich, gelegentlich gilt dies auch für Magnesium und Phosphor. Das Ansprechen auf die Behandlung (20 % Kalzium, Magnesium, Phosphor im Verhältnis 1:4 in Kochsalzlösung und als langsame intravenöse Infusion verabreicht) erfolgt meist schnell und hat diagnostischen Wert. Die für das Eintreten einer Wirkung erforderliche Menge ist jedoch von Fall zu Fall höchst unterschiedlich.

● In Fällen, die mit Ermüdung einhergehen, kann eine ergänzende Behandlung des Flüssigkeits-, Elektrolyt- und Säure-Basen-Haushaltes nötig werden; der Therapieverlauf muss kontrolliert werden.

● Die wichtigste Differentialdiagnose zu einer durch Hypokalzämie hervorgerufenen Tetanie ist der Tetanus selbst. Im Gegensatz zu einer Hypokalzämie geht ein echter Tetanus im frühen Stadium mit einem Vorfall der Nickhaut einher.

Andere mit Hypokalzämie einhergehende Erkrankungen

Akute oder chronische Nierenerkrankungen können bei Pferden von niedrigen, normalen oder hohen Kalziumblutspiegeln begleitet werden (siehe Kapitel 6). Patienten mit Niereninsuffizienz und niedrigen Kalziumspiegeln im Blut weisen allerdings gewöhnlich keine klinischen Symptome einer Hypokalzämie auf. Eine rezidivierende Hypokalzämie, die durch wiederholte Verabreichung von Kalzium zwar gebessert, aber nicht zum Abklingen gebracht wurde, ist in Zusammenhang mit Krankheiten des Pankreas beschrieben worden.

5.5.2 Hyperkalzämie

Eine persistierende Hyperkalzämie ist eine bei Pferden seltene Erkrankung, die im Allgemeinen Anzeichen für eine der folgenden Regulationsstörungen ist:

- Hyperparathyreoidismus – primär oder sekundär,
- Sezernierung von PTH-ähnlichen Proteinen durch Tumoren,
- Nierenerkrankungen,
- Hypervitaminose D.

Primärer Hyperparathyreoidismus

Seltene, aber mögliche Ursachen für einen primären Hyperparathyreoidismus sind Adenome, Hyperplasien oder Karzinome der Nebenschilddrüse. Das Auftreten einer persistierenden Hyperkalzämie ist wahrscheinlich, jedoch gibt es kein charakteristisches klinisches Syndrom.

Eine definitive Diagnose ergibt sich histopathologisch bei der Sektion, jedoch stellt sich das Auffinden der Nebenschilddrüse oftmals schwierig dar. Das obere zervikale Paar liegt dorsolateral der Trachea, nahe der Schilddrüse, die Drüsen sind aber aufgrund ihrer geringen Größe, unterschiedlichen Lokalisierung und Ähnlichkeit zu zervikalen Lymphknoten schwierig zu identifizieren. Das größere untere Paar der kaudalen Drüsen befindet sich an der ventrolateralen Oberfläche der Trachea nahe der Ebene der ersten Rippe.

Alimentär bedingter sekundärer Hyperparathyreoidismus

Diese Erkrankung war früher bei Arbeitspferden häufig, sie tritt jedoch heute kaum noch auf. Sie wird verursacht durch Futter, das einen Überschuss an Phosphor im Vergleich zu Kalzium enthält. Daraus resultiert ein Anstieg der Phosphatkonzentration im Blut, der zu einer Senkung des Kalziumblutspiegels führt, der wiederum die Sezernierung von Parathormon stimuliert. Mit der Ausschüttung von Parathormon versucht der Körper, den Kalziumblutspiegel im Normbereich zu halten. Eine fortgesetzte Aufnahme des unausgewogenen Futters führt zu einer Hypertrophie der Nebenschilddrüse, die von der Entwicklung einer durch persistierenden Kalziumverlust bedingten metabolischen Knochenerkrankung gefolgt wird. Junge Tiere im Wachstum sind am häufigsten betroffen, aber auch Trächtigkeit stellt eine Prädisposition dar.

Nota bene: Obwohl diese Erkrankung hier als Ursache der Hyperkalzämie behandelt wird (durch erhöhte Sezernierung von Parathormon), trägt die fortgesetzte Fütterung eines hohen Phosphoranteils dazu bei, die Kalziumkonzentration im Blut unter Kontrolle zu halten. Dies hat den Effekt, dass die Blutspiegel von Kalzium und Phosphor sich im Normalbereich bewegen können und eine Diagnose in erheblichem Maße von der Erkennung klinischer Zeichen und den fraktionellen Exkretionsraten abhängt.

Klinische Frühsymptome können unspezifisch sein und ein zeitweiliges wechselndes Lahmen sowie einen steifen Gang umfassen. Wird mehr Kalzium aus den Knochen mobilisiert, treten bilateral symmetrische Auftreibungen der Schädelknochen auf, die das Ergebnis einer fibrösen Osteodystrophie sind. Diese Schwächung des Skeletts kann für Frakturen prädisponieren.

Diagnostik des sekundären Hyperparathyreoidismus:

- Klinische Diagnose und Analyse des Futters.
- Im Frühstadium treten Hypokalzämie und Hyperphosphatämie auf, aber die Konzentrationen von Kalzium und Phosphor in Serum oder Plasma liegen meist im Normalbereich, sobald Skelettveränderungen vorliegen.
- Eine hohe fraktionelle Ausscheidung von Phosphor im Harn ist üblich und Hinweis auf eine niedrige relative oder absolute Kalziumaufnahme (siehe Kapitel 13.6.3). Dies ist wahrscheinlich der hilfreichste laboranalytische Test.

• Die Serumkonzentration der alkalischen Phosphatase kann erhöht sein und reflektiert wahrscheinlich die gesteigerte osteoblastische und osteoklastische Aktivität.

Sezernierung parathormonähnlicher Proteine durch Tumoren

Bei Pferden tritt eine Hyperkalzämie gelegentlich als Folge verschiedener Neoplasien auf, wie beispielsweise eines Plattenepithelkarzinoms des Magens, eines Karzinoms der Nebennierenrinde und insbesondere eines Lymphosarkoms. In diesen seltenen Fällen scheinen die neoplastischen Zellen über die Fähigkeit zu verfügen, ein dem Parathormon ähnliches Protein zu sezernieren, das eine Resorption von Kalzium aus dem Knochen bewirkt (Pseudohyperparathyreoidismus). Das Kalzium wird dann in verschiedenen Geweben abgelagert, unter anderem in Herz, Blutgefäßen und Nieren. Die Mineralisierung der Niere führt zum Auftreten einer hyperkalzämischen Nephropathie, eines renalen Diabetes insipidus und schließlich eines Nierenversagens. Bei der Sektion finden sich umfangreiche eierschalenähnliche Kalziumplaques.

Nerenerkrankungen

Eine Niereninsuffizienz wird bei Pferden von unvorhersehbaren Verschiebungen der Elektrolytkonzentrationen im Blut begleitet. Dabei können die Kalziumspiegel niedrig, normal oder hoch sein (siehe Kapitel 6).

Hypervitaminose D

Eine Hypervitaminose D tritt beim Pferd nur als Folge einer Überversorgung auf. Das Ergebnis ist eine Hyperkalzämie, die mit Steifheit der Glieder und Tachykardie einhergeht. Es besteht ein Potential für eine Nierenbeteiligung als Ergebnis einer Mineralisierung. Die Sektion ergibt eine weit verbreitete Mineralisierung der Weichteile.

5.6 Endokrinopathien des Geschlechtstraktes

5.6.1 Granulosazelltumor

Der Granulosazelltumor ist der häufigste Tumor der Ovarien beim Pferd. Da dieser Tumor Östrogene, Progesteron oder Androgene produzieren kann, besteht das auffälligste klinische Merkmal oftmals in abnormem sexuellem Verhalten: persistierender Östrus, Anöstrus oder Hengstverhalten. Zu den diagnostischen Verfahren zählen die rektale Palpation, Sonographie und die Bestimmung von Testosteron im Plasma (siehe auch Kapitel 7.1.5).

5.6.2 Kryptorchismus

Das Zurückbleiben eines Hodens im inguinalen oder abdominalen Bereich oder die Reste testikulären Gewebes nach einer unvollständigen Kastration können zur Ausprägung von Hengstverhalten bei einem Tier führen, das für kastriert gehalten wurde. Es handelt sich dabei nicht um eine echte Endokrinopathie, trotzdem wird das Bild aus Gründen der Übersichtlichkeit hier dargestellt. Zu den diagnostischen Verfahren zählen externe und rektale Palpation, Ultraschalluntersuchung sowie HCG-Stimulationstest (humanes Choriongonadotropin) (siehe auch Kapitel 7.2.4).

5.7 Weiterführende Literatur

BEECH, J. und GARCIA, M.: Diseases of the endocrine system. In: Colahan, P.T., Mayhew, I.G., Merritt, A.M. und Moore, J.N. (eds): Equine Medicine and Surgery, 4th edn., Vol 2, pp 1737–1751- American Veterinary Publications Inc, Goleta 1991.

HILLYER, M. H., TAYLOR, F. G. R., MAIR, T.S., MURPHY, D., WATSON, T.D.G und LOVE, S. (1992): Diagnosis of hyperadrenocorticism in the horse. Equine Veterinary Education, 4: 131–134.

MOONEY, C. T. und MURPHY, D. (1995): Equine hypothyroidism: the difficulties of diagnosis. Equine Veterinary Education, 7: 242–245.

TAYLOR, F. G. R. und HILLYER, M. H. (1992): The differential diagnosis of hyperglycaemia in horses. Equine Veterinary Education, 4: 135–138.

6 Krankheiten der Harnorgane

6.1 Klinische Untersuchung

Erkrankungen der Harnorgane werden im Allgemeinen durch eine Änderung im Harnabsatzverhalten des Tieres angezeigt, wie häufige Versuche, Harn abzusetzen (mit oder ohne Beschwerden) und / oder feststellbare Veränderungen in Beschaffenheit oder Volumen des abgesetzten Harns. In diesem Kapitel werden die klinische Untersuchung und die ergänzende Labordiagnostik beschrieben, mittels derer eine Untersuchung der Harnorgane erfolgen kann.

6.1.1 Rektale Untersuchung der Harnorgane

6.1.1.1 Nieren

Bei der Untersuchung *per rectum* ist nur die linke Niere zugänglich. Ihr kaudaler Pol kann im linken dorsalen Quadranten ertastet werden – meist auf Armlänge. Sie ist normalerweise weich, schmerzfrei und geringgradig verschieblich. Die rechte Niere ist nur tastbar, wenn sie stark vergrößert und / oder verlagert ist.

6.1.1.2 Harnleiter

Die Harnleiter sind normalerweise nicht palpierbar. Möglich wird dies in Fällen, in denen eine Verdickung durch eine Infektion oder eine Harnwegsobstruktion vorliegt.

6.1.1.3 Blase

Die leere Blase liegt in der Mittellinie am Beckenrand und ist meist nur schwer zu tasten. Eine gefüllte Blase kann knapp hinter dem Beckenrand ertastet werden, allerdings ist es bei Stuten möglich, dass der darüber liegende Uterus die Untersuchung behindert. Bei chronischer Zystitis ist die Blase meist leer, ihre Wand jedoch fühlbar verdickt und schmerzend. Das Vorliegen eines Blasensteines kann am besten bei leerer Blase festgestellt werden; der Stein ist dann als feste Masse mit meist ovaler Form am Beckenrand zu ertasten. Liegt eine Lähmung oder Stauung vor, ist die Blase stark erweitert, die Wand fühlt sich straff an. Bei chronischer Lähmung erscheint die Blase schlaff hängend, nachdem sie mittels Katheter entleert wurde. Dies ist auf eine Ansammlung kristallinen Sediments zurückzuführen (meist Kalziumkarbonat).

6.1.1.4 Harnröhre

Der Beckenabschnitt der Harnröhre ist bei beiden Geschlechtern schwierig zu untersuchen. Beim männlichen Tier ist jedoch ein Stein, der in den Beckenabschnitt der Harnröhre eintritt, rektal tastbar. Bei Verlegung der distalen Harnröhre ist der gesamte Beckenabschnitt der Harnröhre durch die Erweiterung tastbar.

6.1.2 Katheterisierung der Blase

Das Einführen eines Harnröhrenkatheters dient zur Feststellung der Durchgängigkeit der Harnröhre und ermöglicht die Gewinnung einer Harnprobe direkt aus der Blase. Mittels Katheter entnommene Proben sind für eine Bakterienkultur vorzuziehen, um eine Kontaminierung mit Erregern der Umgebung zu minimieren. Mit diesem Verfahren kann auch eine Reduzierung des Blasenvolumens vor der Durchführung einer rektalen Untersuchung oder einer Endoskopie (Zystoskopie) vorgenommen werden.

6.1.2.1 Hengst und Wallach

Es ist im Allgemeinen erforderlich, für die Katheterisierung eine Relaxation des Penis durch Verabreichung einer mittleren Dosis Acepromazin vorzunehmen, wenn die klinischen Umstände dies erlauben (0,05–0,10 mg / kg i. m. oder langsam i. v.). Bei Krankheitszuständen, in denen die Verwendung von Acepromazin das Risiko einer Paralyse des Penis birgt, kann Detomidin gegeben werden (0,01 mg / kg langsam i. v.), gefolgt von Butorphanol (25 mg / kg i. v.); dabei wird aber nicht immer zuverlässig eine ausreichende Relaxation erreicht.

Nach eingetretener Relaxation werden die Glans und die externe Öffnung der Harnröhre in einer warmen Polyvidon-Jod-Lösung gewaschen. Unter aseptischen Bedingungen wird ein Pferdekatheter (Abb. 6.1) an der Spitze mit einem Gleitmittel auf Wasserbasis lubrifiziert und in die Harnröhre eingeführt, wobei der Penisschaft vorsichtig in der anderen Hand gehalten wird (Abb. 6.2). Der Katheter lässt sich problemlos über die gesamte Länge des Penisabschnittes durch die Harnröhre schieben. Eine leichte Zunahme des Widerstandes ist spürbar, wenn er den Sitzbeinbogen passiert; an diesem Punkt ist ein Anheben der Schweifrübe zu beobachten. Aus dieser Position kann der Mandrin nach und nach entfernt werden, vorzugsweise von einem Assistenten, während der Katheter weiter über das Becken und in die Blase vorgeschoben wird – geschieht dies nicht, ist der Mandrin nach Passieren des Sitzbeinbogens nicht mehr zu bewegen. Beim Eintritt in die Blase ist oft das Einziehen von Luft an der Katheterspitze zu hören.

Wenn die Blase nicht durch die Füllung mit Harn unter Druck steht, kann es notwendig werden, den Vorgang des Ablaufens mithilfe einer

Katheterspritze einzuleiten (Abb. 6.3). Selbst bei erschlaffter Blase ist es meist möglich, mittels Spritze 20–30 ml Harn zu gewinnen. Ist die Probengewinnung nicht erfolgreich, sollte man nach Entfernung des Katheters einen Probenbehälter bereithalten, denn durch die aspirierte Luft wird oft der Abgang einer kleinen Menge Harn stimuliert.

6.1.2.2 Stute

Die externe Mündung der Harnröhre bei Stute und Stutfohlen ist stark dehnbar und kann leicht katheterisiert werden. Der Schweif wird eingebunden und die externe Vulva gereinigt. Unter aseptischen Bedingungen wird die Öffnung der Harnröhre durch Vorschieben eines Fingers entlang des Bodens der Vulva in der Mittellinie gesucht. In den meisten Fällen liegt die Öffnung in einer Entfernung von 10–12 cm von der ventralen Kommissur der Schamlippen unter der Transversalfalte (Vestibulovaginalfalte), die den Eingang zur Vagina markiert (Abb. 6.4).

Der häufigste Fehler besteht darin, die über der Öffnung liegende Transversalfalte zu verfehlen und mit dem Katheter über die Öffnung hinaus zu geraten. Die Mündung ist recht groß. Ein lubrifizierter Katheter wird unter Fingerschutz durch die Vulva eingeführt und mithilfe des untersuchenden Fingers geleitet. Die Harnröhre ist sehr kurz (7–10 cm) und die Blase wird schnell erreicht. Zur Einleitung des Harnflusses kann ein Ansaugen mittels Katheterspritze erforderlich werden.

Abb. 6.1:
Harnröhrenkatheter
für das Pferd
(8 mm x137 cm),
komplett mit Mandrin.

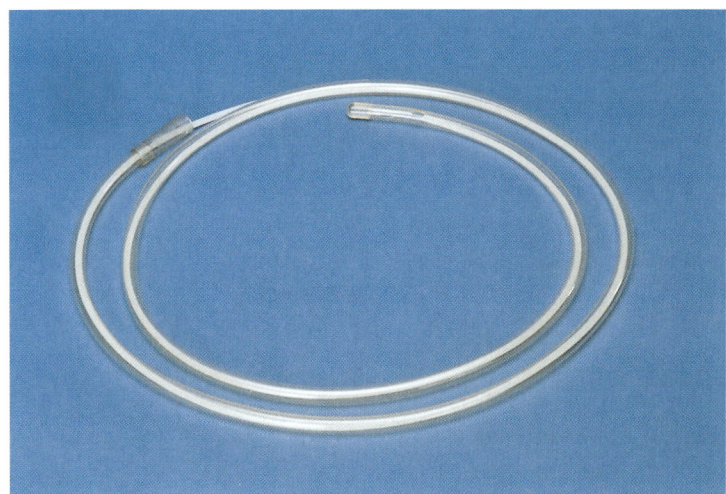

6.1

Anmerkungen
● Nach Entfernung des Katheters kann das Tier eine Haltung wie zum Urinieren einnehmen und aspirierte Luft abgeben.
● Das Risiko von Komplikationen ist minimal, allerdings kann eine unsachgemäße Vorgehensweise zu einer Zystitis führen. Auch besteht ein Risiko, den Katheter zu verknoten, wenn ein zu langes Stück in die Blase geschoben wird.

● Harnproben, die mittels Katheter gewonnen werden, weisen mit einiger Wahrscheinlichkeit Erythrozyten, Übergangsepithelzellen und Eiweiß auf.

● Die Katheter werden durch Hitzesterilisation zerstört und sind nicht wieder zu verwenden.

6.1.3 Zystoskopie, Katheterisierung der Harnleiter und Urethroskopie

Die Endoskopie ist am besten geeignet für eine Untersuchung von Blase und Harnröhre, kann aber auch eingesetzt werden, um die Harnleiter zu katheterisieren und auf diese Weise einzelne Harnproben von jeder Niere zu gewinnen. Dies ist besonders nützlich, wenn vom unilateralen Vorliegen von Nierenschädigungen ausgegangen wird. Falls erforderlich, sollte die Blase vor Beginn der Endoskopie mittels Katheter entleert werden.

6.1.3.1 Zystoskopie

Bei der Stute ist die Zystoskopie relativ einfach durchzuführen. Es wird dazu ein Standard-Fiberendoskop von 1 m Länge und 1 cm äußerem Durchmesser verwendet. Die Blase wird entleert, und unter aseptischen Vorkehrungen wird von einem Assistenten das Endoskop in der gleichen Weise in die Harnröhre eingeführt wie ein Katheter (siehe Kapitel 6.1.2). Der Eingang zur Blase befindet sich in einer Entfernung von etwa 10 cm. Die Blase wird mit Luft erweitert, bis die Wand deutlich erkennbar ist. Um das Endoskop herum wird Luft austreten, so dass mehrfach das Einblasen von Luft wiederholt werden muss. Alternativ kann die Assistenz die Harnröhre teilweise verschließen, indem am vulvo-vaginalen Verbindungspunkt eine Hand über die Transversalfalte gelegt und damit vorsichtig die externe Mündung der Harnröhre komprimiert wird. Eine übermäßige Erweiterung mit Luft veranlasst die Stute zum Pressen.

Beim männlichen Tier ist wegen der längeren, engeren Harnröhre ein Spezialendoskop der Länge 1,2–1,4 m mit einem maximalen äußeren Durchmesser von 0,9 cm erforderlich. Die Vorgehensweise beim Einführen des Endoskops ist grundsätzlich vergleichbar mit der Katheterisierung der Harnröhre beim männlichen Pferd. Das Austreten von Luft nach Insufflation der Blase kann reduziert werden, indem auf den Penisschaft um das Endoskop vorsichtig Druck ausgeübt wird.

Die Orientierung innerhalb der Blase wird durch Identifizierung der ventralen Ansammlung von Restharn ermöglicht. Die Schleimhautoberfläche wird dann auf Anomalien in Beschaf-

Abb. 6.2:
Einschieben des Katheters in die Harnröhre.

Abb. 6.3:
Einsatz einer Katheterspritze zur Einleitung des Harnabflusses durch Ansaugen.

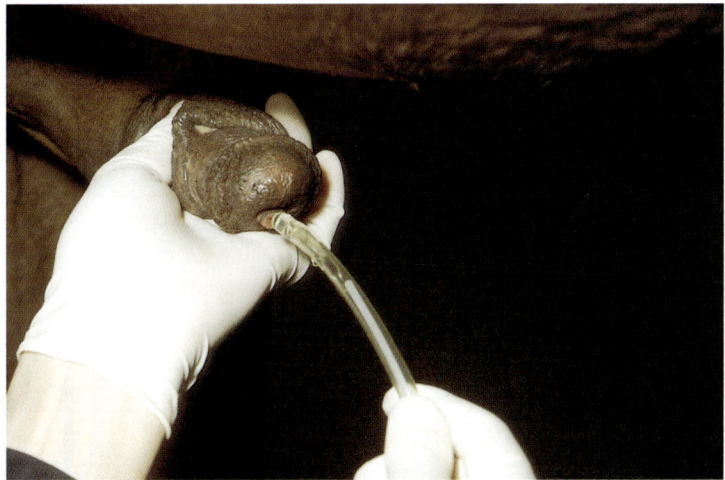

6.2

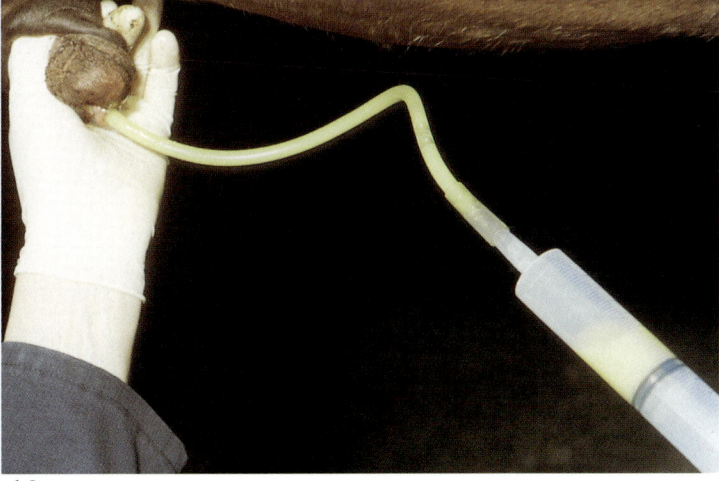

6.3

fenheit und Struktur untersucht. Entzündliche Veränderungen, große Steine oder Bodensatz von grießiger Konsistenz sind gut zu erkennen. Die Menge des Bodensatzes (kristallines Sediment) ist bei Bestehen einer chronischen Lähmung stark erhöht.

6.1.3.2 Katheterisierung der Harnleiter

Die Mündungen der Harnleiter werden gesucht, indem das Endoskop langsam aus der Blasenhöhle zurückgezogen wird, bis es sich gerade innerhalb des Blasenhalses befindet. Die Öffnungen sind dann etwa 2 cm hinter der Öffnung der Harnröhre als beidseits der Mittellinie in der dorsalen Wand gelegene kleine papillenförmige Strukturen zu erkennen. Sie sind durch häufige, pulsierende Abgabe von Urin zu identifizieren.

Ein steriler Polyethylenschlauch (2,0–2,5 mm äußerer Durchmesser) wird durch den Biopsiekanal vorgeschoben, bis er vor der Linse des Endoskops zu erkennen ist. Das Endoskop wird dann justiert, so dass der Schlauch vorsichtig auf einer Länge von 5–10 cm in die Mündung des Harnleiters eingeführt werden kann. Mit einer Spritze wird vorsichtig über zwei bis drei Minuten eine Harnprobe angesaugt. Wird einer dieser Vorgänge unter zu viel Kraftaufwendung ausgeführt, ist eine Verletzung des Harnleiters die unausweichliche Folge. Nach Beendigung der Probenentnahme und Zurückziehen des Schlauches wird der Biopsiekanal mit steriler Kochsalzlösung gespült und die Prozedur auf der gegenüberliegenden Seite unter Verwendung eines neuen Katheters wiederholt.

6.1.3.3 Urethroskopie

Die Harnröhre wird am besten untersucht, während das Endoskop langsam aus der Blase zurückgezogen wird, es sei denn, die Untersuchung erfolgt zur Abklärung einer Verlegung. Die Harnröhre des männlichen Tieres ist leicht mit Luft zu füllen, um eine optimale Ansicht der Schleimhautauskleidung zu ermöglichen, während das Endoskop zurückgezogen wird. Zu beachten ist, dass das anfängliche Einführen des Endoskops der Mukosa beim Zurückziehen ein deutlich hyperämisches Aussehen verleiht. Die weibliche Harnröhre ist sehr kurz (7–10 cm).

Anmerkung
Nach einer Zystoskopie / Urethroskopie kann vorübergehend ein schmerzhafter Harnzwang (Strangurie) auftreten.

6.1.4 Sonographie der Harnorgane

6.1.4.1 Nieren

Normalerweise können beim Pferd beide Nieren durch perkutane Ultraschalluntersuchung dargestellt werden. Bei der rektalen Vorgehensweise ist es meist nur möglich, die linke Niere zu untersuchen. Geht eine Nierenerkrankung mit einer Vergrößerung der rechten Niere einher, ist eine Darstellung beider Nieren mittels rektaler Sonographie möglich.

Perkutane Sonographie der Niere
Die sorgfältige Vorbereitung der Haut ist für die perkutane Sonographie von großer Bedeutung. In den meisten Fällen beinhaltet dies das Scheren der Haare, eine Reinigung der Haut mit Polyvidon-Jod und schließlich eine Entfettung mit

Abb. 6.4:
Lage der externen
Mündung der Harnröhre
im Verhältnis
zur Transversalfalte bei
der Stute.

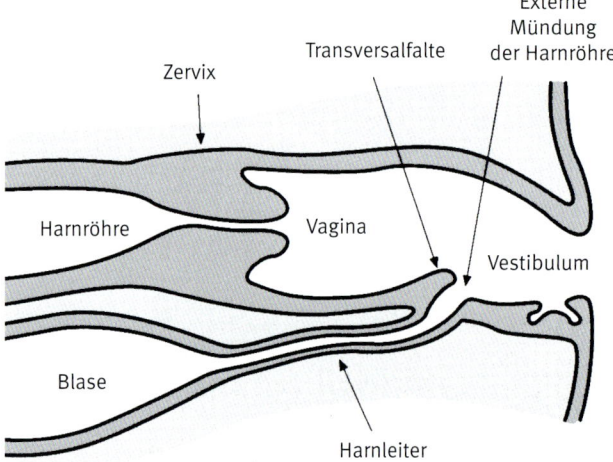

6.4

Alkohol. Der Einsatz eines Linear- oder Sektorschallkopfes ist möglich. Da aber eine interkostale Ansicht benötigt wird, ist der Sektorschallkopf vorzuziehen, denn dieser arbeitet mit einer kleinen Ankopplungsfläche und bietet ein weites Übersichtsfeld.

Jede Niere wird im dorsalen Abdomen unterhalb der Ebene der Querfortsätze untersucht. Die linke Niere wird mit einem Wandler der Stärke 2,25–3,5 MHz über den 17. Interkostalraum und die Paralumbalrinne erreicht. Hier liegt die Niere medial der Milz, die als Schallfenster genutzt wird, so dass eine Ansichtstiefe von 20–26 cm erforderlich werden kann. Die rechte Niere wird durch den 15., 16. und 17. Interkostalraum erreicht. In dieser Position liegt sie unmittelbar der Bauchwand an. Sie wird am besten mit einem Wandler der Stärke 3–5 MHz dargestellt; eine Ansichtstiefe von 15 cm ist meist ausreichend.

Bei chronischen Erkrankungen der Nieren kann erwartet werden, dass die Darstellung Anhaltspunkte für morphologische Veränderungen liefert. Soweit dies möglich ist, sollte die gesamte Niere von Pol zu Pol dargestellt und von allen Ebenen eine Abbildung vorgenommen

werden, um Anomalien zu erfassen. Dabei ist besonders auf eine abweichende Lage der Nieren innerhalb des Abdomens zu achten, des Weiteren auf Veränderungen von Größe, Form, Oberfläche, Umriss und Beschaffenheit (d. h. relative Helligkeit von Geweben).

Die Gesamtgröße kann durch einen chronischen Krankheitsprozess verringert oder durch Hydronephrose oder, selten, Neubildungen, erhöht sein. Die Rinde ist echogener (heller) als das Mark, und ein deutlicher Übergang von Rinde und Mark sollte in 1–2 cm Tiefe von der Kapsel erkennbar sein. Innerhalb des Marks befinden sich die Beckenausbuchtungen, die schallärmer (dunkler) und etwa 1 cm groß sind und an den stark echogenen Nierenkamm angrenzen (Abb. 6.5). Das Nierenbecken ist als nicht echogener Bereich auf der medialen Seite der Niere erkennbar, jedoch werden sowohl das Nierenbecken als auch der zugehörige Harnleiter nur dann sichtbar, wenn sie pathologisch erweitert sind. Erweiterungen des Beckens und der Ausbuchtungen sind bei einer Hydronephrose zu erkennen.

Helle, stark echogene Reflexionen mit ausgeprägten Schallschatten können mineralisierte

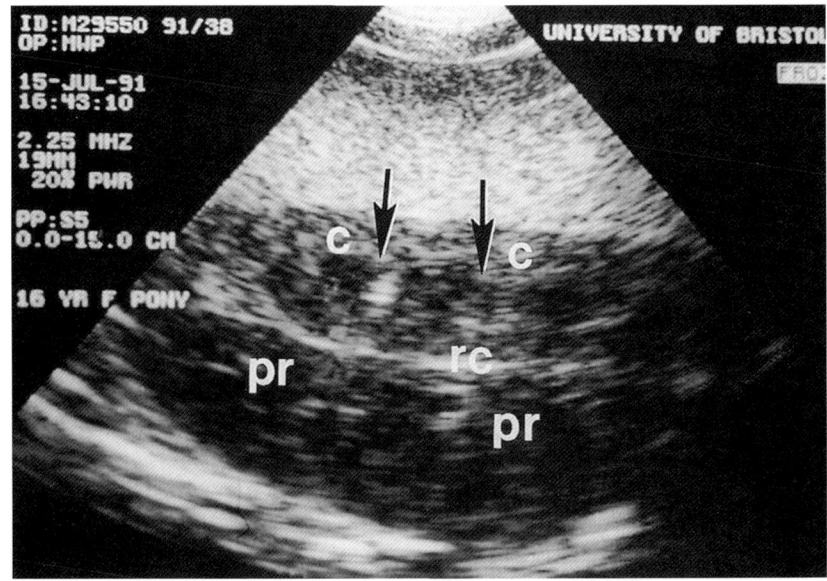

Abb. 6.5:
Sonogramm einer normalen Niere mit Darstellung der Rinde (cortex – c), des Übergangs von Rinde zu Mark (Pfeile), der schallarmen Beckenausbuchtungen innerhalb des Marks (pelvic recesses – pr) und des stark echogenen Nierenkamms (renal crest – rc).

6.5

Bereiche darstellen. Kleine mineralisierte Bereiche treten häufig in den großen Sammelgängen, den Recessus, älterer Pferde auf. Diese Tatsache bestätigt wiederum die Notwendigkeit, Bereiche, in denen Schädigungen vermutet werden, in mehreren Ebenen darzustellen. Bei Vorliegen von Nierensteinen ist der Durchgang von Ultraschallwellen vollkommen blockiert, und ein Schallschatten wird weit durch angrenzende Gewebe hindurch geworfen (Abb. 6.6).

Rektale Sonographie der Nieren

Eine rektale Sonographie der linken Niere ist problemlos unter Verwendung eines Linearschallkopfes der Frequenz 5–7,5 MHz durchzuführen. Der Schallkopf wird an der medialen Seite der Niere angesetzt und über die ventrale Seite geführt. Der kaudale Pol ist leicht zugänglich und dies ist besonders hilfreich in Fällen, in denen eine Füllung des Darms mit Luft die perkutane Untersuchung dieses Bereichs verhindert. Das linke Nierenbecken und beide Harnleiter sind am besten rektal zu untersuchen.

6.1.4.2 Blase

Die Blase kann beim Fohlen mittels perkutaner Untersuchung dargestellt werden, beim erwachsenen Pferd erfolgt die Darstellung dagegen *per rectum* mit einem Schallkopf der Frequenz 5 MHz. Die Blasenwand ist klar zu erkennen als echogene Struktur, in der sich Anomalien entweder als Unregelmäßigkeiten in einer ansonsten glatten Kontur oder als Veränderungen der Wanddicke zeigen. Die Größe der Blase variiert abhängig vom Grad der Füllung mit Harn. Pathologische Inhalte können gegen den relativ schalldurchlässigen Harn identifiziert werden.

6.1.5 Nierenbiopsie

Nierenbiopsien werden unter Verwendung eines perkutanen Nadelverfahrens blind oder unter sonographischer Überwachung durchgeführt. Eine Nierenblindbiopsie ist beim Pferd kein sicheres Verfahren und nur dann gerechtfertigt, wenn davon ausgegangen werden kann, dass die Histopathologie die nachfolgende Behandlung in erheblichem Umfang beeinflusst. Die Prozedur geht unweigerlich mit der Bildung eines perirenalen Hämatoms einher und birgt die Gefahr einer tödlichen Blutung. Eine perkutane Biopsie unter sonographischer Überwachung ist sicherer, jedoch ist die erforderliche Ausstattung teuer und meist nur in Spezialkliniken verfügbar.

Nadelbiopsien werden am stehenden Pferd durchgeführt, und eine Sedierung ist nur bei unkooperativen Patienten erforderlich. Es wird eine Biopsienadel des Durchmessers 14–18 G mit einer Länge von mindestens 15 cm benötigt. Die Haut über der zu biopsierenden Niere wird an den Stellen geschoren, die für die Sonographie der Nieren beschrieben wurden (siehe dort) und wie für einen chirurgischen Eingriff vorbereitet. Der Schallkopf wird mit einem sterilen Überzug und einer Biopsiehilfe versehen und eine perkutane Untersuchung durchgeführt, um die für den Einstich der Nadel am besten geeignete Stelle zu identifizieren. Es muss darauf geachtet werden, dass eine Stelle gewählt wird, an der die Nadel parallel zu den Interlobararterien verläuft und keine der bogen-

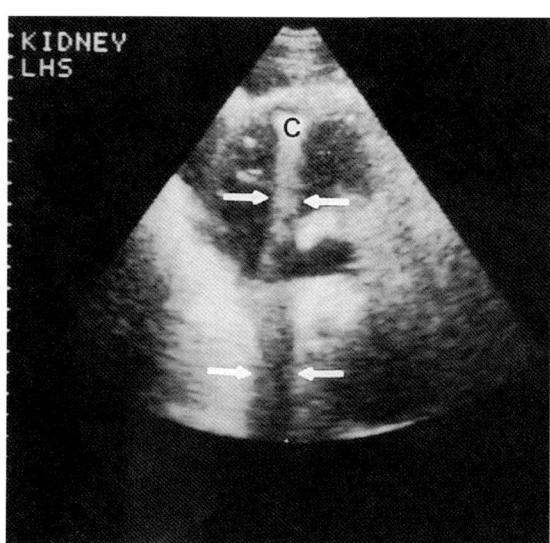

Abb. 6.6: Darstellung von Nierensteinen im Sonogramm (calculi – c). Auffällig ist der ausgeprägte Schallschatten (zwischen den Pfeilen).

6.6

förmig verlaufenden Arterien kreuzt. Für eine Biopsie der linken Niere muss ein Weg durch die Milz gewählt werden. Dieses scheint jedoch nicht mit einem erhöhten Blutungsrisiko einher zu gehen.

Dann werden die Haut und die darunter liegende Bauchwand mit einem Lokalanästhetikum infiltriert und mit einem Skalpell wird an der ausgewählten Stelle eine Stichinzision durch die Haut vorgenommen. Unter sonographischer Führung wird die Nadel durch Haut und Bauchwand eingeschoben und so geführt, dass die Spitze gegen die Nierenkapsel drückt. Die Biopsie wird entnommen und die Nadel zurückgezogen, dabei ist unbedingt darauf zu achten, dass die großen Blutgefäße geschont werden. Erbringt der erste Versuch kein zufriedenstellendes Ergebnis, kann ein zweiter Versuch unternommen werden.

Nach Beendigung dieser Prozedur muss das Pferd zwei Stunden lang so ruhig wie möglich gehalten werden, um Blutgerinnung und Wundverschluss zu ermöglichen. Wird die Durchführung beidseitiger Nierenbiopsien für erforderlich gehalten, sollten sie nicht direkt nacheinander, sondern im Abstand von 24 Stunden stattfinden.

Anmerkungen
- Eine geringe Hämaturie ist unvermeidlich; treten jedoch größere Mengen Blut im Harn auf, ist dies Grund zur Besorgnis und erfordert eine sorgfältige Überwachung des Patienten. Identifizierung und nachfolgende Überwachung eines subkapsulären oder parenchymalen Hämatoms können mittels Sonographie erfolgen.
- Im Lichtmikroskop untersuchte Biopsieproben können ohne besonderen Befund sein, auch wenn labordiagnostische Nachweise für eine schwere Funktionsstörung vorliegen.

6.2 Labordiagnostik

Eine Analyse von Blut- und Harnproben kann wichtige Informationen liefern, die für die Diagnose von Erkrankungen der Harnorgane von Bedeutung sind.

6.2.1 Harnanalyse

Die Analyse des Harns liefert Nachweise für Erkrankungen der oberen und / oder unteren Harnorgane.

Für eine Routineanalyse müssen die Probenbehälter sauber sein, für eine Bakterienkultur steril. Am besten werden die Proben so bald wie möglich nach ihrer Gewinnung untersucht, um eine Verfälschung der Resultate zu vermeiden. Bestimmte Bestandteile des Harns zerfallen unter Einwirkung von Sonnenlicht, was durch die Verwendung undurchsichtiger oder dunkler Behälter verhindert wird. Behälter mit Konservierungsstoffen verhindern eine Vermehrung von Bakterien, beeinträchtigen aber möglicherweise die Ergebnisse einiger chemischer Untersuchungen.

Bei der Gewinnung einer Probe aus dem freien Harnstrahl sollte immer versucht werden, Mittelstrahlharn zu gewinnen. Der erste Teil des Harns ist zu verwerfen, da er Zellbestandteile, Leukozyten und Exsudat enthält, die aus Harnröhre, Präputium und Genitaltrakt herausgespült werden. Daneben ist zu erwarten, dass dieser Harn aus der Harnröhre geschwemmte Kommensalen enthält. Aus ähnlichem Grund ist der letzte Harnrest von geringem diagnostischen Wert, weil hier mit Zellen aus der Blase zu rechnen ist. Mittels Katheter gewonnene Proben enthalten mit einiger Wahrscheinlichkeit Spuren von Erythrozyten, Übergangsepithelzellen und Protein.

Pferde geben nicht freiwillig Harnproben ab, wenn diese benötigt werden, aber es ist möglich, sie durch Nutzung ihrer Verhaltensmuster dazu zu bewegen. Ein Pferd, das zwei bis drei Stunden lang in einer Box ohne Einstreu gehalten wurde, setzt oftmals Harn ab, wenn es nach einem kurzen Gang in eine Box mit frischer Einstreu gebracht wird. Durch diesen einfachen Trick kann eventuell eine Katheterisierung umgangen werden.

6.2.1.1 Spezifisches Gewicht des Harns

Das spezifische Gewicht ist im Rahmen der Harnanalyse der einzige Indikator für die Nierenfunktion. Die Fähigkeit der Nieren, den Harn zu konzentrieren, erbringt bei gesunden Pferden ein spezifisches Gewicht zwischen 1,020 und 1,050. Eine schlechte Perfusion der Nieren, wie beispielsweise bei einer Dehydratation, führt zur Produktion eines stärker konzentrierten Harns mit geringerem Volumen (Oligurie). Anhaltende schlechte Perfusion der Nieren kann die Funktionsfähigkeit beeinträchtigen und im Extremfall einen Verlust der Resorptionskapazität der Tubuli nach sich ziehen. Als Folge wird Harn mit niedrigem spezifischem Gewicht, ohne Bezug zu dem osmotischen Druck des Blutes, produziert. Das spezifische Gewicht nimmt dann die Höhe des Wertes des glomerulären Filtrates an (Isosthenurie) und liegt zwischen 1,008 und 1,017. Eine persistierende Funktionsstörung der Tubuli kann zum Auftreten von Polyurie und Polydipsie führen.

6.2.1.2 Chemische Charakteristika des Harns

Die chemischen Charakteristika des physiologischen Pferdeharns und die mit Krankheiten einhergehenden Veränderungen sind in Tabelle 6.1 dargestellt.

6.2.1.3 Charakteristika des Harnsediments

Eine Übersicht über die Charakteristika des Harnsediments in physiologischem Pferdeharn sowie über die Veränderungen bei Krankheiten bietet Tabelle 6.2.

Tabelle 6.1: Chemische Charakteristika des physiologischen Harns und mit Krankheiten einhergehende Veränderungen

Parameter	Normalbereich	Krankheit
pH	7,0–9,0 Neigung zu Azidität bei Fütterung von konzentriertem Futter	Saurer Harn tritt bei metabolischer Azidose auf.
Protein	Meist <100 mg% in normalem Harn	Schwere Proteinurie ist Folge von Schädigungen des Glomerulums; die Proteinkonzentration steigt auch durch entzündliche Läsionen des Harntrakts.
Glukose	Kein Nachweis	Glukosurie tritt ein, wenn eine Hyperglykämie die Nierenschwelle überschreitet, wie in einigen Fällen des Cushing-Syndroms, einer mit Stress assoziierten Hyperglykämie oder seltenen Formen des Diabetes mellitus. Sedierung mit α_2-Agonisten kann eine passagere Glukosurie hervorrufen. Alternativ ist eine Glukosurie in Abwesenheit einer Hyperglykämie Anzeichen für eine Funktionsstörung der Tubuli.
Ketonkörper	Kein Nachweis	Ketose ist bei Pferden selten; ihr Vorliegen weist auf Fehler bei der Fütterung hin, die den Proteinabbau beeinflussen.
Bilirubin	Kein Nachweis	Nachweis bei Hämolyse und Verschlussikterus.
Hämoglobin	Kein Nachweis	Hämoglobinurie tritt bei intravaskulärer Hämolyse auf; das Serum erscheint hämolysiert.*
Myoglobin	Kein Nachweis	Myoglobinurie tritt im Rahmen akuter degenerativer Veränderungen im Skelettmuskel (Rhabdomyolyse) auf; das Serum wird nicht durch Myoglobin verfärbt.*

* Ohne exakte Laboruntersuchungen fällt eine Unterscheidung von Hämoglobinurie und Myglobinurie schwer. Verfärbung des Serums tritt allerdings nur bei einer Hämolyse auf.

6.2.2 Bewertung der glomerulären Filtrationsrate

Ein Abfall der glomerulären Filtrationsrate (GFR) ist charakteristisch für eine Niereninsuffizienz und führt schließlich zu einem Anstieg der Konzentration stickstoffhaltiger Abfallstoffe im Blut (Azotämie). Das Vorliegen einer Azotämie wird am einfachsten im Labor durch Messung der Konzentration von Harnstoff und / oder Kreatinin in Plasma oder Serum bestimmt. Der Abfall der GFR geht diesen klinisch-chemischen Veränderungen im Blut voraus und ihre direkte Bestimmung ist daher ein sensibler Indikator für das Frühstadium einer Funktionsstörung der Nieren. Die Bewertung der GFR ist beim Pferd jedoch nicht einfach.

6.2.2.1 Azotämie

Die Entwicklung einer Azotämie reflektiert einen Funktionsverlust der Nephrone, der folgende Ursachen haben kann:

● Prärenale Faktoren, die zur Reduzierung der Nierendurchblutung führen,
● Intrinsische Faktoren, die eine Schädigung von Nierengewebe verursachen,
● Postrenale Faktoren, die eine Behinderung der Harnexkretion bewirken.

Eine Azotämie tritt erst dann auf, wenn bereits ein Verlust von etwa 75 % der glomerulären Funktion eingetreten ist. Sie ist daher kein sensibler Indikator für den Beginn eines Rückganges der GFR. Ist der Wert jedoch erhöht, reflektiert ein weiterer Anstieg der Konzentration von Harnstoff oder Kreatinin im Serum einen weiteren Rückgang der GFR und kann daher zur Überwachung der Erkrankung eingesetzt werden.

Tabelle 6.2: Charakteristika des Sediments in physiologischem Harn und Veränderungen bei Krankheiten

Parameter	Physiologischer Harn	Krankheit
Erythrozyten	Kein Nachweis	Hämaturie zeigt an: Entzündung, Verletzung, Neubildung oder Koagulopathie im Harntrakt. Spurenmengen können auf Katheterisierung zurückzuführen sein.
Leukozyten	Kein Nachweis	Hohe Werte sind Anzeichen für eine Entzündung des Harntrakts (Pyurie).
Übergangszellen	Kein Nachweis	Hohe Werte zeigen an: Entzündung, Verletzung oder Neubildung in der Blase. Werte steigen in Endstrahlharn und mittels Katheter gewonnenen Proben.
Bakterien	Kein Nachweis	Bakterien sind von Bedeutung bei Vorliegen hoher Werte von Entzündungszellen. Gramfärbung eines Sedimentausstriches oder mittleres bis starkes Kulturwachstum weisen auf Pyelonephritis oder Zystitis hin.
Kristalle	Meist Vorliegen von Kalziumkarbonat. Gelegentliches Vorkommen von Tripelphosphat und Kalziumoxalat	Hohe Werte von Tripelphosphatkristallen zeigen Infektion des Harntrakts an; hohe Werte von Kalziumoxalat sind pathologisch, aber ihre Bedeutung ist ungeklärt.
Zylinder	Kein Nachweis zellulärer Zylinder im physiologischen Harn, manchmal Auftreten von Hyalin-(Mukoprotein-) Zylindern	Zelluläre Zylinder zeigen Schädigung der Tubuli an – die Zellen werden durch Proteinexsudat verbunden.

Anmerkung

● Ein geringer Anstieg der Harnstoffkonzentration im Blut allein (d. h. bis auf das Doppelte, bei im Normalbereich liegenden Kreatininwerten) geht oftmals mit einer Dehydratation und / oder auszehrenden Krankheiten einher, die mit einem gesteigerten Gewebekatabolismus vergesellschaftet sind. Futter mit einem hohen Eiweißgehalt kann ebenfalls einen leichten Anstieg des Harnstoffs im Blut verursachen.

● Steigt allein die Serumkonzentration von Kreatinin, so kann dies Ausdruck einer schweren akuten Myopathie sein, wie beispielsweise einer Rhabdomyolyse nach Belastung.

6.2.2.2 Clearance

Die Messung der GFR mittels Clearance ist bei Pferden nicht praktikabel. Die Verwendung von Inulin, einer Stärke, die mit dem Harn in einer Rate ausgeschieden wird, die der GFR entspricht, bleibt auf Anwendungen im Labor beschränkt. Alternativ kann die Messung der endogenen Kreatinin-Clearance durchgeführt werden, jedoch erfordert dies die Sammlung von Harn über einen längeren Zeitraum mithilfe spezieller Geschirre. Einfacher ist dagegen die Messung der Natriumsulfanilat-Clearance, für die eine Einsendung von Blutproben genügt. Dieses Verfahren wird im Folgenden dargestellt, jedoch führen nur wenige kommerzielle Labors Sulfanilat-Bestimmungen durch.

Natriumsulfanilat-Clearance

Nach intravenöser Injektion verbreitet sich Natriumsulfanilat rasch in den Flüssigkeitsräumen und wird dann, primär durch glomeruläre Filtration, aus dem Körper entfernt. Dies geschieht in einer linearen Rate, die gemessen werden kann. Die Sulfanilat-Clearance ist keine echte Messung der GFR, reflektiert diese aber, denn die Ausscheidung über die Nieren ist einer der Hauptfaktoren, die ihre Abbaukurve beeinflussen.

Der Patient erhält von der Sulfanilat-Zubereitung 10 mg/kg Körpergewicht intravenös. Heparinisierte Blutproben werden aus der gegenüberliegenden Vene 45, 60, 75 und 90 Minuten nach der Injektion entnommen. Die Konzentration von Natriumsulfanilat in den Blutproben wird dann unter Verwendung eines kolorimetrischen Verfahrens mithilfe einer Standardkurve bestimmt. Die Standardkurve ist aus der Charge des Natriumsulfanilats zu ermitteln, die zur Injektion verwendet wurde.

Die Sulfanilat-Konzentrationen in den Testproben werden dann auf semilogarithmischen Koordinaten der jeweiligen Abnahmezeit gegenübergestellt. Dies sollte eine lineare Clearance-Kurve ergeben, vorausgesetzt, zwischen der Injektion von Sulfanilat und den nachfolgenden Blutentnahmen liegt mindestens ein Zeitraum von 45 Minuten.

Die Clearance-Rate von Sulfanilat wird definiert als die Zeit, die benötigt wird, um 50 % des Salzes aus dem Blut zu entfernen ($T_{1/2}$). Diese kann aus der Kurve leicht errechnet werden. Bei gesunden Pferden und Ponys konte eine Clearance-Rate $T_{1/2}$ zwischen 26 und 45 Minuten festgestellt werden. Bei Verdacht auf Frühstadium einer Niereninsuffizienz ist zu erwarten, dass dieser Zeitraum sich verlängert. Bei manifestem Nierenversagen wurden Clearance-Zeiten gemessen, die über 200 Minuten lagen.

Anmerkung

Bei vorliegender Azotämie bietet die Bewertung der GFR keinen Vorteil bei der Diagnostizierung einer Niereninsuffizienz. Ihr diagnostisches Potential liegt in der Feststellung und Überwachung des Frühstadiums einer Niereninsuffizienz vor dem Auftreten einer Azotämie, bei Patienten mit bekannten bestehenden toxischen Einflüssen auf die Nieren oder mit Kreislaufstörungen.

6.2.3 Bewertung der Funktion der Nierentubuli

6.2.3.1 Harnkonzentration

Das spezifische Gewicht (SG) des Harns ist ein Indikator für die Fähigkeit der Nierentubuli, als Reaktion auf Veränderungen im Wasserhaushalt Wasser zu resorbieren oder auszuscheiden. Die Ausscheidung von anhaltend verdünntem (hypotonem) Harn bei einem Pferd mit Azotämie oder Dehydratation ist daher ein Hinweis auf eine Funktionsstörung der Tubuli.

Pferde mit Polyurie / Polydipsie setzen meist Harn mit einem anhaltend niedrigen SG ab. In diesen Fällen kann die tubuläre Funktion mit einem Durstversuch überprüft werden. Es muss jedoch betont werden, dass dieser Versuch bei Patienten, die bereits Anzeichen für eine Nierenerkrankung zeigen, sowohl gefährlich als auch sinnlos sind. Allerdings ist bei den meisten Pferden mit Poylurie / Polydipsie das Vorliegen einer Nierenerkrankung eher unwahrscheinlich. Zu den wichtigsten Differentialdiagnosen sind hier das Hypophysenadenom (Cushing-Syndrom), Diabetes insipidus oder psychogene Polydipsie. Von diesen Erkrankungen ist das Hypophysenadenom bei weitem am häufigsten. Die Differentialdiagnostik der Polyurie / Polydipsie, einschließlich einer Darstellung von Durstversuchen, wird ausführlich im Kapitel 5.2 dargestellt.

6.2.3.2 Fraktionierte Exkretion von Elektrolyten

Bei der gesunden Niere wird die Nettoausscheidung eines Elektrolyts im Harn durch zwei Faktoren reguliert: die GFR und den Umfang der tubulären Resorption. Dagegen wird endogenes Kreatinin allein durch glomeruläre Filtration ausgeschieden, und seine Exkretionsrate entspricht daher in etwa der GFR, selbst bei Funktionsstörungen der Nieren. Die Kreatinin-Clearance bietet daher einen nützlichen Standardwert, mit dem die Clearance eines Elektrolyts beim gesunden oder erkrankten Pferd verglichen werden kann.

Die fraktionierte Exkretion (FE) eines Elektrolyts ist definiert als das prozentuale Verhältnis seiner Clearance zu der Clearance des endogenen Kreatinins. Bei Vorliegen eines normalen homöostatischen Gleichgewichts sind die FE-Werte sehr unterschiedlich, befinden sich aber gewöhnlich innerhalb eines definierbaren Bereiches. Mit dem Verlust der tubulären Resorption steigt die Exkretion eines Elektrolyts oftmals an, und seine FE-Werte liegen über dem Normalbereich. Die Berechnung des prozentualen Verhältnisses wird in Abbildung 6.7 erläutert.

Die FE eines Elektrolyts wird daher berechnet, nachdem die Konzentrationen sowohl des Elektrolyts als auch von Kreatinin in Harn und Plasma (oder Serum) ermittelt wurden. Durch diesen Ansatz erübrigt es sich, über einen längeren Zeitraum hinweg Harn zu sammeln. Allerdings müssen die Harn- und Plasmaproben zur gleichen Zeit entnommen werden (innerhalb von 30 Minuten).

Die folgenden FE-Bereiche werden für gesunde Pferde mit einer ausgewogenen Elektrolytaufnahme berechnet und dienen als Richtlinien für den Normalbereich:

Natrium	0,04–0,52 %
Kalium	35–80 %
Anorganischer Phosphor	0,0–0,2 %
Chlorid	0,7–2,1 %

Abb. 6.7:
Berechnung der
fraktionierten
Exkretion (FE).

$$\frac{\text{Konzentration des Elektrolyts im Harn } [E]_u}{\text{Konzentration des Elektrolyts im Plasma } [E]_p} \times \text{Harnflussrate/min} \times 100\,\%$$

dividiert durch:

$$\frac{\text{Konzentration von Kreatinin im Harn } [Cr]_u}{\text{Konzentration von Kreatinin im Plasma } [Cr]_p} \times \text{Harnflussrate/min}$$

wird vereinfacht zu:

$$FE: = \frac{[E]_u}{[E]_p} \times \frac{[Cr]_p}{[Cr]_u} \times 100\,\%$$

6.7

Harn ist in verschlossenen, sterilen Behältern einzusenden, um nachträgliche Veränderungen der Phosphat- und Kreatinin-Konzentrationen zu vermeiden, die als Folge einer Kontaminierung mit Bakterien auftreten können. Das Plasma ist möglichst schnell abzutrennen und die Analyse sowohl des Harns als auch des Plasmas ist so schnell wie möglich durchzuführen (in jedem Fall innerhalb von 4 Tagen). Verzögert sich die Untersuchung, sind hohe Temperaturen zu vermeiden.

Ein anhaltender Anstieg der FE eines oder mehrerer Elektrolyte (häufig Natrium und Phosphor) ist ein Hinweis auf eine Funktionsstörung der Nierentubuli.

Anmerkungen

● Bei gesunden Pferden variieren die Konzentration von Elektrolyten und ihre Exkretionsraten im Verlauf eines Tages sowie individuell von Pferd zu Pferd. Dies liegt daran, dass die Clearance in hohem Maße von Fütterung, Wasseraufnahme und endokrinen Faktoren beeinflusst wird. Untersuchungen mit pathologischen Ergebnissen sind zu wiederholen, um den Trend zu bestätigen.

● Eine exzessive Aufnahme von Phosphaten oder Futter mit einem niedrigen Verhältnis von Kalzium zu Phosphat (d. h. 2 : 1) kann bei Tieren mit normaler Nierenfunktion zu erhöhten Werten der Phosphat-FE führen (siehe Kapitel 13.6.3).

● Obwohl Kalzium in Harnkristallen ausfällt, die von einer Analyse möglicherweise nicht erfasst werden, kann sein FE-Wert von Nutzen sein. Die kolorimetrischen Methoden, die von den meisten kommerziellen Labors verwendet werden, sind jedoch für eine Bestimmung des Kalziums im Harn nicht geeignet. Der FE-Wert von Kalzium wird hier nicht berücksichtigt.

● Harnproben, deren Einsendung verzögert wurde und die eine abnorm niedrige Kreatinin-Konzentration aufweisen (<10.000 µmol / l), sind wahrscheinlich kontaminiert, wodurch eine Verfälschung der FE-Werte zu erwarten ist.

● Messungen bei Pferden, die gleichzeitig intravenöse Flüssigkeitszufuhr enthalten, liefern verfälschte Ergebnisse.

● Die Diagnose eines tubulären Versagens darf niemals allein auf pathologischen Erhöhungen der FE-Werte beruhen. Diese stellen lediglich einen Teil der gesamten labordiagnostischen Untersuchungsergebnisse mit Hinweis auf ein mögliches tubuläres Versagen dar.

6.2.3.3 Enzyme im Harn

Die Gammaglutamyltransferase (γGT) kommt in der Leber, dem Pankreas sowie dem luminalen Bürstensaum der proximalen tubulären Zellen vor. Dieses Enzym wird nicht durch die glomeruläre Filtration ausgeschieden, so dass sein Nachweis im Harn Anzeichen für eine akute tubuläre Schädigung ist. Bereits vor der Entwicklung einer Azotämie liegt γGT im Harn vor und ist damit ein sensibler Indikator für das Frühstadium einer tubulären Erkrankung.

Die Konzentration der γGT im Harn wird gewöhnlich als Verhältnis zur Kreatinin-Konzentration im Harn $[Cr]_u$ angegeben. Damit können ungeachtet von Schwankungen in der Harnflussrate zum Zeitpunkt der Probenentnahme standardisierte Vergleiche vorgenommen werden:

$$\gamma GT \text{ (IE /)} \text{ dividiert durch } [Cr]_u \text{ (mmol / l)}$$

Das normale Verhältnis von γGT : Kreatinin im Harn sollte weniger als 0,25 betragen.

Anmerkung

Die Werte der γGT im Harn fallen ab, sobald die akute Erkrankung abgeklungen ist, obwohl die tubuläre Funktionsstörung weiter besteht. Der Wert dieser Untersuchung bei der Erkennung eines progredienten Versagens ist daher zweifelhaft.

6.2.3.4 Harnindizes

Es ist möglich, eine prärenale Azotämie durch Bestimmung der Konzentrationen von Harnstoff und Kreatinin in Harn und Plasma (oder Serum) von einer renalen Azotämie zu unterscheiden, und die jeweiligen Harnindizes wie folgt zu berechnen:

$$\frac{\text{Konzentration von Harnstoff im Harn}}{\text{Konzentration von Harnstoff im Plasma}}$$

und

$$\frac{\text{Konzentration von Kreatinin im Harn}}{\text{Konzentration von Kreatinin im Plasma}}$$

Bei einer prärenalen Azotämie ist die Perfusion der Nieren reduziert, aber die Funktion der Tubuli bleibt intakt und der Harn wird konzentriert, so dass die Konzentrationen von Harnstoff und Kreatinin im Harn hoch sind. Bei einer renalen Azotämie ist die Fähigkeit der Tubuli, den Harn zu konzentrieren, verringert und die Konzentrationen von Harnstoff und Kreatinin im Harn sind relativ niedrig. Daraus folgt, dass die Harnindizes bei einer prärenalen Azotämie höher sind als bei einer renalen Azotämie.

Harnindizes von mehr als 15 für Harnstoff und 50 für Kreatinin lassen auf eine prärenale Azotämie schließen, wohingegen bei Werten unter 15 bzw. 37 eine renale Azotämie wahrscheinlich ist.

Anmerkung
Diese Zahlen beruhen auf Untersuchungen von begrenztem Umfang und bedürfen einer weiteren Überprüfung.

6.2.4 Bewertung der Plasmaelektrolytkonzentration bei Nierenerkrankungen

Für die Veränderungen der Elektrolytkonzentrationen im Plasma infolge einer Nierenerkrankung beim Pferd liegen keine einheitlichen Daten vor. Die nachfolgenden Anmerkungen sind zu beachten.

6.2.4.1 Kalium

Da die Nieren der wichtigste Ausscheidungsort für Kalium sind, ist es wahrscheinlich, dass Oligurie oder Anurie mit einer Hyperkaliämie einhergehen. Eine fortschreitende Schädigung der Tubuli wird jedoch schließlich zu einer Hypokaliämie führen.

6.2.4.2 Natrium und Chlorid

Oligurie oder Anurie können zu einer Erhöhung der Konzentrationen von Natrium und Chlorid im Plasma führen. Eine fortschreitende Schädigung wird jedoch den Verlust dieser Elektrolyte zur Folge haben, was sich möglicherweise in den Plasmakonzentrationen widerspiegelt.

In einem Stadium, in dem die Schädigung der Tubuli mit einer Polyurie einhergeht, können die Plasmakonzentrationen von Kalium, Natrium und Chlorid abfallen. Es besteht jedoch die Möglichkeit, dass ihre Werte infolge einer systemischen Dehydratation scheinbar innerhalb der Normalbereiche liegen.

6.2.4.3 Kalzium

Im Gegensatz zu anderen Tierarten ist beim Pferd der wichtigste Ort für die Kalziumregulierung die Niere und nicht der Dünndarm. Daher kann eine Funktionsstörung der Nieren beim Pferd entweder mit einer Hyperkalzämie oder einer Hypokalzämie einhergehen.

6.2.5 Niereninsuffizienz und metabolische Azidose

In der gesunden Niere produzieren und speichern die Tubuluszellen Hydrogenkarbonat als alkalische Reserve für das Säure-Basen-Gleichgewicht des Blutes. Daneben werden Wasserstoffionen ausgeschieden. Bei einer Erkrankung der Nieren führt ein Versagen dieser Mechanismen zu einem Abfall der alkalischen Reserve, zu einer Ansammlung von Wasserstoffionen und damit zur Entwicklung einer metabolischen Azidose.

Anmerkung

Eine systemische Azidose kann mit einer Reihe von Erkrankungen einhergehen und ist nicht pathognomonisch für eine Nierenerkrankung.

6.2.6 Hämatologie

Die Ergebnisse hämatologischer Untersuchungen liefern bei Erkrankungen der Harnorgane keine spezifischen Informationen. Ein Anstieg des Hkt weist auf eine Dehydratation hin, und bei einer chronischen Erkrankung kann eine nicht-regenerative Anämie erwartet werden. Eine Leukozytose kann eine schwere Entzündung im Harntrakt begleiten, und eine Erhöhung der Konzentration von Fibrinogen im Plasma weist auf eine septische Entzündung hin.

6.3 Kapitelanhang

In Anhang 6.3 werden, basierend auf den vorliegenden Symptomen, einige Anwendungen der diagnostischen Verfahren vorgeschlagen, die in diesem Kapitel zur Untersuchung von Erkrankungen der Harnorgane behandelt wurden.

6.4 Weiterführende Literatur

GROSSMAN, B. S., BROBST, D. F., KRAMER, J. W., BAYLY, W. M. and REED, S.M. (1982): Urinary indices for differentiation of prerenal azotemia and renal azotemia in horses. Journal of the American Veterinary Medical Association 180: 284–288.

HARRIS, P. and GRAY, J. (1992): The use of the urinary fractional electrolyte excretion test to assess electrolyte status in the horse. Equine Veterinary Education 4: 162–166.

RANTANEN, N. W. (1990): Renal ultrasound in the horse. Equine Veterinary Education 2: 135–136.

TAYLOR, F. G. R., HILLYER, M. H. and LOWREY, P. A. (1990): The assessment of glomerular filtration rate in ponies and horses by sodium sulphanilate clearance. Equine Veterinary Education 2: 137–139.

Anhang 6.3: Diagnostische Verfahren bei der Untersuchung von Krankheiten der Harnorgane

Beobachtung	Mögliche Ursache	Diagnostische Hilfen	Weiterführende Untersuchungen
Häufige Versuche, Harn abzusetzen, mit oder ohne Schmerzen	Zystitis	Rektale Untersuchung, Harnanalyse, Harnkultur (Katheter)	Zystoskopie / Biopsie
	Pyelonephritis / Zystitis	Untersuchung auf Zystitis, Messung von Harnstoff und Kreatinin im Blut, Rektale Untersuchung von Nieren und Harnleitern	Funktion der Tubuli Sonographie der Nieren, Katheterisierung der Harnleiter
	Urolithiasis	Rektale Untersuchung, Katheterisierung der Harnröhre	Endoskopie
	Externer Druck auf die Blase	Rektale Untersuchung, Sonographie	Laparotomie
Persistierendes Harnträufeln	Überlaufen einer Harnverhaltung: • Blasenlähmung	Rektale Untersuchung	Entleerung der Blase durch Katheter und Überprüfung der Funktion
	• Partielle Stauung	Rektale Untersuchung, Katheterisierung der Harnröhre	Endoskopie
	Ektopischer Harnleiter	Endoskopie	Exkretorisches Urogramm
Anurie / Oligurie	Nierenversagen	Harnstoff und Kreatinin im Blut	Funktion der Tubuli prüfen, Sonographie der Nieren
		Harnanalyse, Rektale Palpation der Nieren	Nierenbiopsie
	Stauung	Rektale Untersuchung, Katheterisierung der Harnröhre	Endoskopie
	Dehydratation	Hkt und / oder Gesamtprotein im Serum	
Polyurie / Polydipsie (s. Kap. 5)	Chronische Niereninsuffizienz	Kreatinin und Harnstoff im Blut, Harnanalyse, Rektale Palpation der Nieren	Funktion der Tubuli prüfen, Sonographie der Nieren, Nierenbiopsie
	Hypophysenadenom (NNR-Überfunktion)	Blutglukose	Dynamische Funktionstests (s. Kap. 5)
	Diabetes mellitus	Glukose im Harn	Hypophysenadenom ausschließen (s. Kap. 5)
	Diabetes insipidus	Durstversuche (s. Kap. 5); bei DI Versuche negativ	Exogenes ADH (s. Kap. 5)
	Psychogene Polydipsie	Durstversuche; bei PP Versuche positiv	
Azotämie im klinisch-chemischen Profil eines Patienten	Niereninsuffizienz	Siehe oben	Siehe oben
	Blasenruptur	Messung von Kreatinin in Peritonealflüssigkeit	Zystoskopie

7 Krankheiten des Genitaltrakts, Fortpflanzung und Trächtigkeit

7.1 Stute

7.1.1 Untersuchung auf Zuchttauglichkeit

7.1.1.1 Diagnostische Indikationen

Stuten sollten in folgenden Fällen auf ihre Zuchttauglichkeit untersucht werden:

- Maidenstute
- Bei wiederholt ausbleibender Aufnahme nach Bedeckung
- Vor der Durchführung einer künstlichen Besamung
- Bei anöstrischem Verhalten einer nicht tragenden Stute
- Vor chirurgischen Eingriffen im Genitalbereich
- Vor einem Kauf
- Nach dem Verlust eines Embryos oder Fötus

Es ist von großer Bedeutung, bei dieser Untersuchung eine systematische Vorgehensweise zu entwickeln. Dadurch kann vermieden werden, dass eine spätere Untersuchung durch unklare frühere Ergebnisse beeinträchtigt wird.

Es wird der folgende Untersuchungsgang empfohlen:

1. Untersuchung von Vulva und Perinealregion
2. Klitorisabstrich
3. Rektale Palpation des inneren Genitaltrakts
4. Sonographie
5. Endometriumabstrich
6. Endometriumzytologie
7. Untersuchung der Vagina
8. Digitale Untersuchung von Vagina und Zervix
9. Endometriumbiopsie

7.1.1.2 Untersuchung von Vulva und Perinealregion

Die Schamlippen sollten gleichmäßig in der Mittellinie schließen und eine erste schützende Barriere zwischen den Mikroorganismen der äußeren Umgebung und dem Uterus darstellen. Diese Barriere hat sich als sehr bedeutend bei der Prävention einer Pneumovagina erwiesen. Stuten mit unvollständigem Vulvaverschluss neigen zur Entwicklung von Endometritis und haben geringere Trächtigkeitsraten. Das Vorliegen einer Pneumovagina kann des Weiteren im frühen Stadium der Trächtigkeit zum Absterben des Embryos führen und in späteren Stadien das Auftreten einer Plazentitis begünstigen, die Ursache für einen Abort oder eine neonatale Sepsis sein kann. Die maximale Funktionsfähigkeit ist gesichert, wenn die Schamlippen vertikal liegen oder mindestens einen von kranial nach kaudal gerichteten Verlauf haben, der um nicht mehr als 10 Grad von der vertikalen Ausrichtung abweicht. Mindestens zwei Drittel der Vulva sollten unterhalb des Beckenbodens liegen (Abb. 7.1).

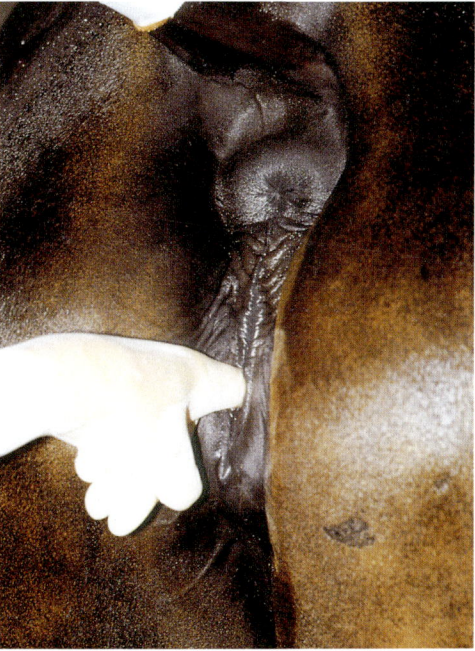

Abb. 7.1: Gute Beschaffenheit von Perineum und Vulva; zwei Drittel der Vulva sind unterhalb des Beckenbodens.

7.1

Faktoren, die bei Stuten zu einer Beeinträchtigung der Beschaffenheit der Vulva führen:

- Zunehmendes Alter
- Schlechter körperlicher Zustand
- Dünne Schamlippen
- Eingesunkener Anus
- Geburtstrauma

Es ist möglich festzustellen, ob bei einer Stute eine Pneumovagina vorliegt, indem die Handflächen auf je eine Schamlippe gelegt und diese vorsichtig getrennt werden. Besteht eine Pneumovagina, bildet sich an der Stelle, an der die Lippen auseinandertreten, ein kleines Loch und Luft wird angesaugt. Bei normalen Stuten ist lediglich ein Klicken zu hören, wenn sich die Transversalfalte (Scheidenklappe) schließt. Bei Stuten mit Pneumovagina sollten geeignete chirurgische Maßnahmen durchgeführt werden, um den mangelhaften Vulvaschluss zu korrigieren.

7.1.1.3 Klitorisabstrich

Die Klitoris ist auf normales Aussehen zu überprüfen. Eine Vergrößerung kann anzeigen, dass der Stute anabole Steroide verabreicht wurden, oder auf eine Chromosomenanomalie hinweisen – in den meisten Fällen männlicher Pseudohermaphroditismus.

Abstriche sollten routinemäßig von allen Stuten zu Beginn der Zuchtsaison genommen werden. Empfehlungen britischer Institutionen besagen, dass ein Klitorisabstrich angefertigt werden sollte, bevor eine Stute zur Bedeckung zum Gestüt des Hengstes gebracht wird. Ebenso wird empfohlen, auf dem Gestüt während des Östrus direkt vor der Belegung einen Endometriumabstrich anzufertigen.

Ist die Vulva stark verschmutzt, sollte sie mit einem trockenen Papiertuch gesäubert werden. Die Klitoris wird mit einer behandschuhten Hand durch Trennung der Schamlippen freigelegt und durch Anlegen des Zeigefingers unter-

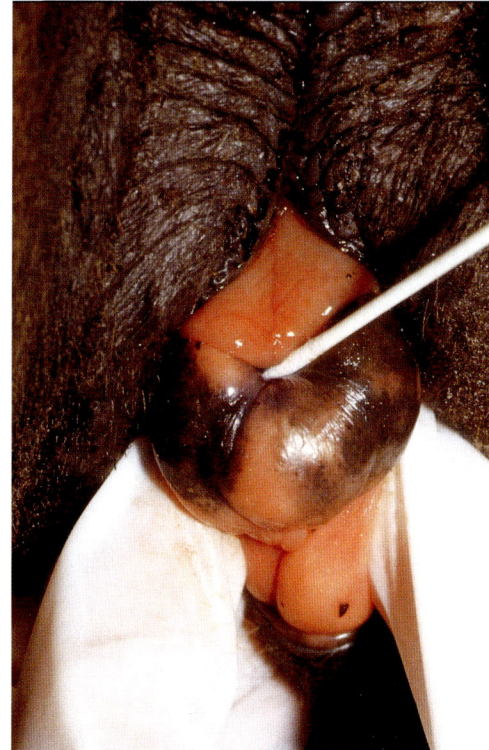

Abb. 7.2:
Abstrich des zentralen Sinus der Klitoris mit einem Tupfer mit kleiner Spitze.

Abb. 7.3:
Abstrich der Klitorisgrube.

7.2

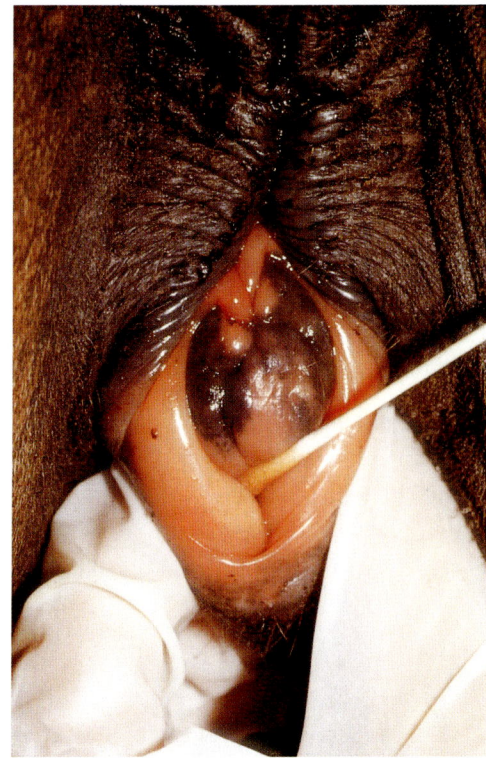

7.3

halb der Schamlippen angehoben. Von dem zentralen Sinus und, sofern vorhanden, dem lateralen Sinus werden mit einem kleinen Tupfer Abstriche entnommen (Abb. 7.2). Ein Standardtupfer wird verwendet, um einen Abstrich aller Bereiche der Klitorisgrube (Fossa praeputialis) anzufertigen (Abb. 7.3).

Es wurde auch die Möglichkeit beschrieben, den Tupfer über die ventrale Seite des Vestibulums zu rollen, bevor ein Abstrich der Klitoris angefertigt wird. Auf diese Weise werden jedoch auch viele externe Verunreinigungen aufgenommen, die mögliche pathogene Keime überwuchern können. Die Abstriche sind in ein geeignetes Transportmedium (z. B. Amies-Transportmedium auf Holzkohlebasis) zu verbringen und an ein Labor zu senden, das in der Lage ist, eine Bestimmung der Erreger der kontagiösen equinen Metritis (*Taylorella equigenitalis*) vorzunehmen. Die Probe ist möglichst bei 4 °C zu lagern und muss das Labor innerhalb von 48 Stunden erreichen.

Anmerkungen

- Die lateralen Sinus können zu flach ausgeprägt sein, um *T. equigenitalis* zu beherbergen.
- Bei allen Untersuchungen muss jeder Assistent, der den Schweif der Stute fixiert, Einmalhandschuhe tragen und diese nach jeder Stute wechseln.

7.1.1.4 Manuelle Palpation des inneren Genitaltrakts per rectum

Eine rektale Untersuchung sollte grundsätzlich vor Eingriffen im Bereich von Zervix und / oder Endometrium durchgeführt werden um sicherzustellen, dass die Stute nicht tragend ist.

Fixierung der Stute

Die rektale Palpation der Ovarien ist ein für den Tierarzt potentiell gefährliches Verfahren. Kann die Stute nicht zufriedenstellend fixiert werden, ist die Untersuchung zu vermeiden. Der Untersuchende sollte so wenig Zeit wie möglich

unmittelbar hinter der Stute verbringen. Ratsam ist es dagegen, nahe bei der Stute und an einer Seite zu stehen, so oft dies möglich ist, und sie durch Ansprache und Berührung zu beruhigen.

Für die Fixierung gibt es mehrere Möglichkeiten:

- Am besten wird die Stute in einem Deckstand untergebracht. Für den Untersucher besteht jedoch eine gewisse Gefahr, mit dem Arm zwischen dem Tier und der Tür des Deckstandes eingeklemmt zu werden, falls die Stute niedergeht.
- Die Stute kann so an einen Türrahmen gestellt werden, dass der Tierarzt dahinter geschützt untersuchen kann. Allerdings sträuben sich einige Stuten gegen diese Position.
- Die Stute kann in einen Stalltürrahmen gestellt werden, um zu verhindern, dass sie sich von einer Seite zur anderen bewegt.
- Die Stute kann frei in ihrer Box untersucht werden. Dabei sollte der Assistent immer auf der gleichen Seite stehen wie der Tierarzt, so dass sich das Tier in die dem Untersucher entgegengesetzte Richtung bewegt, wenn der Kopf der Stute in Richtung des Assistenten gezogen wird. Ein Zaumzeug mit Spezialtrense ermöglicht dem Assistenten mehr Kontrolle.
- Falls erforderlich, steht zur Sedierung eine Reihe von Substanzen zur Verfügung. Jedoch können diese die Stute unsicher machen, und sie kann trotzdem unerwartet ausschlagen.
- Zu weiteren Möglichkeiten zählt das Anheben des Vorderbeines auf der Seite des Untersuchers oder das Ausbinden der Stute wie für den Deckakt.

Anmerkung

Wird die Stute nicht in einen Stand gebracht, ist die Anwendung einer Oberlippenbremse hilfreich.

135

Zuchttauglichkeit

Vorbereitung für die rektale Untersuchung
Die Schweifhaare der Stute können die Mukosa des Rektums abschürfen, deshalb sollte der Schweif bandagiert oder, vorzugsweise, mit einem Einmal-Plastiküberzug versehen werden. Der Untersucher sollte einen Einmalhandschuh (Chirette) tragen und die Rückseite von Hand und Arm mit Gleitmittel versehen. Presst die Stute sehr stark, kann ein Spasmolytikum (Buscopan®) intravenös verabreicht werden. Eine weitere Möglichkeit ist die topische Anwendung eines Lokalanästhetikums auf der rektalen Mukosa.

Durchführung
Das Rektum der Stute reißt leichter als das der Kuh. Füllt sich das Rektum mit Luft (»Ballonierung«), sind die Finger hinter einer peristaltischen Welle zu halten und zurückzuziehen. Der Untersucher darf niemals gegen eine peristaltische Welle Widerstand ausüben.

Zunächst sind die Kotballen zu entfernen. Die Hand wird dann über den Beckenboden und entlang der Darmbeinschaufeln in Richtung des Kreuzbeins geführt, um eventuell vorliegende Schädigungen zu identifizieren, die zu einer Dystokie führen können. Danach werden die spezifischen Strukturen aufgesucht (Abb. 7.4).

Cervix uteri. Die Zervix wird ertastet, indem die Hand nahe dem Beckenrand von einer Seite zur anderen über den Beckenboden geführt wird. Dabei ist eine dicke strangähnliche Struktur zu ertasten, die dann durch Druck mit den Fingerspitzen nach unten genauer palpiert werden kann. Die Zervix kann nicht unbedingt, wie bei der Kuh, immer ertastet werden.

Uterus. Der Körper des Uterus kann unmittelbar kranial und oft leicht unterhalb des kranialen Beckenrandes mit einer gekrümmten Hand erfasst werden. Der Uterus fühlt sich weich, flach und oft schlaff an. Zur Bestätigung, dass es sich um den Uterus handelt, lässt man das Gewebe zwischen Daumen und Fingern hindurchgleiten, um die Longitudinalfalten des Endometriums zu ertasten. Auch wird auf eine ventrale Vergröße-

rung hin untersucht, die an der Übergangsstelle von Uterushorn und -körper auftreten kann. Hier kann es sich um Zysten des Endometriums, oder häufiger, um Lymphlakunen handeln.

Ovarien. Die Uterushörner können aufwärts bis zu den Ovarien verfolgt werden. Einige Kliniker bevorzugen es, erst die Ovarien aufzusuchen und daran die Palpation des Uterus anzuschließen. Die Ovarien können sehr unterschiedlich lokalisiert sein. Sie befinden sich oft kranial und lateral der Mitte der Darmbeinschaufel bei »3 bzw. 9 Uhr« oder »2 bzw. 10 Uhr«. Ihre Abmessungen betragen etwa 5–8 cm in der Länge und 2–4 cm in der Breite. Der Grad der Beweglichkeit der Ovarien wird durch die Länge der Mesovarien begrenzt. Die Ovarien sind längs ausgerichtete nierenförmige Körper. Der freie, konkave Rand, der die Ovulationsgrube enthält, befindet sich ventral und sollte immer abgetastet werden. Die Ovarien sind wesentlich weniger mobil als die der Kuh und man muss meist um sie herum palpieren. Manchmal liegen sie jedoch lateral des breiten Uterusbandes und es wird dann erforderlich, sie zur Palpation auf die kranio-mediale Seite zu bringen.

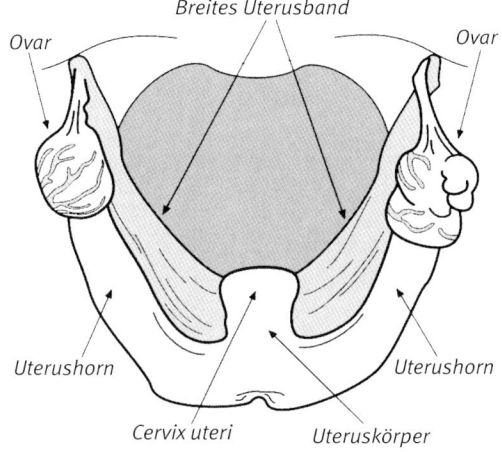

Abb. 7.4: Genitaltrakt der Stute von vorn, Darstellung wie während der rektalen Untersuchung in situ aufgehängt.

Wenn der präovulatorische Follikel reift, hebt er sich von der Oberfläche des Ovars ab. Der Follikel erreicht am Tag vor der Ovulation eine durchschnittliche Größe von 45 mm und beginnt meist zwei Tage vor der Ovulation weicher zu werden. Nach der Ovulation füllt sich der Krater mit Blut und bildet ein pflaumenähnliches Corpus haemorrhagicum (CH). Das CH fühlt sich schwammig an und ist nicht mit Flüssigkeit gefüllt. Das Corpus luteum wird 4–5 Tage später gebildet und geht in das ovarielle Stroma über. Es ist schwer zu ertasten.

Die palpierbaren Merkmale von Cervix uteri, Uterus und Ovarien verändern sich im Lauf des Rossezyklus und sind in Tabelle 7.1 zusammengefasst.

7.1.1.5 Sonographie

Die Einführung der transrektalen Ultraschalluntersuchung als diagnostisches Hilfsmittel bei der Untersuchung des Genitaltrakts der Stute hatte einen tiefgreifenden Einfluss auf die Genauigkeit, mit der die Strukturen der Ovarien sowie des Uterus erkannt werden können und vereinfachte darüber hinaus die frühzeitige Feststellung einer Trächtigkeit.

Die meisten Schallköpfe, die zur transrektalen Sonographie eingesetzt werden, sind B-Mode-Linearschallköpfe. In diesen Wandlern (Transducern) sind über die gesamte Länge rechteckige piezoelektrische Kristalle nebeneinander angeordnet. Das rechteckige Bild des Linearschallkopfes stellt eine Längsansicht dar und ist mit Bezug auf das Tier längs ausgerichtet. Sektorschallköpfe erzeugen ein sektorförmiges quer ausgerichtetes Bild. Die Darstellungen beider Typen werden im Real-Time-Verfahren erstellt, das heißt, die Darstellungen bewegen sich so, wie sich die Strukturen bewegen.

Drei unterschiedliche Schallkopffrequenzen werden häufig verwendet: 3,5; 5 und 7,5 MHz. Schallköpfe mit einer niedrigeren Frequenz verfügen über eine größere Durchdringung, aber eine schlechtere Auflösung. Deshalb sind Schallköpfe der Frequenz 3,5 MHz gut geeignet für die Untersuchung des Uterus im späten Stadium der Trächtigkeit oder kurz nach der Geburt. Ein Schallkopf mit höherer Frequenz (am häufigsten 5 MHz) wird zur Untersuchung des Genitaltraktes bei der nicht tragenden Stute bzw. im frühen Stadium der Trächtigkeit eingesetzt.

Der Schallkopf sendet Schallwellen durch Gewebe. Ein Teil dieser Schallwellen wird reflektiert, abhängig von der Dichte des untersuchten Gewebes. Der Schallkopf konvertiert die Schallwellen in elektrische Impulse, und auf dem Bildschirm erscheint eine Abbildung. Je größer die Dichte des Gewebes, desto stärker ist das entstehende Echo, und desto weißer (echogener) ist die Darstellung auf dem Bildschirm. Dagegen leitet Flüssigkeit die Schallwellen weiter und flüssige Strukturen erscheinen schwarz (schallarm) im Bild. Luft ist ein schlechter Leiter, deshalb ist es von großer Bedeutung, dass zwischen Schallkopf und dem untersuchten Gewebe ein guter Kontakt besteht.

Tabelle 7.1: Rektal tastbare Veränderungen im Genitaltrakt der Stute

Zyklusstadium	Zervix	Uterus	Ovarien
Östrus	Entspannt* Ödematös	Ödematös Schlaff	Follikel >25 mm
Diöstrus	Fest Eng	Erhöhter Tonus Rohrförmig	Viele kleine Follikel oder ein Follikel >25 mm
Anöstrus	Mäßig fest oder dünn und offen	Schlaff	Keine tastbaren Strukturen
Übergang	Nicht fest geschlossen bis zur ersten Ovulation	Schlaff	Viele Follikel können >30 mm sein

* Die Entspannung der Zervix kann bei Maidenstuten während des Östrus fehlen.

Verfahren und Bildinterpretation

Aus dem Rektum werden die Kotballen entfernt. Zur besseren Orientierung sollte einer Sonographie immer die manuelle Untersuchung vorausgehen, um eine Bewertung von Form, Tonus und Größe der einzelnen Strukturen vorzunehmen. Der Schallkopf kann mit einem Einmal-Plastiküberzug versehen werden, auf den Gleitmittel als Kontaktgel aufgetragen wird. Beim Einführen in das Rektum ist der Schallkopf mit einer zum Keil geformten Hand zu schützen. Die Hand sollte während der Untersuchung um den Schallkopf geschlossen bleiben, um die Rektumwand zu schonen. Die Untersuchung muss immer systematisch erfolgen, um mögliche Darstellungsfehler zu vermeiden. Der Schallkopf wird längs mit Bezug auf den Körper der Stute gehalten, so dass die Ansicht auf Zervix und Uteruskörper sagittal erfolgt, mit der Zervix auf der linken Seite des Bildschirmes. Die Uterushörner werden dann im Querschnitt dargestellt.

Das Aussehen des Uterus verändert sich während des Rossezyklus. Im Östrus weisen Uterushörner und -körper ein charakteristisches Muster aus abwechselnd echogenen und echoarmen Bereichen auf (Abb. 7.5). Dies entspricht dem im Östrus auftretenden Ödem. Es wird angenommen, dass die schallarmen Bereiche die äußeren ödematösen Anteile der Endometriumfalten darstellen. Das Ödem geht oft, jedoch nicht immer, in den 24 Stunden vor der Ovulation zurück oder verschwindet ganz. Im Diöstrus nimmt der Uterus ein wesentlich homogeneres Erscheinungsbild an (Abb. 7.6). Das Lumen des Uterus ist oft durch eine echogene Linie zu identifizieren, wenn der Uterus längs dargestellt wird (Abb. 7.7).

Die Ultraschalluntersuchung der Ovarien gibt Auskunft über:

- den Zeitpunkt der Rosse,
- das Stadium des Zyklus,
- die voraussichtliche Ovulationszeit,
- Doppelovulationen,
- Ausbleiben der Ovulation,
- die Größe des Follikels, wenn eine Ovulation medikamentös eingeleitet werden soll.

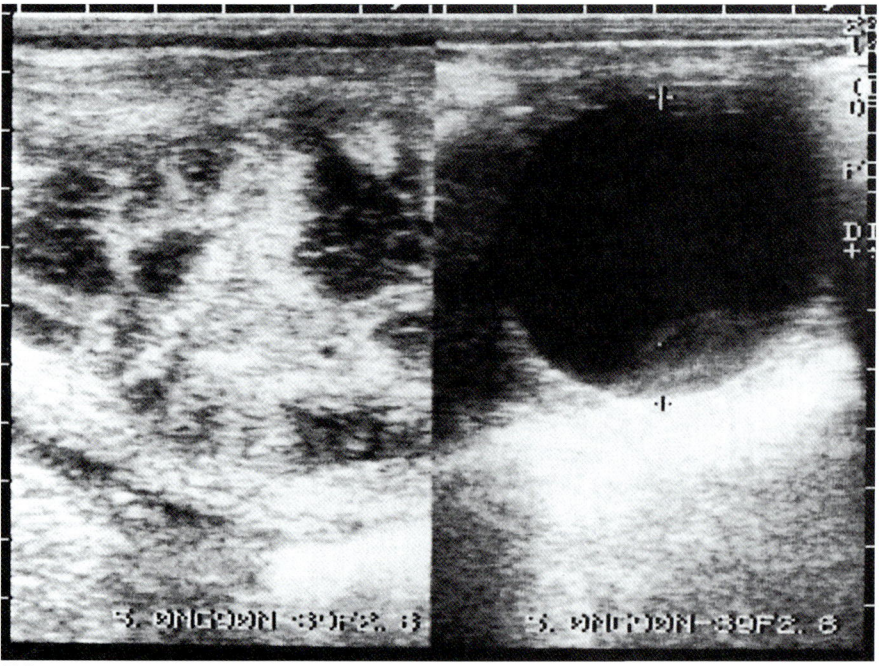

Abb. 7.5:
Ultraschalldarstellungen.
Links: Querschnitt des
Uterushorns im Östrus
mit echogenen und
echoarmen Bereichen.
Rechts: Schallarmer
präovulatorischer
Follikel.

7.5

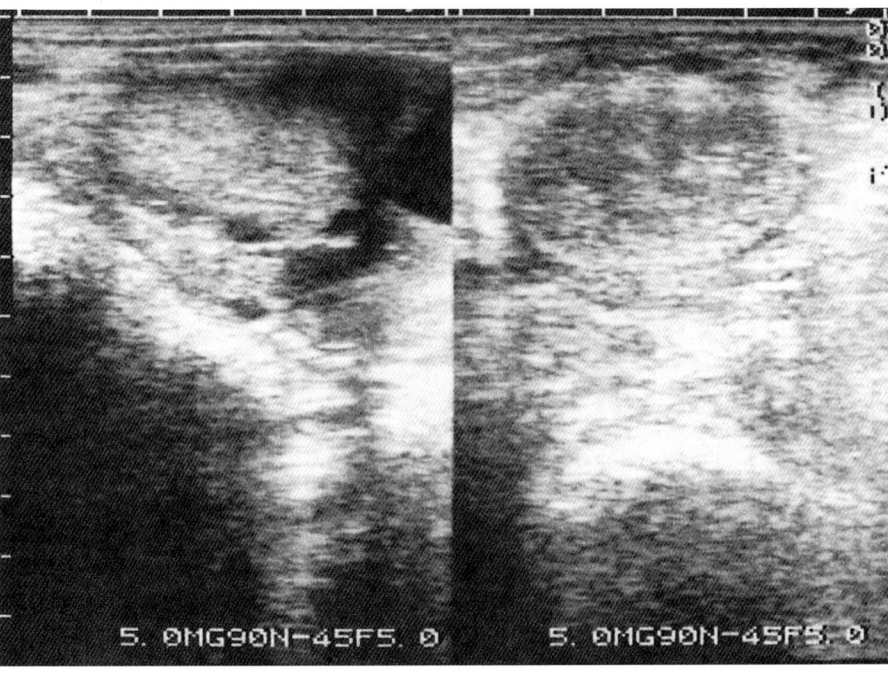

7.6

Abb. 7.6:
Ultraschalldarstellungen.
Rechts: Querschnitt des
Uterushorns im
Diöstrus mit homo-
genem Aussehen.
Links: Corpus luteum.

Follikel erscheinen als schwarze (schallarme) Bereiche (Abb. 7.5). Einige Follikel scheinen eine abweichende Form zu haben, was meistens auf eine Kompression durch umliegende Strukturen zurückzuführen ist. Eine veränderte Form der Follikel kann auch darauf zurückzuführen sein, dass die anliegenden Wände nicht darstellbar sind. Der Durchmesser des Follikels kann gemessen werden, indem man ein Standbild anfertigt und die Tastzirkel des Geräts einsetzt. Ein Schallkopf der Frequenz 5 MHz kann Follikel darstellen, die lediglich 2–3 mm groß sind.

Präovulatorische Follikel erreichen einen Durchmesser von bis zu 4,5 cm am Tag vor der Ovulation. Es ist ungewöhnlich, dass eine Ovulation bei Follikeln stattfindet, die kleiner als 30–35 mm sind. 85 % der Follikel verändern am Tag vor der Ovulation ihre Form und bilden eine Keilform oder einen halsähnlichen Vorsprung aus, der in Richtung der Ovulationsgrube zeigt (Abb. 7.8). Die Formveränderungen, zusammen mit Größe und weicher Konsistenz, werden

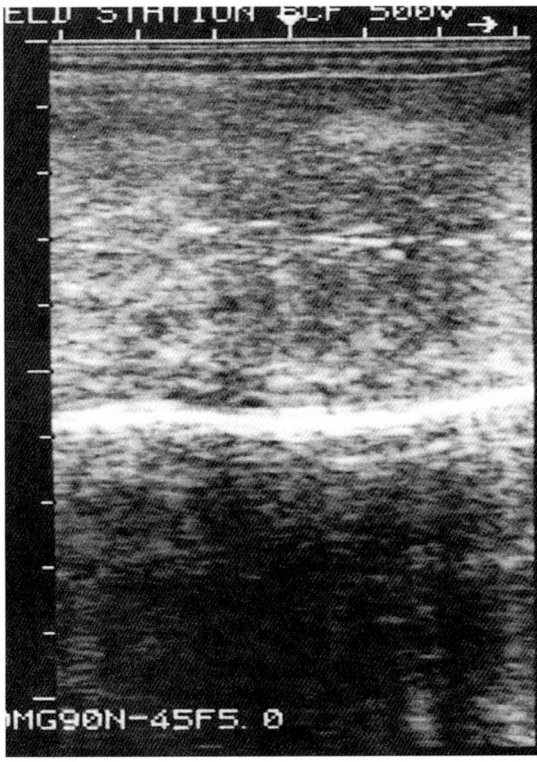

7.7

Abb. 7.7:
Ultraschalldarstellung
einer Längsansicht
des Uteruskörpers.
Zu beachten ist die
unterbrochene echo-
gene Linie, die das
Lumen anzeigt.

Zuchttauglichkeit

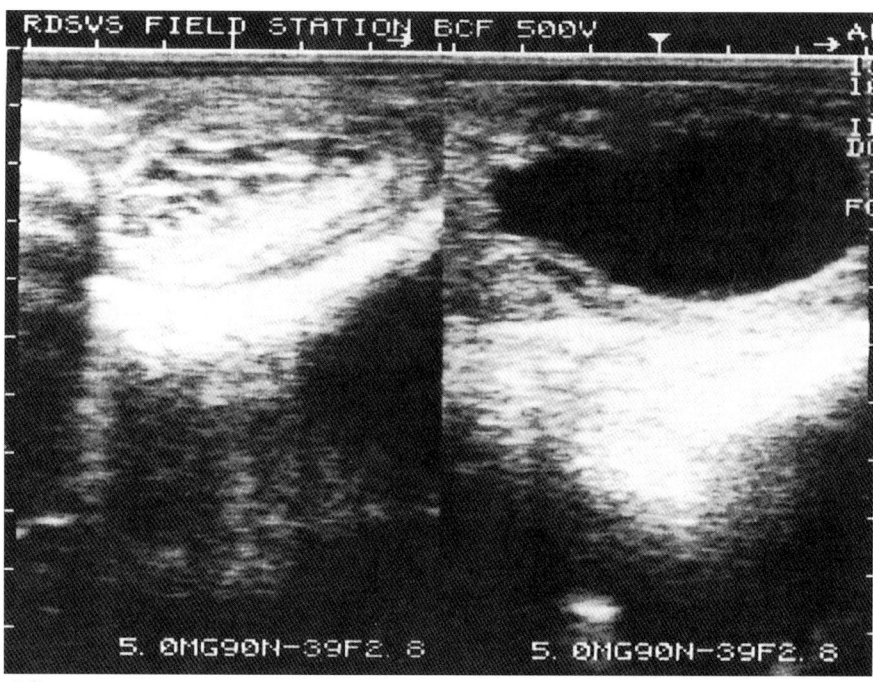

7.8

Abb. 7.8:
Ultraschalldarstellung.
Rechts: Follikel am Tag
vor der Ovulation bei
der Wanderung
zur Ovulationsgrube.
Links ein Corpus
haemorrhagicum.
Zu beachten ist das
gesprenkelte Aussehen,
das von Fibrinbändern
durchzogene Serum-
bereiche repräsentiert.

gegenwärtig als die zuverlässigsten Hinweise auf eine bevorstehende Ovulation angesehen.

Das Stattfinden einer Ovulation ist aufgrund des Verschwindens eines vorher großen Follikels und dem nachfolgenden Erscheinen eines sich neu bildenden Corpus luteum, der bei den meisten Stuten stark echogen ist, im Ultraschall leicht zu erkennen (Abb. 7.9). Manchmal füllt sich der Ovulationskrater dann mit Blut, es bildet sich ein Corpus haemorrhagicum. Dieses erscheint gesprenkelt aufgrund des schallarmen Serums, das mit echogenen Fibrinfasern durchzogen ist (Abb. 7.8). Etwa 50 % aller Corpora lutea bilden einen zentralen Thrombus aus. Bei einem Corpus luteum mit zentralem Gerinnsel ist die Progesteronproduktion normal und die zentrale Höhle schrumpft mit zunehmendem Alter der Struktur (Abb. 7.10). Das Aussehen der verbleibenden 50 % aller Corpora lutea ist uniform echogen. Sie können vom Ovarialstroma durch ihre deutlichen Grenzen sowie die stärkere Echogenität des dichteren Stroma-

gewebes unterschieden werden (Abb. 7.6). Frühe und späte Corpora lutea haben die Neigung zu mehr Echogenität als jene in der Mitte der Lutealphase.

7.1.1.6 Endometriumabstrich

Vor der Belegung sollte vom Endometrium im Östrus ein Abstrich angefertigt werden und, falls erforderlich, bei darauffolgenden Rossen ebenfalls. Das Perineum ist dreimal mit rückstandsfreier Seife oder Polyvidon-Jod zu waschen, gründlich mit warmem, sauberem Wasser zu spülen und mit sauberen Papiertüchern zu trocknen. Abstrichproben sind für eine Kontaminierung sehr anfällig, weshalb sorgfältige aseptische Maßnahmen unabdingbar sind. Eine Anzüchtung des Zervixschleims wird als Nachweis für das Vorliegen von Bakterien im Uterus als nicht verlässlich angesehen. Entnahmeinstrumente mit doppelt geschützten Stieltupfern unter Verwendung eines Tupferträgers ergeben die verlässlichsten Resultate (Abb. 7.11).

Der Tierarzt trägt einen sterilen Einmalhandschuh und bedeckt die Tupferspitze mit der
Hand. Ein steriles, wasserlösliches Gleitmittel
wird vor dem Einführen in Vestibulum und Vagina auf die Rückseite von Hand und Arm aufgetragen. Das Instrument wird mit dem Zeigefinger
durch die Zervix geleitet. Der Stieltupfer wird
dann durch die Öffnung des Tupferträgers geschoben und der Tupfer wird mit dem Endometrium in Kontakt gebracht. Nach 10 Sekunden
wird der Tupfer erst in den Stieltupferschaft,
dann in den äußeren Tupferträger zurückgezogen und aus dem Uterus entfernt.

Andere geschützte Tupfer-Verfahren wurden
beschrieben, bei denen beispielsweise ein
Standardtupfer geschützt unter einem sterilen
Einmalhandschuh in den Uterus eingeführt
wird. Alternativ kann der Tupfer auf einem Ver-
längerungsstab durch ein steriles Vaginalspekulum in den Uterus geschoben werden (einfach
geschütztes Verfahren: Abb. 7.11).

Der Abstrich sollte in Amies-Transportmedium
verbracht, deutlich beschriftet an das Labor geschickt werden, wo er innerhalb von 48 Stunden
nach Entnahme eintreffen muss.

7.1.1.7 Endometriumzytologie

Die vorbereitende Reinigung von Peritoneum
und Vulva für die Endometriumzytologie ist die
gleiche wie im Kapitel 7.1.1.6 beschrieben.

Es sind einige Instrumente erhältlich, die
sowohl Abstriche für die Anzüchtung als auch
Ausstriche für die Zytologie liefern. Häufiger
wird nach einem vorangegangenen Abstrich ein
zweiter Tupfer verwendet, um eine Probe mit
Endometriumzellen zu gewinnen. Dieser Tupfer
kann dann auf einem speziellen Objektträger
ausgestrichen werden, der die Zellen anfärbt
(Testsimplets®, Boehringer Mannheim), oder
auf einen gewöhnlichen Objektträger (Abb.
7.12), der dann mit Giemsa-Färbung eingefärbt
wird.

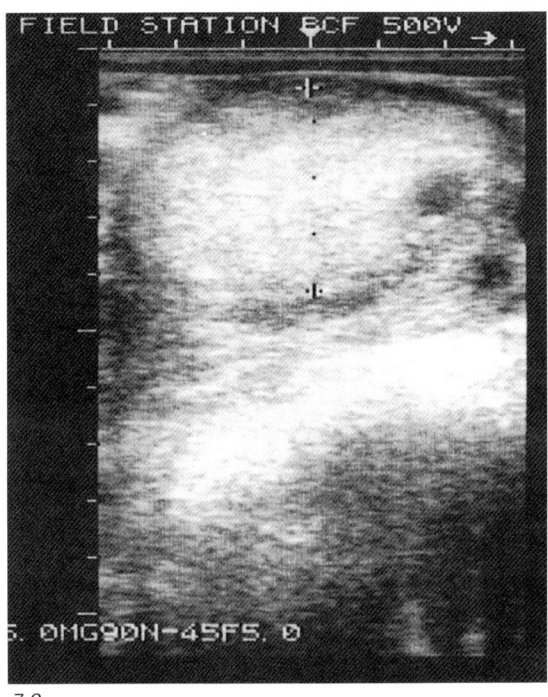

7.9

Abb. 7.9:
Ultraschalldarstellung
eines stark echo-
genen, neu gebilde-
ten Corpus luteum am
Tag nach der
Ovulation.

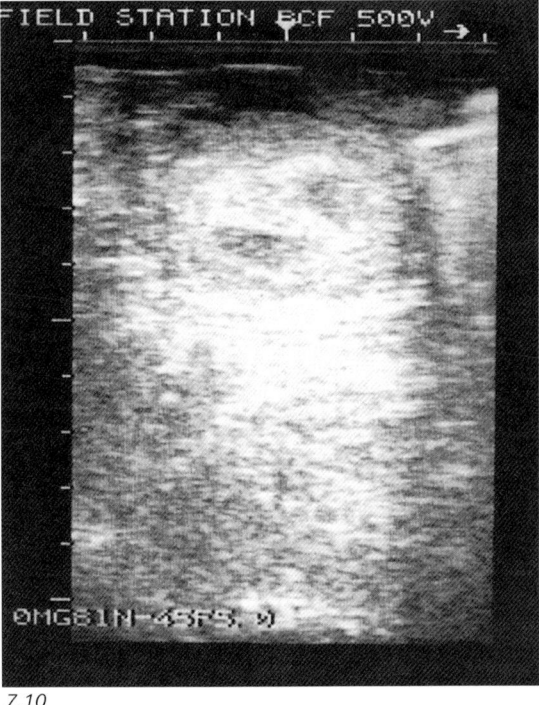

7.10

Abb. 7.10:
Ultraschalldarstellung
eines reifen Corpus
luteum (Tag 9), der
zystische Räume
enthält.

Die beste, aber zeitaufwendigere Methode, eine Probe mit Endometriumzellen zu erhalten, besteht darin, eine Spülung des Uterus vorzunehmen. Dazu wird ein steriler Uterus-Spülkatheter oder eine Nasenschlundsonde für Fohlen verwendet. Man infundiert etwa 250 ml sterile Salzlösung und lässt diese durch die Schwerkraft oder durch rektale Uterusmassage durch das Rektum auslaufen. Die erhaltene Flüssigkeit wird dann zentrifugiert (1000 x g, 10 Minuten lang. *Anm. d. Übers.*: 1000 x g $\triangleq$ 2400 U / min bei üblichem Schleuderradius der Zentrifuge von 16 cm). Die Zellanteile werden in einer kleinen Menge Salzlösung erneut suspendiert, auf einem Objektträger ausgestrichen und eingefärbt. Alternativ kann eine kleine Menge in eine Cytospin-Zentrifuge gegeben und dann eingefärbt werden. Muss die Spülflüssigkeit an ein Labor geschickt werden, kann eine bestimmte Menge zur Zellkonservierung in die gleiche Menge Cytospin-Fixierflüssigkeit gegeben werden.

Anmerkung

Intra-uterine Manipulationen werden am besten während des Östrus vorgenommen. Es ist unvermeidlich, dass aus dem Vestibulum und der Vagina dort angesiedelte Mikroorganismen in den Uterus gelangen. Während des Östrus sind Stuten am besten in der Lage, diese Kontaminationen zu eliminieren.

7.1.1.8 Untersuchung der Vagina

Die Untersuchung der Vagina bringt nützliche Informationen über das Zyklusstadium sowie über anatomische und pathologische Veränderungen. Diese Untersuchung kann vor oder nach einem Endometriumabstrich durchgeführt werden. Wird die Untersuchung mit dem Spekulum vor dem Abstrich vorgenommen, hat dies den Vorteil, dass die Zervix vor der Adspektion noch nicht manuell manipuliert wurde. Des Weiteren verursacht ein Kontakt mit der Luft schnell einen Artefakt durch Rötung. Der Nachteil einer Untersuchung vor dem Abstrich besteht darin, dass die Wahrscheinlichkeit einer Kontaminierung der externen Zervixöffnung höher ist und mit dem Abstrich Keime in den Uterus eingeschleppt werden können.

Für die Untersuchung der Vagina wurden verschiedene Spekulumformen entwickelt. Ein metallenes Dreiventil- oder Entenschnabel-Spekulum findet Einsatz, ist jedoch schwer und schwierig zu sterilisieren. Einmal-Spekula liefern eine zufriedenstellende Ansicht und kön-

Abb. 7.11:
Oben: Doppelt geschützter Abstrich für Endometriumkultur. Unten: Durch ein Vaginalspekulum geführter verlängerter Tupfer.

Abb. 7.12:
Endometriumabstrich von einer Stute mit akuter Endometritis, das Vorliegen vieler neutrophiler Granulozyten ist zu erkennen (x 25).

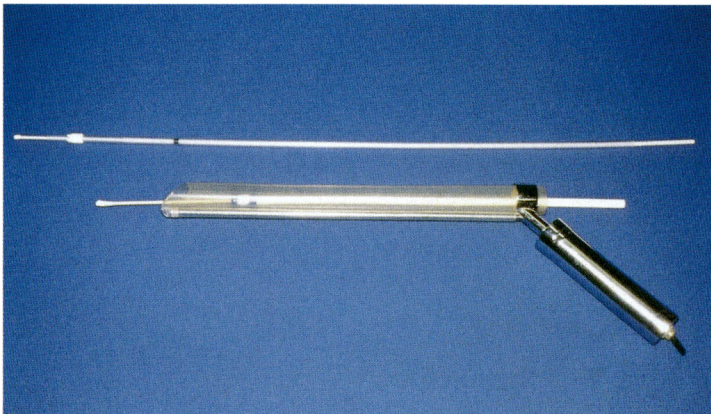

7.11

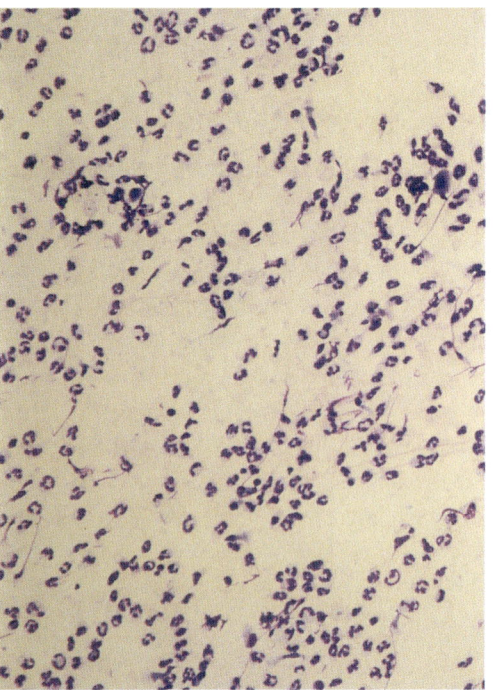

7.12

Tabelle 7.2: Zyklische Veränderungen der Zervix, die durch das Spekulum oder bei der digitalen Untersuchung feststellbar sind

Parameter	Östrus	Diöstrus	Anöstrus	Trächtigkeit
Anzahl Finger, die eingeführt werden können	>3	1	1–3 (oder mehr)	1
Farbe	Rot	Blassgrau oder gelb	Fahlweiß	Weiß
Erscheinung	Glänzend, ödematös schlitzförmige Zervixöffnung	Trocken, geschlossen	Trocken, kann atonisch und offen sein	Trocken, geschlossen
Position	Am Boden der Vagina	Mitte der Vagina	Mitte der Vagina	Mitte der Vagina

nen nach jeder Stute entsorgt werden, was besonders vorteilhaft ist, wenn mehrere Stuten untersucht werden müssen. Plastikröhren über einer Schablone aus Metall mit integrierter Lichtquelle ermöglichen eine gute Adspektion von Zervix und Vagina, müssen aber nach jeder Stute sterilisiert werden (Abb. 7.13). (*Anm. d. Übers.:* Üblich ist das Scheidenspekulum nach Polansky.)

Steriles, wasserlösliches Gleitmittel ist auf das Spekulum aufzutragen, bevor es in einem kraniodorsalen Winkel von 45 Grad bei getrennten Labien in das Vestibulum eingeführt wird. Ist das Spekulum durch die Transversalfalte hindurchgetreten, kann es horizontal eingeführt werden. Eine Bleistiftlampe oder eine ophthalmologische Lichtquelle können verwendet werden, um Vagina und Zervix anzuleuchten. Abhängig vom Stadium des Zyklus sind verschiedene Veränderungen der Zervix auszumachen (Tabelle 7.2).

7.1.1.9 Digitale Untersuchung von Vagina und Zervix

Läsionen an Vagina und Zervix können übersehen werden, wenn keine manuelle Untersuchung durchgeführt wird. Es ist ein steriler Einmal-Langhandschuh zu tragen. Das eingesetzte Gleitmittel sollte steril und wasserlöslich sein. Vagina und Zervix werden auf Rupturen und

Adhäsionen untersucht. Zervixrupturen sind am deutlichsten während des Diöstrus sichtbar, wenn ein guter Tonus besteht.

7.1.1.10 Endometriumbiopsie

Neben Stuten mit Störungen der Fruchtbarkeit sollte auch bei Stuten, bei denen ein chirurgischer Eingriff im Bereich des Genitaltrakts geplant ist, vor dessen Durchführung eine Biopsie vorgenommen werden. Dabei wird die Fähigkeit beurteilt, ein Fohlen bis zur Geburtsreife auszutragen. Auch das Ansprechen auf die Behandlung von Uterusinfektionen kann mittels Biopsie überwacht werden. Es besteht allerdings ein erhebliches Risiko, dass Stuten, die

Abb. 7.13: Einmal-Vaginalspekulum (oben) und autoklavierbares Plastikspekulum.

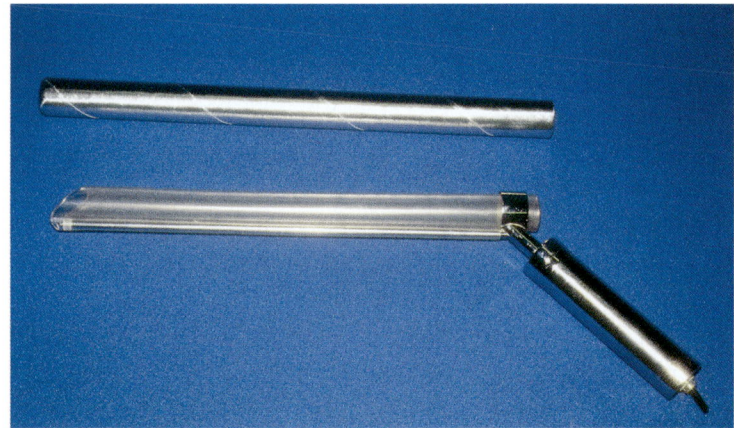

7.13

anfällig für eine Endometritis sind, bei einer solchen Kontroll-Biopsie durch Bakterien reinfiziert werden.

Verfahren

- Vorbereitende Reinigung von Perineum und Vulva wie in Kapitel 7.1.1.6 beschrieben.
- Für die Gewinnung einer Endometriumbiopsie sind spezielle Zangen erhältlich. Eine solche wird mit einer mit Gleitmittel versehenen behandschuhten Hand in die Vagina eingeführt. Mit dem Zeigefinger wird die Zange durch die Zervix geführt. Die Hand wird dann zurückgezogen und in das Rektum eingeführt.
- Die der Zange wird mit der anderen Hand geschlossen gehalten, bis sie mit der im Rektum befindlichen Hand im Uterus platziert wurde. Dort wird sie geöffnet, das Endometrium in die Zangenöffnung geschoben und dann geschlossen. Die Probe sollte genommen werden, indem das Gewebe seitwärts, nicht von vorne, in die Zangenöffnung geschoben wird, weil sonst die Gefahr besteht, die Uteruswand zu perforieren.
- Die geschlossene Zange wird zurückgezogen. Wurde das Gewebe nicht vollständig durchtrennt, kann es erforderlich werden, einen vorsichtigen Ruck an der Zange vorzunehmen. Sehr selten tritt an den Schamlippen nach einer Biopsie eine leichte Blutung auf. In einem solchen Fall sollte die Stute einen Tag lang im Stall gehalten werden, bis die Blutung zum Stillstand gekommen ist. Normalerweise ist keine weitere Behandlung erforderlich.
- Das Bioptat ist vorsichtig mit einer feinen Nadel oder Pinzette aus der Zange zu entfernen und in Bouins Fixativlösung (mit 1% Eisessig) zu geben. Derart fixiertes Gewebe ist innerhalb von 24 Stunden nach Gewinnung zu untersuchen. Wenn nicht sichergestellt werden kann, dass die Probe das Labor innerhalb von 24 Stunden erreicht, sollte sie am Tag nach der Entnahme in 70%igen

Alkohol gegeben werden. Es ist sehr wichtig, der Probe eine Anamnese beizufügen und das Stadium des Zyklus anzugeben, in dem die Biopsie entnommen wurde.

Interpretation der Ergebnisse

Die Morphologie des normalen Endometriums verändert sich mit den Stadien des Rossezyklus: Während des Anöstrus sind die Endometriumdrüsen inaktiv und das Epithel ist kubisch oder niedrig zylindrisch. Stuten im Anöstrus zeigen oft Gruppen dicht verbundener Drüsen, was auf ein Aufrollen der Drüsenverzweigungen zurückzuführen ist. Es liegt kein Ödem vor.

Während des Östrus wird das Epithel zylindrisch bis hochzylindrisch. Im basalen Zytoplasma des luminalen Epithels sind Vakuolen häufig. In den Kapillaren unter dem luminalen Epithel und am Rand von Blutgefäßen in der Lamina propria sind oft Neutrophile zu sehen, nicht jedoch im Gewebe. Ein umfangreiches Ödem ist möglich. Die Drüsen erscheinen relativ gerade und nicht gewunden.

Während des Diöstrus ist das Epithel kubisch oder zylindrisch, abhängig von der Nähe des Östrus. Die Verzweigungen der Drüsen erscheinen stark aufgerollt und gewunden.

7.1.2 Weiterführende Untersuchungen auf Zuchttauglichkeit

7.1.2.1 Chromosomenanalyse

Das Vorkommen von Chromosomenaberrationen bei Pferden ist nicht bekannt, aber beim Menschen sind solche Veränderungen des Erbgutes mit Fehlgeburten, Unfruchtbarkeit und angeborenen Defekten in Verbindung gebracht worden. Die am häufigsten beschriebenen Defekte sind Fehler in der Struktur oder Anzahl der Geschlechtschromosomen bei Stuten mit gestörter oder fehlender Fortpflanzungsfähigkeit. Fehler in den Chromosomen (Geschlechtschromosomen sowie Autosomen) können Entwicklungsstörungen und Wachstumsverzögerung bei beiden Geschlechtern zur Folge haben.

Auch eine fehlende Fortpflanzungsfähigkeit bei Hengsten wurde mit Chromosomenabnormitäten in Verbindung gebracht.

Eine Chromosomenanalyse kann an jedem Gewebe mit teilungsfähigen Zellen durchgeführt werden. Normalerweise werden Lymphozyten aus dem peripheren Blutkreislauf untersucht. Dazu sind Blutproben (10 ml) mit Heparin oder Zitrat-Dextrose-Stabilisator zu entnehmen und innerhalb eines Tages an das zuständige Labor zu senden.

7.1.2.2 Progesteron

Die Bestimmung von Progesteron im Serum ermöglicht eine verlässliche Überwachung der Ovarienfunktion. Sind drei Proben in Abständen von je einer Woche fortgesetzt niedrig (<3 nmol / l), ist es wahrscheinlich, dass die Stute sich im Anöstrus befindet. Zeigen die Proben einheitlich Werte >6 nmol / l, ist es wahrscheinlich, dass bei der Stute eine verlängerte Lutealfunktion besteht oder eine zweite Ovulation spät oder im Diöstrus stattgefunden hat.

Die Progesteronbestimmung kann auch die Bestätigung liefern, dass eine Stute sich im Östrus befindet, wenn sie keine sichtbaren Zeichen dafür aufweist. Die Analyse einer Probe, die zwei Tage nach einer Injektion von PGF-2α entnommen wurde, gibt Auskunft, ob bei der Stute eine Luteolyse stattgefunden hat und ob zu erwarten ist, dass sie wieder rossig wird. Die Progesteronkonzentration sollte zu diesem Zeitpunkt niedrig sein (<3 nmol / l).

Die meisten Labors verwenden Serum für eine Hormonanalyse, jedoch sollten vor Einsendung einer Probe die spezifischen Anforderungen geklärt werden. Vor Ort einsetzbare Tests für die Progesteronbestimmung durch den Tierarzt bieten eine Alternative.

Anmerkung
Progesteron ist ein schlechter Indikator für das Bestehen einer Trächtigkeit bei der Stute und hat eine hohe Rate falsch positiver Werte. Jedoch gelten basale Konzentrationen von Progesteron (<3 nmol / l) etwa um 18–21 Tage nach der Ovulation als zu 100 % verlässlicher Indikator dafür, dass die Stute nicht tragend ist.

7.1.2.3 Endoskopie

Die Durchführung einer Endoskopie sollte in Betracht gezogen werden, wenn innerhalb des Endometriums ein lokales Problem durch Palpation oder Sonographie diagnostiziert wurde oder wenn bei fehlender Fortpflanzungsfähigkeit andere diagnostische Möglichkeiten ausgeschöpft sind. Ein flexibles Fiber-Endoskop kommt zum Einsatz, das mindestens 1 m lang ist und einen äußeren Durchmesser von mindestens 10 mm hat. Erforderlich ist außerdem eine sehr helle Lichtquelle, vorzugsweise eine 300-W-Halogen- oder Xenon-Lampe. Das Endoskop sollte vor dem Gebrauch Gas-sterilisiert werden. Ist dies nicht möglich, kann das einzuführende Ende unter Verwendung vom Hersteller empfohlener Desinfektionsmittel gereinigt werden. Das Endoskop ist dann mit Alkohol zu spülen und vor dem Gebrauch zu trocknen.

Verfahren
- Reinigung von Perineum und Vulva der Stute wie in Kapitel 7.1.1.6 beschrieben.
- Das Endoskop wird durch die Zervix in den Uterus eingeführt. Die Hand ist mit einem sterilen Einmalhandschuh zu schützen und mit Gleitmittel zu versehen.
- Das Lumen wird mit einem nicht-reizenden Gas wie CO_2 oder mit steriler Salzlösung erweitert. Wird Salzlösung verwendet, können 1–2 Liter durch einen speziellen Katheter eingegeben werden, sobald sich das Endoskop im Uterus befindet.
- Das normale Endometrium erscheint rosa und frei von Exsudaten. Das Endoskop wird bis zur Bifurkation des Uterus sowie in jedes Horn vorgeschoben.

7.1.3 Trächtigkeitsdiagnostik

7.1.3.1 Trächtigkeitsdiagnose durch transrektale Palpation

Die rektale Palpation zur Diagnostizierung einer Trächtigkeit erbringt nach etwa 28 Tagen genaue Ergebnisse, ist aber am leichtesten nach etwa 42 Tagen Tragzeit durchzuführen.

Veränderungen der Ovarien

Während der ersten 100 Tage der Trächtigkeit sind in den Ovarien zahlreiche Follikel tastbar. Auf den Ovarien bilden sich nach Tag 40 sekundäre Corpora lutea.

Veränderungen von Zervix und Uterus

Tag 1: Die Zervix schließt sich und der Tonus des Uterus erhöht sich.

Tag 14: Der Uterus weist ausgeprägte Schlauchförmigkeit auf.

Tag 21: Die Zervix ist lang und fest geschlossen. Die Endometriumfalten sind nicht mehr tastbar. Die Frucht kann als ventrale Schwellung (1,5–3 cm Durchmesser) an der Basis eines der Uterushörner ertastet werden.

Tag 28: Die kugelförmige Fruchtblase (2–3 cm Durchmesser) ist ventral an der Basis des tragenden Horns tastbar.

Tag 42: Die Vergrößerung ist leicht oval, hat einen Durchmesser von etwa 5 cm und füllt eine Hälfte des tragenden Horns. Das nicht tragende Horn bleibt tonisch.

Tag 60: Die Frucht hat einen Durchmesser von etwa 12 cm und füllt das tragende Horn. Die Ovarien werden nun zunehmend in kraniale und mediale Richtung gezogen. Sie sind etwa um den 150. Tag nicht mehr palpierbar.

Tag 80: Die Frucht füllt den größten Teil des Uteruskörpers und beide Hörner.

Tag 90: Nachlassender Druck in der Allantois ermöglicht es, die Frucht durch Fluktuation zu erkennen. Der vergrößerte Uterus beginnt sich über den Beckenrand zu senken und kann nicht zurückgezogen werden.

Tag 200: Die Absenkung des Uterus ist vollständig. Ein Rauschen in den Uterusarterien ist ab Tag 150 wahrnehmbar.

ab Tag 200: Der Uterus beginnt sich zu heben, und der Fötus kann leicht ertastet werden.

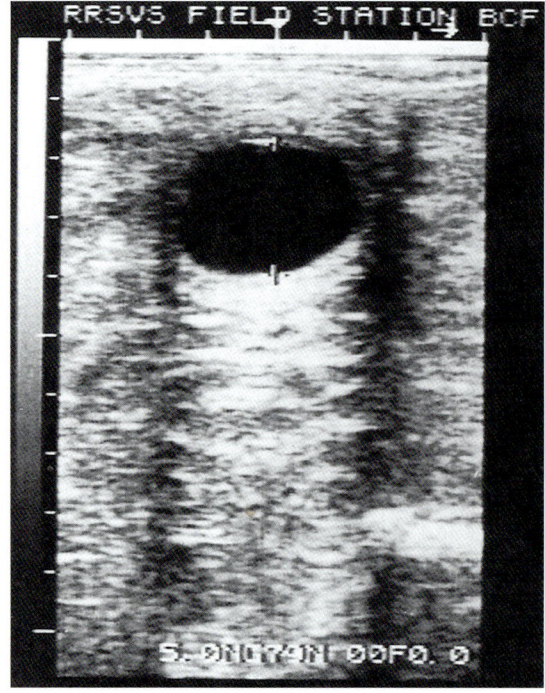

Abb. 7.14: Ultraschalldarstellung einer 16 Tage alten Fruchtblase.

7.14

Identifizierung von Zervix und Uterus ermöglichen hier eine korrekte Diagnose.

7.1.3.2 Diagnostizierung der Trächtigkeit durch Sonographie

Die Fruchtblase ist erstmals etwa um den 10. Tag als runde, schallarme Struktur von etwa 4 mm Durchmesser im tragenden Horn zu erkennen. Die Erkennung des Vesikels wird vereinfacht durch die hellen reflektierenden Echos, die oft an seiner dorsalen und ventralen Oberfläche auszumachen sind. Der Embryo nistet sich am 16. Tag ein (Abb. 7.14) und verändert seine Form am 18. Tag von rund nach dreieckig (Abb. 7.15). Am 21. Tag ist der Embryo erstmals an der ventralen Oberfläche des Vesikels zu erkennen. Am 25. Tag ist ein Herzschlag zu erkennen, und die flüssigkeitsgefüllte Allantois wird als schallarmer Bereich unterhalb des Embryos sichtbar. Am 30. Tag füllt die Allantois die ventrale Hälfte des Vesikels (Abb. 7.16), und bis zum 40. Tag hat sich der Dottersack zurückgezogen und die Allantois füllt den größten Teil des Vesikels (Abb. 7.17). Am 50. Tag hat sich die Nabelschnur verlängert und der Fötus hat sich auf den Boden der Allantois gesenkt.

7.1.3.3 Hormonbestimmungen

Östronsulfat im Serum

Dieses Hormon wird durch Vorläufer der Gonaden des Fötus gebildet, so dass hohe Spiegel die Lebensfähigkeit des Fötus bestätigen. Es ist in hohen Konzentrationen ab dem 90. Tag bis zum Ende der Tragzeit nachzuweisen.

Equines Choriongonadotropin (eCG)

Dieses Hormon liegt vom 40. bis zum 120. Tag in hohen Konzentrationen im Serum vor. Es kommt zu falsch-positiven Testergebnissen, wenn der Fötus abstirbt. Eine hohe Konzentration von eCG weist auf Sekretion aus dem Endometrium hin, nicht auf einen lebensfähigen Fötus.

Anmerkungen

● Zwillinge können verlässlich am 14. Tag erkannt werden (Abb. 7.18). Eine gründliche Untersuchung beider Uterushörner sowie des Körpers sollte immer durchgeführt werden. Intraluminale Zysten können mit einer Frucht verwechselt werden, jedoch verändern sie weder ihre Lage noch wachsen sie (Abb. 7.19). Bei unsicherer Diagnose sollte die Stute um den 24. Tag erneut untersucht werden, wenn die Embryonen klar erkennbar sind.

● Transabdominale Sonographie erfordert einen Schallkopf der Frequenz 3,5 MHz und kann nicht vor dem 80. Tag durchgeführt werden. Sie ist nützlich, jedoch nicht zu 100 % zuverlässig bei der Erkennung von Zwillingen.

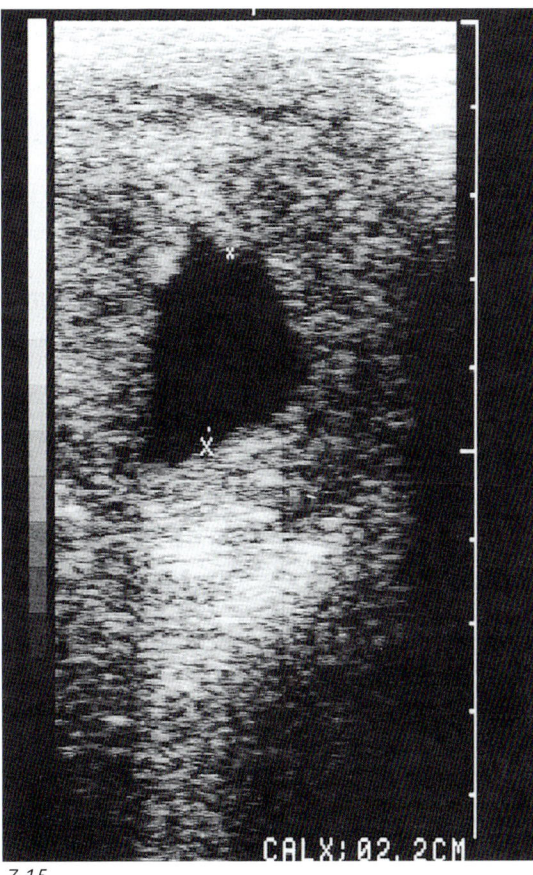

Abb. 7.15:
Ultraschalldarstellung einer 18 Tage alten Fruchtblase. Zu beachten ist der Wechsel zur dreieckigen Form.

7.15

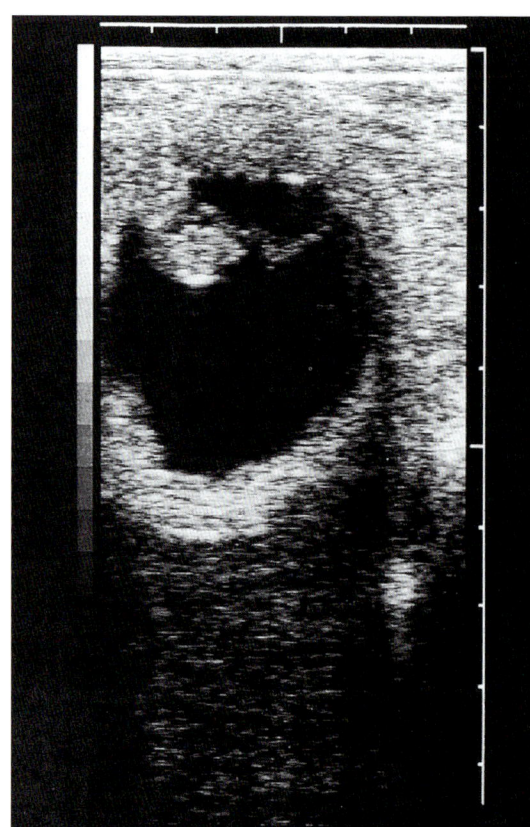

7.16

Abb. 7.16:
Ultraschalldarstellung
einer 33 Tage alten
Frucht. Der Dottersack
zieht sich zurück und
die Allantois füllt den
größten Teil des
Vesikels.

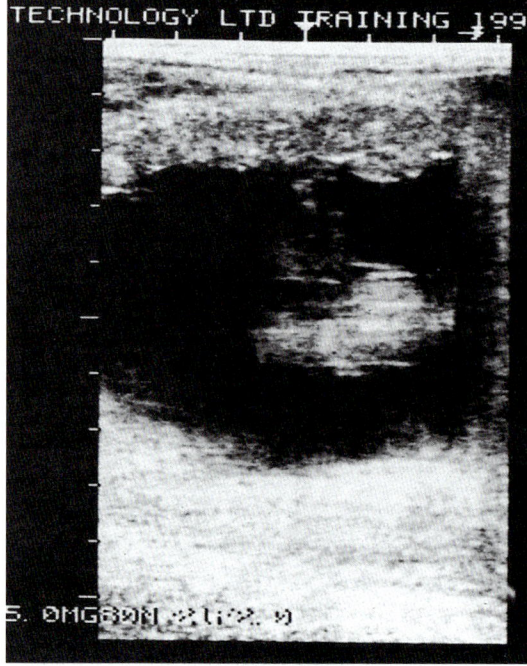

7.17

Abb. 7.17:
Ultraschalldarstellung
einer 40 Tage alten
Frucht. Die
Nabelschnur
verlängert sich, und
der Fötus hat sich auf
den Boden der
Allantois gesenkt.

7.1.4 Abort, Totgeburt, Missgeburt

Abort-Raten bei Vollblütern liegen schätzungsweise über 12 %. Streng genommen bezieht sich die Bezeichnung »Abort« auf Föten, die vor Ablauf von 300 Tagen abgehen. Der Verlust von Föten nach Ablauf von 300 Tagen wird als »Totgeburt« bezeichnet.

7.1.4.1 Untersuchung

Für die Untersuchung der Ursachen eines Abortes ist ein methodischer Ansatz erforderlich. Britische Richtlinien* empfehlen die Untersuchung durch einen Veterinärmediziner bei jedem Abort, jeder Totgeburt sowie dem Tod eines Fohlens innerhalb von 14 Tagen nach der Geburt*. Es ist entweder der gesamte Fötus zusammen mit den Eihäuten sowie einer Serumprobe der Stute und einem detaillierten klinischen Bericht in ein Speziallabor zu senden oder nach der folgenden Vorgehensweise zu verfahren:

- Die Scheitel-Steiß-Länge wird gemessen, um Alter und Entwicklungszustand des Fötus zu schätzen.
- Die Plazenta wird untersucht. Empfohlen wird, sie flach in einer F-Form abzulegen, mit dem der Zervix zugewandten Teil am unteren Ende des F, dem tragenden Horn als oberem Arm und dem nicht tragenden Horn als unterem Arm. Es wird geprüft, ob das Fohlen durch die Zervix abgegangen ist. Die glatte Oberfläche des Allantochorions sollte außen liegen. Die Länge der Nabelschnur wird gemessen und Nabelschnurblut abgenommen. Die Plazenta wird dann von innen nach außen gewendet und die Chorionoberfläche wird auf zottenfreie Bereiche und auf Verfärbungen untersucht.
- Eine grobsinnliche Allgemeinuntersuchung des Fötus wird durchgeführt, dabei werden die Organe sowie eventuelle Flüssigkeiten in Körperhöhlen makroskopisch beurteilt. Das Vorliegen frakturierter Rippen, Hämarthrose des Schultergelenks oder ein subkutanes

*(Horserace Betting Levy Board's Code of Practice)

Ödem des Kopfes kann Hinweis auf eine Dystokie sein.

- Mikrobiologische Untersuchung: Von Leber, Mageninhalt, Lunge, Allantochorion (nahe der Zervix) und Allantoamnion werden für eine bakteriologische Untersuchung unter aseptischen Bedingungen Proben genommen und in sterile Behälter gegeben, die in Eis verpackt werden.
- Virusisolierung: Proben von Leber, Lunge und Thymus werden in sterile Behälter gegeben und in Eis verpackt.
- Histologische Untersuchung: Gewebeschnitte (1 x 2 x 2 cm) von Leber, Lymphknoten, Nebenniere, Lunge, Thymus, Milz, Allantochorion und Allantoamnion werden in 10%iger Formalin-Lösung oder Bouin-Fixativ eingesandt.
- Für die Serologie wird der Stute Blut entnommen – vorzugsweise als gepaarte Proben.

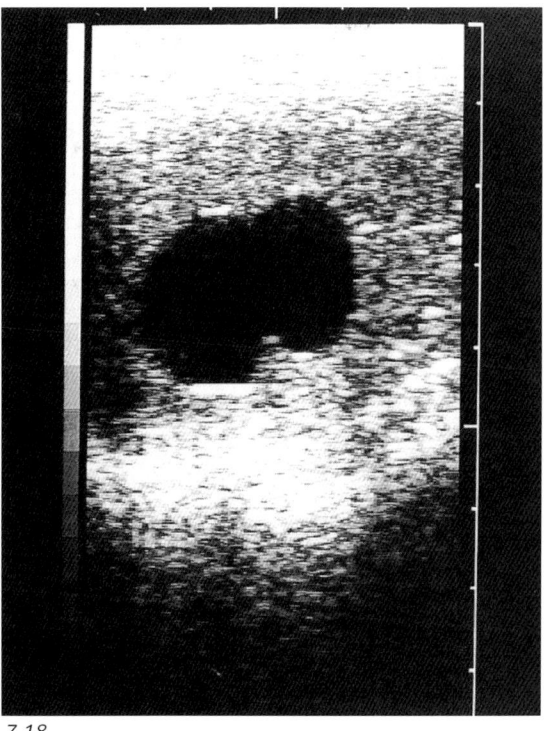

7.18

*Abb. 7.18:
Ultraschalldarstellung einer Zwillingsfrucht am 14. Tag.*

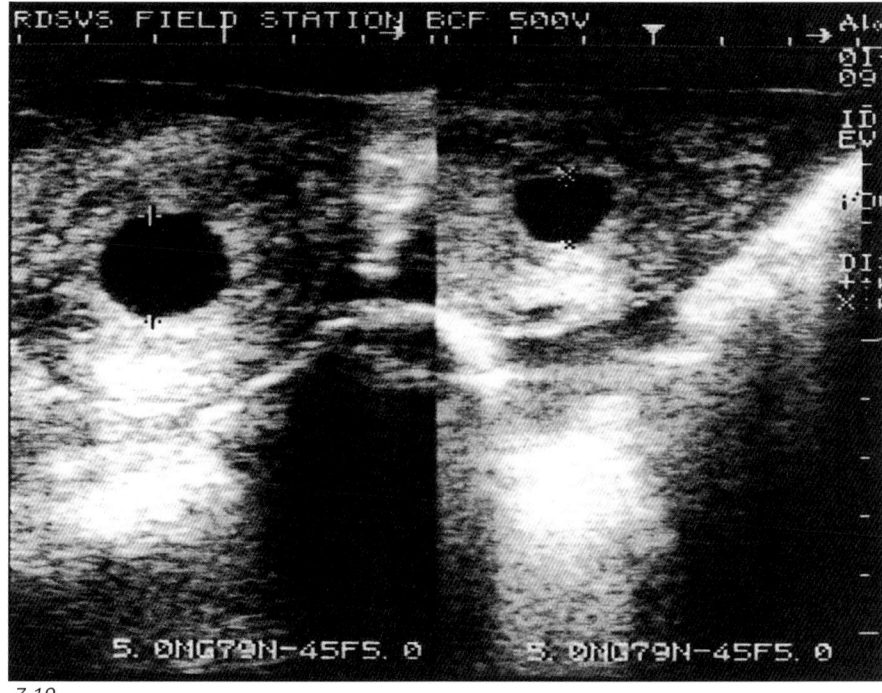

7.19

*Abb. 7.19:
Ultraschalldarstellung eines vierzehn Tage alten Embryos (links) im Vergleich mit einer intraluminalen Zyste (rechts).*

Zeigt ein Fohlen innerhalb von 14 Tagen nach der Geburt Anzeichen für Unwohlsein und besteht der Verdacht auf eine Infektion, so sind Stute und Fohlen zu isolieren. Abstriche des Nasen-Rachen-Raumes und Blutproben in Heparin sollten entnommen und zur virologischen Untersuchung an ein Speziallabor gesandt werden.

7.1.4.2 Infektiöse Ursachen für einen Abort – diagnostische Merkmale

Infektiöse Aborte können auf Viren, Bakterien oder Pilze zurückzuführen sein.

Equine virale Rhinopneumonitis (EHV-1)

Ein auf EHV-1 zurückzuführender Abort geht nicht mit einer gleichzeitigen Erkrankung der Stute einher und tritt meist zwischen dem 7. Trächtigkeitsmonat und dem Abfohltermin auf. Ein Abort zu einem früheren Zeitpunkt ist möglich.

Eine grobsinnliche Untersuchung des Fötus erbringt:
- Keine Autolyse (Abort tritt kurz nach dem Tod ein)
- Petechien der Schleimhäute
- Ikterus
- Vergrößerte Leber und Milz
- Fokale Nekrosen der Leber
- Subkutanes Ödem
- Blutig-seröse Flüssigkeit in Körperhöhlen

Die Histopathologie zeigt:
- Intranukleäre eosinophile virale Einschlusskörper, am häufigsten in der Leber, dem Epithel des Respirationstrakts sowie dem lymphatischen Gewebe,
- Milde multifokale nekrotisierende Entzündung in Leber und Nebennierenrinde,
- Hyperplastische nekrotisierende Bronchiolitis in der Lunge.

Nota bene: Die Anfärbung von Antikörpern im Fluoreszenztest stellt bei gekühlten oder gefrorenen Proben von Lunge, Thymus, Lymphknoten, Milz und Nebennierenrinde die am besten geeignete diagnostische Methode dar. Am zweitbesten eignet sich die Virusisolierung, gefolgt vom Nachweis viraler Einschlusskörper in Leber, Lunge und Thymus.

Equine virale Arteriitis (EVA)

Beim Muttertier reicht das Spektrum der möglichen klinischen Erscheinungsbilder vom völligen Fehlen von Symptomen bis zur schweren systemischen Erkrankung. Das typische klinische Bild ist gekennzeichnet durch Fieber, Lethargie, Depressionen, Konjunktivitis, Nasenausfluss, Nesselausschlag und Ödem. Der Fötus weist keine spezifischen Schäden auf, ist aber autolysiert.

Gepaarte Blutproben der Stute sind für die serologische Untersuchung einzusenden. Der Hengst ist ebenfalls zu testen.

Die Virusisolierung ist möglich aus:
- Abstrichen des Nasen-Rachen-Raumes (Stute)
- Blutproben in Heparin (Stute)
- Sperma des Hengstes
- Harn des Hengstes

Seropositive Hengste sind entweder geimpft oder zuvor mit dem Virus infiziert. Da diese Hengste persistierende Infektionsquellen darstellen, ist es wichtig festzustellen, ob sich im Sperma Viren befinden. Dies geschieht wie folgt:
- Der Hengst wird isoliert.
- Zwei Ejakulate im Abstand von mindestens einer Woche werden gewonnen und zur Isolierung und zum Nachweis von Viren an ein Speziallabor geschickt.
- Eine Testpaarung des Hengstes mit zwei seronegativen Stuten wird vorgenommen und überwacht, ob bei den Stuten eine Serokonversion stattfindet.

Bakterielle Infektionen

Untersuchung der Plazenta. Eine Entzündung des Allantochorions ist gewöhnlich in Zervixnähe am schwersten (aufsteigender Infektions-weg). Die Plazenta ist ödematös, und die Oberfläche des Chorions neigt zu einer bräunlichen Färbung mit unterschiedlicher Menge fibrinösen und nekrotischen Exsudates.

Mikrobiologie. Proben der Organe des Fötus und des Mageninhalts werden zusammen mit der Plazenta zur bakteriologischen Untersuchung eingesandt.

Pilzinfektionen

Die Untersuchung der Plazenta kann ausgedehnte ödematöse und nekrotische Bereiche des Chorions ergeben, die in der Nähe des inneren Muttermundes liegen.

Histopathologisch sind in der Plazenta Pilzfäden nachzuweisen.

Mikrobiologie. Für die mykologische Untersuchung werden fetale Organe, Mageninhalt des Fötus sowie die Plazenta eingeschickt.

7.1.4.3 Andere Ursachen für einen Abort – diagnostische Merkmale

Zwillinge

Bei Zwillingsaborten ist ein Zwilling häufig klein und autolysiert, der andere dagegen frisch. Die Untersuchung der Plazenta kann ergeben, dass die Bereiche, in denen der Kontakt von Plazenta zu Plazenta stattfindet, keine normale villöse Struktur aufweisen.

Plazentainsuffizienz

In diesen Fällen ist die Scheitel-Steiß-Länge des Fötus geringer als nach Dauer der Tragzeit erwartet, und der Fötus erscheint abgemagert. Die Endometriumbiopsie kann eine Fibrose oder Zysten des Endometriums ergeben.

Trächtigkeit im Uteruskörper

Die Eihäute sind unterentwickelt, und der Fötus zeigt eine Wachstumsverzögerung.

Vorzeitige Plazenta-Ablösung

Vollständig reifer Fötus. Es besteht ein unvoll-ständiger oder vollständiger Riss in der Mitte des Allantochorions. Die Plazenta ist oftmals verdickt, und die abgelösten Bereiche sind trocken und braun.

Schädigung der Nabelschnur

Bei einer Nabelschnur mit einer Länge über 84 cm sind Verdrehungen zu erwarten. Ist die Nabelschnur verlegt, stirbt der Fötus und autolysiert.

7.1.5 Differentialdiagnostik von Krankheiten der Geschlechtsorgane

Die verschiedenen in diesem Abschnitt dargestellten Krankheitsbilder stehen in Zusammenhang mit der fehlenden Fähigkeit zur Konzeption und / oder mit Embryoverlust. Die diagnostischen Verfahren, deren Anwendung in einem solchen Fall angezeigt sind, wurden bereits im Kapitel 7.1.2 beschrieben.

7.1.5.1 Kleine Ovarien

Die Differentialdiagnose für kleine Ovarien beinhaltet: Hypoplasie (kongenital), Atrophie (erworben) und Winteranöstrus.

Diagnostische Verfahren

Palpation. Die Ovarien sind klein und glatt, Uterus und Zervix sind schlaff.

Sonographie. Es sind keine sichtbaren Follikel vorhanden.

Chromosomenanalyse. Die häufigste Abnormität ist 63X0.

7.1.5.2 Vergrößerte Ovarien

Differentialdiagnosen:
- Frühjahrsperiode
- Hämatom
- Tumor (meist Granulosazelltumor)
- Anovulatorischer hämorrhagischer Follikel
- Paraovarielle Zyste
- Abszess

151

Krankheiten der Geschlechtsorgane

Diagnostische Verfahren

Palpation. Stuten mit einem Granulosazelltumor haben meist ein großes Ovar und eines, dass sehr klein und hart ist. Das große Ovar kann uniform glatt, höckrig und hart oder weich und fluktuierend sein. Die Ovulationsgrube des betroffenen Ovars ist ausgefüllt.

Eine paraovarielle Zyste kann durch Palpation von einer mit dem Ovar in Verbindung stehenden Struktur unterschieden werden.

Im Verlauf des Frühjahrs können die Ovarien multiple Follikel enthalten, deren Durchmesser mehr als 30 mm beträgt.

Sonographie. Die klassischen Granulosazelltumoren werden in ihrem Aussehen als einer Honigwabe ähnlich, mit deutlichen multilokulären Zysten, beschrieben.

Die betroffenen Ovarien können sich uniform echogen darstellen oder auch eine oder mehrere große flüssigkeitsgefüllte Zysten aufweisen.

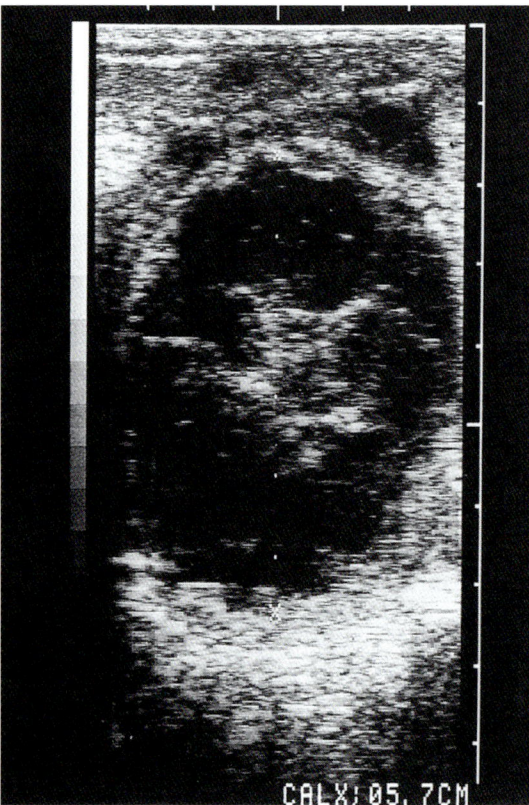

Abszesse der Ovarien sind sehr selten, es sei denn, es wurde eine Nadelaspiration von Flüssigkeit aus einem Ovar durchgeführt. Im Sonogramm erscheinen sie als dickwandige Strukturen mit echogenem Zentrum.

Abb. 7.20: Ultraschalldarstellung eines anovulatorischen Follikels, der sichtbare Fibrinfasern enthält.

7.20

Hämatome haben ein gesprenkeltes Aussehen. Die mit Flüssigkeit gefüllten Bereiche stellen mit einiger Wahrscheinlichkeit Serumtaschen dar.

Anovulatorische Follikel können einen Durchmesser von bis zu 100 mm erreichen. Der Follikel füllt sich mit Blut, und Fibrinfasern werden sichtbar (Abb. 7.20).

Abszesse der Ovarien sind sehr selten, es sei denn, es wurde eine Nadelaspiration von Flüssigkeit aus einem Ovar durchgeführt. Im Sonogramm erscheinen sie als dickwandige Strukturen mit echogenem Zentrum.

Hormonbestimmung. Mehr als 50 % der Stuten mit Granulosazelltumor zeigen eine erhöhte Konzentration von Testosteron im Plasma (basale Konzentration: 0,02–0,5 nmol / l).

7.1.5.3 Krankheiten des Uterus

In diesem Kapitel werden diagnostische Verfahren für die folgenden Krankheiten des Uterus erläutert:

- Akute Endometritis
- Endometriumzysten
- Transluminale Verwachsungen des Endometriums
- Endometrose

Diagnose der akuten Endometritis

Sonographie. Bei einer akuten Endometritis kann Flüssigkeit unterschiedlicher Echogenität im Uterus nachgewiesen werden, und ein Nachweis während des Diöstrus ist ein deutlicher Hinweis auf eine Endometritis (Abb. 7.21). Ein Pneumouterus (sekundär zu einer Pneumovagina) erscheint als stark echogene Reflexion, die durch Luft im Uterus verursacht wird.

Untersuchung mit dem Vaginalspekulum. Hinweise auf eine Vaginitis und / oder Zervizitis mit in der Vagina erkennbarem oder durch die Zervix austretendem Exsudat können vorliegen, insbesondere während des Östrus. Besteht der Verdacht, dass es sich bei der Flüssigkeit um Harn handelt, sollten die Konzentrationen von Kreatinin und Harnstoff bestimmt werden. Kalziumkarbonatkristalle können in der Zytologie festgestellt werden. Das Vorliegen von Verunreinigungen und Luftblasen deutet auf eine Pneumovagina hin. Tritt das Spekulum sehr leicht in die Vagina ein, lässt dies darauf schließen, dass die Transversalfalte keinen wirksamen Verschluss darstellt.

Mikrobiologie. Das Wachstum bekannter pathogener Keime von einem Endometriumabstrich bei gleichzeitigem Vorliegen von Symptomen für eine Endometritis berechtigt zu einer ätiologischen Diagnose. Zu den pathogenen Keimen zählen hämolysierende Streptokokken, *Escherichia coli, Pseudomonas aeruginosa, Klebsiella pneumoniae, Taylorella equigenitalis,* Hefen und Pilze.

Endometriumzytologie. Das Vorliegen von Neutrophilen in großer Zahl gilt als Nachweis für eine Endometritis. Das exakte Verhältnis von Neutrophilen zu Epithelzellen hängt von der Gewinnungsmethode ab. Allgemein gilt, dass bei einem Anteil der Neutrophilen von mehr als 2 % bei der Stute wahrscheinlich eine Endometritis besteht.

Biopsie. Eine Infiltration des Biopsiegewebes mit Neutrophilen zeigt eine akute Endometritis an. Diese Zellen sind normalerweise im Stratum compactum (der oberen Schicht der Lamina propria) sowie migrierend zwischen den Zellen des Luminalepithels zu finden. In schwereren Fällen sind Neutrophile auch im Stratum spongiosum nachzuweisen (der tieferen Schicht der Lamina propria). Die Drüsen können dilatiert sein, und im Lumen können degenerierte Neutrophile vorliegen.

Diagnose von Endometriumzysten

Palpation. Zysten müssen groß sein und / oder multipel vorkommen, bevor sie eine Trächtigkeit stören. Es wird angenommen, dass sie dann von klinischer Bedeutung sind, wenn sich der gesamte Uterus schwammig anfühlt.

Sonographie. Zysten können als intraluminal (Abb. 7.22) oder intramural klassifiziert werden.

Sie entspringen entweder aus Drüsen des Endometriums (<10 mm) oder aus lymphatischem Gewebe (>10 mm). Sie sind von der frühen Fruchtblase durch ausbleibendes Wachstum,

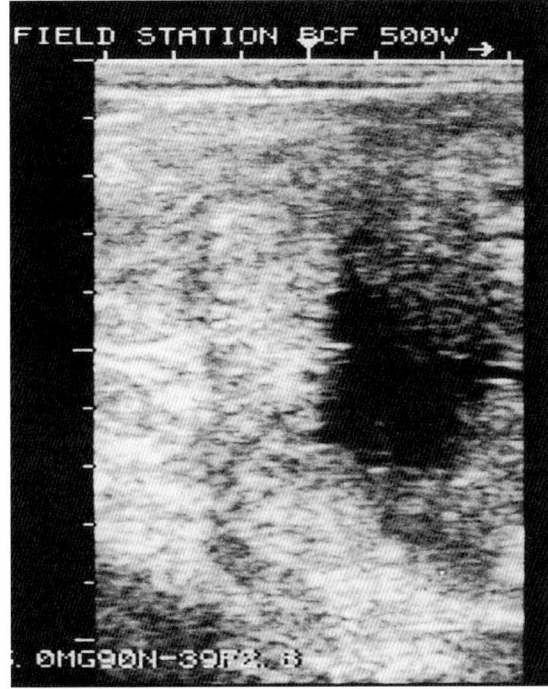

7.21

Abb. 7.21:
Ultraschalldarstellung von Flüssigkeit an der Basis des Uterushorns.

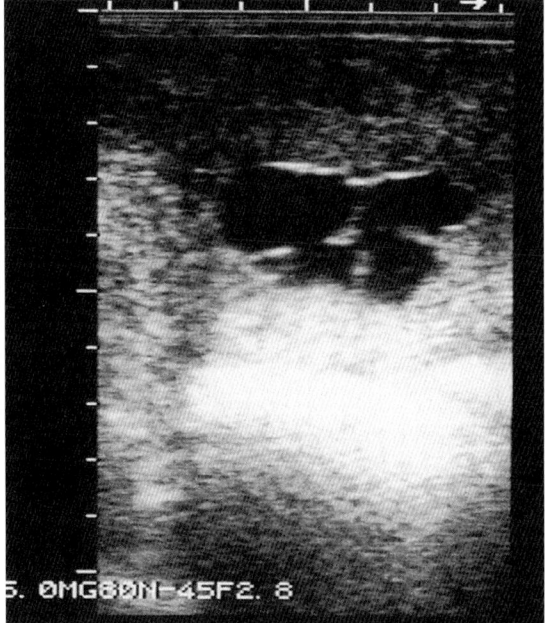

7.22

Abb. 7.22:
Ultraschalldarstellung eines Komplexes von intraluminalen Endometriumzysten.

Kompartimentbildung, fehlende Beweglichkeit und unregelmäßiges Aussehen zu unterscheiden.

Endoskopie. Intraluminale Zysten erscheinen als helle, flüssigkeitsgefüllte Strukturen.

Diagnose transluminaler Verwachsungen des Endometriums

Endoskopie. Die Verwachsungen erscheinen als Bänder, Flächen oder Tunnel aus fibrotischem Gewebe.

Sonographie. Verwachsungen sind meist nicht erkennbar. Ist ein Uterushorn vollständig verschlossen, ermöglicht die Infusion von Salzlösung eine genaue Diagnose.

Diagnose der Endometrose durch Biopsie

Die Endometrose ist charakterisiert durch eine Anzahl chronischer, irreversibler Veränderungen, die in der histopathologischen Untersuchung von Uterusbiopsien festgestellt werden können. Zu diesen Veränderungen gehören:

● Degenerative Veränderungen der Drüsen. Zystische glanduläre Erweiterung und periglanduläre Fibrose.

● Die Fibrose des Endometriums umfasst gewöhnlich einzelne Drüsenäste oder Gruppen von Drüsenästen und grenzt diese nestartig von ihrer Umgebung ab (Abb. 7.23). Die Fibrose kann daran erkannt werden, dass die Stromazellen ihre normale zufällige Ausrichtung verlieren und sich schichtartig um die Drüsen herum anordnen. Der Schweregrad wird durch die Anzahl der bestehenden Schichten klassifiziert. Zwei oder drei Schichten werden als geringgradig eingestuft, zehn oder mehr Schichten als hochgradig. Die zahlenmäßige Häufigkeit der fibrotischen Veränderungen ist von dem Labor ebenfalls festzuhalten, weil ausgedehnte Veränderungen die Fortpflanzungsfähigkeit stärker beeinträchtigen als lokalisierte Veränderungen.

● Eine zystische Erweiterung der Drüsen tritt gewöhnlich sekundär zu den fibrotischen Veränderungen auf. Während des Anöstrus sowie der Übergangsperiode ist eine gewisse Drüsendilatation häufig, jedoch klingt dies meist mit Eintritt des normalen ovariellen Zyklus ab.

● Das Auftreten von Lymphlakunen steht möglicherweise in Zusammenhang mit einer Atonie des Myometriums bei älteren Stuten. Sie sind von Artefakten (z. B. Ödemen) durch die Erkennung einer Endothelgrenze zu unterscheiden.

● Zelluläre Elemente. Eine chronische Entzündung wird charakterisiert durch Infiltration des Gewebes mit Lymphozyten und Plasmazellen (Abb. 7.24). Chronische Infiltrationen treten meist im Stratum compactum auf, können aber auch das Stratum spongiosum einbeziehen. Oft sind diskrete Herde mononukleärer Zellen zu erkennen. Das Vorliegen einiger verstreuter mononukleärer Zellen ist normal und bildet einen Bestandteil des Immunsystems im Uterus der Stute. Akute und chronische zelluläre Infiltrationen können nebeneinander vorliegen. Bei diesen Stuten sind Neutrophile erkennbar (Abb. 7.25).

Abb. 7.23:
Einzelne Drüsenäste umgebende geringgradige periglanduläre Fibrose und zystische Erweiterung der Drüsen (x 10).

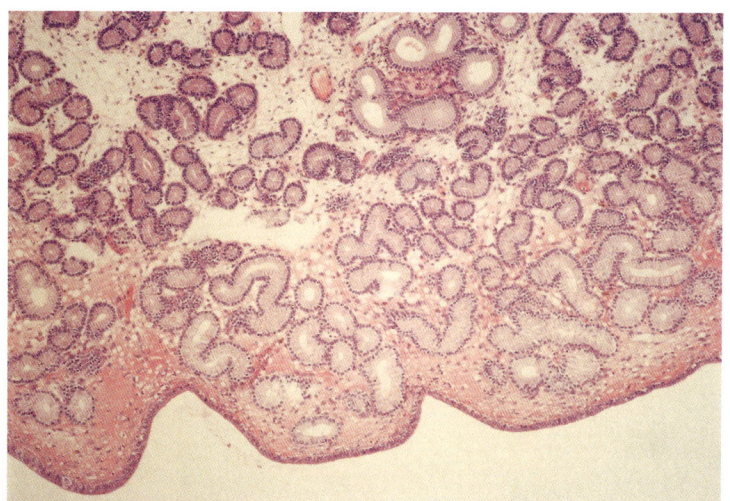

7.23

Die Infiltration mit Eosinophilen wird mit einem Pneumouterus (Pneumovagina) sowie mit einer durch Pilzinfektion verursachten Endometritis in Verbindung gebracht. Hämosiderophagen (mit Hämosiderin gefüllte Makrophagen) können bei Stuten nachgewiesen werden, die gerade abgefohlt oder ein Fohlen verloren haben.

Bewertung von Biopsieergebnissen

Veränderungen innerhalb des Endometriums werden in der Literatur in drei oder vier Kategorien eingeteilt (Doig et al., 1981). Der Schweregrad einer histologischen Schädigung des Endometriums korreliert mit der Fähigkeit einer Stute, ein Fohlen bis zur Reife auszutragen.

Kategorie I (normales Endometrium, Abfohlrate 80–90 %) – pathologische Veränderungen, die auf Fibrose und Entzündung hinweisen, bestehen nur leicht und vereinzelt.

Kategorie IIA (geringgradige Veränderungen, Abfohlrate 50–80 %) – leichte, diffuse Infiltrationen von Entzündungszellen oder mehrere verstreute fibrotische Veränderungen. Liegen sowohl mittelgradige entzündliche als auch fibrotische Veränderungen vor, erfolgt die Einstufung der Stute in Kategorie IIB.

Kategorie IIB (mittelgradige Veränderungen, Abfohlrate 10–50 %) – Entzündung oder Fibrose ist disseminiert und mittelgradig.

Kategorie III (schwere Veränderungen, Abfohlrate 10 %) – Vorliegen disseminierter schwerer Entzündung und / oder fibrotischer Veränderungen.

Die Beurteilung von Biopsieergebnissen ist unter Berücksichtigung des Alters der Stute zu modifizieren; ein höheres Alter geht mit einem Rückgang der Fortpflanzungsfähigkeit einher. Die Anzahl der güsten Jahre scheint ebenfalls einen signifikanten Einfluss auf die Abfohlwahrscheinlichkeit bei Stuten mit einem Endometrium der Kategorien IIA oder IIB zu haben. Nach zwei oder mehr Güstjahren geht die Wahrscheinlichkeit einer erfolgreichen Trächtigkeit signifikant zurück.

7.1.5.4 Krankheiten der Zervix

Zervizitis und Vaginitis
Diese Krankheitsbilder werden bei der Untersuchung mit dem Spekulum diagnostiziert (siehe Kapitel 7.1.1.8).

Zervixrupturen
Rissverletzungen der Zervix sind durch manuelle vaginale Untersuchung der Zervix zu diagnostizieren. Dies sollte im Diöstrus vorgenommen werden, wenn die Zervix einen stärkeren Tonus aufweist.

Abb. 7.24:
Aggregat mononukleärer Entzündungszellen in der Lamina propria des Endometriums einer Stute (x 40).

Abb. 7.25:
Infiltration des Stratum compactum des Endometriums durch neutrophile Granulozyten und mononukleäre Zellen (x 40).

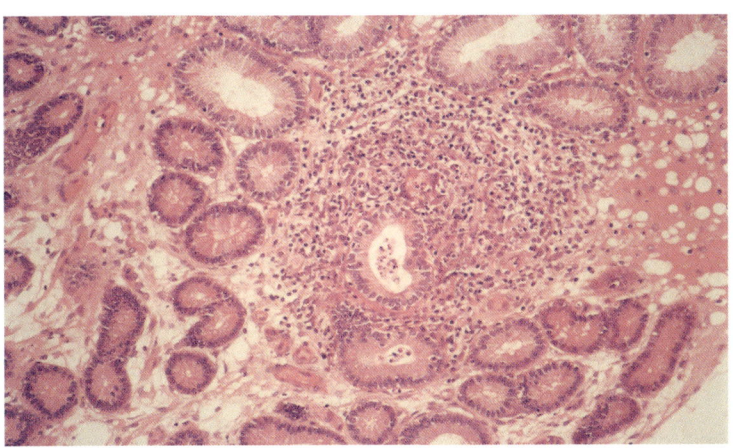

7.24

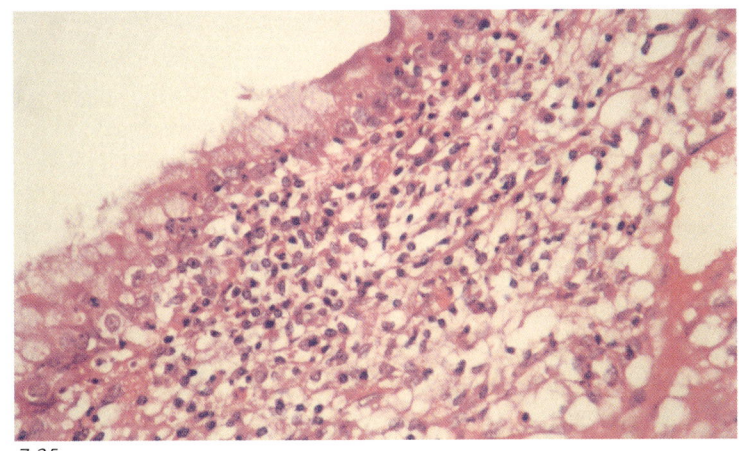

7.25

Klinische Untersuchung

7.1.5.5 Krankheiten der Vagina

Pneumovagina

Äußere Adspektion. Perineum und Vulvaverschluss sind zu untersuchen (siehe Kapitel 7.1.1.2).

Rektale Palpation. In schweren Fällen kann der Uterus durch Luft dilatiert sein.

Sonographie. Bei Bestehen eines Pneumouterus können echogene Luftblasen sichtbar werden.

Adspektion per Spekulum. In der Vagina kann schaumiges Exsudat vorliegen.

Diagnose der Urovagina

Adspektion per Spekulum. Es ist Harn in der Vagina zu erkennen.

Laboranalyse. Die Bestimmung von Kreatinin und Harnstoff in der Flüssigkeit zeigt an, dass es sich um Harn handelt. Daneben sind die Flüssigkeitsansammlungen auf Kalziumkarbonat-Kristalle zu untersuchen.

Diagnose des persistierenden Hymens

Bei der Untersuchung mit dem Spekulum ist eine Membran im Bereich der Transversalfalte erkennbar.

Durch rektale Palpation und Sonographie sind eventuell Ansammlungen schleimigen Sekrets hinter dem Hymen feststellbar.

7.2 Hengst

Eine Untersuchung der Zuchttauglichkeit des Hengstes sollte routinemäßig bei folgenden Gegebenheiten durchgeführt werden:

- Vor dem Beginn der Zuchtsaison
- Vor dem Ankauf eines Hengstes für den Einsatz als Zuchthengst
- Bei Hengsten mit Störungen der Fortpflanzungsfähigkeit in der Anamnese

7.2.1 Klinische Untersuchung

7.2.1.1 Messung der Hoden

Diese wird am besten nach Gewinnung des ersten Ejakulats durchgeführt. Länge, Breite und Höhe beider Hoden sind zu messen. Die Hodengröße steht in engem Zusammenhang mit der täglichen Spermaproduktion.

Messung mit dem Beckenzirkel

Die Größe der Hoden wird mit einem Beckenzirkel oder einer Schieblehre bestimmt. Dabei ist besondere Sorgfalt darauf zu verwenden, das Instrument so an den Hoden anzusetzen, dass keine Verdrehung der Oberfläche erfolgt und dadurch der Durchmesser reduziert wird. Die Gesamtbreite des Skrotums sollte mindestens 80 mm betragen, damit ein Hengst als für die Zucht geeignet eingestuft werden kann. Diese Messung bezieht sich auf Pferde; für kleinere Ponyarten gibt es nur wenige Daten.

Sonographie

Genauere Messungen der Hodengröße können mittels Sonographie vorgenommen werden. Dazu wird ein Schallkopf mit einer Frequenz von 5 oder 7,5 MHz verwendet (Love et al., 1991).

7.2.1.2 Konsistenz der Hoden

Jeder Hoden wird untersucht, indem man ihn zwischen Daumen und Fingern hindurch gleiten lässt. Dabei ist der gegenüberliegende Hoden zur Seite zu schieben. Die Nebenhoden, insbesondere der Nebenhodenschwanz, sind ebenfalls zu palpieren. Weiche oder harte Hoden können auf degenerative Prozesse hindeuten. Ist der Nebenhodenschwanz hart und klein, liegt wahrscheinlich eine Fibrose vor, die zu einer Reduzierung der Spermienspeicherkapazität führt. Beim Verdacht auf lokalisierte Schädigungen können weitere Untersuchungen mithilfe der Sonographie erfolgen.

7.2.1.3 Untersuchung des Penis

Der Penis wird am besten im erigierten Zustand untersucht, während der Waschung vor der Gewinnung von Ejakulat.

7.2.2 Abstrich

Hengste sind passive Träger von Geschlechtskrankheiten. Sie werden als infiziert eingestuft, wenn bei ihnen einer oder mehrere der folgenden Keime nachgewiesen werden: *Pseudomonas aeruginosa, Klebsiella pneumoniae* (Kapseltypen 1, 2, 7) und *Taylorella equigenitalis*. In Großbritannien wird empfohlen, bei allen Hengsten und Probierhengsten nach dem 1. Januar, aber vor Beginn der Zuchtsaison, Abstriche anzufertigen. Dies sollte bei zwei Gelegenheiten im Abstand von mindestens einer Woche geschehen.

Probengewinnung

Ein Abstrich wird am besten bei vollständiger Erektion des Penis vorgenommen. Der Hengst wird wie zur Vorbereitung des Deckaktes zur Stute geführt und nach Erektion des Penis von der Stute entfernt und möglichst in eine gepolsterte Ecke gebracht. Der Penis wird mit einer behandschuhten Hand ergriffen und die Abstriche angefertigt. Vor der Waschung sollten vom Bereich der **Fossa glandis** und vom **Präputium** Abstriche genommen werden. Der Penis ist dann in sauberem, warmem Wasser zu waschen, wobei besonderes Augenmerk darauf zu richten ist, dass Verunreinigungen von der Glans entfernt werden. Mit sauberen, weichen Papiertüchern wird der Penis getrocknet. Der Vorgang der Waschung stimuliert gewöhnlich die Abgabe größerer Mengen Vorsekrets, das zur Anzüchtung aufgefangen werden kann. Ein Tupfer wird dann 3–5 cm weit in die Urethra eingeführt, um vor der Spermagewinnung einen Urethralabstrich zu entnehmen. Sperma kann ebenfalls zur Anzüchtung verwendet werden, jedoch besteht hier eine große Anfälligkeit für externe Kontaminierung.

Werden entzündliche Prozesse im oberen Bereich des Genitaltrakts vermutet, verläuft die Gewinnung von Proben für die Anzüchtung wie folgt:

Urethra. Nach der Ejakulation wird ein Urethralabstrich entnommen. Dies geschieht unmittelbar, nachdem der Penis aus der künstlichen Scheide zurückgezogen wurde. Die bakteriologische Untersuchung von diesem Abstrich sollte im Normalfall negativ sein.

Bulbourethraldrüsen. Der Hengst wird gereizt, um eine Füllung der Bulbourethraldrüsen mit Sekret zu erreichen. Ein steriler Katheter der Maße 1 x 100 cm mit einer aufblasbaren Manschette wird dann bis zur Höhe des Colliculus seminalis in die Urethra eingeführt (Ursprung der exkretorischen Gänge der Bulbourethraldrüsen). Dort wird die Manschette aufgeblasen, so dass die Flüssigkeit der Drüsen *per rectum* manuell für bakteriologische und zytologische Untersuchungen gewonnen werden kann.

Prostata, Samenleiterampullen, Ductus deferens. Die ersten Fraktionen des Ejakulats enthalten Sekrete, die hauptsächlich aus diesen Bereichen stammen. Eine offene künstliche Scheide wird eingesetzt, um die verschiedenen Fraktionen des Ejakulats getrennt zu gewinnen.

Nebenhoden und Hoden. Infektionen von Hoden und Nebenhoden führen gewöhnlich zu Veränderungen, die bei der Palpation festgestellt werden können.

Abstriche sind in Amies-Transportmedium zu geben und innerhalb von 48 Stunden nach Gewinnung an das Labor zu senden.

7.2.3 Gewinnung von Ejakulat

Das Ejakulat von Hengsten wird mittels Verwendung einer künstlichen Scheide gewonnen. Es sind verschiedene Modelle erhältlich. Am häufigsten eingesetzt werden das CSU-Modell (Animal Reproduction Systems, Los Angeles) sowie das Missouri-Modell (Arnolds Veterinary Products, UK). Im CSU-Modell (CSU = Collecting Semen Unit) wird die Temperatur zufriedenstellend gehalten, es ist jedoch schwer und schwierig in der Handhabung. Beim Missouri-Modell erfolgt der Temperaturverlust schneller, es ist jedoch leicht und nicht teuer.

Ein Einmal-Plastikinnenschlauch für die künstliche Scheide sollte verwendet werden, um die Qualität des gewonnenen Ejakulats zu verbessern und das Risiko der Übertragung einer Infektion zu reduzieren. Einige Hengste tolerieren Plastikinnenschläuche jedoch nicht gut. In solchen Fällen muss der Gummischlauch nach der Verwendung sterilisiert werden. Der Innenschlauch ist 20 Minuten in 70 %igen Alkohol zu legen und zum Trocknen aufzuhängen. Vor der Verwendung muss er mit sterilem Wasser gespült und danach getrocknet werden, um Alkoholrückstände (spermizid) zu entfernen.

Die künstliche Scheide wird mit Wasser gefüllt, wobei im Inneren eine Temperatur von etwa 45 °C erreicht werden sollte. Zu Beginn der Zuchtsaison oder bei weniger temperamentvollen Hengsten kann die Temperatur bis auf 50 °C erhöht werden. Aufgrund der Sensibilität der Spermien gegenüber hohen Temperaturen ist es wichtig, dass der Penis des Hengstes sich vollständig in der künstlichen Scheide befindet, damit das Ejakulat nicht weit an dem sehr warmen Innenschlauch entlang rinnt. Das Ejakulat kann in einer nicht-spermiziden Plastikflasche oder einem Beutel aufgefangen werden, die gegen kalte Außentemperaturen zu isolieren sind. Ist die künstliche Scheide gebrauchsfertig, wird warmes, steriles, wasserlösliches und nicht-spermizides Gleitmittel mit einem Langhandschuh aus Kunststoff auf die oberen zwei Drittel der inneren Oberfläche aufgetragen. Die Hand wird dann zurückgezogen und dabei der Handschuh in der künstlichen Scheide belassen. Dadurch wird ein Austrocknen des Gleitmittels verhindert und die Beibehaltung der Temperatur erleichtert.

Zur Gewinnung von Ejakulat werden eine Probierstute oder ein Phantom eingesetzt. Eine Probierstute muss entweder rossig oder ovarektomiert und mit Östrogenen behandelt worden sein. Ihr Schweif ist zu bandagieren oder mit einem Plastiküberzug so zusammenzufassen, dass der Penis des Hengstes vor Abschürfungen durch die Schweifhaare geschützt wird. Wird dieselbe Stute mehreren Hengsten vorgeführt, ist ihre Perinealregion mit einer Polyvidon-Jod-Lösung nach jedem Hengst zu waschen. Es kann auch eine Decke über ihr Hinterteil gelegt und nach jedem Hengst gewechselt werden.

Dem Hengst wird erlaubt, Kontakt zu der Stute aufzunehmen, um zu überprüfen, ob sie paarungsbereit ist. Der Penis wird dann mit sauberem, 42 °C warmem Wasser gewaschen und gründlich mit sauberen Papiertüchern getrocknet. Die Person, die den Penis wäscht und das Ejakulat des Hengstes gewinnt, sollte Einmal-Langhandschuhe aus Plastik tragen, um die Übertragung einer Infektion zu vermeiden. Während der Penis gewaschen wird, kann die Stute mit einer Oberlippenbremse abgelenkt und in die geeignete Position gebracht werden.

Der Hengst kann dann auf die Stute aufspringen. Der Langhandschuh in der künstlichen Scheide wird entfernt, bevor der Penis eingeführt wird. Die Bewegung der künstlichen Scheide aufwärts in Richtung auf das Abdomen des Hengstes wirkt im Allgemeinen stimulierender als die Abwärtsbewegung auf den Penis. Die freie Hand wird auf die Basis des Penis gelegt, um die peristaltischen Wellen der Ejakulation fühlen zu können. Diese Pulsationen finden zur gleichen Zeit statt, zu der sich der Schweif des Hengstes hebt. Nach zwei oder drei Pulsationen wird das vordere Ende der künstlichen Scheide langsam gesenkt. Nach der Ejakulation verlässt der Hengst die Stute, dabei sollte die Person, die das Ejakulat auffängt, ihm folgen und zulassen, dass der Penis aus der künstlichen Scheide entfernt wird. Dabei ist diese in vertikaler Stellung zu halten, so dass das Ejakulat nach unten in das Sammelgefäß abläuft.

Vor der Beurteilung ist das Gel von den Spermien zu trennen. Dies kann entweder durch Verwendung eines in die Innenauskleidung der künstlichen Scheide integrierten Filters erfolgen (vorzugsweise) oder nach der Gewinnung.

Nylonfilter sind dabei besser geeignet als solche, die für Milch verwendet werden. Es ist wichtig, dass das Ejakulat und alle Gegenstände, die mit ihm in Berührung kommen, bei 37 °C gehalten werden, bis das Ejakulat mit Verdünnungsmittel versetzt wird. Die Beurteilung des Ejakulats sollte so bald wie möglich nach der Gewinnung erfolgen.

7.2.4 Beurteilung des Ejakulats

Volumen. Die mittlere Menge liegt bei 60–70 ml.
Farbe. Normalerweise weißlich.
Motilität der Spermien. Ein Tropfen des Ejakulats wird auf einen angewärmten Objektträger gegeben und mit einem sauberen Deckglas bedeckt. Um eine korrekte Bewertung der Motilität vornehmen zu können, ist unbedingt ein Phasenkontrastmikroskop mit geheiztem Objekttisch zu verwenden. Es wird eine Einschätzung sowohl des prozentualen Gesamtanteils motiler Spermien als auch des Anteils vorwärtsbeweglicher Spermien vorgenommen. Damit Spermien als vorwärtsbeweglich klassifiziert werden können, müssen sie sich schnell über das Feld bewegen, und der Kopf muss bei jedem Schlag des Schwanzes um 360 Grad rotieren. Geschieht dies nicht, bewegen sich viele Spermien im Kreis, weil 50 % aller Hengstspermien abaxiale Köpfe haben. Mehr als 60 % der Spermien sollten vorwärtsbeweglich sein.
pH. Normalbereich = 7,2–7,6. Liegt der pH höher, ist das Ejakulat möglicherweise mit Harn verunreinigt oder es liegt eine Infektion vor.
Konzentration. Die Anzahl der Spermien pro ml ist zu bestimmen. Dies geschieht am schnellsten mithilfe eines Densitometers oder eines kalibrierten Spektralphotometers. Häufig wird allerdings ein Hämozytometer verwendet. Das Ejakulat wird 1:100 verdünnt (10 μl Ejakulat + 990 μl Formalin-Lösung). Die Zählkammer wird mit verdünntem Ejakulat gefüllt und 10 Minuten lang auf ein angefeuchtetes Tuch in eine abgedeckte Petrischale gestellt, damit sich die Spermien absetzen. Die Spermienköpfe in fünf kleinen Quadraten des großen Zentralquadrats der Neubauer-Kammer werden ausgezählt. Es werden nur die Köpfe auf den linken und oberen Linien jedes Quadrats gezählt, diejenigen auf den rechten und unteren Linien werden ausgeschlossen. Die so gewonnene Zahl wird mit 5×10^6 multipliziert, um die Anzahl der Spermien pro ml zu erhalten. Bei Proben mit sehr geringer Konzentration ist gegebenenfalls die Verdünnung 1:10 zu wählen. Durchschnittlich enthält ein Ejakulat 8×10^9 Spermien. Diese Zahl fällt auf etwa 3×10^9, wenn der Hengst häufig zur Spermagewinnung herangezogen wird. Sie repräsentiert die tägliche Spermaproduktion.
Morphologie. Diese Untersuchung kann erfolgen, indem gepufferte Formalin-Lösung (ein Tropfen auf etwa 2–3 ml) und Phasenkontrastmikroskopie eingesetzt werden oder indem man die Probe mit Nigrosin-Eosin anfärbt. Dazu wird ein Tropfen der Färbung mit einem Tropfen Ejakulat auf dem Ende eines Objektträgers gemischt. Der entstehende Tropfen wird dann mithilfe eines zweiten Objektträgers (wie für einen Blutausstrich) über die gesamte Länge ausgestrichen und getrocknet. Ein weiterer Ausstrich wird dann mit der verbleibenden Flüssigkeit auf dem zweiten Objektträger angefertigt. Die Morphologie wird unter dem Ölimmersionsobjektiv des Mikroskops beurteilt. Zweihundert Spermien sind auszuzählen und spezifische Typen mit morphologischen Anomalien zu notieren. Mehr als 60 % der vorliegenden Spermien sollten eine normale Morphologie aufweisen.
Gesamtzahl vorwärtsbeweglicher Spermien mit normaler Morphologie. Diese Zahl wird gewonnen, indem die Gesamtzahl der Spermien im Ejakulat mit den Prozent vorwärtsbeweglicher sowie den Prozent morphologisch normaler Spermien multipliziert wird. Diese Zahl ist wesentlich bedeutender als einzelne Zahlen für Motilität, Morphologie, Volumen oder Dichte. Die niedrigste noch akzeptable Zahl verwendbarer Spermien liegt bei 1 Milliarde im zweiten Ejakulat. Diese Zahl sollte etwa 50 % des Wertes des ersten Ejakulats betragen.

Nota bene: Mit diesem Wert wird die wahrscheinliche Anzahl verwendbarer Spermien unterschätzt, denn viele Spermien mit morphologischen Anomalien sind nicht vorwärtsbeweglich.

Dauer der Motilität. Ein Teil des Ejakulats wird mit Spermaverdünnung versetzt (etwa 1:2) und zusammen mit einer gleichartigen Probe unbehandelten Spermas luftdicht und dunkel bei 23 °C gelagert. Die Motilität wird über sechs Stunden stündlich beurteilt, danach ein weiteres Mal nach Ablauf von 24 Stunden. Mindestens 10 % der Spermien sollten nach 6 Stunden in der unbehandelten Probe und nach 24 Stunden im verdünnten Sperma vorwärtsbeweglich sein. Der Wert dieser Untersuchung als Aussage zur Überlebenszeit der Spermien im weiblichen Genitaltrakt kann angezweifelt werden. Wird ein Hengst allerdings auf Eignung für ein Programm untersucht, das einen Transport von gekühltem Sperma vorsieht, ist es am wichtigsten, die Dauer der Motilität bei 4 °C in unterschiedlichen Verdünner-/Antibiotikakombinationen zu testen.

Anmerkung

Morphologie und Motilität des Hengstspermas variieren nicht jahreszeitlich bedingt, dagegen erhöhen sich Volumen und Gesamtzahl der Spermien im Frühjahr und Sommer.

7.2.5 Kryptorchismus

Beim Kryptorchismus handelt es sich um einen recht häufigen Zustand, in dem ein oder beide Hoden nicht ordnungsgemäß in das Skrotum wandern. Ist der Hoden durch den inneren Leistenring hindurchgetreten, jedoch nicht durch den äußeren Leistenring, handelt es sich um einen inguinalen Kryptorchismus. Subkutan liegende Hoden, die nicht in das Skrotum verschoben werden können, werden als ektopisch bezeichnet. Befinden sich Hoden und Nebenhoden vollständig innerhalb des Abdomens,

spricht man von einem abdominalem Kryptorchismus. Liegt der Hoden innerhalb des Abdomens, ein Teil des Nebenhodens jedoch im Inguinalkanal, wird dies als partieller abdominaler Kryptorchismus bezeichnet.

7.2.5.1 Diagnostik

Palpation

Das Vorliegen nur eines (gelegentlich gar keines) Hoden im Skrotum ist bei Palpation des Skrotuminhaltes und des äußeren Leistenringes festzustellen. Durch Verabreichung eines Tranquilizers kann eine Relaxation des M. cremaster erreicht werden, so dass der Zugang zu subkutanen oder inguinalen Hoden erleichtert wird. Das Skrotum ist auf das Vorliegen einer Narbe zu untersuchen, die auf eine vorausgegangene Operation hinweist.

Kann der Hoden bei externer Palpation nicht aufgefunden werden, ist eine rektale Untersuchung durchzuführen, jedoch nur dann, wenn ausreichende Möglichkeiten bestehen, das Pferd zu fixieren. Im Abdomen befindliche Hoden sind klein, schlaff, beweglich und schwer zu identifizieren. Der Informationsgewinn ist meist größer, wenn auf der betreffenden Seite der innere Leistenring palpiert wird. Ist dieser aufzufinden, ist es wahrscheinlich, dass der Hoden oder Nebenhoden in den Leistenkanal hinabgewandert ist. Der innere Leistenring wird lokalisiert, indem man das Handgelenk am kranialen Schambeinkamm (Pecten ossis pubis) lateral auf den Rand des Schambeins legt. Die Fingerspitzen werden dann gegen die Bauchwand gedrückt. Durch Beugen und Strecken des Mittelfingers in kranio-ventraler Richtung ist es möglich, den Finger in den schlitzähnlichen inneren Leistenring zu schieben. Der rechte Ring wird mit der linken Hand aufgesucht, der linke Ring mit der rechten Hand.

Sonographie

Die Untersuchung beginnt karnial am Schambeinkamm und wird mit lateralen Bewegungen zwischen der Mittellinie und der lateralen

Bauchwand kranial fortgeführt. Diese Untersuchung ist bei der Lokalisierung inguinaler und abdominaler Hoden und bei der Bestimmung ihrer Größe hilfreicher als die Palpation. Der nicht vollständig im Skrotum liegende Hoden ist meist weniger echogen als ein im Skrotum befindlicher.

Hormontests im Blut

Ein HCG-Stimulationstest (humanes Choriongonadotropin) kann durchgeführt werden, um die Testosteronproduktion des kryptorchiden Hodens zu stimulieren. Es wird eine Blutprobe entnommen, danach werden 6000 IE HCG intravenös verabreicht. Nach dieser Basisprobe werden nach 30, 60 und 90 Minuten weitere Blutproben gezogen und auf Testosteron untersucht. Ein Anstieg um über 100% des Basiswertes beweist das Vorhandensein Testosteron-produzierenden Gewebes, d. h. eines verborgenen Hodens. Dieser Test gilt zu 95 % als verlässlich.

Östronsulfat im Serum

Östronsulfat im Serum kann in einer einzelnen Probe bei Pferden bestimmt werden, die älter sind als drei Jahre. Die Untersuchung gilt zu 95–96 % als verlässlich. Bei Pferden, die jünger sind als drei Jahre, sowie bei Eseln sollte dieser Test nicht durchgeführt werden, weil hier über eine hohe Inzidenz falsch-negativer Ergebnisse berichtet wurde.

7.3 Weiterführende Literatur

ACLAND, H. M.(1987): Abortion in mares: diagnosis and prevention. Compendium of Continuing Education 9: 318–324.

DOIG, P. A., McNIGHT, J. D. and MILLER R. B.(1981): The use of endometrial biopsy in the infertile mare. Canadian Veterinary Journale, 22: 72–76.

LOVE, C. C., GARCIA, M. C., RIERA, F. R. and KENNEY, R. M.(1991): Evaluation of measures taken by ultrasonography and caliper to estimate testicular volume and predict daily sperm output in the stallion. Journal of Reproduction and Fertility, Suppl. 44: 99–105.

8 Krankheiten des Blutes

Dieses Kapitel befasst sich mit den diagnostischen Verfahren zur Untersuchung von Krankheiten des Blutes und beschreibt die klinische Untersuchung, Interpretation der Hämatologie sowie der assoziierten Laboruntersuchungen (z. B. Gerinnungstests) und die Aspiration / Biopsie von Knochenmark.

8.1 Diagnostik von Anämien

Anämie ist die verminderte Fähigkeit des Blutes Sauerstoff zu transportieren und wird durch eine absolute Abnahme der Zahl zirkulierender Erythrozyten verursacht. Die damit verbundenen klinischen Symptome variieren je nach Art des Krankheitsbeginns und Schwere des Zustandes.

Die häufigsten klinischen Symptome sind:

- Depression und Schwäche
- Blasse Schleimhäute
- Tachykardie und Tachypnoe in Ruhe
- Reduzierte Leistungsfähigkeit

Die Diagnose einer Anämie basiert gewöhnlich auf der Auswertung der Erythrozyten-Parameter in einer Probe peripheren Blutes (EDTA). Bei der Interpretation der Ergebnisse müssen jedoch die normalen physiologischen Unterschiede zwischen Individuen berücksichtigt werden, die mit Rasse, Temperament und Leistungsfähigkeit in Verbindung stehen (siehe Kapitel 1.2.2). Der Tierarzt sollte insbesondere daran denken, dass eine bestehende Anämie maskiert werden kann, wenn Aufregung zum Zeitpunkt der Probenentnahme eine Milzkontraktion und damit eine Erhöhung des Hämatokrit verursacht. Daneben weisen anämische Patienten, die an einer Dehydratation leiden, möglicherweise normal erscheinende Erythrozyten-Parameter auf. In Tabelle 8.1 werden typische Erythrozyten-Parameter für verschiedene Gruppen von Pferden dargestellt. Werte unterhalb des Normalbereiches sind Anzeichen für eine Anämie.

Bei Nachweis einer Anämie muss die zugrunde liegende Ursache bestimmt werden.

Ursachen, einzeln oder in Kombination:

- Absoluter Blutverlust
- Hämolyse
- Erythrozytenbildungsstörung

Die reduzierte Produktion von Erythrozyten (Dyserythropoese) ist die häufigste Ursache für eine Anämie bei Pferden.

Der untersuchende Tierarzt sollte sich bei der Diagnostik von Anämien den begrenzten Nutzen hämatologischer Werte beim Pferd vergegenwärtigen. In den Blutproben anderer Haustierarten sind regenerative Veränderungen (wie Retikulozytose, Polychromasie, Makrozytose, Anisozytose und das Auftreten kernhaltiger Erythrozyten) ein Hinweis auf eine gesteigerte Erythropoese, die mit Blutverlust oder Hämolyse einhergeht. Diese Anämien werden als »regenerativ« bezeichnet, im Gegensatz zu den »nicht-regenerativen« Anämien, die mit Störungen der Erythropoese einhergehen. Beim Pferd reifen dagegen die juvenilen Erythrozyten im Knochenmark und sind im zirkulierenden Blut selten zu finden. Deshalb sind Erythrozytenindizes nicht sehr nützlich zur Charakterisierung einer Anämie beim Pferd. Die erythropoetische Aktivität wird am besten durch Aspiration oder Biopsie des Knochenmarks bestimmt. Ein mäßiger Anstieg des mittleren Erythrozytenvolumens (MCV) ist jedoch gewöhnlich im Verlauf einer regenerativen Anämie zu beobachten, und gelegentlich kann eine assoziierte Anisozytose nachgewiesen werden.

Tabelle 8.1: Typische Referenzbereiche für Erythrozyten-Parameter für verschiedene Gruppen erwachsener Pferde*

Parameter	Vollblut	Jagdpferd	Pony
Hkt (%)	40—46	35—40	33—37
Erythrozyten (x 10^{12} / l)	7,2—9,6	6,2—8,9	6,0—7,5
Hb (g / dl)	13,3—16,5	12,0—14,6	11,0—13,4
MCHC (g / dl)	34—36	34—36	33—36
MCV (fl)	48—58	45—57	44—55
MHC (pg)	14,1—18,1	15,1—19,3	16,17—19,3

*Angepasste Daten, die vom Clinical Pathology Diagnostic Service, Department of Clinical Veterinary Science der Universität Bristol zur Verfügung gestellt wurden.

8.1.1 Posthämorrhagische Anämien

Ein Blutverlust kann akut auftreten und eine lebensbedrohliche Form annehmen, aber auch chronisch und kaum erkennbar verlaufen.

8.1.1.1 Akute Blutung

Das Blutvolumen eines gesunden Pferdes macht etwa 6–10 % seines Körpergewichts aus. Ein akuter Verlust von 25–30 % kann toleriert werden, größere Verluste führen jedoch zum Eintreten eines hypovolämischen Schocks. Diese Situation ist allein aufgrund des klinischen Bildes einzuschätzen, denn trotz eines drohenden Schocks werden frühe hämatologische Parameter normal erscheinen. Geht man davon aus, dass der Patient überlebt, tritt nach 12–24 Stunden ein kompensatorischer Anstieg des Plasmavolumens ein, der eine Verdünnung der Gesamteiweiß-Konzentration sowie einen Abfall des Hämatokrits (Hkt), der Erythrozytenzahl sowie der Hämoglobinkonzentration zur Folge hat.

Diagnose
- Die klinischen Zeichen reflektieren den hypovolämischen Schock und umfassen Tachykardie, Tachypnoe, schwachen Puls, trockene, blasse Schleimhäute, kalte Extremitäten, starke Schwäche und schließlich kardiovaskulären Kollaps.
- Die Erythrozyten-Parameter und das Gesamteiweiß im Plasma reflektieren einen akuten Blutverlust etwa 12–24 Stunden nach dem Ereignis. Ein Hkt unter 20 % lässt darauf schließen, dass die Erythrozyten-Reserven verbraucht wurden. Ein stabiler Hkt zwischen 12–20 % erfordert gewöhnlich jedoch keine Transfusion.
- Bei Verdacht auf eine innere abdominale Blutung kann durch eine Bauchhöhlenpunktion Klarheit gewonnen werden (siehe Kapitel 2). Liegt eine Blutung vor, tritt fibrinfreie (nicht gerinnende), blutige Flüssigkeit aus, die keine Thrombozyten enthält.
- Eine proliferative Reaktion des Knochenmarks ist meist nach 4–7 Tagen nachweisbar.

8.1.1.2 Chronische Blutung

Eine chronische Blutung kann über einen recht langen Zeitraum unbemerkt verlaufen, weil das Knochenmark die Möglichkeit hat, Erythrozyten in etwa dem gleichen Umfang neu zu bilden, wie sie verloren werden. Eine Anämie wird nur dann manifest, wenn die Regeneration hinter dem Verlust zurückbleibt.

Zu einem frühen Zeitpunkt setzt bereits eine erythropoetische Reaktion des Knochenmarks ein und dauert an, bis durch den persistierenden Blutverlust die Eisenreserven erschöpft sind. Danach kann sich eine Eisenmangelanämie entwickeln. Bei normaler Futteraufnahme kompensiert die mit dem Futter aufgenommene Menge an Eisen jedoch meist den Verlust.

Diagnose
- Aufgrund der physiologischen Anpassung an einen chronischen Blutverlust bleiben klinische Symptome im Allgemeinen maskiert, bis der Hkt auf Werte unter 10–15 % abfällt. Bei körperlicher Belastung treten jedoch eher Symptome auf.
- Anzeichen für einen chronischen Blutverlust sind über einen längeren Zeitraum erniedrigte Werte von Hkt, Erythrozytenzahl und Hämoglobinkonzentration sowie Hinweise auf Regenerationsvorgänge im Knochenmark.
- Wenn der Blutverlust nicht lokalisiert werden kann, sollte die Untersuchung eine Analyse von Harn, Kot und Peritonealflüssigkeit auf Blut beinhalten. Eine Anzahl von Gerinnungsstörungen, deren Diagnostik später in diesem Kapitel behandelt wird, kann ebenfalls mit einem chronischen Blutverlust in Zusammenhang stehen.
- Ein schwerer und persistierender Strongyliden-Befall (Cyatostominae) kann zu einem chronischen Blutverlust führen. Kleine rote

Wurmlarven am Rektalhandschuh sind beweisend.

8.1.2 Hämolytische Anämie

Eine hämolytische Anämie ist beim erwachsenen Pferd selten. Sie tritt in akuter oder chronischer Form auf und kann durch infektiöse Ursachen ausgelöst werden, ist aber meist das Ergebnis einer immunvermittelten Erkrankung (immunvermittelte hämolytische Anämie). Seltener steht sie in Zusammenhang mit einer Erythrozytenschädigung bei Störungen der Mikrozirkulation (mikroangiopathische hämolytische Anämie). Eine Hämolyse ist auch Bestandteil des Endstadiums einer Leberinsuffizienz.

8.1.2.1 Diagnostische Charakteristika der Hämolyse

Eine hämolytische Krise wird charakterisiert durch Hämoglobinämie und, bei Überschreitung der Nierenschwelle, durch Hämoglobinurie. Da Hämoglobin schnell aus dem Plasma entfernt und in Bilirubin umgewandelt wird, kann ein Ikterus das einzige sichtbare klinische Zeichen für das Vorliegen einer Hämolyse sein. Der Ikterus tritt etwa zwölf Stunden nach der initialen Krise zuerst an den Schleimhäuten auf und ist am stärksten in der Sklera ausgeprägt.

Das Fehlen eines Ikterus schließt eine Hämolyse nicht aus, denn eine weniger akute Zerstörung von Erythrozyten kann durch die Clearance von Bilirubin durch die Leber ausgeglichen werden. Dies ist oft der Fall bei einer extravasalen Hämolyse, der wahrscheinlich häufigsten Form der Hämolyse beim Pferd.

Bei hämolytischen Patienten erbringt die hämatologische Untersuchung subnormale Werte von Hkt, Erythrozytenzählung und Hämoglobin-Konzentration. Bei Vorliegen einer Krise ist das Plasma durch Hämoglobin verfärbt. Ein Anstieg des mittleren Hämoglobingehalts der Erythrozyten (MCH) über den Normalbereich weist ebenfalls auf freies Hämoglobin und einen Zustand der Hämolyse hin. Ein Anstieg von Plasma-Hämoglobin oder MCH reflektiert in manchen Fällen auch eine Hämolyse als Folge einer unbrauchbar gewordenen Probe und sollte unter Berücksichtigung dieser Möglichkeit interpretiert werden.

Die klinisch-chemischen Serumwerte reflektieren eine Hämolyse durch einen Anstieg der Bilirubinkonzentration. Eine Hyperbilirubinämie ist jedoch nicht für sich selbst pathognomonisch für eine Hämolyse. Bei Pferden ist eine Anorexie, gleich welcher Ursache, der häufigste Auslöser einer Hyperbilirubinämie (und eines Ikterus). Anders als bei der akuten Blutungsanämie wird die Gesamteiweiß-Konzentration im Plasma bei einer Hämolyse aufrechterhalten, obwohl die Erythrozyten-Parameter abfallen.

8.1.2.2 Infektiöse Ursachen für eine hämolytische Anämie

Diese sind bei Pferden selten.
- Verschiedene Bakterien, wie Clostridien, Staphylokokken und Leptospiren, bilden während des Infektionsprozesses Hämolysine. In der Praxis begegnet man diesen Fällen jedoch selten.
- Die infektiöse Anämie des Pferdes ist eine Viruserkrankung, die durch blutsaugende Insekten (oder kontaminierte Nadeln) übertragen wird. Die Erkrankung ist weltweit verbreitet, tritt aber am häufigsten in warmen, feuchten Gegenden auf, in denen die blutsaugenden Vektoren in großer Anzahl vorkommen.
- *Ehrlichia equi* ist ein zu den Rickettsien gehörender Organismus, von dem angenommen wird, dass seine Übertragung durch Zecken erfolgt.
- *Babesia caballi* und *B. equi* sind Protozoen, die durch Zecken übertragen werden.

8.1.2.2.1 Leptospirose

Leptospirose geht bei Pferden mit einer Vielzahl deutlicher klinischer Symptome einher, zu denen Uveitis, intermittierendes Fieber und Aborte zählen. Einige Leptospiren bilden potente Hämolysine, die zu einer Hämolyse beitragen können. Ergebnisse serologischer Untersuchungen lassen darauf schließen, dass eine Leptospiren-Infektion bei Pferden relativ häufig ist, diese verlaufen jedoch fast ausschließlich inapparent.

Darüber hinaus scheint es keinen für Pferde spezifischen Serotyp zu geben. In der Folge ist der Zusammenhang einer Infektion mit einem spezifischen Krankheitsprozess oft unsicher.

Diagnose
- Die Anzüchtung von Leptospiren ist schwierig, teuer und wird selten versucht. Die Organismen können direkt mittels Dunkelfeldmikroskopie in Harn oder einer wässerigen Körperflüssigkeit nachgewiesen werden. Diesem direkten Erregernachweis ist jedoch die Serologie vorzuziehen.

Anmerkung
Aufgrund der hohen Prävalenz von Leptospiren-Titern bei gesunden Pferden ist die Bestätigung einer aktiven Erkrankung abhängig von einem Nachweis eines erheblichen Titeranstieges oder einer Serokonversion während der akuten Phase.

8.1.2.2.2 Infektiöse Anämie

Die infektiöse Anämie des Pferdes (Equine Infektiöse Anämie – EIA) zählt in der Bundesrepublik Deutschland zu den anzeigepflichtigen Tierseuchen und ist auch in anderen Ländern meldepflichtig, unter anderem in Großbritannien und anderen EU-Staaten, Kanada und Australien. Sie ist in diesen Ländern nicht endemisch, kann aber auf dem Importweg in das Land gelangen und der Tierarzt sollte über die Diagnostik informiert sein. Die Erkrankung wird durch ein Virus verursacht, das von blutsaugenden Insekten übertragen wird.

Diagnose
- Bei der akuten Form treten Depression, Fieber und petechiale Blutungen der Schleimhäute auf. Im späteren Stadium kommen Ikterus, Anämie und Ödeme des ventralen Abdomens sowie der Beine hinzu. Jedes Pferd, das solche Symptome aufweist, ist als verdächtig einzustufen und muss auf EIA untersucht werden, insbesondere dann, wenn das Pferd aus einer Region oder aus einem Land stammt, in denen diese Infektion gehäuft auftritt, oder wenn es Kontakt zu Pferden hatte, die aus solchen Regionen stammen.
- Die Infektion wird durch einen Agarosegel-Immundiffusionstest bestätigt (Coggins-Test), bei dem virusneutralisierende Antikörper in einer Serumprobe nachgewiesen werden.
- Darüber hinaus ist die Labordiagnostik unspezifisch. Hämatologisch ist eine Anämie mit möglicher Neutropenie und Lymphozytose nachweisbar. Klinisch-chemische Untersuchungen des Serums ergeben eine Hyperbilirubinämie und eine Hypergammaglobulinämie.

Anmerkung
Es wird vermutet, dass die mit der EIA einhergehenden petechialen Blutungen und Ödeme das Resultat einer Hypersensibilitäts-Vaskulitis sind. Die Anämie ist das Ergebnis einer immunvermittelten Hämolyse, die mit der Anheftung von Viruspartikeln an Erythrozyten in Zusammenhang steht. Mit Blick auf Petechien und Ödeme kann das klinische Bild der EIA einer Ehrlichiose, Purpura haemorrhagica oder der equinen Virusarteriitis ähneln. Eine hämolytische Anämie in Verbindung mit EIA muss differentialdiagnostisch von einer Ehrlichiose oder einer immunvermittelten hämolytischen Anämie abgegrenzt werden.

8.1.2.2.3 Ehrlichiose

Die Ehrlichiose wird durch *Ehrlichia equi*, zur Ordnung der Rickettsien gehörend, verursacht. Der Erreger parasitiert in den Leukozyten und wird vermutlich durch Zecken übertragen. Über vereinzelte Fälle von Erkrankungen durch *E. equi* in Deutschland wurde berichtet.

Diagnose

- Zu den klinischen Symptomen zählen Fieber, Depression, Ikterus (milde hämolytische Anämie), petechiale Blutungen der Schleimhäute und Ödeme der Extremitäten. Nota bene: Das klinische Bild zeigt Ähnlichkeit mit der EIA.

- Die gesicherte Diagnose basiert auf dem Nachweis von *E.-equi*-Morulen im Zytoplasma von neutrophilen und eosinophilen Granulozyten in einem Ausstrich von peripherem Blut. Im Labor erbringt die routinemäßige Giemsa- oder Wright-Färbung blaugraue Einschlüsse, die ein maulbeerähnliches Aussehen haben.

- Die übrige Labordiagnostik ist unspezifisch. Hämatologisch ist möglicherweise eine vorübergehende, geringe bis mittelgradige Anämie als Folge einer Hämolyse zu sehen. Während der Fieberperiode kommt eine Leukopenie, einschließlich einer Thrombozytopenie, vor. Die serologische Bestätigung erfolgt mittels indirekten Fluoreszenztests, der allerdings nicht kommerziell verfügbar ist.

8.1.2.2.4 Babesiose

Die Babesiose ist eine intraerythrozytäre parasitäre Erkrankung der Pferde, die in Nord- und Südamerika sowie in Teilen Ost- und Südeuropas weit verbreitet ist. Die Verbreitung reflektiert wahrscheinlich die Eignung des Habitats für die Zecke als Vektor. Trotz des Vorkommens einiger Zeckenarten, die als potentielle Vektoren gelten können, gilt die Erkrankung in Deutschland nicht als Problem in der hier beheimateten Pferdepopulation.

Diagnose

- Zu den klinischen Symptomen gehören Fieber, Depression, Ikterus und Hämoglobinurie. In Endemiegebieten sind dort beheimatete Pferde oftmals Träger von *Theileria* (früher: *Babesia) equi*, ohne selbst Anzeichen einer Erkrankung aufzuweisen. Bei neu hinzukommenden Tieren kann ein Ausbruch der Erkrankung erwartet werden.

- Blutproben zeigen Anzeichen für eine akute Hämolyse. Von Parasiten befallene Erythrozyten sind in Ausstrichen während der Fieberperioden zu sehen, bei vorliegender Hämolyse fehlen diese jedoch oftmals. Aus diesem Grund kann es erforderlich werden, die Diagnose durch Komplementbindung oder indirekten Fluoreszenztest serologisch zu bestätigen.

8.1.2.3 Immunvermittelte hämolytische Anämie

Eine immunvermittelte hämolytische Anämie (IMHA= Immune-mediated haemolytic anaemia) ist bei Pferden zwar selten, jedoch in Deutschland (wie auch in Großbritannien) die häufigste Ursache für die hämolytische Anämie des Pferdes.

Die IMHA tritt meist sekundär zu einem Ereignis ein, dass zu einer Veränderung der Erythrozyten-Oberfläche führt und diese damit für das Immunsystem erkennbar werden lässt. Die nachfolgende Anhaftung von Antikörpern oder Komponenten des Komplementsystems hat eine Hämolyse zur Folge. Dabei tritt entweder durch Aktivierung der Komplementkaskade eine Lyse innerhalb des Kreislaufsystems ein (intravasale Hämolyse), oder es kommt zu einer Entfernung der Erythrozyten aus dem zirkulierenden Blut und einer allmählichen Zerstörung durch das mononukleäre Phagozyten-System (MPS) der Milz (extravasale Hämolyse). Beide Formen der Hämolyse können nebeneinander vorliegen.

Eine Form der immunvermittelten hämolytischen Anämie, die als neonatale Isoerythrolyse bezeichnet wird, tritt bei neugeborenen Fohlen auf. Während der Trächtigkeit entwickelt die Stute eine Sensibilität gegenüber den »fremden« paternalen Antigenen auf den Erythrozyten des Fohlens und beginnt Antikörper zu produzieren. Da während der Trächtigkeit kein transplazentarer Antikörperaustausch stattfindet, ist das Fohlen bei der Geburt gesund. Es entwickelt jedoch als Folge des passiven Transfers von Antikörpern durch das Kolostrum eine Hämolyse. Die Diagnostik von Erkrankungen des neugeborenen Fohlens ist jedoch nicht Gegenstand dieses Buches, und dem Leser wird empfohlen, die entsprechende Fachliteratur zu konsultieren.

In Fällen einer IMHA kann die klinische Anamnese diagnostisch hilfreich sein, denn das Krankheitsbild tritt gewöhnlich sekundär zu einer Vorerkrankung, einer medizinischen Behandlung oder auch einer chronisch-rezidivierenden Erkrankung auf.

Zu den prädisponierenden Faktoren für eine immunvermittelten Hämolyse bei erwachsenen Pferden zählen nach bisherigem Kenntnisstand die folgenden Mechanismen:

- Antigene Bestandteile von Bakterien, Viren, Parasiten und Tumoren binden an Erythrozyten und provozieren eine Immunantwort, die zu einer Zerstörung von Erythrozyten führt.
- Die Oberfläche von Erythrozyten wird durch Medikamentenbestandteile verändert, die als Hapten (Halbantigene) fungieren. Dies provoziert eine Antikörper-Reaktion auf die »fremden« Bestandteile mit den gleichen Ergebnissen wie oben beschrieben.
- Einige Wochen nach einer akuten Infektion kann es zur Bildung zirkulierender Immunkomplexe durch antigene Strukturen des infektiösen Agens kommen, die an die gegen sie gebildeten Antikörper gebunden sind. In seltenen Fällen binden diese Immunkomplexe unspezifisch an die Oberfläche von Erythrozyten und aktivieren die

Komplementkaskade, wodurch die Erythrozyten sekundär lysiert werden.
- In manchen Fällen eines Lymphosarkoms wird ein Lymphozyten-Klon aktiviert, der ein Immunglobulin mit einer unspezifischen Bindungskapazität für Erythrozyten produziert, d. h. es fungiert als schwach gebundener Antikörper.

Gelegentlich treten idiopathische Formen einer IMHA ohne erkennbare Ursache auf, die demzufolge als echte Autoimmunität eingestuft werden. Diese Diagnose ist jedoch einigermaßen willkürlich, da eine gewisse Form der Prädisposition schwer auszuschließen ist.

Bei Pferden sind Antikörper der Klasse IgG am häufigsten beteiligt. Ihre Beteiligung steht gewöhnlich in Zusammenhang mit einer extravasalen Zerstörung von Erythrozyten durch das mononukleäre Phagozyten-System. In diesem Fall werden die Zellen sequestriert und in der Milz zerstört. Weniger häufig sind Antikörper der Klasse IgM beteiligt. Diese binden gut an Komplement und aktivieren die Kaskade, wodurch es zu einer raschen intravasalen Hämolyse kommt.

Diagnose der intravasalen Hämolyse
- Die intravasale Hämolyse ist die aggressivste Form einer IMHA, bei der es zum Auftreten einer akuten hämolytischen Krise kommt. Die klinischen Symptome für eine akute Hämolyse können von Fieber begleitet werden.
- Bei Blutproben von IMHA-Patienten ist kurz nach Entnahme der Probe oft eine Autoagglutination in einer gerinnungshemmenden Substanz (EDTA) zu beobachten. Die Resuspension der Probe durch vorsichtiges Umwenden des Röhrchens ist sehr viel schwieriger als sonst. Diese Erscheinung kann mit dem normalen Phänomen der Rollenbildung verwechselt werden, in dem sich die Erythrozyten wie Münzen zu einem Stapel zusammenlagern. Daneben kann eine Autoagglutination von Erythrozyten unspe-

zifisch bei jeder schweren entzündlichen Erkrankung stattfinden. Zur Differenzierung wird die Probe im Verhältnis 1:4 mit isotoner Kochsalzlösung verdünnt. Dadurch lösen sich zusammengelagerte Rollen auf und eine unspezifische Agglutination wird verhindert, nicht jedoch eine immunvermittelte Hämagglutination. Ist letztere eingetreten, zeigt die Untersuchung eines verdünnten Ausstriches unter dem Lichtmikroskop Gruppen von Erythrozyten, die an ihren Außenwänden miteinander verbunden sind.

● Während der hämolytischen Krise zeigen hämatologische Untersuchungen einen Abfall in Hkt, Erythrozytenzahl und Hb, ebenso wie eine vorübergehende Verfärbung des Plasmas durch Hämoglobin. Es kann zu Anomalien der Erythrozyten kommen, beispielsweise Anisozytose (anomale Variationen der Größe), sowie Sphärozyten (im Prozess der Lyse befindliche Erythrozyten: kleine, kugelförmige, hyperchrome Zellen ohne die typische zentrale Blässe).

● Ein großer Anteil der im zirkulierenden Blut verbliebenen Erythrozyten weist nach Ablaufen einer intravasalen Hämolyse eine herabgesetzte Resistenz auf, d. h. ihre Zelloberfläche ist beschädigt oder beeinträchtigt, und sie sind für eine Hämolyse anfällig. Diese Neigung zur Hämolyse kann im Labor mithilfe des Tests der osmotischen Erythrozytenresistenz bestimmt werden. Dazu werden Blutproben in eine Reihe von Röhrchen pipettiert, die abnehmende Konzentrationen einer Kochsalzlösung enthalten. Die nachfolgende Hämolyse wird mit dem Spektralphotometer gemessen. Bei beeinträchtigten Zellen tritt bei signifikant höheren Konzentrationen der Kochsalzlösung zu 100 Prozent häufiger Lyse ein als bei gesunden Zellen. Eine besonders hilfreiche Anwendung dieses Tests stellt die Überwachung der Rückkehr der Erythrozytenresistenz zu normalen Werten dar, sobald mit einer The-

rapie begonnen wurde. Trotz seiner Einfachheit kann der Test der osmotischen Erythrozytenresistenz bei kommerziellen veterinärmedizinischen Labors nicht angefordert werden. Dies ist jedoch möglicherweise durch die niedrige Inzidenz der intravasalen Hämolyse bei Pferden bedingt.

● Der Nachweis an Erythrozyten gebundenen Immunglobulins mithilfe des Coombs-Antiglobulin-Tests liefert die definitive Diagnose einer immunvermittelten hämolytischen Anämie. Dieser Test wird in spezialisierten veterinärmedizinischen Labors mithilfe von Proben durchgeführt, die in einer gerinnungshemmenden Substanz eingeschickt werden (EDTA). Dazu werden die Zellen in einer isotonen Lösung gewaschen und mit einem anti-equinen Immunglobulin-Reagenz zur Reaktion gebracht. Das Reagenz bindet an Immunglobulin, das an Erythrozyten gebunden ist und verursacht durch Quervernetzung die Agglutinierung der Zellen des Patienten (direkter Coombs-Test). Gesunde Erythrozyten reagieren nicht auf diese Weise. Durch die Verwendung klassenspezifischer Antiseren kann die Klasse der Immunglobuline identifiziert werden.

Anmerkungen

● Da der Coombs-Tests auf der Agglutination der Erythrozyten beruht, ist diese Bestimmung nicht angezeigt, wenn in der Blutprobe bereits eine Immun-Autoagglutination nachgewiesen wurde.

● Der Coombs-Test kann ein negatives Ergebnis erbringen, wenn er unmittelbar nach einer schweren Hämolyse durchgeführt wird, bei der alle betroffenen Erythrozyten zerstört wurden. Falschnegative Ergebnisse sind in Phasen einer Behandlung mit Kortikosteroiden ebenfalls wahrscheinlich.

● Die Reaktivität des an Erythrozyten gebundenen Immunglobulins ist oftmals temperaturabhängig, und Laboruntersuchungen, die bei ungeeigneten Temperaturen durchgeführt werden, können falschnegative Ergebnisse erbringen. Aus diesem und den oben bereits angeführten Gründen ist bei einem negativen Coombs-Test eine immunvermittelte hämolytische Anämie nicht ausgeschlossen.

● Die akute Phase einer infektiösen Anämie des Pferdes ist ebenfalls Coombs-positiv. Besteht diesbezügliche Unsicherheit, muss eine Serumprobe für die Durchführung eines Coggins-Tests eingesendet werden um eine EIA auszuschließen.

Diagnose der extravasalen Hämolyse

Die extravasale Hämolyse ist die häufigere Form der immunvermittelten hämolytischen Anämie des Pferdes. Sie stellt eine größere diagnostische Herausforderung dar. Dies ist dadurch begründet, dass die Sequestrierung der Erythrozyten durch die Milz nicht mit einer hämolytischen Krise einhergeht, sondern diese vielmehr allmählich durch Zellen des monozytären Phagozyten-Systems zerstört werden. Die klinische Folge ist eine Anämie ohne vorausgegangene Hämoglobinämie oder deutlichen Ikterus der Schleimhäute. Die rektale Untersuchung erbringt eine deutliche Vergrößerung der Milz, jedoch ist eine Milzvergrößerung allein nicht pathognomonisch für die extravasale hämolytische Anämie.

Diagnostische Hinweise ergeben sich wie folgt:

● Wie bei einer intravasalen IMHA kann eine Autoagglutination einer Blutprobe in einer gerinnungshemmenden Substanz stattfinden. Eine Verdünnung der Probe im Verhältnis 1:4 mit einer isotonen Kochsalzlösung zeigt, ob die Agglutination immunvermittelt.

● Die Hämatologie ergibt eine Reduzierung von Hkt, Erythrozytenzahl und Hb. Diese ist in vielen Fällen recht ausgeprägt und weist bei Fehlen klinischer Symptome einer Hypovolämie eher auf eine graduelle als auf eine akute Entfernung von Erythrozyten aus dem zirkulierenden Blut hin. Die hämatologischen Laborergebnisse einer schweren Anä-

mie sind nicht diagnostisch für eine extravasale hämolytische Anämie, in Verbindung mit dem Befund einer persistierenden Milzvergrößerung jedoch verdächtig.

● Die klinisch-chemischen Serumwerte zeigen in vielen Fällen einen Anstieg des Gesamtbilirubins als Ergebnis einer graduellen Zerstörung von Erythrozyten. Ein solcher Anstieg wird jedoch nicht offensichtlich, wenn die Erythrozyten-Bildungsrate und die Rate der hepatischen Clearance etwa übereinstimmen.

● Für die definitive Diagnose einer extravasalen hämolytischen Anämie ist der Nachweis von an Erythrozyten gebundenen Immunglobulinen mithilfe des Coombs-Tests erforderlich. Nach Erfahrung der Autoren versagt der konventionelle Test allerdings oftmals beim Nachweis einer positiven Hämagglutination bei anämischen Patienten, die im Folgenden auf eine Behandlung gegen extravasale IMHA ansprechen. Dafür gibt es drei mögliche Gründe:

1. Die Mehrzahl der betroffenen Zellen wird in der Milz sequestriert und zirkuliert nicht im peripheren Blut.

2. Der Test wird im Labor bei einer Temperatur durchgeführt, die für die beteiligten Immunglobuline nicht geeignet ist.

3. Die Immunglobuline sind nur schwach an die Erythrozyten gebunden und ihre Anzahl ist im Hinblick auf die Oberflächenkonzentration zu gering um mit dem konventionellen Coombs-Test nachgewiesen zu werden.

Anmerkung

Die Diagnose einer extravasalen hämolytischen Anämie ohne Auswertung eines Coombs-Test ist dann zu stellen, wenn eine schwere Anämie, Hyperbilirubinämie sowie eine persistierende Milzvergrößerung vorliegen und andere Ursachen für eine Hämolyse ausgeschlossen wurden.

Nota bene: Bei Vorliegen einer immunvermittelten hämolytischen Anämie unbekannter Ursache muss sich die weitere Untersuchung darauf richten, eine verborgene Infektion oder Neoplasie zu identifizieren, bevor der Fall als idiopathisch eingestuft werden kann. Des Weiteren muss eine mögliche EIA durch den Coggins-Test ausgeschlossen werden (siehe Kapitel 8.1.2.2.2).

8.1.2.4 Mikroangiopathische hämolytische Anämie

Diese Form der Hämolyse tritt sekundär zu einigen anderen Erkrankungen auf, in deren Verlauf Erythrozyten durch eine gestörte Durchblutung physikalisch geschädigt werden. Es besteht die Wahrscheinlichkeit, dass die Diagnose der geringgradigen Hämolyse als solche durch die Schwere der Primärerkrankung maskiert wird. Beispiele hierfür sind die disseminierte intravasale Koagulation, Hypersensibilitätsvaskulitiden (z. B. Purpura haemorrhagica) oder arteriovenöse Shunts (z. B. Hufrehe).

Diagnose
- Die Labordiagnostik ist unspezifisch. Die hämatologischen Werte sind ohne besonderen Befund. Es kann zum vermehrten Vorkommen von ungewöhnlich geformten Erythrozyten (Schistozyten) kommen, jedoch können diese bei jeder hämolytischen Erkrankung auftreten. Eine schwere Anämie ist unwahrscheinlich. Die Untersuchung klinisch-chemischer Serumwerte kann eine Hyperbilirubinämie erbringen, auch in Abwesenheit positiver hämatologischer Werte, jedoch ist diese nicht pathognomonisch für eine Hämolyse.

8.1.3 Erythrozytenbildungsstörungen

Eine gestörte Bildung von Erythrozyten oder Dyserythropoese stellt die häufigste Form der Anämie in der Pferdepraxis dar und tritt gewöhnlich sekundär zu anderen Erkrankungen auf, wie beispielsweise:

- Chronisch-entzündliche Erkrankungen
- Ernährungsbedingte oder andere Mangelerkrankungen
- Neoplasien
- Toxizität

Von diesen Ursachen sind die chronisch-entzündlichen Erkrankungen am häufigsten.

Durch den langsamen Beginn der Anämie kann die Erkrankung im Anfangsstadium meist physiologisch kompensiert werden und wird erst dann klinisch auffällig, wenn sich eine Leistungsschwäche entwickelt.

8.1.3.1 Chronisch-entzündliche Erkrankungen

Chronische entzündliche, infektiöse oder maligne Erkrankungen führen zu einer Beeinträchtigung der Erythropoese. Durch die lange Lebensdauer der Erythrozyten von Pferden (etwa 140–155 Tage) wird eine Anämie oft erst relativ spät klinisch manifest. Daher treten Symptome einer leichten Anämie häufig als Folge eines beginnenden chronischen Erkrankungsprozesses auf.

Diagnose
- Die Anämie ist im Allgemeinen gering- bis mittelgradig mit einem Hkt von 20–30 % und der Zusammenhang mit dem primären Erkrankungsprozess ist eindeutig.

Anmerkung
Eine Entzündung in Verbindung mit einer Tumornekrose beeinträchtigt die Erythropoese; es bestehen jedoch auch andere Mechanismen, durch die Neoplasien eine chronische Anämie verursachen können. Hierzu zählen sekundär mit Blutverlust verbundene Ulzerationen eines Tumors, immunvermittelte hämolytische Anämie (die gelegentlich mit einem Lymphosarkom einhergeht), Neoplasien des Knochenmarks und eine mikroangiopathische hämolytische Anämie.

8.1.3.2 Mangelanämien

Theoretisch führt ein Mangel an Eisen, Kobalt, Kupfer oder Folat zum Auftreten einer Anämie, jedoch sind diese Formen in der Praxis bei Pferden extrem selten, insbesondere dann, wenn die Pferde Zugang zu einer Weide haben.

Am häufigsten ist wahrscheinlich die sekundär zu einem chronischen externen Blutverlust auftretende Eisenmangelanämie. In diesen Fällen ist die Konzentration von Eisen im Serum erniedrigt und die Gesamtbindungskapazität für Eisen (total iron binding capacity – TIBC) kann erhöht sein.

Diagnose
- Die klinischen Symptome einer Eisenmangelanämie sind die gleichen wie die des chronischen Blutverlustes.
- Für die Bestimmung von Eisen im Serum und der TIBC ist Blut in eisenfreie Röhrchen abzunehmen. Das Serum ist vor Einsendung an das Labor abzutrennen. Hämolysierte Proben sind für eine Analyse ungeeignet. Vor der Entnahme von Proben für solche Spezialuntersuchungen sollte das zuständige Labor konsultiert werden.
- Die Aspiration / Biopsie von Knochenmark erbringt Nachweis auf eine verzögerte Reifung von Erythrozyten und geleerte Eisenspeicher.

8.1.3.3 Neoplasien

Primäre myeloproliferative Erkrankungen und sekundäre neoplastische Invasionen in das Knochenmark führen zu einer Proliferation krankhaft veränderter Zellen auf Kosten der normalen Zelllinien (Myelophthise). Aus diesem Grund wird eine Anämie gewöhnlich von einer Leukopenie und einer Thrombozytopenie begleitet.

Diagnose
- Zu den klinischen Symptomen gehören spontane Blutungen (durch Thrombozytopenie) und lokale oder systemische Infektionen (durch Leukopenie) sowie Lethargie und blasse Schleimhäute.
- Die hämatologische Untersuchung erbringt eine Panzytopenie mit Anämie, Leukopenie und Thrombozytopenie. Leukopenie und Thrombozytopenie gehen der Anämie voraus, weil die Lebensdauer dieser Zellen kürzer ist als die der Erythrozyten.
- Die Untersuchung eines Knochenmarkaspirates erbringt neoplastische Zellen und Hinweise auf eine gestörte Erythropoese.

8.1.3.4 Toxizität

Eine toxische Depression der Aktivität des Knochenmarks kann durch fortgesetzte Verwendung bestimmter Medikamente in hoher Dosierung (z. B. Phenylbutazon, potenzierte Sulfonamide), Schwermetalle (z. B. chronische Bleiaufnahme) und Insektizide verursacht werden. Diese führen gewöhnlich zu einer Depression der Erythropoese ohne gleichzeitige Auswirkungen auf die Produktion von Leukozyten.

Diagnose
- Die Untersuchung eines Knochenmarkaspirates erbringt Hinweise auf eine gestörte Erythropoese.
- Toxische Bleikonzentrationen können im Blut nachweisbar sein. Dieser Nachweis gelingt jedoch nicht immer, Untersuchungen der obersten Bodenschicht von Weideflächen oder – in Todesfällen – von Leber und Niere sind eindeutiger.

Anmerkung

Selten wird eine aplastische Anämie beschrieben, die durch eine Hemmung der Entwicklung aller Zelllinien des Knochenmarks gekennzeichnet ist. Im peripheren Blut stellt sich diese Form als Panzytopenie dar. Es wird vermutet, dass diese seltene Erkrankung eher idiopathischer Natur als das Ergebnis einer toxischen Depression ist. Die Knochenmark-Untersuchung zeigt eine generalisierte Hypoplasie und Substitution durch Fettgewebe.

8.1.4 Aspiration und Biopsie von Knochenmark

Nicht-regenerative Anämien des Pferdes sind von regenerativen Formen schwer zu unterscheiden, weil unreife Erythrozyten sich fast ausschließlich im Knochenmark befinden und normalerweise nicht in das zirkulierende Blut übertreten. Deshalb ähneln sich normalerweise beide Formen der Anämie in einem Blutausstrich, und die erythropoetische Aktivität des Knochenmarks wird am besten durch die Untersuchung eines Aspirats / Bioptats beurteilt.

Knochenmarkaspirationen und -biopsien können beim Pferd an verschiedenen Stellen gewonnen werden, wobei das Sternum und die Rippen am besten zugänglich sind. Aspirate für die Zytologie können aus dem Sternum oder den Rippen gewonnen werden, Markbioptate dagegen müssen aus den Rippen entnommen werden.

Die Markprobe muss sofort nach Entnahme ordnungsgemäß bearbeitet werden. Für eine korrekte histologische Interpretation der Ergebnisse bedarf es beträchtlicher Erfahrung. Aus diesem Grund sollte eine Aspiration / Biopsie vorzugsweise in Zusammenarbeit mit einem erfahrenen Hämatologen durchgeführt werden, weshalb dieses Verfahren meist auf spezialisierte Zentren beschränkt bleibt. Ein erfahrener Tierarzt, der in der Lage ist, gute luftgetrocknete Ausstriche selbst anzufertigen, kann dieses Verfahren jedoch auch vor Ort durchführen.

8.1.4.1 Aspiration von Knochenmark aus dem Sternum

Verfahren
- Eine kleine Hautfläche im Bereich der ventralen Mittellinie wird an der Kreuzungs-

stelle einer gedachten Linie zwischen den bei den Spitzen der Ellenbogen geschoren. Dieser Bereich wird mit Polyvidon-Jod gründlich gereinigt, gespült und mit Alkohol gereinigt.
- 2–3 ml eines Lokalanästhetikums werden subkutan an der Mittellinie zwischen die tiefen Mm. pectorales infundiert.
- Eine Nadel zur Gewinnung von Knochenmark oder eine Einweg-Spinalnadel der Größe 90 x 1,2 mm mit Mandrin wird durch eine kleine Stichinzision durch die Haut eingeführt und vorgeschoben, bis die Spitze den Knochen erreicht. Die Spitze wird dann unter drehenden Bewegungen und festem Druck auf den Konus mit einer Hand weitergeschoben, die Nadel wird dabei mit der anderen Hand geführt (Abb. 8.1). Die äußere Schicht des Sternums ist sehr dünn, und beim Eintritt in die Markhöhle ist kein merkliches Nachlassen des Widerstandes festzustellen.
- Sobald die Nadel festen Halt im Sternum hat, wird der Mandrin entfernt und eine 20-ml-Spritze angeschlossen. Ein Gerinnen der Probe kann durch Hinzufügen einiger Tropfen 15%iger Trikalium-EDTA in die Spritze verhindert werden. Während die Nadel mit der einen Hand stabilisiert wird, wird die Spritze mit der anderen Hand schnell bis zur

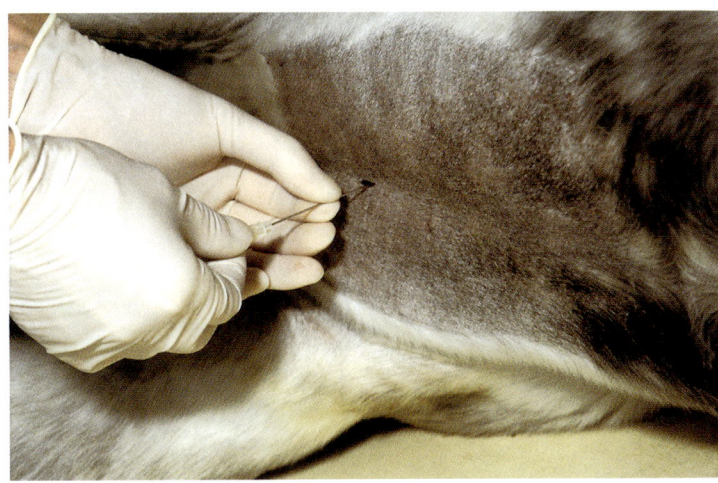

*Abb. 8.1:
Platzierung der Nadel am Sternum für eine Aspiration von Knochenmark.*

8.1

Aspiration und Biopsie von Knochenmark

10-ml-Marke aufgezogen und losgelassen (Abb. 8.2). Dieser Vorgang wird zwei- bis dreimal wiederholt, bis am Ansatz der Spritze Blut erscheint. Zweck dieses Vorganges ist es, das Markstroma zu durchdringen und gleichzeitig zu vermeiden, dass freiwerdendes Blut am Biopsiesitus erscheint. Der Ansaugvorgang muss beendet werden, sobald Blut am Ansatz der Spritze zu erkennen ist.

- Nadel und Spritze werden zusammen zurückgezogen, und die Probe wird durch den Spritzenansatz auf einen Objektträger aufgebracht. Knochenmark hat ein körniges, fettiges Aussehen und fließt nicht in der gleichen Weise wie peripheres Blut. Konnte kein Mark gewonnen werden, kann die Probengewinnung an einer leicht versetzten Stelle wiederholt werden.

- Dünne Ausstriche müssen umgehend angefertigt werden, um die Morphologie der Zellen zu erhalten. Ein Tropfen des Marks wird auf das Ende eines sauberen Objektträgers gesetzt und mit einem weiteren Objektträger abgedeckt, so dass sich das Material in einer dünnen Schicht zwischen beiden Gläsern verteilt. Die Objektträger werden dann auseinander gezogen, um auf beiden Flächen einen dünnen Ausstrich zu erzeugen (Abb. 8.3). Geeignete Proben fühlen sich beim Ausstreichen körnig an, was auf da Vorliegen von Spikula im Mark zurückzuführen ist. Von einer Probe können mehrere Ausstriche angefertigt werden, um die Chancen auf die Gewinnung eines guten Ausstriches zu erhöhen.

- Die Ausstriche werden umgehend an der Luft getrocknet und sollten in Methanol 20 Minuten fixiert werden. Die Fixation muss innerhalb von zwölf Stunden nach Gewinnung der Probe stattfinden, um die Zellmorphologie zu erhalten. Die Objektträger können nach Eintreffen im Labor angefärbt werden (Wright-Färbung für Zellmorphologie, Methylenblau zur Identifizierung von Retikulozyten und Preußischblau zur Semiquantifizierung von Eisenspeichern).

Abb. 8.2:
Vorgang des Ansaugens zur Aspiration von Knochenmark aus dem Sternum.

Abb. 8.3:
Anfertigung eines Knochenmarkausstriches.

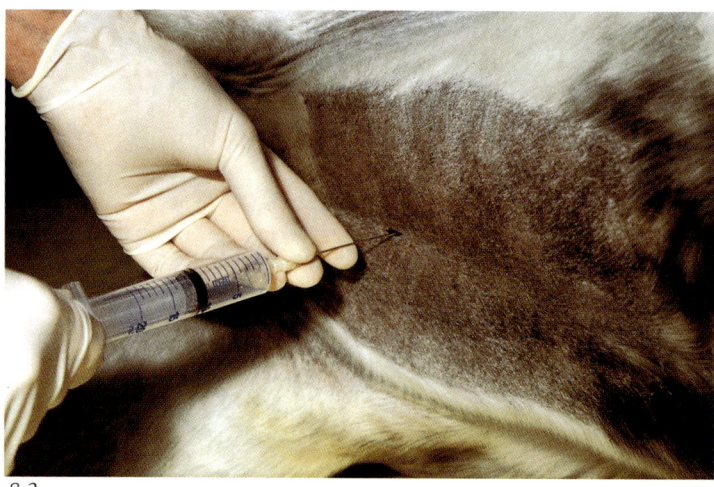

8.2

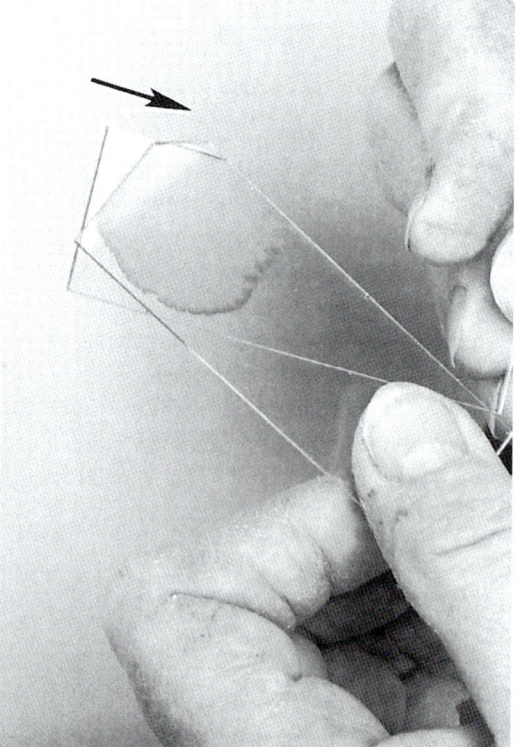

8.3

8.1.4.2 Knochenmarkaspiration und -biopsie aus den Rippen

Eine an den Rippen vorgenommene Aspiration oder Biopsie erfordert die Verwendung einer größeren Nadel zur Gewinnung von Knochenmark; geeignet sind hier die Maße 50 x 2,2 mm. Im Allgemeinen lassen Markbiopsien eine vollständigere histopathologische Bewertung der Aktivität des Knochenmarks zu. Speziell gefertigte Nadeln sind für diesen Zweck erhältlich.

Verfahren

- Zwischen der 9. und 15. Rippe wird das Fell über dem oberen Drittel einer Rippe geschoren; die Haut wird mit Polyvidon-Jod gründlich gereinigt, abgespült und mit Alkohol gereinigt.
- 2–3 ml eines Lokalanästhetikums werden über der Mitte der Rippenbreite in die Haut eingebracht.
- Die Biopsienadel wird im rechten Winkel zur Rippe durch einen kleinen Einschnitt in die Haut eingeführt. Bei Berührung des Knochens wird auf die Nadel Druck ausgeübt, während sie gleichzeitig in einer Vor- und Rückwärtsbewegung gedreht wird (Abb. 8.4).
- Mit Eindringen der Nadel in die Markhöhle ist ein leichtes Nachlassen des Widerstandes zu spüren. An diesem Punkt kann entweder eine Biopsie oder ein Aspirat gewonnen werden.
- **Biopsie:** Der Mandrin wird entfernt und die Nadel weiter in den Knochen vorgeschoben. Nachdem ein Gewebekern ausgeschnitten wurde, wird die Nadel hin- und herbewegt, um den noch anheftenden Kern zu lösen, und dann zurückgezogen. Einige speziell konstruierte Nadeln erfordern eine besondere Handhabung bei der Bewegung des Bioptates, und den Anleitungen des Herstellers ist in diesem Fall genau Folge zu leisten. Das Bioptat wird mit einer Sonde aus der Nadel herausgeschoben und auf einen Objektträger gerollt, um einen Abdruck-Ausstrich anzufertigen. Das verbleibende Mate-

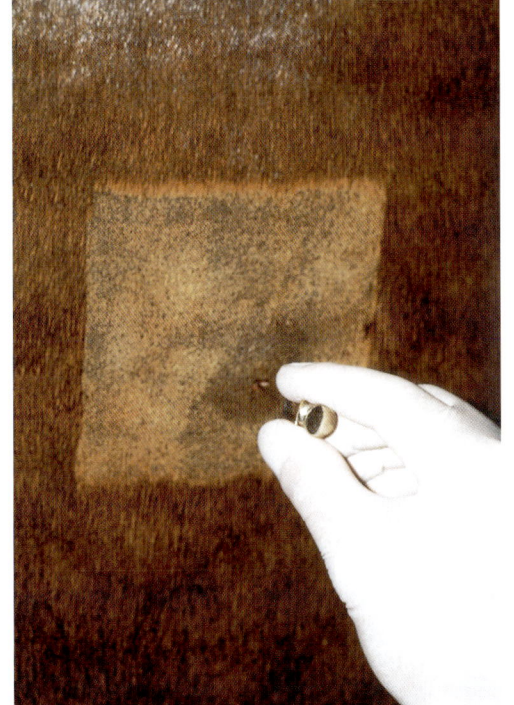

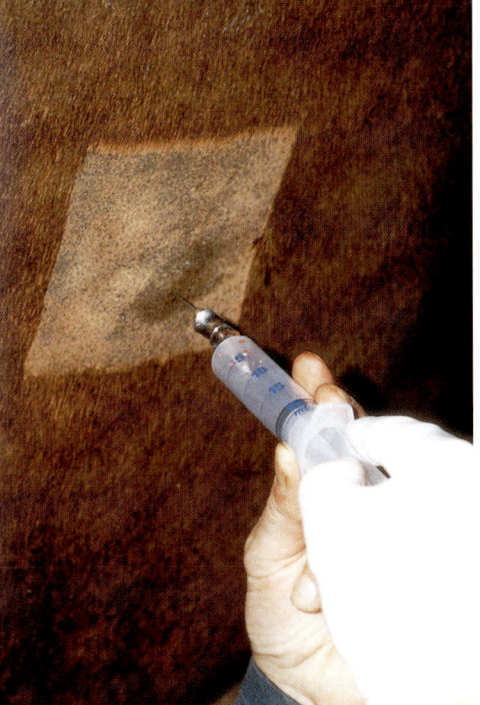

Abb. 8.4:
Ansatz der Nadel an der Rippe zur Aspiration / Biopsie von Knochenmark.

Abb. 8.5:
Ansaugvorgang zur Aspiration von Knochenmark aus der Rippe.

8.4

8.5

rial wird für die histopathologische Untersuchung in 10% iges gepuffertes Formalin gegeben.

- **Aspiration:** Der Mandrin wird zurückgezogen und eine 20-ml-Spritze angeschlossen. Wie bei Aspiraten aus dem Sternum wird ein Gerinnen der Probe durch Zugabe einiger Tropfen EDTA in die Spritze verhindert. Diese wird schnell bis zur 10-ml-Marke aufgezogen und losgelassen (Abb. 8.5). Erscheint nach zwei bis drei Versuchen kein Mark in der Spritze, sollte die Nadel langsam zurückgezogen werden um sicherzugehen, dass sie sich nicht nach Durchtritt durch die Markhöhle erneut im Knochen befindet. Bringt dieses Vorgehen keinen Erfolg und wird entschieden, die Nadel erneut vorzuschieben, muss der Mandrin wieder eingeführt werden, um zu verhindern, dass die Nadel durch Knochensubstanz verlegt wird. Falls erforderlich, kann ein weiterer Versuch der Probengewinnung an einer benachbarten Rippe unternommen werden. Dabei sind alle sterilen Vorkehrungen zu wiederholen. Ein an der Luft getrockneter Ausstrich wird umgehend angefertigt, dabei ist zu verfahren wie in Kapitel 8.1.4.1 beschrieben.

Anmerkungen

- Es ist schwierig eine Kontaminierung der Bioptate mit freiem Blut zu verhindern. Der Markanteil kann jedoch trotzdem zur Beurteilung verwendet werden, wenn er nicht zu stark verdünnt ist.
- Die Punktion der Pleurahöhle stellt ein mögliches Risiko bei der Durchführung einer Aspiration / Biopsie dar, jedoch ist das Auftreten von Komplikationen in einem solchen Fall unwahrscheinlich.

8.1.4.3 Interpretation der Probenanalyse

Die normale Erythropoese wird durch ein Verhältnis von Knochenmarkszellen zu Zellen der erythrozytären Reihe unter 1,5 angezeigt. Eine regenerative Reaktion führt oft zu einem Verhältnis von weniger als 0,5. Der Hämatologe wird auch die Zellmorphologie sowie die Anzahl der Retikulozyten im Mark beschreiben. Retikulozytenzahlen über 2 % weisen auf eine Regeneration der Erythrozyten hin.

Das Vorliegen von Megakaryozyten im Mark ist ein Hinweis darauf, dass trotz des Nachweises einer peripheren Thrombozytopenie eine ausreichende Anzahl von Thrombozyten durch das Mark produziert wird.

8.2 Diagnostik von Störungen der Blutgerinnung

Störungen der Blutgerinnung können mit sichtbaren oder okkulten Blutungen einhergehen und führen oftmals zum Auftreten petechialer und / oder ekchymotischer Blutungen.

Beim gesunden Pferd findet die Eindämmung einer Blutung auf drei Ebenen statt:

1. Reaktion eines Blutgefäßes zur Begrenzung einer Verletzung,
2. Bildung eines Thrombozytenpropfes am Ort der Verletzung,
3. Gerinnung des Blutes.

Daher müssen bei der Untersuchung einer Gerinnungsstörung die folgenden Faktoren berücksichtigt werden:

- Erkrankungen der Gefäße,
- Thrombozytopenie oder Defekte der Thrombozytenfunktion,
- Koagulopathien.

8.2.1 Gefäßerkrankungen (Vaskulitis-Syndrom)

Störungen der Blutgerinnung, die ihre Ursache in einer Gefäßerkrankung haben, sind durch das Auftreten petechialer Blutungen in den Schleimhäuten, Ödeme, Lethargie und gelegentlich durch Fieber gekennzeichnet. Die Ursachen sind meist eindringende Infektionserreger; die entzündliche Reaktion der Gefäße (Vaskulitis) kann auch immunvermittelt sein.

Mögliche Ursachen:

- Hämorrhagische Purpura
- Equine Virusarteriitis
- Infektiöse Anämie

8.2.1.1 Hämorrhagische Purpura

Bei dieser Erkrankung handelt es sich vermutlich um die am häufigsten diagnostizierte Vaskulitis des Pferdes. Es wird davon ausgegangen, dass innerhalb von Kapillargefäßen eine Überempfindlichkeitsreaktion auf antigene Restbestandteile einer zuvor abgelaufenen Infektion durch Bakterien oder Viren vorliegt. Ist eine Infektion mit *Streptococcus equi* beteiligt, so geht diese den Symptomen einer Purpura um zwei bis drei Wochen voraus.

Darstellung und Schwere der klinischen Zeichen können sich von Fall zu Fall sehr stark unterscheiden. Gemeinsame Merkmale sind ödematöse Schwellung und petechiale Blutungen der Schleimhäute. Die ödematösen Schwellungen treten in unterschiedlichen Schweregraden auf, von einer diffusen Urtikaria bis hin zu einem deutlichen Ödem aller Gliedmaßen, das mit einem abrupten Rand am Oberbein endet (Flaschenhalsbein). In einigen Fällen betrifft das Ödem auch Maul und Gesicht des Pferdes. Der Vorbericht gibt häufig Hinweis auf ein zurückliegendes Infektionsgeschehen.

Diagnose

- Die Diagnose basiert hauptsächlich auf den Symptomen der Ödembildung mit Petechien. Neben der Maulschleimhaut sind die Schleimhäute der Nasenscheidewand sowie bei Stuten die Vulva gründlich zu untersuchen.
- Die hämatologischen Parameter sind unspezifisch und weisen meist auf eine milde progrediente Anämie mit Neutrophilie und Linksverschiebung hin.

  Nota bene: Eine Thrombozytopenie ist kein Merkmal einer Purpura, jedoch können erniedrigte Thrombozytenwerte infolge der Extravasation vorliegen. Die Konzentration von Fibrinogen im Plasma steigt innerhalb von 48 Stunden nach Ausbruch der Krankheit an.

- Hautbiopsien der ödematösen Bereiche zeigen eine Vaskulitis, sind im diagnostischen Rahmen jedoch nicht erforderlich.

8.2.1.2 Equine Virusarteriitis

Die equine Virusarteriitis (EVA) ist eine hoch kontagiöse Viruserkrankung, die über die Atemwege und beim Geschlechtsakt übertragen wird. Die Virusvermehrung findet in der Tunica media kleiner Arterien im gesamten Körper statt, und die daraus resultierende Schädigung der Gefäße kann zum Auftreten von Lungenödem, Pleuraergüssen, Schwellungen der Extremitäten, Konjunktivitis sowie zur Plazenta-Ablösung führen. Daraus ergibt sich das Bild einer Atemwegserkrankung mit disseminierter Entzündung von Geweben, die bei Stuten zum Abort führen kann. Das auslösende Virus ist weltweit verbreitet und wurde 1957 erstmals isoliert; die Erkrankung war in Europa bereits vorher bekannt.

Die klinische Diagnose kann sich als schwierig erweisen, weil die Symptome in sehr unterschiedlichen Schweregraden auftreten können. Die Infektion ist wesentlich häufiger als die Ausprägung der klinisch manifesten Erkrankung. Wie auch andere Virusinfektionen der Atemwege beim Pferd kann die Infektion klinisch manifest oder inapparent verlaufen.

Die Virusarteriitis führt zum Auftreten von petechialen Blutungen der Nasenschleimhäute und Konjunktiven und ähnelt damit dem klinischen Bild der hämorrhagischen Purpura. Die meisten klinisch manifesten Fälle einer EVA sind jedoch durch eine ausgeprägte Keratokonjunktivitis und Lichtscheue mit Schwellung der Augenlider (Chemosis) gekennzeichnet – dies ist für eine Purpura nicht typisch.

Diagnose

- Während der akuten Phase der Erkrankung ist die Virusisolierung aus den folgenden Flüssigkeiten und Geweben möglich:

–Abstriche des Nasen-Rachen-Raumes

– Blutproben in Heparin (das Virus wird aus

– Buffy-Coat-Zellen isoliert)

– Harn / Sperma

– Milz und Lunge eines abgegangenen Fötus (wenn möglich, sollte der gesamte Fötus mit den Eihäuten eingesandt werden).

● Virusantikörper können im Serum nachgewiesen werden, allerdings muss mit Einsenden der Probe der EVA-Impfstatus des Pferdes bestimmt und dem Labor mitgeteilt werden. Ein Anstieg der Titer innerhalb von 10–14 Tagen nach Beginn der Erkrankung gilt als diagnostisch.

In Deutschland ist die EVA seit 1991 meldepflichtig.

8.2.1.3 Infektiöse Anämie

Die infektiöse Anämie (EIA) wurde bereits in Kapitel 8.1.2.2.2 besprochen. Bei einer chronisch-rezidivierenden Krankheitsform kann das Virus eine fortgesetzte Hyperimmunität stimulieren, die zum Auftreten einer Überempfindlichkeits-Vaskulitis oder einer rezidivierenden immunvermittelten Anämie führen kann. Beim Auftreten von petechialen Blutungen und Ödemen ist die EIA daher von differentialdiagnostischer Bedeutung bei der Abklärung der Ursachen für eine Vaskulitits, insbesondere mit Blick auf hämorrhagische Purpura und EVA. Darüber hinaus bestehen klinische Ähnlichkeiten zur Ehrlichiose.

8.2.2 Thrombozytopenie

Eine Thrombozytopenie ist bei Pferden selten und geht meist mit einem überdurchschnittlichen Bedarf an Thrombozyten durch Gerinnungsprozesse einher (z. B. disseminierte intravasale Gerinnung). In seltenen Fällen kann auch eine neoplastische Infiltration des Knochenmarks (z. B. Lymphosarkom) zum Auftreten einer Thrombozytopenie führen. In beiden Fäl-

len reflektiert das klinische Bild die Primärerkrankung, und die Thrombozytopenie ist oftmals ein Zufallsbefund in einer zur hämatologischen Untersuchung eingesandten Probe.

Eine weitere gut dokumentierte Ursache ist die immunvermittelte Zerstörung von Thrombozyten durch das mononukleäre Phagozyten-System, deren Ätiologie jedoch noch ungeklärt ist. Dieses Bild wird häufig als idiopathische Thrombozytopenie bezeichnet. In diesem Fall ist das betroffene Tier wach und lebhaft, weist aber petechiale Blutungen der Schleimhäute auf. Ist die Thrombozytenzahl niedrig genug (<20000 / μl), können Hämatome bereits nach geringen Traumen auftreten. Spontane Blutungen (z. B. Nasenbluten) sind selten.

Diagnose

● Bei allen Formen der Thrombozytopenie ist die Thrombozytenzahl reduziert (<90000 / μl).

● Petechiale Blutungen in Verbindung mit einer schweren Thrombozytopenie bei einem ansonsten klinisch gesunden Pferd sind Hinweise auf eine idiopathische Thrombozytopenie.

● Bei einer idiopathischen Thrombozytopenie ist die Blutungszeit verlängert und die Ablösung des Thrombus pathologisch verändert. Gerinnungszeit und Fibrinogenkonzentration im Plasma sind jedoch normal.

● Für die endgültige Diagnose einer idiopathischen immunvermittelten Thrombozytenzerstörung ist der Nachweis von an Thrombozyten gebundenen Immunglobulinen oder Komplement-Komponenten und / oder das Vorliegen einer Anti-Thrombozyten-Aktivität im Plasma erforderlich. Diese Tests sind für das Pferd nicht kommerziell verfügbar.

● Bei pathologischen Veränderungen des Knochenmarks erbringt eine Knochenmarkuntersuchung niedrige Megakaryozyten-Zahlen. Bei Fällen idiopathischer Thrombozytopenie ist die Zahl der Megakaryozyten dagegen normal oder erhöht.

Anmerkungen

● Zusammengefasst erfolgt die Diagnose einer (idiopathischen) immunvermittelten Thrombozytopenie aufgrund der folgenden Kriterien: (1) persistierende Thrombozytopenie bei einer gleichzeitig normalen (oder erhöhten) Anzahl von Megakaryozyten im Knochenmark und (2) Ausschluss anderer Erkrankungen, die einen gesteigerten Verbrauch von Thrombozyten zur Folge haben, z. B. disseminierte intravasale Gerinnung. Ein Ansprechen auf eine Therapie mit Kortikosteroiden unterstützt ebenfalls die Diagnose.

● Die Diagnose einer Thrombozytopenie in der Blutprobe eines Pferdes ohne klinische Symptome (z. B. ohne petechiale Blutungen) ist mit Vorsicht zu bewerten. Ungewöhnlich niedrige Thrombozytenzahlen können auch auf eine nicht *lege artis* durchgeführte Probengewinnung, eine nicht ausreichende Menge Antikoagulans im Probengefäß oder auf Thrombozytenverklumpung zurückzuführen sein (Pseudothrombozytopenie). Bei EDTA-Proben kann es zu einer Verklumpung von Thrombozyten kommen und in Zweifelsfällen sollte eine frische Probe mit Natriumzitrat-Zusatz eingesandt werden.

8.2.3 Koagulopathien

Koagulopathien sind beim Pferd selten. Die häufigste Erkrankung ist die disseminierte intravasale Gerinnung, die sekundär in Verbindung mit anderen Krankheiten auftreten kann, die ihrerseits eine übermäßige Gerinnungsaktivität begünstigen. Noch seltener sind bei erwachsenen Pferden Lebererkrankungen, die zur Koagulopathie führen sowie Vitamin-K-Mangel.

8.2.3.1 Disseminierte intravasale Gerinnung

Die disseminierte intravasale Gerinnung (DIC) ist gekennzeichnet durch disseminierte Fibrinablagerungen in der Mikrozirkulation und nachfolgende ischämische Gewebsschädigung. Um die Durchlässigkeit der Gefäße wieder herzu-

stellen, reagiert der Körper mit lokaler Fibrinolyse, und Fibrinspaltprodukte werden in das zirkulierende Blut abgegeben um als potente Antikoagulantien zu wirken und die weitere Bildung von Fibrin zu verhindern. Diese fibrinolytische Wirkung führt, zusammen mit dem übermäßigen Verbrauch von Thrombozyten und Gerinnungsfaktoren, zu disseminierten Blutungen. Die Fibrinolyse wird also gleichzeitig mit der Gerinnung aktiviert und der Patient kann klinische Symptome einer thrombotischen Krise und / oder einer hämorrhagischen Erkrankung zeigen.

Die DIC tritt immer sekundär zu schweren systemischen Erkrankungen auf, die mit einer gesteigerten Gerinnungsaktivität verbunden sind. Sie geht meist mit Krankheiten einher, die eine Endotoxämie verursachen, wie septische Prozesse und insbesondere akute Erkrankungen des Gastrointestinaltraktes. Diese Erkrankungen fördern die DIC durch die Provozierung einer übermäßigen gerinnungsfördernden Aktivität im Blut sowie durch endotoxische Schädigung des Gefäßendothels.

Das Auftreten einer DIC wird meist auf Grundlage der klinischen Umstände vermutet, d. h. es wird festgestellt, dass bei einem Patienten ein Erkrankungsrisiko besteht. Die Frühzeichen für eine mikrovaskuläre Thrombosierung sind jedoch für die Diagnostizierung zu unspezifisch und schwerer zu erkennen als die später einsetzenden Blutungen. Daher wird die DIC meist erst zu einem sehr fortgeschrittenen Zeitpunkt diagnostiziert.

Diagnose
Zur klinischen Diagnose einer DIC gibt es keinen eindeutigen Test. Nur eine im Rahmen einer Sektion durchgeführte histopathologische Untersuchung kann das Vorliegen disseminierter Fibrinthromben in der Mikrozirkulation der verschiedensten Organe aufzeigen. Das gemeinsame Vorliegen der im Folgenden genannten Faktoren kann jedoch auf eine entstehende DIC hinweisen:

Koagulopathien

- Jeder klinische Zustand, bei dem Verdacht auf eine Endotoxämie besteht und eine Neigung zu Thrombosen nach intravenösen Behandlungen beobachtet wird (meist an den Jugularvenen), ist in hohem Maße verdächtig. Es besteht eine Neigung zu Blutungen, die durch das Auftreten von Petechien oder Ekchymosen in den Schleimhäuten und den Skleren sowie durch Neigung zu Nachblutungen bei Blutentnahme oder kleinen Verletzungen gekennzeichnet ist. In diesem Stadium ist die Prognose schlecht.
- Bei der akuten DIC sind die Thrombozytenzahlen aufgrund des übermäßigen Verbrauchs gewöhnlich erniedrigt. Aufeinanderfolgende Analysen erbringen im Verlauf der Erkrankung einen kontinuierlichen Rückgang der Werte.
- Die Werte von Gerinnungstests (Prothrombinzeit und / oder partielle Thromboplastinzeit) sind oftmals verlängert.
- Die Konzentration von Fibrinspaltprodukten im zirkulierenden Blut nimmt zu, sobald die DIC manifest ist und die Fibrinolyse eingesetzt hat. Ihr Nachweis wird nur von einer begrenzten Anzahl veterinärmedizinischer Labors angeboten. Spezielle Röhrchen für die Blutentnahme sind in zuständigen Labors erhältlich, mit denen Rücksprache gehalten werden sollte, bevor Proben entnommen werden.

Anmerkung

Die meisten Gerinnungstests werden mit einiger Wahrscheinlichkeit bei bestehender DIC pathologische Werte erbringen, jedoch kann kein einzelner Test auf spezifische Weise eine definitive Diagnose liefern. Meist ist es sehr viel hilfreicher, durch eine sorgfältige klinische Untersuchung die Patienten zu identifizieren, die aufgrund einer überhöhten Gerinnungsaktivität gefährdet sind.

8.2.3.2 Lebererkrankungen

Alle Gerinnungsfaktoren, mit Ausnahme von III, IV und VIII, werden in der Leber produziert. Bei schwerer Leberinsuffizienz kann sich eine Koagulopathie entwickeln.

Diagnose

- Klinisch ist gewöhnlich die Bildung von Hämatomen nach Blutentnahme auffällig. Mithilfe von Gerinnungstests (siehe Kapitel 8.2.4) erfolgt der Nachweis einer Koagulopathie; jedoch sind bei Erreichen dieses Stadiums die klinischen und labordiagnostischen Befunde einer Leberinsuffizienz offensichtlich (siehe Kapitel 4).

8.2.3.3 Vitamin-K-Mangel

Vitamin K ist ein essentieller Bestandteil der Produktion der Gerinnungsfaktoren II, VII, IX und X. Bei Pferden geht ein Mangel gewöhnlich mit dem therapeutischen Einsatz von Warfarin als Antithrombotikum bei der Podotrochlose einher (*Anm. der Übers.:* Beachte auch antithrombotische Therapie bei Thrombosierung im Bereich der Aufzweigung der Aorta abdominalis – intermittierendes Hinken). Warfarin hemmt die Synthese dieser Vitamin-K-abhängigen Faktoren.

Das klinische Bild ist durch spontane Blutungen gekennzeichnet: Nasenbluten, Bildung von Hämatomen nach geringen Verletzungen, Ekchymosen der Schleimhäute, Hämaturie, Blutungen des Gastrointestinaltrakts, Anämie.

Diagnose

- Die Symptome im Zusammenhang mit einer Warfarin-Therapie weisen, unabhängig von den Ergebnissen nachfolgender Laboruntersuchungen, auf die Diagnose hin.
- Faktor VII hat die kürzeste Halbwertzeit aller Vitamin-K-abhängigen Gerinnungsfaktoren und ein Mangel führt zu einer Abnormität im extrinsischen Gerinnungssystem. Mit der Prothrombinzeit wird die Unversehrtheit des extrinsischen Gerinnungssys-

tems bestimmt, diese liefert frühzeitige Hinweise auf eine Warfarin-Toxizität.

Anmerkungen

- Die Prothrombinzeit ist während einer Wafarin-Therapie routinemäßig zu bestimmen um das Auftreten einer Toxizität zu vermeiden.
- Eine Toxizität wird bei reduzierter Aufnahme von Vitamin K, bei Hypoalbuminämie oder gleichzeitiger Anwendung anderer proteinbindender Medikamente wie Phenylbutazon potenziert.

8.2.4 Gerinnungstests

Die Blutgerinnung wird durch eine Kaskade von Reaktionsschritten unter Beteiligung von Enzymen initiiert. Am Ende der Gerinnungskaskade steht die Bildung von Fibrin. Die Reaktion kann in Abhängigkeit von dem auslösenden Faktor auf unterschiedlichen Wegen verlaufen.

Der exogene Weg des Gerinnungssystems (Extrinsic-System) wird durch Gewebsthromboplastin (Faktor III) aktiviert, das aus geschädigten Geweben freigesetzt wird. Der Gerinnungstest, der eingesetzt wird um die Unversehrtheit dieses Weges zu überprüfen, ist die Prothrombinzeit (PT).

Der endogene Weg (Intrinsic-System) wird durch den Kontakt von Blut mit subendothelialem Kollagen aktiviert. Dieser Weg wird mithilfe der partiellen Thromboplastinzeit (PTT), auch bekannt als aktivierte partielle Thromboplastinzeit (APTT), überprüft.

Beide Wege führen zur Aktivierung von Faktor X und setzen sich entlang des gemeinsamen Weges bis hin zur Bildung eines Fibringerinnsels fort (*Anm. der Übers.:* Auf die Messung der Thrombinzeit als Indikator bei Störungen des Fibrinolysesystems kann beim routinemäßigen Screening des Gerinnungssystems in der Regel verzichtet werden, da dieser Bereich auch durch die vorgenannten Gerinnungstests erfasst wird. Eine Dysfibrinogenämie, z.B. beim Vasculitis-Syndrom (siehe Kapitel 8.2.1) wird jedoch durch die Verlängerung der Thrombinzeit angezeigt.).

8.2.4.1 Prothrombinzeit

Mit der Bestimmung der Prothrombinzeit (englisch: prothrombin time – PT, one-stage prothrombin time – OSPT) wird die extrinsische Blutgerinnung überprüft und ein Mangel eines oder mehrerer der spezifischen Gerinnungsfaktoren II (Prothrombin), V, VII, X und Fibrinogen aufgedeckt.

Für die Untersuchung ist eine im Verhältnis 9:1 mit Natriumzitrat versetzte Blutprobe einzusenden. Mit Zitrat versehene Vacutainer (Becton Dickinson) sind im Handel erhältlich, allerdings stellt meist auch das zuständige Labor geeignete Probenröhrchen zur Verfügung. Im Idealfall sollte die Probe innerhalb von vier Stunden im Labor eintreffen, eine Versendung auf dem Postweg ist jedoch ausreichend, vorausgesetzt, dieser nimmt nicht mehr als drei Tage in Anspruch. Es ist ratsam, die Probe zusammen mit jener eines klinisch gesunden Pferdes einzusenden, um dem Labor die Möglichkeit zu geben, anhand dieses Vergleichsmusters eventuell durch eine Transportverzögerung eingetretene Artefakte zu bewerten.

Im Labor wird dem Plasma Gewebsthromboplastin hinzugefügt und das Gemisch wird rekalzifiziert um die Gerinnungszeit zu messen. Das Untersuchungsverfahren und die verwendeten Reagenzien haben einen erheblichen Einfluss auf die Gerinnungszeit. Aus diesem Grund muss das Ergebnis mithilfe des für das Labor gültigen Normalbereichs interpretiert werden, der anhand einer Kontrollprobe für »normale Prothrombinzeit« bekanntgegeben werden sollte.

Eine Verlängerung der Prothrombinzeit ist zu erwarten bei:

- Vitamin-K-Mangel,
- Leberinsuffizienz im fortgeschrittenen Stadium,
- Verringerung der Konzentrationen von Fibrinogen (z. B. Spätstadium der DIC).

8.2.4.2 Partielle Thromboplastinzeit

Die partielle Thromboplastinzeit oder aktivierte partielle Thromboplastinzeit dient zur Bestimmung der intrinsischen Gerinnungsaktivität von Vollblut und deckt Mängel der spezifischen Gerinnungsfaktoren II, VIII, IX, X, XI, XII und Fibrinogen auf.

Es ist wie für die Bestimmung der Prothrombinzeit eine Probe in Natriumzitrat zusammen mit einer Kontrollprobe eines gesunden Tieres auf schnellstmöglichem Weg an das Labor zu senden. Im Labor wird eine bestimmte Menge partiellen Thromboplastins mit dem Plasma vermischt und die Zeit bis zur Gerinnung nach Zugabe von Kalzium aufgezeichnet. Auch hier sind die Normalwerte des Labors sowie eine geeignete Testkontrolle mitzuteilen.

Eine verlängerte Thromboplastinzeit weist auf eine Störung der Gerinnung in Vollblut hin, wie beispielsweise durch Heparintheraphie oder DIC. Sie zeigt insbesondere einen Mangel einer der oben angeführten Gerinnungsfaktoren an. Modifizierungen dieses Tests können zur Bestimmung des Mangels eines spezifischen Faktors eingesetzt werden, beispielsweise Faktor-VIII-Mangel bei Fohlen (Hämophilie A).

8.2.4.3 Blutungszeit

Dieser einfache, jedoch gleichzeitig ungenaue Test kann eingesetzt werden, um den kapillär-thrombozytären Aspekt der Hämostase zu überprüfen. In einem wenig behaarten Bereich wird mit einer medizinischen Lanzette eine kleine, tiefe Stichinzision in die Haut vorgenommen. Sobald der erste Blutstropfen erscheint, wird eine Stoppuhr gestartet. Austretende Blutstropfen werden alle 30 Sekunden mit einem Filterpapier abgenommen, ohne dabei die Haut zu berühren. Der Test ist beendet, wenn kein frisches Blut mehr kommt. Die normale Blutungszeit bei Pferden beträgt 2–5 Minuten.

Eine Verlängerung der Blutungszeit ist zu erwarten bei:

- Gefäßerkrankungen
- Thrombozytopenie oder funktionellen Defekten der Thrombozyten
- Leberinsuffizienz im fortgeschrittenen Stadium
- Vitamin-K-Mangel

8.2.4.4 Thrombus-Ablösungszeit

Die Ablösungszeit des Thrombus kann als einfacher Hinweis auf eine Thrombozytopenie oder einen Thrombozytendefekt verwendet werden. Normales Blut, das in einem Glasröhrchen ohne Zusatz aufgezogen wurde, bildet einen Thrombus, der sich bei Raumtemperatur innerhalb von 1–2 Stunden von der Gefäßwand zurückzieht. Diese Ablösung ist auf die Funktion von Thrombosthenin zurückzuführen, ein Protein, das von den Thrombozyten sezerniert wird.

Eine verlängerte Ablösungszeit (oder eine schlechte Ablösung) lassen auf eine Thrombozytopenie oder einen Thrombozytendefekt schließen.

8.3 Tumoren des Blutes

Neoplasien des hämatopoetischen Systems sind bei Pferden selten. Am häufigsten wird das Lymphom beobachtet, das aber selten eine leukämische Form annimmt. Zu den wesentlich selteneren Erkrankungen zählen Erythrozytose, myelogene Leukämie und Plasmozytom.

8.3.1 Lymphom

Das Lymphom ist der häufigste Tumor des blutbildenden Systems beim Pferd und wahrscheinlich auch die häufigste innere Neoplasie. Die klinische Manifestation ist von den betroffenen Organen abhängig. Verfahren zur Diagnostik werden detailliert in Kapitel 10.2 beschrieben.

Die klinische Diagnose des Lymphoms erfordert eine Identifizierung neoplastischer Lymphozyten im peripheren Blut, Knochenmark, in der Pleural- oder Peritonealflüssigkeit oder in einer Probe aus einer Tumorbiopsie. Neoplastische Zellen können im peripheren Blut eines Pferdes mit Lymphom jedoch nur selten nachgewiesen werden. Die Lymphozytenzählung kann zwar gelegentlich abweichende Ergebnisse erbringen, ist jedoch im Allgemeinen normal.

8.3.2 Erythrozytose (Polyzythämie)

Ein Anstieg von Hkt, Erythrozytenzahl und Hb über die erwarteten Werte hinaus ist in den meisten Fällen das Ergebnis einer relativen Erythrozytose, die mit einer Dehydratation, einer Endotoxämie oder einer Milzkontraktion einhergeht. In sehr viel selteneren Fällen sind solche Werte Anzeichen für eine absolute Erythrozytose, eine Erkrankung, die durch anhaltend erhöhte Werte der Erythrozyten-Parameter gekennzeichnet ist.

8.3.2.1 Primäre absolute Erythrozytose

Bei der primären absoluten Erythrozytose (Polycythaemia vera) handelt es sich um eine myeloproliferative Erkrankung von Erythrozyten-Vorläufern im Knochenmark.

8.3.2.2 Sekundäre absolute Erythrozytose

Die sekundäre absolute Erythrozytose ist eine nicht-myeloproliferative Erkrankung als Ergebnis einer gesteigerten Produktion von Erythropoetin. Dies kann eine normale Reaktion auf eine chronisch erniedrigte arterielle Sauerstoffspannung oder auf eine Störung bei der Versorgung von Geweben mit Sauerstoff sein. Nichtphysiologische Ursachen für einen Anstieg der Produktion von Erythropoetin sind Nierenzellkarzinome (paraneoplastisches Syndrom), Zystenniere und Blutungsanämie. (*Anm. d. Über.:* Ein Abfall der Konzentration von Erythropoetin im Blut liegt z. B. bei Hungeranämie, chronischen Infektionen, chronischer Niereninsuffizienz und maligner Tumorose vor.)

Diagnose

- Die klinischen Symptome einer Erythrozytose sind unspezifisch, beinhalten aber ein Erythem der Schleimhäute. Eine relative Erythrozytose geht im Allgemeinen mit klinischen Zuständen einher, die eine Dehydratation und / oder eine Endotoxämie verursachen.

- Eine absolute Erythrozytose wird durch eine persistierende Erhöhung von Hkt, Erythrozytenzahl und Hb angezeigt und spricht nicht auf Behandlungsversuche an, die auf Dehydratation oder Endotoxämie gerichtet sind. Falls erforderlich, kann der Verdacht einer relativen Erythrozytose durch erhöhten Sympthikotonus und Milzkontraktion bei der Probenentnahme ausgeräumt werden, indem die Probenentnahme wiederholt und das Pferd vorher mit Xylazin sediert wird (Senkung des Sympthikotonus).

- Die Diagnose der primären absoluten Erythrozytose erfolgt abschließend durch Ausschluss der Ursachen für eine sekundäre absolute Erythrozytose, z. B. durch sorgfältige Untersuchung auf kardiopulmonale Erkrankungen oder Erkrankungen der Nieren.

Anmerkung
Eine Biopsie des Knochenmarks erbringt bei einer Erythrozytose in den meisten Fällen keine pathologischen Befunde.

8.3.3 Myelogene Leukämien

Myelogene Leukämien sind beim Pferd relativ selten und werden auf der Grundlage des prädominanten neoplastischen Zelltyps im Knochenmark klassifiziert.

Die klinischen Symptome sind unspezifisch und äußern sich in Depression, Gewichtsverlust, petechialen Blutungen der Schleimhäute, Ödemen der Hintergliedmaßen und Fieber. Anämie und Thrombozytopenie können diese neoplastische Erkrankung des Knochenmarks begleiten.

Diagnose

● Die hämatologische Untersuchung kann pleomorphe, kaum differenzierte Leukozyten in einem Blutausstrich erbringen. Auch Anämie und Thrombozytopenie können festgestellt werden.

● Die definitive Diagnose erfolgt auf der Grundlage einer gründlichen zytologischen Untersuchung des Knochenmarks.

8.3.4 Plasmozytom

Das Plasmozytom ist eine Primärerkrankung des Knochenmarks, die bei Pferden extrem selten auftritt. Meist handelt es sich bei solchen Fällen um multiple Myelome, bei denen die Myelomzellen in Knochen und andere Organe wie Leber, Milz und Lymphknoten einwandern.

Die unkontrollierte Proliferation eines Klons von Plasmazellen führt zu einer charakteristischen Produktion eines Plasmaproteins (oft als Paraprotein bezeichnet) in großen Mengen. Bei der Analyse wird festgestellt, dass dieses Protein aus einem vollständigen Immunglobulin oder dessen konstituierenden Fragmenten besteht.

Die klinischen Symptome sind sehr unterschiedlich, sie reflektieren die Infiltration von Geweben durch die neoplastischen Zellen oder die systemischen Auswirkungen des produzierten Immunglobulins. Gewichtsverlust und Appetitlosigkeit sind häufig, allerdings wird auch über Lahmheit und neurologische Defizite berichtet, die sekundär zu einer Osteolyse auftreten. Diese wird durch einen die Osteoklasten aktivierenden Faktor verursacht, der von den Myelomzellen produziert wird. Chronische Infektionen können als Folge von Störungen der zellulären Immunabwehr eintreten, die ihrerseits durch neoplastische Zellen im Knochenmark verursacht werden. Diese Erkrankung des Knochenmarks führt auch zum Auftreten einer chronischen Anämie.

Diagnose

● Hämatologische Untersuchungen geben Hinweise auf die Erkrankung des Knochenmarks, z. B. durch Nachweis einer Anämie, einer reduzierten Leukozytenzahl und durch das Vorliegen reifer Plasmazellen.

● Die Untersuchung des Serumproteins erbringt eine erhöhte Gesamtglobulin-Konzentration und die Serumeiweiß-Elektrophorese zeigt einen monoklonalen γ-Globulin-Peak, der das Myelom charakterisiert. Die meisten Labors sind in der Lage, diesen Peak nachzuweisen; zur Darstellung des spezifischen Proteingehalts sind jedoch Reagenzien erforderlich, über die nur spezialisierte Labors verfügen.

● Aspirate des Knochenmarks erbringen einen pathologischen Anstieg von Plasmazellen.

● Bei lahmenden Patienten kann die Röntgenuntersuchung der langen Knochen »ausgestanzte« strahlendurchlässige Areale zeigen.

8.4 Blutkultur

Die Blutkultur ist ein nützliches diagnostisches Verfahren bei Patienten, bei denen der Verdacht auf eine Bakteriämie besteht. Sie ist bei erwachsenen Pferden allerdings selten indiziert. Das Verfahren ermöglicht eine Identifizierung des Erregers und die Erstellung eines Resistenzprofils. In den meisten Fällen ist die Anzahl der im zirkulierenden Blut befindlichen Erreger nicht sehr groß und vorübergehend. Daher ist für die Untersuchung eine relativ große Blutmenge erforderlich (z. B. 10 ml) und die Proben sollten zu mindestens drei verschiedenen Zeitpunkten entnommen werden um die Wahrscheinlichkeit eines Erregernachweises zu erhöhen. Um zu vermeiden, dass die Probe kontaminiert wird, sind strenge aseptische Maßnahmen zu ergreifen.

8.4.1 Verfahren

- Ein Areal über der V. jugularis wird geschoren, mit Polyvidon-Jod gereinigt, gespült und mit Alkohol gereinigt. Die Haut sollte vor der Blutentnahme trocknen sein.
- Zur aseptischen Entnahme einer geeigneten Menge Blut wird eine sterile Spritze verwendet.
- Die Schutzhülle am Verschluss der Blutkulturflaschen wird entfernt und die Öffnung der Flasche mit Alkohol gereinigt. Wenn die Flasche bis kurz vor der Verwendung kühl gelagert wurde, ist sie vor Befüllung auf Umgebungstemperatur zu erwärmen.
- Die in der Spritze befindliche Probe wird in das Medium injiziert. Dazu wird eine neue sterile Nadel eingesetzt, um eine Kontaminierung der Flasche mit Organismen von der Haut des Pferdes zu vermeiden. Es sollten Proben sowohl für die aerobe als auch für die anaerobe Anzüchtung gesammelt werden (Abb. 8.6). Einige Firmen bieten ein aus einer einzigen Flasche bestehendes System an, das für die Anzüchtung von Aerobiern und Anaerobiern geeignet ist.
- Das in der Flasche befindliche Medium wird dann vorsichtig durch mehrfaches Umwenden mit dem Blut vermischt.

Im Labor sind positive Ergebnisse gewöhnlich innerhalb von 24 Stunden durch Trübung oder Hämolyse im Medium festzustellen.

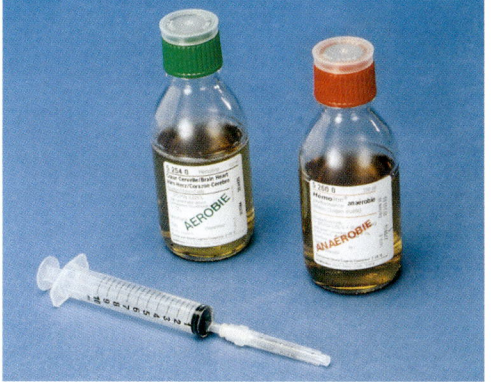

8.6

Anmerkungen

- Ein negatives Ergebnis kann eher auf eine zeitweilig aussetzende als auf eine nicht vorliegende Bakteriämie schließen lassen. Geht die Erkrankung mit intermittierenden Fieberschüben einher, sollte bei Temperaturanstieg (rektal) eine erneute Probe entnommen werden.
- Bei ausbleibendem Behandlungserfolg sind wiederholte Kulturen durchzuführen.
- Wird der Patient antibiotisch behandelt, sollten Proben für eine Blutkultur entnommen werden, bevor ein weiterer Zyklus dieser Behandlung begonnen wird.

8.5 Kapitelanhang

Der Anhang 8.5.1 ist eine Zusammenstellung klinischer Leitsymptome, die auf eine bestehende Erkrankung des Blutes schließen lassen: Anämie, das Vorliegen petechialer oder ekchymotischer Blutungen, Thrombozytopenie und Ikterus. Weiterführende Untersuchungen werden vorgeschlagen, die im Detail in diesem Kapitel dargestellt werden.

8.6 Weiterführende Literatur

KORBUTIAK, E. and SCHNEIDERS, D. H. (1994): First confirmed case of equine ehrlichiosis in Great Britain. Equine Veterinary Education (6): 303–304.

MAIR, T. S., TAYLOR, F. G. R. and HILLYER, M. H. (1990): Autoimmune haemolytic anaemia in eight horses. Veterinary Record, (126): 51–53.

MORRIS, D. D.: Hematopoietic diseases. In: Robinson, N.E. (ed.): Current Therapy in Equine Medicine, 3rd edn., pp. 487–520. W.B. Saunders, Philadelphia 1991.

Abb. 8.6:
Flaschen für aerobe und anaerobe Blutkulturen für die Verwendung beim Pferd.

Anhang 8.5.1: Anwendung einiger diagnostischer Verfahren bei der Untersuchung von Krankheiten des Blutes

Mögliche Ursache	Diagnostik
Anämie	
Blutung	
Akuter externer Blutverlust	Bewertung kardiovaskulärer Parameter; 12–24 Std. später Hämatologie prüfen
Akuter innerer Blutverlust	Bewertung kardiovaskulärer Parameter; Bauchhöhlenpunktion, Auskultation des Thorax, Röntgen Thorax
Chronischer okkulter Blutverlust	Untersuchung auf Blut in Harn, Kot und Peritonealflüssigkeit; Untersuchung auf Parasitenbefall
Störungen der Gerinnung	Untersuchung auf Hämatome und Petechien / Ekchymosen (s. u.)
Hämolyse	
Immunvermittelte Hämolyse	
• *Intravasal*	Bewertung kardiovaskulärer Parameter; Ikterus; Untersuchung des Blutes auf Autoagglutination und Hämoglobinämie; Coombs-Antiglobulin-Test
• *Extravasal*	Untersuchung des Blutes auf Autoagglutination; Coombs-Test; rektale Untersuchung (persistierende Milzvergrößerung)
Infektion	
• *EIA*	Coggins-Test
• *Leptospirose*	Serumantikörper
• *Ehrlichiose*	Einschlüsse im Zytoplasma von Neutrophilen und Eosinophilen
Erythrozytenbildungsstörungen	
Chronisch-entzündliche Erkrankung	Untersuchung auf chronische Infektion / Entzündung / Tumor, Aspirat / Biopsie des Knochenmarks zeigt Erythrozytenbildungsstörungen
Mangelerkrankung	Aspirat / Biopsie des Knochenmarks zeigt Erythrozytenbildungsstörungen
• *Eisenmangel*	Prüfung der Konzentration von Eisen im Serum und Gesamtbindungskapazität für Eisen, reduzierte Eisenspeicher im Knochenmark
Knochenmarksneoplasien	Untersuchung des Blutes auf Panzytopenie; Aspirat / Biopsie des Knochenmarks zeigt Infiltration durch neoplastische Zellen (Myelophthise)
Toxizität	Aspirat / Biopsie des Knochenmarks zeigt Erythrozytenbildungsstörungen; Überprüfung der Medikamentenanamnese, Bleivergiftung, Kontakt mit Insektiziden
Petechiale / ekchymotische Blutung	
Hämorrhagische Purpura	Untersuchung auf begleitendes Ödem
Equine Virusarteriitis	Virusisolierung (Abstrich des Nasen-Rachen-Raumes / Buffy-Coat); Antikörper im Serum
Ehrlichiose	Einschlüsse im Zytoplasma von Neutrophilen und Eosinophilen
Infektiöse Anämie	Coggins-Test
Thrombozytopenie	Thrombozytenzählung, weitere Untersuchungen siehe dort
Disseminierte intravasale Gerinnung	Untersuchung auf prädisponierende Erkrankungen (Endotoxämie in Verbindung mit Thrombose)
Terminale Leberinsuffizienz	Bestimmung von Leberenzymen; Funktionstests (s. Kap. 4)
Vitamin-K-Mangel	Prüfung auf bestehende Warfarin-Therapie; verlängerte Prothrombin- und Blutungszeit

Anhang 8.5.1: Fortsetzung

Mögliche Ursache	Diagnostik
Thrombozytopenie	
Verklumpung von Thrombozyten	Einsenden einer neuen Probe in Natriumzitrat in der Probe
Thrombozytenverbrauch • Disseminierte intravasale Gerinnung	Untersuchung auf prädisponierende Erkrankung (Endotoxämie in Verbindung mit Thrombose)
• Verlust durch Blutung	Siehe unter »Blutung«
Neoplastische Infiltrationen des Knochenmarks	Untersuchung des Blutes auf Panzytopenie; Aspirat / Biopsie des Knochenmarks zeigt Infiltration durch neoplastische Zellen (Myelophthise)
Idiopathische Thrombozytopenie	Prüfung von Blutungszeit und Thrombus-Ablösungszeit; Aspirat / Biopsie des Knochenmarks ist normal oder zeigt vermehrte Megakaryozyten
Ikterus	
Hämolyse	Siehe dort
Reduzierte Aufnahme von Futter	Prüfung der Futteraufnahme und des Grundleidens
Erkrankungen der Leber	Bestimmung der Leberenzyme (Kapitel 4)

9 Kardiovaskuläre Erkrankungen

9.1 Klinische Untersuchung

Dieses Kapitel beschreibt mögliche Verfahren der Diagnose- und Prognosestellung bei Pferden, bei denen eine kardiovaskuläre Erkrankung vermutet wird. Schwerpunktmäßig werden die häufigsten Erkrankungen des Herzens besprochen. Die Prinzipien der einzelnen Untersuchungsverfahren, die geeignete Ausrüstung sowie eine Anleitung zur praktischen Anwendung werden beschrieben.

Untersuchung des kardiovaskulären Systems:

- Allgemeine klinische Untersuchung
- Auskultation
- Elektrokardiogramm
- Echokardiogramm
- Röntgen
- Phonokardiogramm
- Belastungstests

9.1.1 Allgemeine klinische Untersuchung

Unabhängig davon, ob ein Tier an einer bereits erkannten Herzerkrankung leidet, ist eine allgemeine Untersuchung unerlässlich, da sie Aufschluss über die kardiovaskuläre Funktion gibt und sicherstellt, dass keine anderen Anomalien übersehen werden.

9.1.1.1 Schleimhäute

Die Untersuchung der Schleimhäute sollte eine Beurteilung ihrer Farbe sowie der kapillären Füllungszeit beinhalten. Am leichtesten lässt sich die Schleimhaut des Mauls untersuchen. Diese kann sich blass (z. B. bei Anämie) oder hyperämisch (dunkelrot) darstellen (z. B. bei Septikämie oder Toxikämie). Eine Zyanose aufgrund einer Herzerkrankung ist ein seltener Befund, häufiger werden Grau- oder Blauschattierungen bei Tieren mit Kreislaufkollaps aufgrund von Endotoxikämie festgestellt.

Die kapilläre Füllungszeit (KFZ) wird durch leichten Fingerdruck auf die Schleimhäute, die dadurch erblassen, gemessen. Die KFZ liegt gewöhnlich bei 1,5–2,5 Sekunden, jedoch handelt es sich dabei um eine subjektive Messung. Sie gibt einen Hinweis auf die periphere Durchblutung und ist abhängig vom Herzzeitvolumen und von lokalen Faktoren, die die periphere Verteilung des Blutes beeinflussen.

Die häufigsten Befunde, die bei Pferden mit kardiovaskulären Erkrankungen Bedeutung haben, sind (1) blasse Schleimhäute und eine verlängerte kapilläre Füllungszeit bei Patienten mit kongestiver Herzinsuffizienz (Stauungsinsuffizienz) und (2) hyperämische Schleimhäute bei der selten auftretenden Endokarditis. Die Farbe der Schleimhäute und die kapilläre Füllungszeit sind jedoch nur grobe Anhaltspunkte für eine Herzerkrankung.

9.1.1.2 Arterieller Puls

Der arterielle Puls sollte palpiert werden, um seine Frequenz, Regelmäßigkeit und Qualität zu beurteilen. Die Arteria facialis ist am leichtesten zugänglich. Es bedarf einiger Erfahrung, um physiologische und pathologische Befunde zu unterscheiden. Abgesehen von Arrhythmien, bei der die Pulsstärke nach einem kurzen diastolischen Intervall oft reduziert ist, liegt eine schwere Herzerkrankung gewöhnlich schon vor, wenn noch keine Veränderungen der Pulsstärke gemessen werden können. Ein schwacher Puls findet sich bei Tieren mit reduziertem Herzzeitvolumen, beispielsweise bei solchen mit Stauungsinsuffizienz aufgrund einer Mitralisinsuffizienz (Schließunfähigkeit der linken Atrioventrikularklappe) oder schwerer Myokarderkrankung. Bei Pferden mit Aortenklappeninsuffizienz ist die Pulsstärke ein nützlicher Hinweis auf die Schwere der Erkrankung. Bei schwerer Aorteninsuffizienz spürt man einen starken systolischen Puls wegen des erhöhten Schlagvolumens; danach nimmt der diastolische Aortendruck aufgrund der Klappeninsuffizienz schnell ab, und der Pulsdruck wird nicht aufrechterhalten.

Es kann hilfreich sein, die palmar an Unterarm und Mittelfuß liegende Arteria mediana zu palpieren und gleichzeitig das Herz abzuhören, um mögliche Pulsdefizite festzustellen (d. h. Herzschläge ohne fühlbaren Puls). Es ist jedoch schwierig, die Pulsqualität an der Arteria mediana zu beurteilen, die Arteria facialis ist zu bevorzugen. Die Qualität des Pulses sollte nicht an den Fesselarterien Aa. digitales geprüft werden, da diese von vielen anderen Faktoren beeinflusst wird.

9.1.1.3 Stauung der Vena jugularis

Eine Stauung der Vena jugularis kann das Ergebnis einer Flussbehinderung / Kompression der Vene (z. B. durch eine Thrombose oder eine tumuröse Umfangsvermehrung im Thorax), eines erhöhten intrathorakalen Druckes (z. B. schwerer Pleuraerguss) oder eines erhöhten zentralen Venendruckes aufgrund einer Stauungsinsuffizienz sein. Wenn der Pferdekopf sich in normaler aufrechter Haltung befindet, sollten sich die Jugularvenen am Brusteingang (Apertura thoracis) nur um wenige Zentimeter füllen.

Bei der Rechtsherzinsuffizienz stellt man einen erhöhten zentralen Venendruck fest. Viele Pferde weisen jedoch Anzeichen einer Rechtsherzinsuffizienz auf, obwohl die primäre kardiale Anomalie auf der linken Herzseite liegt, da die pulmonale Hypertonie eine normale Folgeerscheinung einer linksseitigen Herzinsuffizienz ist. Erhöhter Zentralvenendruck tritt oft in Verbindung mit kardialen Ödemen auf. Eine Stauung der Vena jugularis ist ein nützlicher Hinweis auf das Vorliegen einer schweren Herzerkrankung: Je ausgeprägter sie ist, desto höher ist der Zentralvenendruck und desto hochgradiger ist die Stauungsinsuffizienz. Viele Pferde leiden auch ohne sichtbare Stauung der Vena jugularis an einer schwerwiegenden Herzerkrankung.

9.1.1.4 Venenpuls

Veränderungen des zentralen Venendrucks während des Herzzyklus führen zu Druckänderungen in der Vena jugularis am Brusteingang. Das Ergebnis ist eine sichtbare Pulsation der Vene. Eine gewisse Undulation der Vene ist jedoch normal und sollte nicht als »Venenpuls« bezeichnet werden. Ein echter Venenpuls resultiert daraus, dass Blut vom rechten Vorhof zurück in die Vena cava ausgeworfen wird. Dies kann aufgrund einer schweren Insuffizienz der Trikuspidalklappe geschehen, tritt aber auch bei einigen seltenen Arrhythmien auf. Am häufigsten ist der Venenpuls jedoch zu beobachten, wenn eine schwere Stauungsinsuffizienz zu einer Venenstauung und einer Insuffizienz der Trikuspidalklappe geführt hat. Eine scheinbare Pulsation der V. jugularis am Brusteingang ist häufig das Ergebnis der Impulsübertragung von der darunterliegenden Arteria carotis.

9.1.1.5 Kardiales Ödem

Es gibt viele Gründe für die Entstehung von kardialen Ödemen, darunter Hypoproteinämie, lokale Flussbehinderung und rechtsseitige Stauungsinsuffizienz. Auch bei sicherer Diagnose einer Herzerkrankung ist es ratsam, eine Hypoproteinämie als mögliche Ursache auszuschließen. Ein durch eine Stauungsinsuffizienz entstehendes Ödem breitet sich normalerweise entlang des ventralen Abdomens aus und schließt beim männlichen Tier das Präputium ein. In leichteren Fällen beschränkt es sich auf den Bereich des Sternums. Es kann jedoch auch in den distalen Abschnitten aller vier Extremitäten auftreten.

9.1.1.6 Atemgeräusche und Atemmuster

Das häufigste Anzeichen für Herz- und Lungenerkrankungen ist schnelle Erschöpfung bei Anstrengung. Daher ist es äußerst wichtig, beide Organe genau zu untersuchen, auch wenn eine Erkrankung des Herzens bereits bekannt ist. Der gesamte Lungenbereich sollte abgehört werden. Ein Rückatmungsbeutel ist unerläßlich für die vollständige Bewertung der Lungengeräusche (siehe Kapitel 12.2.1). Bei Pferden mit linksseitiger Stauungsinsuffizienz ist ein rauhes Rasseln zu hören, bei Pferden mit Lungenödemen treten Flüssigkeitsgeräusche auf. In solchen Fällen ist oft eine genaue Untersuchung der Atemwege gerechtfertigt (siehe Kapitel 12.2.1).

Eine schwerwiegende linksseitige Herzerkrankung kann zur Bildung eines Lungenödems führen. Dies wiederum verursacht Tachypnoe, Hyperpnoe und Dyspnoe. Pferde mit einer primären Lungenerkrankung zeigen ähnliche Symptome. Dyspnoe nach Anstrengung ist ein häufiger Befund bei Pferden mit Herz- oder Lungenerkrankungen. Obwohl Husten bei Pferden mit schweren Lungenerkrankungen häufig auftritt, ist er auch bei mittel- und hochgradigen Formen einer linksseitigen Herzerkrankung selten.

9.1.1.7 Palpation des Herzspitzenstoßes

Das Palpieren des Herzspitzenstoßes (palpiert wird nicht die Herzspitze, sondern vielmehr der Punkt, an dem die linke Kammerwand in Kontakt mit der Brustwand tritt) ist hilfreich, da es Hinweise auf die Stärke der Kammerkontraktion gibt und die Feststellung der Lage des Herzens mit Bezug auf äußere Orientierungspunkte erlaubt. Die Impulsstärke ist bei trainierten, schlanken Vollblütern in der Regel ausgeprägter als bei kleinen, dicken Pferden, aber sie kann auch bei Pferden mit Herzmuskelerkrankung oder Perikarderguss schwächer ausfallen. Die Lokalisation des Herzspitzenstoßes dient als Bezugspunkt bei der Auskultation. Sie liegt normalerweise im vierten oder fünften Interkostalraum auf der linken Brustseite, kann jedoch bei Pferden mit ausgeprägter Herzvergrößerung oder intrathorakalen Umfangsvermehrungen kaudal verlagert sein.

9.1.2 Auskultation

Die Auskultation bildet die Grundlage der Diagnostik von Herzerkrankungen und ist immer äußerst sorgfältig durchzuführen, bevor weitere diagnostische Hilfen hinzugezogen werden. Die gründliche Durchführung dieses wichtigen Verfahrens ist durch nichts zu ersetzen und es ist besondere Sorgfalt darauf zu verwenden, den Brustraum in einer geeigneten Umgebung gründlich zu auskultieren und die Ergebnisse exakt aufzuzeichnen.

Die Auskultation erlaubt die Bewertung der normalen Herztöne, die den mechanischen Ablauf des Herzzyklus widerspiegeln, sowie die Feststellung pathologischer Töne wie Herzgeräusche, die von Strömungsturbulenzen herrühren. Zusätzlich ermöglicht das Abhören der Herztöne die Beurteilung des Herzrhythmus. Das Abhören sollte in einer ruhigen Umgebung stattfinden, vorzugsweise im Innenbereich, um Windgeräusche auszuschließen.

9.1.2.1 Ausrüstung

Zum Abhören ist ein hochwertiges Stethoskop unerlässlich. Es hat keinen Sinn große Geldbeträge in eine ausgefeilte Ultraschallausrüstung zu investieren und für die Auskultation zu sparen, indem man ein billiges und ungeeignetes Stethoskop benutzt.

Es werden ein Trichter und eine Membran benötigt; der Trichter für die tiefen Frequenzen und die Membran für die höheren Frequenzen. Es sollte immer eine Standardmembran benutzt werden. Ein relativ flacher Trichter ist hilfreich, denn bei einem zu großen Stethoskopkopf wird es schwierig, weit genug in die Achsel vorzudringen um den gesamten Herzbereich abhören zu können. Die Schläuche des Stethoskopes sollten eine Länge von 35 cm nicht überschreiten. Doppelschläuche sind zur Tonübertragung besser geeignet, sollten jedoch verbunden sein um Artefakte durch Bewegungen zu vermeiden.

9.1.2.2 Herztöne

Der Beginn der Systole wird durch den atrioventrikulären Klappenschluss (Mitral- und Trikuspidalklappe) sowie, weniger deutlich, durch die Öffnung der Semilunarklappen (Aorten- und Pulmonalklappe) eingeleitet, die kurz nacheinander stattfinden. Die damit verbundene Verlangsamung und Beschleunigung des Blutes erzeugt einen Niederfrequenzton, den ersten Herzton (1. HT). Da dieser Ton hauptsächlich durch die Verlangsamung des Blutstromes entsteht, wenn sich die Segelklappen schließen, ist er im Bereich der Herzspitze am besten zu hören.

Der zweite Herzton (2. HT) markiert das Ende der Systole und ist höher. Da er durch die Verlangsamung des Blutstromes in Aorta und Lungenarterie entsteht, ist er am besten über den Semilunarklappen an der Herzbasis zu hören.

Der dritte Herzton (3. HT) ist ein Niederfrequenzton, der mit der Verlangsamung des Blutstromes in den Herzkammern am Ende des frühdiastolischen Bluteinstroms einhergeht. Er ist am besten auf der linken Seite über der Herzspitze zu hören. Bei durchtrainierten Pferden oder bei Tieren mit Volumenüberlastung ist er oft stärker wahrnehmbar.

Der vierte Herzton (4. HT) ist gegen Ende der Diastole hörbar und markiert die Vorhofkontraktion. Er ist manchmal nur schwer vom 1. Herzton zu unterscheiden, wenn das P-R-Intervall kurz ist (d. h. die Überleitungszeit vom Beginn der P-Welle bis zum Beginn des QRS-Komplexes). Weil er beim Abhören als erster Ton wahrgenommen wird, kann die Bezeichnung »4. Herzton« zu Verwirrung führen, weshalb häufig die Bezeichnung »Ton der Vorhofkontraktion« verwendet wird.

9.1.2.3 Herzfrequenz

Die Herzfrequenz ist einer der wichtigsten Faktoren, die die Herzleistung regeln. Bei hoher Belastung steigt die Herzfrequenz über den normalen Bereich von 24–40 Schlägen pro Minute. Wenn eine Herzerkrankung so schwerwiegend ist, dass das Herzminutenvolumen reduziert ist (d. h. das Herz kann pro Schlag nicht genug Blut pumpen), erhöht sich die Herzfrequenz im Ruhezustand um die Herzleistung beizubehalten. Das Messen der Herzfrequenz ist daher ein wichtiger Teil der Untersuchung des kardiovaskulären Systems.

Wird eine erhöhte Herzfrequenz festgestellt, müssen andere Ursachen von Tachykardie ausgeschlossen werden, bevor die Veränderung auf eine Herzerkrankung zurückgeführt wird. Schmerzen, Fieber, Toxikämie und Anämie sind Beispiele für andere mögliche Ursachen; der bei weitem häufigste Grund ist jedoch Aufregung. Es ist daher sehr wichtig, einem Pferd Zeit zu geben sich zu beruhigen und sich an die Anwesenheit der untersuchenden Person zu gewöhnen, bevor eine aussagekräftige Messung der Herzfrequenz vorgenommen werden kann.

9.1.2.4 Herzrhythmus

Die Beurteilung des Herzrhythmus ist ein wichtiger Teil der Auskultation, der häufig nicht genug Beachtung findet. Einige Minuten sollten der Erkennung der Herztöne gewidmet werden, wobei das Stethoskop über der linken Herzspitze platziert wird, um den Herzrhythmus zu erkennen und periodisch auftretende Arrhythmien festzustellen. Einer der wichtigsten Befunde ist die Feststellung des 4. Herztones. Dieser Ton weist darauf hin, dass eine Vorhofkontraktion stattgefunden hat, und hilft bei der Identifizierung der häufigsten Arrhythmien. Bei einem AV-Block 2. Grades kann der 4. Herzton für gewöhnlich während des langen diastolischen Intervalls als einzelnes dumpfes »Bum« vernommen werden. Bei Vorhofflimmern bedeutet das Fehlen einer koordinierten Vorhofkontraktion, dass auch der 4. Herzton nicht feststellbar ist. Weitere Merkmale für Arrhythmien werden in Kapitel 9.2 besprochen.

9.1.2.5 Herzgeräusche

Herzgeräusche sind abnorme Geräusche, die während einer normalerweise stillen Phase des Herzzyklus zu hören sind. Sie werden durch Strömungsturbulenzen des Blutes und daraus resultierenden Vibrationen verursacht. Bei Pferden gehen diese Vibrationen oft mit normalem Blutfluss einher. Dies liegt an dem beträchtlichen Schlagvolumen in Verbindung mit der Größe des Herzens und dem Kaliber der großen Arterien, die das Auftreten von turbulenter Strömung begünstigen. Es ist wichtig, die Charakteristika dieser Herzgeräusche zu verstehen um diejenigen identifizieren zu können, die bei pathologischen Veränderungen auftreten.

Kriterien zur Charakterisierung von Herzgeräuschen:

- Zeitpunkt des Auftretens und Dauer (Herzzyklusphase)
- Charakter (Veränderungen der Intensität, Tonhöhe, Qualität)
- Intensität
- Punctum maximum und Ausstrahlung (Radiation)

Zeitpunkt des Auftretens und Dauer

Die Herzgeräusche werden in systolische oder diastolische unterschieden. Auch ist die Dauer des Geräusches zu vermerken. Die Herzgeräusche können frühsystolisch, früh-mittelsystolisch, endsystolisch, holosystolisch (Ende 1. HT bis Anfang 2. HT) oder pansystolisch (Anfang 1. HT bis Ende 2. HT) sein. Diastolische Herzgeräusche werden in frühdiastolisch (zwischen 2. HT und 3. HT), präsystolisch (zwischen 4. HT und 1. HT) oder holodiastolisch (zwischen 2. HT und 1. HT) unterteilt.

Charakter

Der Charakter oder die Qualität eines Geräuschs bezieht sich auf die Veränderung der Intensität, während das Geräusch andauert, die Tonhöhe und andere beschreibende Begriffe wie »rau« oder »musikalisch«.

Intensität

Die Intensität eines Herzgeräusches wird anhand einer Skala von 1–6 klassifiziert. Hierbei sollte jeder Grad im Verhältnis zu den möglichen Abstufungen angegeben werden (z. B. Abstufung 3 / 6). Die Abstufungen sind:

Grad 1: Ein schwaches Geräusch, das nur nach sorgfältiger Auskultation in einem bestimmten Bereich zu hören ist.

Grad 2: Ein schwaches Geräusch, das unmittelbar zu hören ist, sobald das Stethoskop genau über den Punkt seiner größten Intensität gesetzt wurde.

Grad 3: Ein mäßig lautes Geräusch.

Grad 4: Ein lautes Geräusch ohne tastbares Schwirren, das in einem größeren Bereich zu hören ist.

Grad 5: Ein lautes Geräusch mit präkordialem Schwirren.

Grad 6: Ein Geräusch, das so laut ist, dass es bereits zu hören ist, wenn das Stethoskop noch nicht ganz auf der Brust aufliegt.

Punctum maximum und Ausstrahlung

Das Punctum maximum (PM) ist bei der Lokalisierung der Herkunft eines Herzgeräusches hilfreich. Es muss jedoch bedacht werden, dass auf Turbulenzen zurückzuführende Vibrationen am besten durch festes Gewebe an die Körperoberfläche übertragen werden. Deshalb werden von

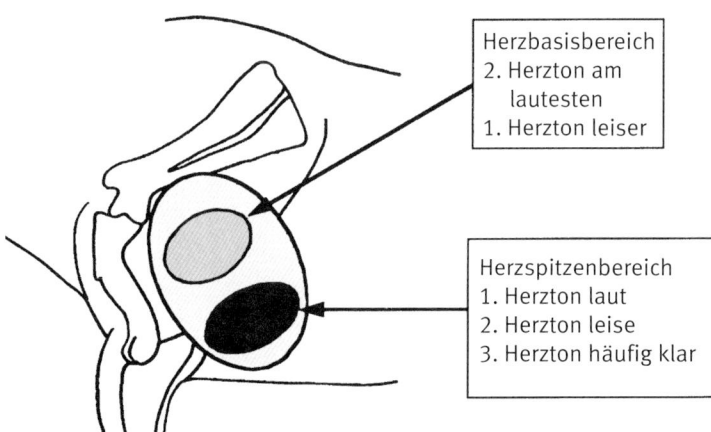

Abb. 9.1: Auskultationspunkte.

den Segelklappen herrührende Herzgeräusche häufig über die Kammerwände übertragen und sind am besten im Bereich des Herzspitzenstoßes zu hören, da dort die Herzwand sehr nah an der Körperoberfläche liegt. Herzgeräusche können in einem umschriebenen Bereich lokalisiert werden oder auch darüber hinaus ausstrahlen. Die Bereiche der Auskultation werden in Abbildung 9.1 dargestellt.

9.1.2.6 Auskultation

Das systematische Vorgehen bei der Auskultation ist erforderlich, um keine wichtigen Befunde zu übersehen:

- Das Stethoskop wird über dem Bereich des palpablen Herzstoßes auf der linken Seite angesetzt; an diesem Punkt ist der 1. Herzton am lautesten.
- Die Herzfrequenz wird ausgezählt und festgestellt, ob dies wirklich die Frequenz im Ruhezustand ist.
- Zur Beurteilung des Herzrhythmus kann es hilfreich sein den arteriellen Puls zu palpieren, wenn eine Arrhythmie festgestellt wird.
- Systole und Diastole sind zu identifizieren (im Ruhezustand Diastole lang und Systole kurz, Identifizierung vom 1. HT und 2. HT).
- Identifizierung vom 3. Herzton und 4. Herzton (sofern vorhanden).
- Auf Herzgeräusche achten; es kann hilfreich sein, sich zuerst auf die Systole, dann auf die Diastole und anschließend auf die Tonfrequenz zu konzentrieren.
- Das Stethoskop wird allmählich in kraniale und dorsale Richtung bewegt und dabei auf Veränderungen der Herztöne geachtet; PM und die Ausstrahlung der Herzgeräusche sind zu identifizieren.
- Der Bereich der Herzbasis ist zu identifizieren; Hier ist der 2. Herzton lauter zu hören als an anderer Stelle.
- Der Vorgang wird auf der rechten Seite wiederholt.

Nota bene: Es ist hilfreich die linke Vordergliedmaße nach vorne zu ziehen, so dass man das Stethoskop weit in die Achsel schieben kann.

9.1.3 Elektrokardiogramm (EKG)

9.1.3.1 Prinzipien

Beim Menschen und bei Kleintieren wird in der Regel das Extremitätenableitungssystem nach Einthoven verwendet um Informationen über Größe der Herzkammer und Rhythmus zu gewinnen. Bei diesen Spezies breitet sich die Depolarisierung in charakteristischen Wellenfronten durch das Myokard aus. Die Auswirkung dieser Wellenfronten auf das Oberflächen-EKG hängt von der Masse des Myokards ab, das depolarisiert wird. Folglich sieht man in den verschiedenen Extremitätenableitungen charakteristische Veränderungen in der Größe der Komplexe, wenn es zu einer Vergrößerung der Herzkammern in Folge eines Zuwachses an Muskelmasse kommt.

Das Extremitätenableitungssystem nach Einthoven wird von einigen Klinikern auch bei Pferden verwendet, ist jedoch keine geeignete Technik um eine Ventrikelvergrößerung festzustellen. Es wurden andere Systeme entwickelt, wie z. B. die Vektorelektrokardiographie oder ein »heartscoring«, um weitere Informationen über die Größe der Herzkammern zu gewinnen; in der Praxis haben sie sich jedoch nicht bewährt. Der Grund für die mangelnde Korrelation zwischen Oberflächen-EKG und der Vergrößerung des Herzens beim Pferd ist die Art und Weise, wie die Ventrikel depolarisiert werden. Bei großen Tieren sind die Purkinje-Fasern, die elektrische Impulse an das Myokard weiterleiten, viel weiter verzweigt als beim Menschen oder bei Kleintieren. Der größte Teil des Myokards wird deshalb fast gleichzeitig depolarisiert und es entstehen keine Wellenfronten. Der erste Teil des QRS-Komplexes steht bei Pferden für die Depolarisation der Herzspitzenregion des Septums. Der zweite Teil des Komplexes resultiert aus der Depolarisierung der basalen Region des

Herzens, so dass nur geringe Veränderungen zu erwarten sind, wenn sich die Masse der Ventrikel ändert. Ein Elektrokardiogramm beim Pferd dient insbesondere der Untersuchung des Herzrhythmus.

Um den Herzrhythmus zu bewerten, wird eine Aufzeichnung benötigt, aus der die P-, QRS- und T-Zacken deutlich ablesbar sind (Abb. 9.2). Es wird nur eine Ableitung mit einer positiven und negativen Elektrode (bipolare Ableitung) benötigt.

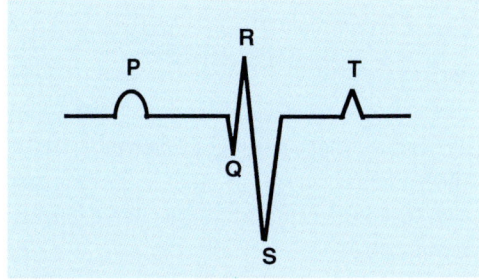

Abb. 9.2: Abbildung der typischen P-Welle, des QRS-Komplexes und der T-Zacke beim normalen EKG eines Pferdes (Y-Ableitung).

9.1.3.2 Ausrüstung

Da für ein Elektrokardiogramm beim Pferd nur eine bipolare Ableitung benötigt wird, ist ein Einkanalgerät ideal.

9.1.3.3 Verfahren

Um eine aussagekräftige bipolare Aufzeichnung zu erhalten, ist nur eine Ableitung vor dem Herzen und die andere auf gleicher Höhe oder dahinter anzulegen. Die meisten Einkanalgeräte sind für den Gebrauch der Extremitätenableitungen nach Einthoven ausgewiesen. Eine bipolare Ableitung kann geschaffen werden, indem man die Ableitungen des rechten Arms (RA) und des linken Arms (LA) benutzt und den Schalter auf Ableitung stellt. Die Polarität der Ableitungen ist unwichtig, aber es ist hilfreich ein einheitliches Ableitungssystem zu verwenden. Die folgenden Methoden werden vorgeschlagen:

- Basis-Herzspitzen-Ableitung: Bei diesem System liegt eine positive Elektrode (LA-Ableitung) über der Herzspitze und eine negative Elektrode (RA-Ableitung) über einer basalen Stelle wie der rechten oder linken Drosselrinne oder kranial zum rechten oder linken Schulterblatt. Bei der Verwendung von RA- und LA-Ableitungen wird der Schalter auf Ableitung 1 gestellt.

- Y-Ableitung: Diese Ableitung stammt aus dem orthogonalen Vektorensystem und ist ebenfalls einfach in der Anwendung. Eine positive Elektrode (LA-Ableitung) liegt über dem Xyphoid, eine negative Elektrode (RA-Ableitung) über dem kranialsten Punkt des Sternums (Abb. 9.3). Der Schalter wird auf Ableitung I gestellt.

Die gleichen Informationen, die aus diesen Ableitungen gewonnen werden können, erhält man auch aus den Extremitätenableitungen, nur dass diese zu Bewegungsartefakten neigen und keinen zusätzlichen Vorteil haben.

Für Geräte, die über das Stromnetz betrieben werden, muss eine neutrale Elektrode benutzt werden, um das Gerät zu erden. Hierfür kann eine beliebige Stelle des Pferdes genommen werden. Die lockere Haut hinter dem Schulterblatt ist geeignet.

Der elektrische Kontakt zwischen Ableitungen und Haut wird erzeugt, indem man Alkohol oder

Abb. 9.3: Y-Ableitungstechnik: Position der Elektroden.

Ableitung 1 misst die Potentialdifferenz zwischen RA- und LA-Elektroden.
Das oben verwendete Ableitungssystem ist eine Y-Ableitung und erzeugt einen negativen QRS-Komplex.

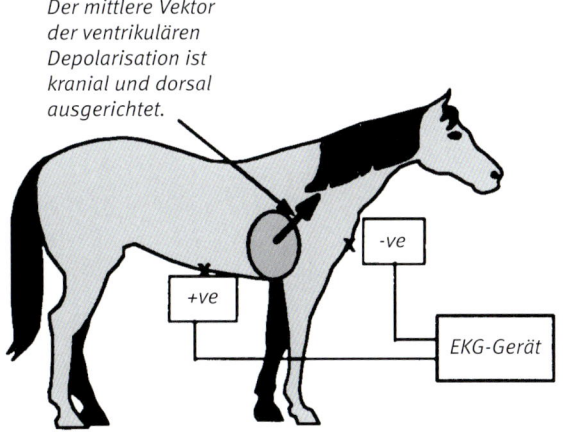

Der mittlere Vektor der ventrikulären Depolarisation ist kranial und dorsal ausgerichtet.

9.3

Ultraschallgel verwendet. Die idealen Elektroden sind Krokodilklemmen, die immer peinlich sauber gehalten werden sollten, um Rostbildung oder Artefakte zu vermeiden. Krokodilklemmen werden normalerweise immer mit den Geräten geliefert und sollten keine Legierungen sein, sondern möglichst aus Silber oder Nickel bestehen. Die Zähne der Klemmen können abgefeilt und / oder die Klammern aufgebogen werden, um das Tier nicht durch übermäßigen Druck zu verletzen.

Es sollte stets sichergestellt werden, dass wiederaufladbare Geräte tatsächlich aufgeladen sind. Allzu oft sind die Akkus leer, wenn man äußerst dringend ein EKG benötigt.

9.1.3.4 Interpretation des EKG

Eine systematische Vorgehensweise ist für die exakte Interpretation des EKG unerlässlich. Eine Aufzeichnung sollte mit einer Papierförderungsgeschwindigkeit von 25 mm / sec. gemacht werden, bei hoher Herzfrequenz oder bei ungewöhnlicher Form der Komplexe zusätzlich mit 50 mm / sec. Bei periodisch auftretenden Arrhythmien ist eine Aufzeichnung über längere Zeit bei einer langsamen Papierförderung von Vorteil. Dies spart auch Papier, ist aber nicht bei allen Geräten möglich. Geeignet ist die folgende Technik:

- Die Qualität des EKG-Streifens wird beurteilt sowie die Kalibrierung des Amplitudenausschlags und die Papierförderungsgeschwindigkeit überprüft. Es ist zu prüfen ob der Wechselstromfilter eingeschaltet ist; auf Artefakte achten.
- Die Herzfrequenz wird berechnet und beurteilt, ob diese schnell, langsam oder normal ist und ob sie variiert.
- Der Herzrhythmus wird beurteilt; bei Rhythmusveränderungen muss darauf geachtet werden, ob diese periodisch oder anhaltend auftreten und ob sie von Aufregung verursacht oder beendet werden.

- Jede Welle bzw. Zacke des Herzzyklus wird überprüft. Die Dauer und der Ausschlag der P-Welle und des QRS-Komplexes sowie die Dauer der Intervalle werden gemessen. Es wird festgestellt, inwieweit die einzelnen Komplexe übereinstimmen, ob jeder P-Welle ein QRS-Komplex folgt und ob eine P-Welle vor jedem QRS-Komplex steht.
- Der Herzrhythmus wird bestimmt und falls notwendig weitere diagnostische Untersuchungen und eine Behandlung geplant.

9.1.3.5 Radiotelemetrie

Die Anwendung von Radiotelemetrie ist größtenteils auf Spezialisten beschränkt. Die Grundlagen sollen hier dargelegt werden.

Arrhythmien, die sich unter Belastung entwickeln, können ein wichtiger Grund für ein herabgesetztes Leistungsvermögen sein, sie sind jedoch schwer festzustellen und zu diagnostizieren. Es besteht die Möglichkeit, direkt nach der Belastung abzuhören, da die meisten Arrhythmien wahrscheinlich zu diesem Zeitpunkt auftreten. Eine Interpretation der Herztöne ist jedoch bei erhöhter und wechselnder Herzfrequenz schwierig, besonders wenn der 3. Herzton und der 4. Herzton zu einem galoppierenden Rhythmus verschmelzen. Durch Vagusreiz herbeigeführte physiologische Arrhythmien wie die Sinusarrhythmie oder ein AV-Bock 2. Grades können nach beendeter Anstrengung, wenn sich die Herzfrequenz wieder verlangsamt, auftreten. Dies nennt man vegetative Dystonie. Das Phänomen tritt besonders häufig nach mittelstarken Belastungen auf. Es gehen jedoch keine größeren Probleme mit diesen Arrhythmien einher.

Obwohl tragbare EKG-Geräte für eine Aufzeichnung des Herzrhythmus verwendet werden können, ist die Radiotelemetrie die beste Methode das EKG während und direkt nach der Belastung auszuwerten. Außerdem ist sie bei der Überwachung kritischer Patienten von Nutzen, z. B. bei Pferden mit Vorhofflimmern. Um

EKGs unter Belastung richtig beurteilen zu können benötigt man geeignete Einrichtungen, die eine maximale Belastung ermöglichen. So ist ein Hochgeschwindigkeitslaufband ideal für solche Studien.

Im Außenbereich beschränkt sich die Reichweite von billigeren Radiotelemetriegeräten meist auf 50 m, dies reicht jedoch meist aus. Man erzielt durch den Gebrauch von Gurten und kleinen Unterlagen oder Schwämmen, die mit Ultraschallgel, Kochsalzlösung oder auch nur Wasser getränkt sind, einen guten elektrischen Kontakt. Hier wird ein Z-Ableitungssystem verwendet; eine Elektrode liegt über dem Brustbein und die andere über dem Widerrist. Die Elektroden sollten gut befestigt sein, da ansonsten Artefakte durch Bewegung stören. Störungen durch die elektrischen Motoren des Hochgeschwindigkeitslaufbandes scheinen kein Problem zu sein.

9.1.3.6 Langzeit-EKG

Langzeit-EKG-Aufzeichnungen über 24 Stunden sind in ausgewählten Fällen, z. B. bei periodischen Arrhythmien, sinnvoll. Diese würden in dem relativ kurzen Zeitraum, in dem ein Standard-EKG aufgenommen wird, verpasst. Langzeit-EKGs sind auch von Bedeutung bei Pferden mit vorzeitigen Vorhof- und Kammersystolen, bei denen ein kardiovaskulärer Ursprung vermutet wird. Andere Beispiele sind Synkopen oder herabgesetztes Leistungsvermögen beim Training, die manchmal mit paroxysmalen Arrhythmien in Verbindung stehen. Solche Patienten sollten an Spezialkliniken überwiesen werden, die entsprechende Untersuchungsmöglichkeiten bieten. Die Langzeit-Aufzeichnungsgeräte sind relativ preiswert, müssen aber mit den Rechnern, auf denen das Band gelesen wird, kompatibel sein.

9.1.4 Echokardiogramm

9.1.4.1 Allgemeines

Das Echokardiogramm ist mittlerweile ein unerlässlicher Teil bei der Untersuchung eines Pferdes mit Verdacht auf eine Herzerkrankung. Es ist besonders hilfreich, um die klinische Bedeutung von wahrscheinlich pathologischen Herzgeräuschen beurteilen zu können. Seine Nützlichkeit hängt jedoch vom Kauf eines geeigneten Ultraschallgerätes mit einem Sektorschallkopf im Niederfrequenzbereich sowie der Entwicklung praktischer Erfahrung bei der Bedienung des Schallkopfes und der Interpretation der Befunde ab. Bei der Durchführung der Untersuchung ist besondere Aufmerksamkeit für jedes Detail erforderlich. Die Prinzipien des Ultraschalls sollen im Rahmen dieses Buches nicht erläutert werden.

Man sollte beachten, dass gute Bilder nur mit der geeigneten Ausrüstung gemacht werden können. M-Modus und zweidimensionale Echos sind am besten erkennbar, wenn die Schallwelle orthogonal zur Schnittstelle zwischen Strukturen verschiedener akustischer Impedanz, hauptsächlich zwischen Myokard und Blut, gerichtet ist.

Sternum, Rippen und Lunge verhindern die Ultraschallübertragung und begrenzen so die Ansatzmöglichkeiten für den Schallkopf auf einige spezielle Positionen, von denen aus die Schallwelle durch akustische Fenster auf das Herz gerichtet werden kann. Beim Pferd liegt die Herzspitze auf dem Sternum, so dass eine echte Abbildung der Herzspitze wie beim Menschen und bei Kleintieren nicht möglich ist.

Beim Ultraschall hat man verschiedene Modalitäten zur Verfügung, aber zweidimensionale und M-Modus-Messungen sind klinisch am nützlichsten. Der folgende Abschnitt konzentriert sich auf ihre Anwendung.

9.1.4.2 Ausrüstung

Viele Praxen verfügen mittlerweile über Ultraschallgeräte und nutzen diese für die Herzuntersuchung. Die meisten Geräte sind zwar bei auffälligen Befunden, die Myokard und Perikard umfassen, hilfreich, jedoch sind diese Krankheitsbilder selten und spezielle Geräte werden für eine umfassende echokardiographische Untersuchung benötigt. Ideal ist ein Sektorschallkopf der Frequenz 2,0–3,0 MHz mit einer Tiefenabbildung von 27–30 cm.

9.1.4.3 Verfahren

Obwohl auch der Unerfahrene sicherlich wenig Schwierigkeiten haben wird, anatomische Merkmale zu erkennen, benötigt man für die subjektive Beurteilung der Herzfunktion und für eine einheitliche Durchführung des Verfahrens, die grundlegend für exakte Messungen ist, einiges an praktischer Erfahrung. Die echokardiographische Untersuchung erlaubt die Beurteilung der Herzstrukturen, so dass auffällige Anomalien wie ein Ventrikelseptumdefekt erfasst werden können (Abb. 9.4). Unglücklicherweise sind die auffälligen Läsionen, die bei Kleintieren zu finden sind, ein seltenes Merkmal bei der Echokardiographie von Pferden und die primäre Läsion ist häufig nicht leicht zu erkennen. Eine

Beurteilung der Klappenbewegung und der Ventrikelwände gibt ebenfalls Aufschluss über die Funktion von Klappen und Myokard. Zusätzlich ist das Echokardiogramm bei der Beurteilung von Krankheitsauswirkungen von besonderem Wert, da Veränderungen der Ventrikelgröße im Vergleich zu jener bei gesunden Tieren gemessen werden können. Daher stützt sich eine Interpretation auf exakte Messungen und den Vergleich der Ergebnisse mit normalen Werten. Wiederholte Untersuchungen bei einem Tier sind hilfreich, um das Fortschreiten der Krankheit zu beobachten und eine Prognose zu stellen. Eine Klappeninsuffizienz ist die verbreitetste Herzanomalie und führt zu einer Volumenüberlastung der entsprechenden Kammer, sobald sie hämodynamisch bedeutsam wird. So führt zum Beispiel eine mittlere bis schwere Mitralinsuffizienz zu einer Volumenüberlastung des linken Vorhofs und der Ventrikel. Das Ausmaß dieser Volumenüberlastung wird beurteilt, indem diese Strukturen vermessen werden um eine objektive Einschätzung des Schweregrades der Erkrankung zu erlangen.

Die Doppler-Echokardiographie ist eine Technik, bei der die Frequenzänderungen des Ultraschalls, die aus der Spiegelung von beweglichen Strukturen stammen, dazu benutzt werden, die Richtung und Geschwindigkeit des Blutstroms zu messen. Sie wird verwendet, um pathologische Blutströme innerhalb des Herzens und der großen Arterien zu finden, z. B. solche, die mit valvulären Erkrankungen oder kongenitalen Defekten einhergehen. Eine semiquantitative Beurteilung zur Feststellung des Schweregrades einer valvulären Insuffizienz erfolgt durch Vermessen der Größe des Stroms. Die hämodynamischen Auswirkungen von Erkrankungen wie Ventrikelseptumdefekten werden objektiv beurteilt, indem man die Geschwindigkeit des Blutes und die Druckgradienten misst.

Für Einzelheiten zur standardisierten Abbildungstechnik für die M-Modus-Echokardiographie und zum Spektrum der Messungen, die bei

Abb. 9.4:
Echokardiogramm eines Ventrikelseptumdefekts bei einem neunjährigen Shetlandpony. Die Ventrikel (LV, RV) sind im Bereich der Herzbasis längs parallel zum Sternum angeschnitten. Der Ventrikelseptumdefekt ist an der Kreuzung von Septum und Aortenwurzel zu sehen. Der Defekt wird teilweise vom rechten Zipfel der Aortenklappe verdeckt

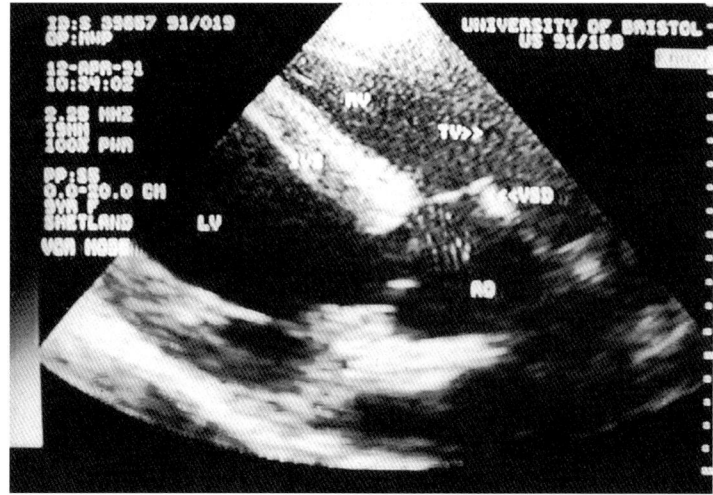

9.4

klinisch gesunden Pferden durchgeführt wurden, sollte weiterführende Literatur konsultiert werden (siehe dort). Es muss betont werden, dass die Durchführung von Messungen oder die Anwendung einer anderen als der Standardmethode nicht nur wertlos, sondern sogar irreführend sein können.

Obwohl nur wenige Veterinärmediziner die Möglichkeit haben, praktische Erfahrungen in der Echokardiographie bei Pferden zu sammeln, ist es dennoch von Bedeutung, dass jeder Tierarzt um den unschätzbaren Nutzen dieser Technik für die Beschaffung von objektiven Informationen weiß. Dies gilt insbesondere bei der Beurteilung einer Herzerkrankung in Bezug auf die sportliche Leistung oder zur Identifikation eines Herzgeräusches während einer Ankaufsuntersuchung.

9.1.5 Röntgenuntersuchung

Der Einsatz der Röntgendiagnostik zur Untersuchung kardiovaskulärer Erkrankungen ist beim Pferd stark eingeschränkt. Um die Brust eines ausgewachsenen Pferdes zu röntgen, wird ein Hochleistungsröntgengerät mit einer Spannung von 125–150 kV und einer Stromstärke von über 300 mA benötigt. Tragbare Geräte sind nur zur Untersuchung junger Fohlen geeignet. Außerdem ist die Röntgenuntersuchung eine wenig sensible Methode, um eine mögliche Kardiomegalie beim Pferd zu diagnostizieren. Sie ist jedoch hilfreich bei der Aufdeckung starker pulmonaler oder pleuraler Veränderungen, die bei dem Verdacht auf eine Herzerkrankung von klinischer Bedeutung sein können (siehe Kapitel 12.2.5).

9.1.6 Phonokardiographie

Die Phonokardiographie ist bei der Charakterisierung von Herzgeräuschen eine nützliche Technik. Sie ist auch in Verbindung mit anderen Verfahren wie der Echokardiographie hilfreich, um die genaue Herzzyklusphase zu bestimmen. Begrenzt wird die Anwendung dieses Verfahrens jedoch durch die Schwierigkeit, qualitativ gute Aufzeichnungen ohne Artefakte zu erhalten, sowie durch den hohen Preis für die Anwendung beim Pferd geeigneter Geräte. Phonokardiographische Messgeräte guter Qualität sind gewöhnlich relativ sperrig und schwer in der Achselhöhle anzulegen, wo der Punkt maximaler Intensität einiger Herzgeräusche liegt. Diese Technik wird daher in der Praxis nur selten verwendet.

9.1.7 Belastungstests

Die Untersuchung von Pferden nach körperlicher Belastung ist Teil der Ankaufsuntersuchung und sehr hilfreich bei der klinischen Beurteilung von Tieren mit Verdacht auf eine Herzerkrankung. Unglücklicherweise gibt es noch viele andere Faktoren außer einer möglichen Herzerkrankung, die das kardiovaskuläre System unter Anstrengung beeinflussen. Die Kondition und sportliche Leistung des einzelnen Pferdes ist unterschiedlich und die Leistungsbeurteilung ist am aussagekräftigsten im Vergleich mit der bekannten Leistung des Tieres. Sollte der Belastungstest durch die Umgebung oder mangels eines geeigneten Reiters zusätzlich eingeschränkt sein, kann man ihm noch weniger Informationen entnehmen. Generell sollten Pferde nach dem Reiten untersucht werden und nicht an der Longe. Sie sollten einmal nach mäßiger Belastung abgehört werden (nach einer kurzen Zeit im Trab und Handgalopp) und dann nach maximaler Belastung. Nachdem das Pferd aus der schnellen Arbeit heraus zum Stillstand gebracht wird, muss es sofort abgehört werden, solange, bis die Herzfrequenz ungefähr 40–55 / min erreicht hat. Die Untersuchung kann etwa 20 Minuten nach Beginn der Ruhepause wiederholt werden.

9.1.7.1 Belastung und Arrhythmie

Die häufigste Indikation für einen Belastungstest ist eine Untersuchung auf das Auftreten von Arrhythmien bei höherer Herzfrequenz. Durch

Vagusreiz ausgelöste Arrhythmien, wie ein AV-Bock 2. Grades oder ein Sinusblock, verschwinden gewöhnlich beim Trab. Stärkere Belastung kann dazu führen, dass Arrhythmien, die im Ruhezustand unregelmäßig oder gar nicht vorhanden waren, häufiger, paroxysmal oder anhaltend auftreten. Es ist wichtig, solche Arrhythmien festzustellen und zu charakterisieren, da sie häufig mit vermindert sportlicher Leistung verbunden sind. Gelegentlich können Arrhythmien, die gewöhnlich mit pathologischen Veränderungen einhergehen, bei höherer Herzfrequenz verschwinden, wie z. B. ventrikuläre Extrasystolen. Obwohl derartige Arrhythmien wahrscheinlich kein größeres Problem darstellen, ist es dennoch wichtig, dass sie erkannt werden. Das Verschwinden einer Arrhythmie bei erhöhter Herzfrequenz ist an sich noch keine Diagnose für eine durch Vagusreiz ausgelöste Arrhythmie.

Alle Arrhythmien sollten anhand ihrer verschiedenen Charakteristika und, falls nötig, durch ein Elektrokardiogramm bestimmt werden. Ein tragbares EKG-Gerät kann sofort nach Beendigung der Belastung schnell zum Pferd gebracht werden. Eine Basis-Apex-Ableitung ist unter diesen Umständen am leichtesten anzuwenden, obwohl eine exakte Positionierung der Ableitungen nicht zwingend ist, vorausgesetzt, man erhält eine klare Aufzeichnung. Oft ist dies ausreichend, um die Identität einer Arrhythmie, die man beim Abhören nach Belastung vermutet hat, zu bestätigen. Es ist jedoch für eine Beurteilung des Grades einer Arrhythmie von Bedeutung ein EKG unter Belastung aufzunehmen, z. B. durch Radiotelemetrie.

9.1.7.2 Belastung und Herzgeräusche

Es wird gemeinhin angenommen, dass Herzgeräusche, die nach Belastung scheinbar nicht mehr vorhanden sind, nicht von Bedeutung sind. Der Autor hält diese Faustregel, obwohl sie nicht ganz unbegründet ist, für gefährlich. Zahlreiche Faktoren, darunter Schlagvolumen, Blutdruck und Blutviskosität, können die Intensität der Herzgeräusche beeinflussen. Die Intensität funktioneller Herzgeräusche, die mit dem Blutstrom durch die Semilunarklappen verbunden sind, variiert mit der Herzfrequenz. Manchmal sind derartige Herzgeräusche bei höheren Herzfrequenzen schlechter hörbar oder nicht mehr vorhanden. Andererseits können sie aber auch erst bei Aufregung oder unter Anstrengung hörbar werden, obwohl sie im Ruhezustand nicht hörbar waren. Ruhige, holosystolische plateauartige Herzgeräusche bei Mitralinsuffizienz sind bei höheren Herzfrequenzen möglicherweise schwerer hörbar. Während ein ruhiges Geräusch dieser Art zum Untersuchungszeitpunkt nicht immer von Bedeutung sein muss, ist es dennoch wichtig es als Abweichung zu erkennen.

Unglücklicherweise wird das Abhorchen nach Belastung oft durch externe Geräusche und Atemgeräusche beeinträchtigt. Unter diesen Umständen kann man Herzgeräusche, die für die Leistung des Pferdes von Bedeutung sind, leicht überhören.

9.1.7.3 Belastung und Herzfrequenz

In einigen Fällen ist es auch hilfreich festzustellen, in welcher Zeit sich bei Tieren, bei denen eine Herzerkrankung vermutet wird, die Herzfrequenz wieder normalisiert. Es ist jedoch schwer, die übliche Normalisierungszeit festzulegen, da diese von zahlreichen Faktoren abhängt wie Kondition des Pferdes, Bodenzustand und Vorliegen anderer Anomalien. So kann zum Beispiel die Herzfrequenz eines lahmenden Pferdes bei gleicher Belastung höher sein als die eines gesunden Tieres. Als ungefähre Richtlinie gilt, dass die Herzfrequenz, mit bis zu 10 % Abweichung, 15 Minuten nach mäßiger Anstrengung und 30 Minuten nach stärkerer Belastung wieder normal sein sollte.

9.1.7.4 Standardisierte Belastungstests mit einem Hochgeschwindigkeitslaufband

Der Gebrauch eines Hochgeschwindigkeitslaufbandes erlaubt eine abgestufte Belastung. Normalerweise wird die Herzfrequenz während der Anstrengung überwacht, so dass Geschwindigkeit und Neigung des Laufbandes je nach Reaktion des Pferdes geändert werden können. Es ist einfacher einzuschätzen, in welchem Maß sich Depolarisierung der basalen Region des Herzständen ändert. Diese Technik wird häufig zur Untersuchung von Rennpferden angewendet, bei denen die Kondition voraussagbarer und einheitlicher ist als bei Freizeitpferden.

9.2 Herzgeräusche und Herzklappenerkrankungen

9.2.1 Herzgeräusche

Die Hämodynamik normaler und pathologischer Blutströme verursacht erkennbare Charakteristika, die mit funktionellen oder pathologischen Herzgeräuschen verbunden sind. Diese werden durch den Zeitpunkt des Auftretens, Dauer, Intensität, Charakter und Punctum maximum definiert (siehe Kapitel 9.1.2). Die Erkennung dieser Charakteristika ermöglicht es dem Tierarzt, die Ursache des Herzgeräusches genau festzulegen; dies ist ein wichtiger Schritt bei der Beurteilung des Schweregrades.

Eine Veränderung des Blutstromes resultiert häufig aus einer Klappenerkrankung. Ein anormaler Blutstrom findet sich außerdem bei angeborenen strukturellen Defekten. Bei Pferden ist eine Verengung der Klappen, die so schwerwiegend ist, dass sie den Blutstrom blockiert (Stenose), äußerst selten. Eine Schließunfähigkeit der Klappen, die zu einem Rückstrom des Blutes führt, ist jedoch verbreitet.

9.2.1.1 Systolische Geräusche

Funktionelle systolische Herzgeräusche

Das bei Pferden am häufigsten auftretende Herzgeräusch (ca. 50 % aller Pferde) ist ein früh- bis mittelsystolisches ausstoßartiges Geräusch, das gewöhnlich mit Grad 1–3 / 6 einzustufen ist und sein Punctum maximum (PM) über der linken und / oder gelegentlich der rechten Herzbasis hat. Diese Herzgeräusche sind bei Fohlen und jungen trainierten Pferden am auffälligsten, gelten jedoch als gewöhnlicher Befund bei allen Pferden. Sie sind bei verschiedenen Herzfrequenzen unterschiedlich und werden nach Anstrengung ruhiger oder intensiver. Diese Herzgeräusche werden oft »Fließgeräusche« genannt, weil sie mit dem normalen Blutfluss durch die Semilunarklappen verbunden sind. Sie haben keine klinische Bedeutung, müssen aber von pathologischen systolischen Herzgeräuschen unterschieden werden. Systolische Herzgeräusche sind daran zu erkennen, dass sie vor dem Ende der Systole aufhören und einen Crescendo-Decrescendo- oder einen Decrescendo-Charakter haben.

Systolische Herzgeräusche aufgrund valvulärer Erkrankungen

Systolische Herzgeräusche mit klinischer Bedeutung sind meist auf eine valvuläre Insuffizienz oder angeborene Herzfehler zurückzuführen.

Der häufigste angeborene Defekt bei Pferden ist der **Ventrikelseptumdefekt.** Er verursacht gewöhnlich ein raues, pansystolisches, plateauartiges Geräusch des Grades 5–6 / 6, mit einem PM direkt über dem Sternum auf der rechten Brustseite (siehe Kapitel 9.4.2).

Ein Rückstrom durch die AV-Klappen führt zu einem plateau-artigen holo- oder pansystolischen Geräusch des Grades 2–6 / 6. Das PM der **Mitralklappeninsuffizienz** (linke AV-Klappen-Regurgitation) liegt über dem Gebiet des Herzspitzenstoßes, während die **Trikuspidalinsuffizienz** (rechte AV-Klappen-Regurgitation) am besten auf der rechten Brustseite, meist unterhalb des Trizeps, gehört werden kann. In einigen Fällen sind die mit diesen Bedingungen einhergehenden Herzgeräusche spätsystolisch und haben einen crescendoartigen Charakter. Die Mitralklappeninsuffizienz ist beim Pferd der häufigste Grund für das Auftreten einer Stauungsinsuffizienz und führt meistens zu einer schlechten sportlichen Leistung. Die Trikuspidalinsuffizienz ist meist ein Nebenbefund und kommt besonders bei großen durchtrainierten Vollblutrennpferden vor. In einigen Fällen ist sie jedoch mit schlechter sportlicher Leistung oder sogar einer Stauungsinsuffizienz verbunden. Eine Ruptur der Chordae tendineae führt meist zu einem lauten, rauen Herzgeräusch mit präkordialem Schwingen. Die Prognose für Pferde mit Mitralklappeninsuffizienz aufgrund rupturierter Chordae tendineae ist schlecht.

Klinische Hinweise auf den Schweregrad pathologischer systolischer Herzgeräusche sind Symptome für Herzversagen, einschließlich kardialer Ödeme, Venenstauung und Tachykardie. Häufig sind diese Symptome nicht vorhanden und eine Beurteilung des Schweregrades ist dann noch schwieriger. Je verbreiteter und lauter das Herzgeräusch ist, desto wahrscheinlicher ist es klinisch relevant. Herzgeräusche aufgrund von **AV-Klappeninsuffizienz,** die mit einem schrillen Laut verbunden sind, sind für gewöhnlich so schwerwiegend, dass sie eine zukünftige sportliche Nutzung des Pferdes ausschließen. Das Vorliegen anormaler Arrhythmien wie Vorhofextrasystolen oder Vorhofflimmern sind ebenfalls bedenklich.

Für die Beurteilung der Schwere des Zustands sind weitergehende Untersuchungen hilfreich. EKGs sind hier außer zur Erkennung von Arrhythmien von geringem Nutzen. Die aufschlussreichste Technik ist die Echokardiographie, die eine objektive Beurteilung der Schwere der Erkrankung erlaubt. Ein hämodynamisch bedeutsamer Rückstrom führt gewöhnlich zu einer Volumenüberlastung. Das Ausmaß der Volumenüberlastung kann mithilfe eines Echokardiogramms beurteilt werden. Außerdem kann man mit der Doppler-Echokardiographie die Größe des Rückstroms einschätzen.

9.2.1.2 Diastole

Funktionelle diastolische Herzgeräusche
Funktionelle diastolische Herzgeräusche treten seltener auf als funktionelle systolische Herzgeräusche (10–15 % aller Pferde) und werden meist bei jungen trainierten Pferden festgestellt. Sie können jedoch bei Pferden jedes Alters vorkommen.

Frühdiastolische Herzgeräusche treten zwischen dem 2. Herzton und dem 3. Herzton auf, sind hochtönend und von »musikalischem« Charakter und sind am deutlichsten dorsal oder ventral der Herzbasis auf der linken oder rechten Brustseite zu hören. Ihre Intensität variiert zwischen Grad 1–3 / 6 sowie bei unterschiedlichen Herzfrequenzen und ist oft bei einer leicht erhöhten Frequenz zwischen 40–60 / min am stärksten. Es gibt keinen Beweis dafür, dass sie mit einer Klappenerkrankung einhergeht.

Diastolische Herzgeräusche aufgrund valvulärer Erkrankungen
Holodiastolische Herzgeräusche kommen bei älteren Pferden häufig vor und sind fast immer mit einer Regurgitation an der Aortenklappe verbunden. Ein leichter Pulmonalrückstrom ist relativ häufig, aber normalerweise nicht hörbar. Diese Herzgeräusche sind abschwellend und oft »musikalisch« mit unterschiedlicher Tonhöhe und von summendem, gurrendem oder knurrendem Charakter. Die Herzgeräusche der Aortenklappeninsuffizienz können sehr laut sein (bis zu Grad 6 / 6), sogar bei Pferden ohne nennenswerte Volumenüberlastung. Daher ist die Intensität des Herzgeräusches kein Hinweis auf die Ernsthaftigkeit der Erkrankung. Ein hilfreicher Hinweis kann die Qualität des Pulses sein, die bei Pferden mit mittlerer bis schwerer Aor-

teninsuffizienz durch raschen Druckanstieg kurz und hart (Wasserhammerpuls) werden kann. Auch hier ist die Echokardiographie die objektivste Untersuchungsmethode. Klinisch sind Pferde mit Aorteninsuffizienz in einigen Fällen nicht mehr voll belastbar, manchmal entwickelt sich eine Stauungsinsuffizienz, insbesondere dann, wenn sie außerdem noch unter einer Mitralinsuffizienz leiden.

9.2.1.3 Präsystolische Geräusche

Präsystolische Herzgeräusche (d. h. spätdiastolische) sind nur schwer vom 4. Herzton zu unterscheiden; sie sind von tiefer Tonlage und haben einen knurrenden oder knirschenden Charakter. Es gibt keine Erfahrungen über ihre klinische Bedeutung.

9.3 Arrhythmien

9.3.1 Supraventrikuläre Arrhythmien

9.3.1.1 Atrioventrikulärer Block zweiten Grades

Der AV-Block 2. Grades (ein »blockierter«, »weggelassener« oder »verpasster« Schlag) ist bei Pferden die häufigste Form der Arrhythmie. Ungefähr 20 % aller Pferde haben diese durch hohen Vagotonus verursachte Arrhythmie im Ruhezustand. Sie ist normalerweise bei niedriger Herzfrequenz erkennbar und verschwindet bei erhöhtem Sympathikotonus und abneh-

mendem Parasympathikotonus (z. B. Erregung oder Anstrengung). Gelegentlich stellt man einen AV-Block 2. Grades fest, wenn sich die Herzfrequenz nach Anstrengung verlangsamt. Es gibt keine Anhaltspunkte, dass der AV-Block 2. Grades bei Pferden im Ruhezustand pathologische Auswirkungen hat. Solange er nicht sehr häufig auftritt und bei erhöhtem Herzzeitvolumen anhält, hat er keine klinische Bedeutung.

Diagnose

Bei der Auskultation ist der zugrunde liegende Rhythmus regelmäßig, aber es treten periodische Pausen auf, die zweimal so lang sind wie das normale diastolische Intervall und zu einer charakteristischen Arrhythmie führen. Während dieser langen Pausen ist häufig ein Vorhofkontraktionston (4. HT) zu hören. Häufig verlängert sich das Intervall zwischen dem 4. und 1. Herzton allmählich vor dem blockierten Schlag (Wenckebach-Periodik). Der Block tritt häufig nach jedem vierten oder fünften Sinusimpuls auf; dies ist der Grund für den Ausdruck »regelmäßig unregelmäßiger Rhythmus«.

Das EKG zeigt periodische P-Wellen, denen weder ein QRS-Komplex noch eine T-Zacke folgt (Abb. 9.5). Bei einem Block vom Mobitz-Typ 1 (Wenckebach-Periodik) tritt vor dem geblockten Schlag eine allmähliche Verlängerung des P-R-Intervalls auf. Bei einem Block vom Mobitz-Typ 2 ist das P-R-Intervall konstant, aber einige Impulse werden nicht weitergeleitet.

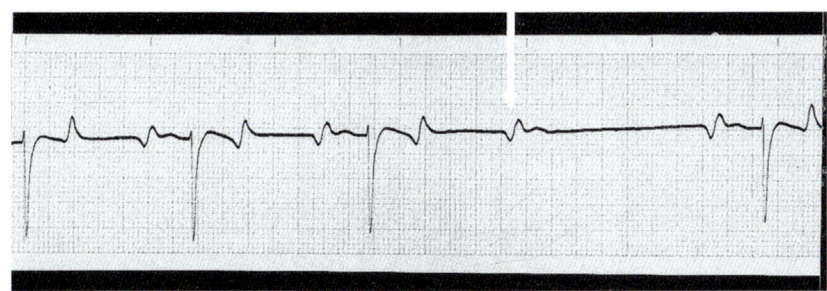

Abb. 9.5:
AV-Block 2. Grades. EKG eines vierjährigen Vollblüters ohne klinische Symptome einer Herzerkrankung, aber mit einem periodisch unregelmäßigen Herzrhythmus. Der Pfeil zeigt eine isolierte P-Welle ohne nachfolgenden QRS-Komplex. Bei der Auskultation wurde ein isolierter 4. Herzton (Vorhof)-Ton in der Pause zwischen den Kammerkontraktionen festgestellt.

9.3.1.2 Sinusarrhythmie

Die Sinusarrhythmie ist eine durch Vagusreizung ausgelöste Arrhythmie, die bei niedrigen Herzfrequenzen auftritt, aber am häufigsten nach mäßiger Belastung bei sich wieder verlangsamender Herzfrequenz festgestellt wird. Im Ruhezustand verschwindet sie meist bei einem erhöhten Sympathikotonus (z. B. Aufregung oder Anstrengung). Nach der Belastung kehrt der Sinusrhythmus zum Normalzustand zurück, sobald auch die Herzfrequenz wieder normal ist. Dies wird als normale physiologische Arrhythmie betrachtet, die mit einem hohen Vagotonus verbunden ist; es ist nicht bekannt, dass dies mit einer schwerwiegenden Herzerkrankung einhergeht.

Diagnose

Bei der Auskultation stellt man Phasen des Herzrhythmus fest, in denen sich die Herzfrequenz scheinbar unregelmäßig beschleunigt und verlangsamt; dem liegt jedoch eine zyklische Regelmäßigkeit zugrunde. Diese Phasen hängen mit der Atmung, besonders mit tiefen Atemzügen, zusammen. Das EKG zeigt eine phasische Veränderung des R-R-Intervalls. Gelegentlich liegt auch ein AV-Block 2. Grades vor.

9.3.1.3 Sinusblock
(sinuatrialer Block, Sinusarrest)

Ein Sinusblock ist eine durch einen Vagusreiz ausgelöste Arrhythmie, die gewöhnlich bei einem erhöhten Sympathikotonus verschwindet. Es ist nicht bekannt, dass er mit einer schwerwiegenden Herzerkrankung einhergeht; es gibt jedoch nur wenige sorgfältig dokumentierte Informationen hierüber.

Diagnose

Bei der Auskultation fallen lange diastolische Pausen auf, in denen der Sinusknoten keine Impulse aussendet. Folglich findet keine Vorhofkontraktion statt und diese Pausen sind still (vergleiche AV-Block 2. Grades). Der Rhythmus kann regelmäßig oder unregelmäßig sein.

Das EKG zeigt Pausen, die doppelt so lang oder länger als das normale R-R-Intervall sind (Abb. 9.6). Der Rhythmus kann regelmäßig oder unregelmäßig sein.

9.3.1.4 Atrioventrikulärer Block dritten Grades

Der AV-Block 3. Grades (vollständiger Herzblock) tritt auf, wenn die Sinusimpulse den AV-Knoten nicht passieren können, so dass das Gewebe distal dieses Punktes (verbindend oder ventrikulär) die Rolle des Schrittmachers übernehmen muss. Der Block tritt selten auf und ist immer pathologisch.

Diagnose

Bei der Auskultation stellt man einen langen, regelmäßigen Rhythmus fest (AV-oder Kammerersatzrhythmus). Töne der Vorhofkontraktion (4. HT) werden möglicherweise gehört, diese

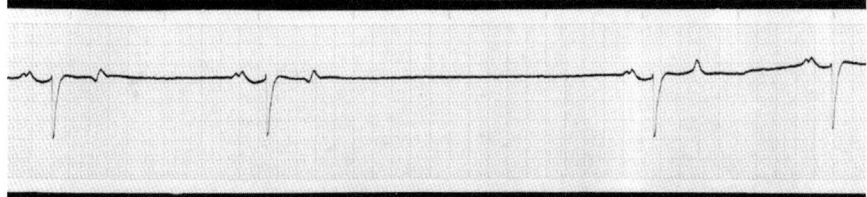

Abb. 9.6:
Sinusblock. EKG eines sechsjährigen Vollblüters ohne klinische Symptome einer Herzerkrankung, aber mit einem veränderten Herzrhythmus. Das R-R-Intervall zwischen dem zweiten und dem dritten QRS-Komplex ist ungefähr doppelt so lang wie das zwischen dem ersten und dem zweiten sowie das zwischen dem dritten und dem vierten QRS-Komplex. Bei der Auskultation wurde kein 4. Herzton in der Pause zwischen den Kammerkontraktionen festgestellt.

stehen jedoch in keiner festen Beziehung zum 1. und 2. Herzton.

Die EKG-Aufzeichnung zeigt regelmäßige QRS-Komplexe, die in ihrer Struktur normal (Erregungsbildung im AV-Knoten oder supraventrikulär) oder pathologisch (Erregungsbildung im Bereich des Kammermyokards) sein können. Es sind P-Wellen da, die jedoch in keiner Beziehung zu den QRS-Komplexen stehen.

9.3.1.5 Vorhofextrasystolen (vorzeitige Vorhofkomplexe)

Vorhofextrasystolen resultieren aus einer pathologischen Impulsbildung im Vorhof-Myokard. Isolierte Vorhofextrasystolen können ein Zufallsbefund sein. Häufig auftretende Vorhofextrasystolen können jedoch ein Anzeichen für eine Myokarderkrankung, Elektrolytverschiebung, Toxikämie, Septikämie, Hypoxie oder eine chronische Erkrankung der Atrioventrikularklappen sein. Vorhofextrasystolen oder die mit ihnen einhergehende Herzerkrankung führen zu einer schlechten Leistung bei Rennen. In einigen Fällen geht man davon aus, dass Vorhofextrasystolen mit früheren Atemwegserkrankungen in Verbindung stehen. Wenn Vorhofextrasystolen festgestellt werden, ist eine weitergehende Untersuchung zur Feststellung ihrer Ursachen notwendig.

Diagnose

Bei der Auskultation kann man Vorhofextrasystolen am kurzen diastolischen Intervall erkennen, das für gewöhnlich ohne kompensatorische Pause auftritt (ventrikuläre Extrasystolen). Dies bedeutet, dass ein früher Schlag, gefolgt von einem normalen diastolischen Intervall, dem einsetzenden 1. Herzton vorangeht. Abhängig vom Grad der Vorzeitigkeit variieren der 1. und 2. Herzton in ihrer Intensität. Belastungs-EKG (Radiotelemetrie), 24-Stunden-Überwachung, Echokardiographie, Hämatologie, ein routinemäßiges klinisch-chemisches Serumprofil und eine serologische Untersuchung (Virusinfektion) können sinnvoll sein.

Vorhofextrasystolen treten früh auf und verursachen auf dem EKG ein verkürztes P-P- und R-R-Intervall. Sie haben ihren Ursprung außerhalb des Sinusknotens (sie sind ektopisch) und können anders als die normale P-Welle zusammengesetzt sein (Abb. 9.7). Wenn die Vorhofextrasystolen früh genug oder bei hoher Herzfrequenz auftreten, können sie in der vorangehenden T-Zacke oder im QRS-Komplex untergehen. Häufig aktivieren sie den Sinusrhythmus zu-rück, so dass sich die P-Welle an ein normales P-P-Intervall anschließt.

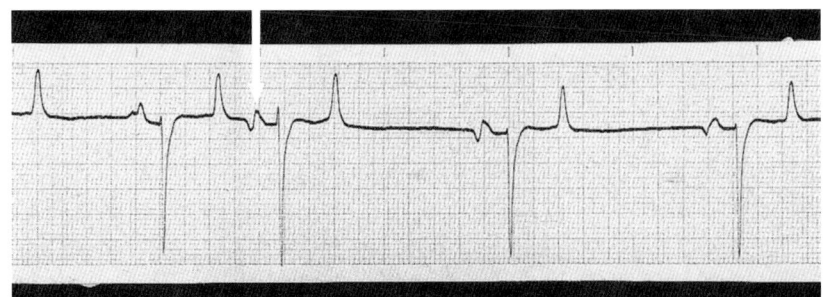

Abb. 9.7:
Eine Vorhofextrasystole. Die zweite P-Welle und der QRS-Komplex liegen viel dichter zusammen als in den folgenden Herzaktionen. Die Anordnung der P-Wellen variiert. Die zweite P-Welle (Pfeil) ist eine Vorhofextrasystole. Bei der Auskultation wurde ein verfrühter Schlag, gefolgt von einem normalen Intervall zwischen 1. und 2. Herzton ohne, kompensatorische Pause festgestellt.

9.3.1.6 Vorhofextrasystolen und Tachykardie

Vorhoftachykardien haben eine hohe Frequenz und normalerweise aufgrund der mehrfachen Vorhofextrasystolen einen regelmäßigen Rhythmus. Sie können paroxysmal oder andauernd auftreten. Die P-Wellen werden häufig von der vorangehenden T-Zacke überlagert und sind schwer zu erkennen. Die QRS-Komplexe sind normal. Bei gleichzeitig auftretendem AV-Block 2. Grades kann der Rhythmus schnell und unregelmäßig sein.

9.3.1.7 Vorhofflimmern

Vorhofflimmern ist die häufigste Arrhythmie, die die Leistungsfähigkeit eines Pferdes beeinträchtigt. Es ist für den Tierarzt wichtig, Vorhofflimmern zu erkennen und vom AV-Block 2. Grades zu unterscheiden, da bei beiden Arrhythmien lange Pausen auftreten können. Die vorhandenen Anzeichen beinhalten herabgesetztes Leistungsvermögen, Nasenbluten, Ataxie und Tachypnoe. Bei vielen Fällen, besonders bei nicht trainierten Pferden, ist Vorhofflimmern ein Zufallsbefund.

Vorhofflimmern wird gewöhnlich bei Pferden ohne primäre Herzerkrankung festgestellt, da eine Vorhofvergrößerung das Fortbestehen einer Arrhythmie unterstützt. Vorhofflimmern tritt auch bei Tieren auf, deren Vorhof aufgrund einer valvulären Herzerkrankung (besonders Mitralklappeninsuffizienz) gedehnt ist sowie bei Tieren mit häufigen Vorhofextrasystolen. Vorhofflimmern tritt selten bei Pferden auf, die unter 150 cm groß sind.

Pferde, die keine ernsthafte primäre Herzerkrankung haben, können durch die orale Verabreichung von Chinidinsulfat erfolgreich auf einen Sinusrhythmus umgestellt werden. Durch die Behandlung finden diese Pferde meist zu ihrem vorherigen Leistungsniveau zurück. Bei Pferden, die eine primäre Herzerkrankung haben, ist die Behandlung weniger erfolgreich, und bei Pferden mit erhöhter Herzfrequenz (> 60 / min) oder Anzeichen von Stauungsinsuffizienz kann der Einsatz des Medikamentes tödliche Folgen haben – eine Behandlung mit Chinidin ist bei diesen Patienten kontraindiziert!

Diagnose

Die Auskultation erbringt einen unregelmäßigen Herzrhythmus. Die Herzfrequenz kann normal, langsam oder erhöht sein (im Gegensatz zu Hunden, bei denen Vorhofflimmern fast immer von einer stark erhöhten Herzfrequenz begleitet wird). Es können lange Pausen von bis zu acht Sekunden auftreten, denen manchmal eine Salve von Schlägen folgt. Dies kann zyklisch auftreten. Der 1. und 2. Herzton variieren aufgrund der unterschiedlichen Position der Mitralklappe zu Beginn der Systole in ihrer Intensität. Ein charakteristischer Befund ist das Nichtvorhandensein vom 4. Herzton. Bei einer langen Pause ist

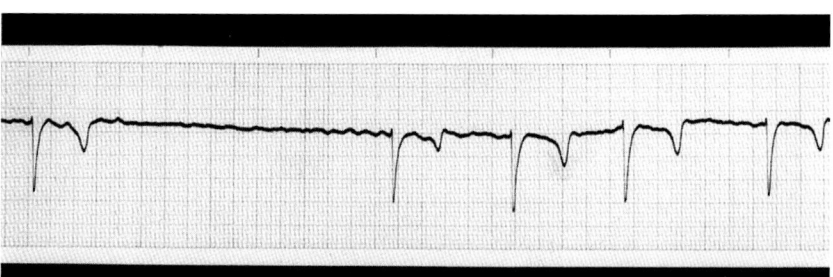

Abb. 9.8:
Vorhofflimmern. EKG eines achtjährigen Jagdpferdes mit klinischen Anzeichen einer Leistungsschwäche und einer Herzfrequenz von 40 / min im Ruhezustand. Der Rhythmus ist absolut unregelmäßig und es gibt keine P-Wellen. Bei der Auskultation wurde der pathologische Rhythmus sofort diagnostiziert und es liegt kein 4. Herzton vor.

es wichtig zu versuchen, den 4. Herzton zu identifizieren, denn wenn der 4. Herzton erkennbar ist, ist die Arrythmie nicht auf ein Vorhofflimmern zurückzuführen. Im Gegenteil, wenn ein AV-Block 2. Grades vorhanden ist, ist der 4. Herzton wahrscheinlich in der Pause zu hören. In diesem Fall bestehen die Pausen wahrscheinlich aus einer Mehrzahl normaler R-R-Intervalle, und die Arrhythmie ist vorhersehbar von regelmäßig unregelmäßiger Natur. Es kann hilfreich sein, den Fuß als Taktmesser zu gebrauchen, um sich so an den zugrunde liegenden Rhythmus zu gewöhnen. Bei Vorhofflimmern gibt es keinen zugrunde liegenden Rhythmus, es liegt eine völlige Unregelmäßigkeit vor.

Das EKG zeigt, dass es bei keiner Ableitung P-Wellen gibt, da keine koordinierte Vorhofaktivität vorhanden ist. Bei Pferden sind außer bei hohen Herzfrequenzen gewöhnlich Flimmerwellen (F) zu sehen. Das R-R-Intervall ist unregelmäßig (Abb. 9.8). Der QRS-Komplex kann leicht variieren, stark unterschiedliche QRS-Komplexe weisen jedoch auf ventrikuläre Extrasystolen hin.

9.3.1.8 Paroxysmales Vorhofflimmern

Bei einigen Tieren tritt Vorhofflimmern nur für kurze Zeit auf, bevor der Sinusrhythmus auch ohne Behandlung wiederkehrt. Dies geschieht gewöhnlich unter starker Belastung und der Sinusrhythmus stellt sich innerhalb von 24 Stunden wieder ein. Dieser Zustand kann zu einer stark reduzierten Leistung unter Belastung führen. Es ist unter Umständen schwierig in diesen Fällen eine Diagnose zu stellen, da der Paroxysmus meist wieder aufgehört hat, wenn die klinische Untersuchung durchgeführt wird. Radiotelemetrie ist in diesen Fällen hilfreich. Tiere, die wiederholt Anfälle von paroxysmalem Vorhofflimmern zeigen, leiden meist unter einer Vorhoferkrankung, z. B. als Folge einer vorangegangenen Virusinfektion. Außerdem kann eine Elektrolytverschiebung damit verbunden sein.

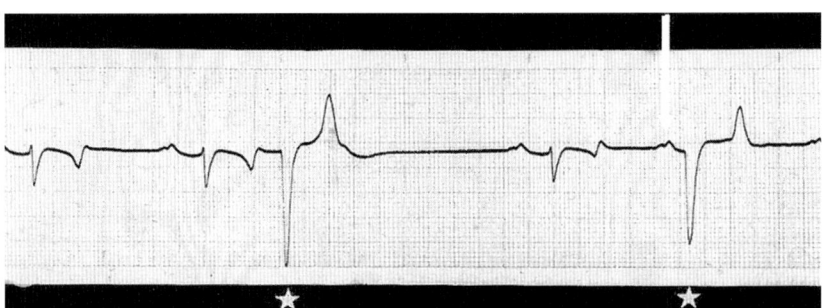

Abb. 9.9:
Ventrikuläre Extrasystolen. Man sieht bizarr verlängerte QRS-Komplexe (»Sterne«), denen keine übergeleiteten P-Wellen vorangehen. Der ersten ventrikulären Extrasystole folgt eine verlängerte Pause (kompensatorische Pause). Um die Häufigkeit der ventrikulären Extrasystolen und den Rhythmus beurteilen zu können, müsste man einen längeren Streifen sehen, aber in diesem Beispiel wird eine P-Welle von der der ersten ventrikulären Extrasystole folgenden T-Zacke überlagert und die P-Welle, die dem zweiten ventrikuläre Extrasystolen vorangeht, ist zu nah, um übergeleitet werden zu können (Pfeil). Bei der Auskultation stellt man einen vorzeitigen Schlag mit einem lauten 1. Herzton und einem eher ruhigem 2. Herzton fest, dem eine Pause folgt, die länger als das normale Intervall zwischen zwei 1. Herztönen ist.

9.3.2 Ventrikuläre Arrhythmien

9.3.2.1 Ventrikuläre Extrasystolen (vorzeitige Kammerkomplexe)

Ventrikuläre Extrasystolen werden durch eine pathologische Impulsbildung im ventrikulären Myokard verursacht. Das Vorhandensein einer gelegentlich isolierten ventrikulären Extrasystole ist nicht unbedingt pathologisch. Sollten keine anderen Anomalien festgestellt werden, ist der pathologische Schlag meist nicht von Bedeutung. Wenn ventrikuläre Extrasystolen jedoch häufig auftreten oder eine Tachykardie oder Anzeichen für eine Stauungsinsuffizienz vorliegen, ist strikte Ruhe angezeigt. Die Prognose ist schlecht, solange die ursächliche Störung nicht behoben werden kann. In vielen Fällen liegt das Auftreten von ventrikulären Extrasystolen zwischen diesen beiden Extremen und die klinische Bedeutung kann sehr unterschiedlich sein. Generell sollten solche Pferde nicht geritten werden, solange keine gründliche Untersuchung stattgefunden hat.

Diagnose

Bei der Auskultation stellt man einen frühen Schlag fest, dem eine übermäßig lange diastolische Pause folgt. Die Intensität vom 1. Herzton kann stärker als normal sein und der 2. Herzton ist, abhängig von der Dauer der Diastole, mehr oder weniger ruhig. Echokardiographie und Laboruntersuchungen (hämatologische und klinisch-chemische Untersuchungen, einschließlich Elektrolytwerten) sind hilfreich. Radiotelemetrie und 24-Stunden-Langzeit-EKG sind wertvolle Hilfsmittel, um die Häufigkeit der Arrhythmie und die Auswirkung von Belastung zu dokumentieren.

Im EKG sind die ventrikulären Extrasystolen häufig und stören deshalb das R-R-Intervall, was zu einem unregelmäßigen Rhythmus führt. Sie sind ektopisch und folgen daher nicht dem normalen Verlauf; dies führt zu einem QRS-Komplex, der unterschiedlich zu dem eines sinuidalen Ursprungs ist (Abb. 9.9). Bei Pferden kann die Dauer des QRS-Intervalls das normale Maß (> 0,14 sec) überschreiten, dies ist also keine verlässliche Möglichkeit, um ventrikuläre Extrasystolen zu erkennen. Sind Sinusimpulse vorhanden, ist es möglich, ventrikuläre Extrasystolen anhand ihrer unterschiedlichen Struktur und Breite zu erkennen. Es ist jedoch schwierig, einige ventrikuläre Extrasystolen bei anhaltender ventrikulärer Tachykardie zu erkennen, da in diesem Fall keine Sinusimpulse zum Vergleich vorhanden sind. Beim Vorliegen unterschiedlicher QRS-Anomalien wird dieser Zustand als im Ursprung vielgestaltig beschrieben. Dies weist für gewöhnlich auf eine ausgedehnte Erkrankung des Myokards und somit auf eine weniger günstige Prognose hin. Die T-Zacke ist ebenfalls verlängert und von entgegengesetzter Polarität zum QRS-Komplex. Dem ektopischen Schlag folgt fast immer eine volle kompensatorische Pause, aber dies kann auch zwischen normalen QRS-Komplexen, die das R-R-Intervall nicht unterbrechen, festgestellt werden (vgl. Sinusarrhythmie). Dieses Phänomen wird interpolierter Schlag genannt.

9.3.2.2 Ventrikuläre Tachykardie

Die ventrikuläre Tachykardie wird als eine Folge von vier oder mehr ventrikulären Extrasystolen definiert. Sie kann paroxysmal oder anhaltend sein. Fast immer liegt eine schwerwiegende kardiale oder systemische Erkrankung zugrunde.

Diagnose

Bei der Auskultation kann ein schneller Rhythmus festgestellt werden, der während der Perioden der ventrikulären Tachykardie regelmäßig ist, aber unregelmäßig erscheint, wenn kurze Paroxysmen unterbrochen von normalen Sinuskomplexen auftreten. Auf dem EKG sind P-Wellen sichtbar, sie können aber durch die pathologischen QRS-Komplexe verdeckt sein. Schläge, die sich überlagern oder gegenseitig abschwächen, kommen vor.

9.3.2.3 Kammerflimmern

Beim Kammerflimmern fallen die regelmäßigen ventrikulären Depolarisierungen und vollständige Muskelkontraktionen aus. Kammerflimmern führt meist zum Tod, das Pferd kollabiert und der Puls ist nicht mehr tastbar. Kammerflimmern ist mit einer gesteigerten Erregbarkeit des Myokards verbunden und wird normalerweise von schweren systemischen oder kardialen Erkrankungen verursacht.

Diagnose
Bei der Auskultation können keine klaren Herztöne identifiziert werden und das EKG zeigt eine unregelmäßige undulierende Null-Linie ohne QRS-Komplexe, P-Wellen oder T-Zacken.

9.4 Andere Herzerkrankungen

9.4.1 Stauungsinsuffizienz (kongestive Herzinsuffizienz)

Die Stauungsinsuffizienz ist bei Pferden relativ selten. Sie wird meist durch eine valvuläre Erkrankung, besonders Mitralklappeninsuffizienz, verursacht. Stauungsinsuffizienz ist mit Ausnahme von einigen Fällen von Myokard- oder Perikarderkrankungen nur selten reversibel. Manchmal zeigen Stuten gegen Ende der Trächtigkeit Anzeichen von Stauungsinsuffizienz, die aber nach der Geburt des Fohlens wieder verschwinden.

Die meisten Pferde mit Stauungsinsuffizienz sind nicht mehr belastbar. Stark vereinfacht können die Anzeichen unterteilt werden in rechtsseitig und linksseitig bedingte Insuffizienzen. Die meisten Pferde mit linksseitiger Erkrankung wie Mitralklappeninsuffizienz entwickeln schließlich auch eine rechtsseitige Stauungsinsuffizienz.

Bei akuter linksseitiger Stauungsinsuffizienz sind die vorherrschenden klinischen Symptome auf ein Lungenödem zurückzuführen. Es werden Hyperpnoe, Tachypnoe und Dyspnoe beobachtet. Einige Pferde entwickeln Husten,

aber dieses Symptom ist bei anderen Spezies ausgeprägter bei Stauungsinsuffizienzen zu beobachten. Bei der rechtsseitigen Stauungsinsuffizienz entwickeln sich zuerst eine Stauung der V. jugularis und kardiale Ödeme, die sich gewöhnlich entlang des ventralen Abdomens ausbilden. Vulva und distale Extremitäten können anschwellen. In schweren Fällen kann man Diarrhoe (aufgrund intestinaler Ödeme) und Gewichtsverlust beobachten.

Durch Auskultation werden die primären Ursachen der Stauungsinsuffizienz identifiziert oder Arrhythmien, die den Zustand komplizieren, diagnostiziert. Elektrokardiographie und Echokardiographie sind hilfreich um die Ursache näher zu definieren, ihren Schweregrad zu beurteilen, gegebenenfalls eine Prognose zu stellen und eine Behandlung einzuleiten.

Pferde mit Stauungsinsuffizienz haben eine schlechte Prognose, es sei denn, die Ursache ist reversibel. Dies ist jedoch selten der Fall. Pferde mit leichter Stauungsinsuffizienz können durch eine Behandlung stabilisiert werden, so dass sie als Zucht- oder Haustiere, jedoch nicht mehr zu Reitzwecken, gehalten werden können. Der Tod kann plötzlich eintreten und ist meist auf das Zerreißen der Pulmonalarterie durch Lungenhochdruck zurückzuführen.

9.4.2 Angeborene Herzfehler beim heranwachsenden und ausgewachsenen Tier

Angeborene Herzdefekte sind bei Pferden, im Vergleich zu anderen Haustieren, relativ selten. Sie können gelegentlich zu Tod des Fötus oder des neugeborenen Fohlen führen, werden jedoch meist erst entdeckt, wenn das Jungtier sich nicht gut entwickelt, beim ersten Arbeiten kaum belastbar ist oder wenn bei einer Routineuntersuchung ein Geräusch festgestellt wird. Nicht selten wird die angeborene Störung erst beim erwachsenen Tier festgestellt.

9.4.2.1 Ventrikelseptumdefekt (VSD)

Der Ventrikelseptumdefekt ist die häufigste kongenitale Erkrankung bei Pferden, die jedoch meist erst beim heranwachsenden oder ausgewachsenen Pferd festgestellt wird. Andere Defekte treten häufig schon früher auf, während ein Ventrikelseptumdefekt in seiner Schwere variieren und sogar asymptomatisch sein kann. Ein Ventrikelseptumdefekt führt zu lauten systolischen Herzgeräuschen, häufig verbunden mit präkordialem Schwirren. Die mit einem Ventrikelseptumdefekt einhergehenden klinischen Symptome hängen von seinem Ausmaß ab; kleinere Defekte führen dazu, dass nur eine geringe Blutmenge vom linken zum rechten Ventrikel gelangt. Die Leistung kann, besonders bei Pferden, die keine Spitzenleistungen erbringen müssen, normal sein. Andere Pferde können nur eingeschränkt leistungsfähig sein, Tachykardie oder Stauungsinsuffizienz zeigen. Manche Pferde sind leistungsfähig, bis sie zu einem späteren Lebenszeitpunkt eine Aortenklappeninsuffizienz aufgrund einer Deformation des Anulus fibrosus der Aorta, der dicht an der Stelle der meisten Ventrikelseptumdefekte liegt, entwickeln.

Diagnose

Für eine definitive Diagnose muss man sich der Echokardiographie, der Angiographie oder der Katheterisierung bedienen. Die Echokardiographie ist die exakteste Methode, bietet die besten Hinweise auf den Schweregrad der Erkrankung und ist nicht invasiv. Da ein Ventrikelseptumdefekt eingeschränkte Auswirkungen auf die Leistungsfähigkeit hat, sollten Pferde, bei denen diese Störung vermutet wird, erst dann dem Arbeitsprozess entzogen werden, wenn die klinischen Anzeichen schwerwiegend sind oder die Echokardiographie ernsthafte hämodynamische Behinderungen zeigt.

Mit einer zweidimensionalen Echokardiographie kann die genaue Position des Ventrikelseptumdefekts lokalisiert und seine Größe gemessen werden (Abb. 9.4). Zu klinischen Symptomen kommt es bei ausgewachsenen Vollblütern meist erst bei Ventrikelseptumdefekten mit einem Durchmesser von mehr als 2,5 cm. Die Doppler-Echokardiographie kann genutzt werden, um die Geschwindigkeit des Blutstroms an der Stelle des Defekts zu messen. Aus dieser Information kann der Druckgradient über dem Defekt und daraus der absolute rechtsventrikuläre Druck abgeleitet werden. Ein systolischer rechtsventrikulärer Druck von über 60 mmHg ist vermutlich mit klinischen Anzeichen geringer Leistungsfähigkeit verbunden (der linksventrikuläre Druck liegt fast immer im Bereich um 120 mmHg).

9.4.3 Myokarderkrankungen

Eine Myokarderkrankung ist beim Pferd nur schwer zu identifizieren. Die klinischen Anzeichen variieren von schlechter Leistungsfähigkeit bis zum plötzlichen Tod, aber schwere Myokarderkrankungen sind bei Pferden viel seltener als bei Kleintieren. Arrhythmien sind jedoch ein wichtiger Grund für eine stark eingeschränkte Leistungsfähigkeit und können mit einer leichten Myokarderkrankung in Verbindung stehen.

Die Myokarditis ist ein entzündlicher Prozess, von dem man glaubt, dass er bei einigen Pferden in Verbindung mit einer Virusinfektion der Atemwege auftritt. Der eindeutige Nachweis dieser Ätiologie konnte jedoch nur in Einzelfällen erbracht werden. Pferde, die nach einer Infektion der Atemwege eine schlechte sportliche Leistung erbringen, sollten einer kardiologischen Untersuchung unterzogen werden. Es ist jedoch in Betracht zu ziehen, dass die verminderte Leistungsfähigkeit eine Folge anderer postviraler Auswirkungen ist. Eine Echokardiographie sollte durchgeführt werden, um die myokardiale Kontraktionsfähigkeit zu beurteilen. Eine geringfügige Verkürzung um weniger als 26 % weist vermutlich auf eine verringerte myokardiale Leistung hin. Radiotelemetrische Aufzeichnungen und ein 24-Stunden-Langzeit-

EKG beweisen wahrscheinlich periodisch auftretende Arrhythmien wie supraventrikuläre Extrasystolen oder Tachykardie.

Bei Pferden, die Anzeichen von Stauungsinsuffizienz ohne laute Herzgeräusche entwickeln, muss eine myokardiale oder eine perikardiale Erkrankung vermutet werden. Die Herztöne sind von geringer Intensität, der Herzspitzenstoß und die Pulsqualität eher schwach. Ein variierendes Geräusch kann festgestellt werden und Arrhythmien, besonders ventrikuläre Extrasystolen, sind häufig.

Eine schwerwiegende myokardiale Erkrankung kann toxischen oder idiopathischen Ursprungs sein. Eine Monensinintoxikation ist die häufigste Ursache für eine ernsthafte myokardiale Erkrankung, so dass Informationen über die Ernährung des Tieres wichtig sind.

In einigen Fällen kann auch die Labordiagnostik von Nutzen sein. Es wird berichtet, dass Herzmuskel-Isoenzyme der Laktatdehydrogenase (LDH) im Serum ein Indikator für eine myokardiale Verletzung sein können; hierfür gibt es jedoch gegenwärtig wenig Beweise. Tiere mit einer schwerwiegenden myokardialen Erkrankung, wie z. B. durch Monensinintoxikation, haben möglicherweise hohe kardiale Isoenzymwerte, aber die Ursache ist ein skelettaler Muskelschaden. Die Tatsache, dass das Muskelenzym Kreatinkinase (CK) bei akuter Monensinintoxikation erhöht ist, ist diagnostisch wertvoll. Hämatologie und Serologie können den Nachweis für eine Virusinfektion erbringen, aber die klinischen Anzeichen einer Myokarditis können sich einige Wochen nach der Infektion entwickeln, wenn diese Indikatoren weniger zuverlässig als in der akuten Phase sind.

9.4.4 Bakterielle Endokarditis

Die bakterielle Endokarditis ist eine sehr seltene Erkrankung, die, wird sie nicht rechtzeitig erkannt und aggressiv behandelt, eine schlechte Prognose hat. Bei Fohlen und alten Pferden tritt sie etwas häufiger auf, aber sie ist so selten,

dass es schwierig ist eine bevorzugte Gruppe anzugeben. Die Aorten- und Mitralklappen sind am stärksten betroffen.

Die vorherrschenden klinischen Anzeichen sind gewöhnlich Unwohlsein und Gewichtsverlust. Häufig wird auch Fieber festgestellt. Ein für die Insuffizienz der betroffenen Klappe typisches Geräusch ist zu hören und bei einem Großteil der Fälle treten ventrikuläre Extrasystolen auf. Die Quelle der Infektion wird selten gefunden.

Diagnose

Die labordiagnostische Untersuchung ist in der Regel sehr hilfreich beim Nachweis eines akuten Entzündungsprozesses. Eine Neutrophilie kann auftreten, aber normalerweise tritt eine ausgeprägte Hyperfibrinogenämie mit Werten von 8–12 g / l auf. Blutkulturen können wichtige Informationen liefern; man sollte mehrere Blutproben entnehmen, um aerobe und anaerobe Kulturen anzulegen (siehe Kapitel 8.4). Häufig ergibt die bakterielle Blutuntersuchung ein negatives Ergebnis. Im positiven Fall sollte immer auch ein Resistenztest durchgeführt werden, da ein breites Spektrum an Mikroorganismen beteiligt sein kann und die Behandlung spezifisch und langfristig angelegt sein muss. Die klinischen Anzeichen für eine valvuläre Erkrankung können selbst bei einer erfolgreichen antibiotischen Behandlung anhalten.

Wenn die Ergebnisse der Laboruntersuchung einen schwerwiegenden Entzündungsprozess vermuten lassen, ist eine Echokardiographie indiziert, um die Position der Infektion zu lokalisieren. Das Echokardiogramm bei Pferden mit Endokarditis zeigt meistens eine große, echogene Läsion (Vegetation) an der betroffenen Klappe. Die Sehnenfäden können ebenfalls betroffen sein. Große degenerative Knoten am Endokard sind bei Pferden selten; wenn sie bei einem Patienten mit verdächtigen klinischen Anzeichen auftreten, bestätigen sie meist die Endokarditis. Bei Unsicherheiten sollte man die

Echokardiographie ein paar Tage später wiederholen. Sie ist ebenfalls bei der Beurteilung des Schweregrades einer valvulären Insuffizienz von Nutzen. Ist die Volumenüberlastung schwerwiegend, ist ein Behandlungserfolg nicht garantiert.

9.4.5 Perikarditis

Perikardiale Erkrankungen sind bei Pferden sehr selten, könnten aber durch den immer stärker verbreiteten Gebrauch der Echokardiographie inzwischen häufiger festgestellt werden.

Die Entwicklung klinischer Symptome hängt davon ab, ob die diastolische Füllung des Herzens normal ist. Die Füllung der Ventrikel während der Diastole kann eingeschränkt sein, wenn eine fibrinöse Entzündung des Herzbeutels vorliegt (Pericarditis constrictiva) oder wenn es zu einem Erguss in den Herzbeutel kommt. Bildet sich dieser schnell und beträchtlich heran, kann er den rechten Vorhof zusammenpressen und den venösen Rückfluss einschränken (Tamponade). Die Anzeichen hierfür sind eingeschränktes Allgemeinbefinden, stark verminderte Leistungsfähigkeit oder Stauungsinsuffizienz. Wenn die Perikarditis mit einer Pleuropneumie verbunden ist, kommen respiratorische Symptome hinzu.

Bei der Auskultation stellt man gedämpfte Herztöne fest. Sollte eine geringe Menge Flüssigkeit vorhanden sein, kann man perikardiale Reibegeräusche hören. Die können aus einer bis drei Phasen bestehen und ähneln den Geräuschen einer quietschenden Tür. Im Gegensatz zu pleuralen Reibegeräuschen sind perikardiale Geräusche synchron zum Herzzyklus.

Diagnose
Man erkennt einen perikardialen Erguss am besten mithilfe der Echokardiographie, wenn man ein echofreies Gebiet zwischen dem echogenen Perikard und dem Myokard feststellt. Bei einer bakteriellen Ätiologie sieht man Schichten oder Lagen von Fibrin auf dem Perikard oder dem Epikard oder echogene Flecken im Erguss.

Bei einer Tamponade hat der rechte Vorhof eine konkave äußere Oberfläche. Die echodiagraphische Diagnose einer Pericarditis constrictiva ist schwierig. Das Perikard wirkt verdickt und die Ventrikelfüllung ändert sich, was mit einer Stufe in der M-Modus-Kontur der Ventrikelwand und einer Bewegung der Klappen in der mittleren Phase der Diastole einhergeht.

Geeignete Laboruntersuchungen sind Blutstatus mit Plasmafibrinogenbestimmung zur Erkennung des Entzündungsprozesses; Zytologie und Bakteriologie des Ergusses können hilfreich sein um die Ätiologie der Erkrankung festzustellen.

9.4.5.1 Herzbeutelpunktion

Die Herzbeutelpunktion ist zur Behebung einer Tamponade notwendig. Außerdem erhält man mit ihrer Hilfe perikardiale Flüssigkeit für Zytologie und Bakteriologie. Dieses Verfahren ist nicht ohne Risiko, da aufgrund der Sensibilität des Epikards bei Stimulation Arrhythmien ausgelöst werden können. Eine EKG-Überwachung und das Anbringen eines Venenverweilkatheters vor der Herzbeutelpunktion sind daher ratsam.

Eine blinde Insertion des Katheters ist im fünften oder sechsten Zwischenrippenraum auf der linken oder rechten Brustseite dorsal zum Mittelpunkt einer gedachten Linie zwischen Ellbogen und Schultergelenk möglich. Nachdem Haut und Zwischenrippenmuskel örtlich betäubt sind, wird ein langer 10- bis 14G-Katheter, durch den ein dünner Polyäthylenschlauch (z. B. ein Harnwegskatheter für Hunde) gelegt werden kann, eingeführt. Die Position, an der der Katheter eingeführt werden soll, bestimmt man am besten ultraschallgestützt.

9.5 Gefäßerkrankungen

Der Zusammenhang zwischen Vaskulitis und systemischen Erkrankungen wird im Kapitel 8.2.1 erörtert. Die Diagnose und Beurteilung großer vaskulärer Läsionen ist mit Hilfe des Ultraschalls möglich und soll hier besprochen werden.

9.5.1 Sonographie der peripheren Gefäße

Ultraschall ist eine hilfreiche Technik bei der Beurteilung von Gefäßerkrankungen. Eine zweidimensionale Abbildung mit einem Linear- oder Sektorschallkopf kann zur Erkennung großer Läsionen herangezogen werden. Mit dem Doppler-Gerät kann der Blutfluss innerhalb eines Gefäßes untersucht werden, aber diese Möglichkeit ist in der Regel auf Spezialkliniken beschränkt. Ultraschalluntersuchungen sind bei folgenden klinischen Situationen hilfreich:

- Thrombembolie der Arteria iliaca externa oder der Aorta
- Arteriovenöse Fisteln
- Venöse Thrombose
- Identifizierung von Flüssigkeitsansammlungen
- Aortenruptur

9.5.1.1 Thrombembolie der Arteria iliaca externa oder der Aorta

Thromboembolie der endständigen Aorta oder der Iliakalgefäße ist eine ungewöhnliche Ursache für Schmerzen und Schwäche der Hintergliedmaßen, die sich bei Anstrengung noch verschlimmern. Der Thrombus kann bei rektaler Untersuchung spürbar sein, obwohl gelegentlich eine Thrombose durch Ultraschall diagnostiziert wurde, auch wenn beim Palpieren keine Anomalien festgestellt werden konnten.

Ein 5- oder 7,5-MHz-Schallkopf ist geeignet. Für die meisten rektalen Untersuchungen wird ein Linearschallkopf verwendet, aber auch einige Sektorschallköpfe sind so geformt, dass sie für den rektalen Gebrauch geeignet sind. Viele Praxen haben Geräte zur Untersuchung des Genitaltrakts, die für diese Untersuchung ebenfalls verwendet werden können. Der Thrombus weist Bereiche unterschiedlicher Frequenz auf, besonders bei chronischen Fällen, in denen sich bereits fibrosiertes Gewebe gebildet hat. In einigen Fällen waren bis zu 80 % des Lumens der Aorta verlegt. Außerdem sollte die Untersuchung die internen und externen Iliakalgefäße umfassen. Die Aussichten für den Einsatz von Tieren im Sport sind mit dieser Erkrankung schlecht.

9.5.1.2 Arteriovenöse Fisteln

Periphere arteriovenöse Fisteln sind selten, wurden jedoch bei einigen Tieren mithilfe von Ultraschalluntersuchungen erkannt. Die klinische Bedeutung dieser Läsionen hängt von ihrer Größe und ihrer Position ab. Sie können angeboren, erworben oder iatrogen bedingt sein. Ein Beispiel für iatrogene Ursache ist die Fistelbildung zwischen V. jugularis und A. carotis als Folge einer schlechten Injektionstechnik. Der Doppler-Ultraschall kann eingesetzt werden, um den Blutfluss durch die Fistel zu messen.

9.5.1.3 Venenthrombose

Ultraschall ist eine hilfreiche Technik, um die Entwicklung eines Thrombus innerhalb einer Vene zu entdecken. Ein gutes Beispiel ist die Erkennung einer Thrombusbildung entlang eines Venenverweilkatheters in der V. jugularis, die das Entfernen des Katheters nötig macht, bevor eine vollständige Verlegung der Gefäße auftritt. Ultraschall kann auch bei der Untersuchung von Schwellungen im Venenbereich und bei der Erkennung einer Thrombophlebitis eingesetzt werden.

Für die Untersuchung oberflächlicher Gefäße werden ein Hochfrequenzwandler, z. B. ein 7,5-MHz-Schallkopf und eine Wasservorlaufstrecke benötigt. Sowohl Sektorschallköpfe als auch Linearschallköpfe können in begrenzten Bereichen wie dem Brusteingang schwer zu bedienen sein.

9.5.1.4 Identifizierung von Flüssigkeitsansammlungen

Bei einigen Untersuchungen von Weichteilen werden Bereiche entdeckt, die mit Material einer homogenen Dichte gefüllt sind, das schallarm ist. Der Beobachter wird unsicher sein, ob es sich hier um ein Gefäß oder eine andere mit Flüssigkeit gefüllte Struktur handelt. In dieser Situation kann eine erkennbare Pulsation die Identifizierung einer Arterie ermöglichen. In anderen Fällen sieht man die Bewegung echogener Partikel innerhalb des Gefäßlumens.

Auch hier ist die hilfreichste Technik zur Untersuchung des Blutflusses innerhalb eines Gefäßes der Doppler-Ultraschall. Mithilfe des Doppler-Ultraschalls kann auch die Fließgeschwindigkeit sowie der Durchmesser des Gefäßes gemessen werden. Dies erlaubt eine Berechnung des Blutvolumens, das durch das Gefäß fließt.

9.5.1.5 Ruptur herznaher Gefäße

Eine der häufigsten Ursachen für einen plötzlichen Tod ist die Aortenruptur. Bei einigen Pferden mit Aortenruptur tritt der Tod nicht sofort ein, und eine Untersuchung kann den Ursprung der Hämorrhagie bei kollabierten Tieren lokalisieren.

Meist sind die Pulmonalgefäße betroffen. Dies manifestiert sich gewöhnlich als starkes bilaterales Nasenbluten. Gelegentlich bricht ein Gefäß in der Pleurahöhle und der blutige Erguss kann durch Punktion, Röntgen- und Ultraschalluntersuchung des Thorax erkannt werden. Die Ultraschalluntersuchung ist von diesen Techniken die hilfreichste und eine Punktion des Thorax sollte, wenn möglich, vermieden werden. Die Ultraschalluntersuchung hat den Vorteil, dass sie Aufschluss über die Art der Flüssigkeit, ihre Menge und die zugrunde liegende Pulmonalerkrankung geben kann.

Das pulmonale Hauptgefäß ist die Lungenarterie. Sie kann als Folge einer Stauungsinsuffizienz rupturieren. Die Echokardiographie kann hyperechogene Regionen um die Arterienbasis, ein hyperdynamisches Herz und anormale Bewegungen der Pulmonalklappe aufzeigen.

Die Aortenruptur ist eine potentielle Ursache für plötzlichen Tod und kann erst *post mortem* diagnostiziert werden. Die Ruptur einer Mesenterialarterie kann mit akuter Kolik verbunden sein. In solchen Fällen ist im Bauchhöhlenpunktat Blut nachweisbar. Die Fraktur großer Knochen kann manchmal mit größeren Gefäßblutungen verbunden sein, und im Fall einer Beckenfraktur kann der Blutverlust zum Tod führen. In diesen Fällen kann die Ultraschalluntersuchung die Fraktur und das damit verbundene Hämatom abbilden. Ein Linearschallkopf der Frequenz 3,5–5 MHz oder ein Sektorschallkopf sind ideal und können transkutan oder rektal eingesetzt werden.

9.6 Weiterführende Literatur

HOLMES, J. R. (1990): Electrocardiography in the diagnosis of common cardiac arrhythmias in the horse. Equine Veterinary Education 2: 24–27.

McGLADDERY, A. J. und MARR, C. M. (1990): Echocardiography for the practitioner. Equine Veterinary Education 2: 11–14.

LONG, K. J. (1992): Two-dimensional and M-mode echocardiography. Equine Veterinary Education 4: 303–310.

LONG, K. J., BONAGURA, J. D. und DARKE, P. G. G. (1992): Standardised imaging technique for guided M-mode and Doppler echocardiography in the horse. Equine Veterinary Journal 24: 226–235.

PATTESON, M. W. (1992): The right electrocardiograph for you In Practice (Supplement zu Veterinary Record) 14: 16–17.

REEF, V. B. (1990): Echocardiographic examination in the horse: The basics. Compendium of Continuing Education for the Practicing Veterinarian 12: 1312–1319.

ROBERTSON, S. A. (1990): Practical use of ECG in the horse. In Practice (Supplement zu Veterinary Record) 12: 59–67.

10 Krankheiten des lymphatischen Systems

10.1 Klinische Untersuchung

10.1.1 Lymphadenopathie

Eine Vergrößerung der Lymphknoten ist die Folge einer reaktiven Hyperplasie, einer Infektion oder einer neoplastischen Infiltration; das klinische Bild ist gewöhnlich durch Begleitsymptome gekennzeichnet.

Bei gesunden Pferden sind nur die oberflächlich liegenden mandibulären Lymphknoten (Nll. mandibulares) und gegebenenfalls die Kniefaltenlymphknoten (Nll. subiliaci) palpierbar. Tiefer gelegene Lymphknoten, die nur infolge einer Vergrößerung tastbar werden, sind die retropharyngealen Lymphknoten (Nll. retropharyngei), die Buglymphknoten (Nll. cervicales superficiales) und die oberflächlichen Leistenlymphknoten (Nll. inguinales superficiales).

Vergrößerte Lymphknoten können die Lymphdrainage verhindern und Ödeme verursachen, wie z. B. bei der sporadischen Lymphangitis, Druse (*Streptococcus-equi*-Infektion) und Tumoren des Lymphomkomplexes. Die vergrößerten Lymphknoten sind raumfordernd und können je nach ihrer Lage Pharynx, Ösophagus, Luftröhre, Bronchien oder den Magen-Darm-Trakt behindern.

Eine neoplastische Veränderung von Lymphknoten kann auf Tumormetastasen zurückzuführen sein, der häufigste Tumor jedoch, der bei Pferden Lymphadenopathien verursacht, ist das Lymphosarkom (Lymphom).

Wenn die damit einhergehenden klinischen Symptome nicht eindeutig sind, ist eine Biopsie erforderlich, um zwischen einer entzündlichen Vergrößerung (Lymphadenitis) und einer neoplastischen Infiltration zu unterscheiden.

10.1.1.1 Lymphknotenbiopsie

Eine ausreichend große, repräsentative Probe ist für eine adäquate histopathologische Untersuchung unerlässlich. Eine Lymphknotenexzision ist zwar ideal für die diagnostische Pathologie, beim Pferd jedoch nicht praktikabel. Präparate von Feinnadel-Aspirationen und Abstriche bieten nur selten diagnostische Informationen. Die Probe ist klein, wahrscheinlich nicht repräsentativ für die Läsion und kann einen falsch negativen Befund erbringen. Eine Ausnahme bildet die Lymphknotenabszedierung.

Das Verfahren der Wahl ist eine Lymphknotenbiopsie, bei der ein keilförmiges Stück des Lymphknotens unter lokaler Betäubung, wenn nötig unter gleichzeitiger Sedierung, entnommen wird. Diese relativ große Probe repräsentiert die Morphologie besser als die Lymphknotenpunktion und erhöht damit die diagnostische Aussagefähigkeit.

Technik der Lymphknotenbiopsie (Keilresektion)

Eine Keilresektion des Lymphknotens wird am besten an einem oberflächlichen Lymphknoten vorgenommen, der an der darüber liegenden Haut entsprechend fixiert werden kann. Man sollte jedoch das Lymphdrainagegebiet genau beachten, um unbeabsichtigte Verletzungen angrenzender Strukturen zu vermeiden.

- Je nach Lage wird im Bereich des Lymphknotens eine Fläche von 10–15 cm^2 geschoren und für den chirurgischen Eingriff vorbereitet. Eine örtliche Betäubung durch subkutane Injektion von Lidocain wird entlang der Hautinzision gesetzt. Das weitere Vorgehen erfolgt unter streng chirurgischer Asepsis.
- Der Lymphknoten wird zwischen Daumen und Zeigefinger einer Hand fixiert, und mit der anderen Hand wird der Hautschnitt vorgenommen. Anschließend wird der Lymphknoten gegen die Hautwunde fixiert. Die Kapsel und der darunterliegende Lymphkno-

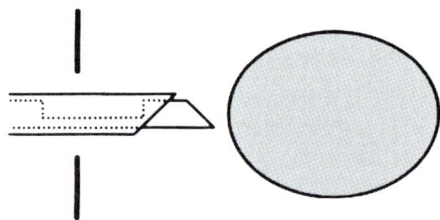

Die geschlossene Nadel wird durch einen
Hauteinschnitt eingeführt.

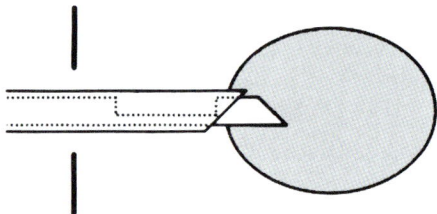

Die Spitze wird an der Oberfläche des Lymphknotens
positioniert.

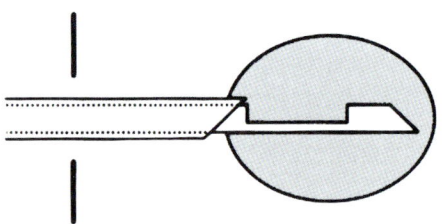

Der Obturator wird vorgeschoben.

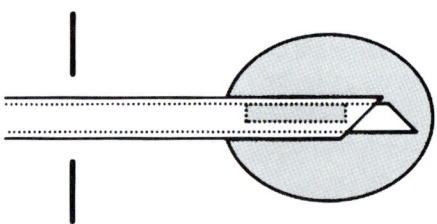

Die Kanüle wird vorgeschoben, um die Probe zu entnehmen.

Abb. 10.1:
Technik der
Zylindernadelbiopsie
bei einem Lymphknoten
unter Verwendung einer
Tru-Cut-Kanüle.

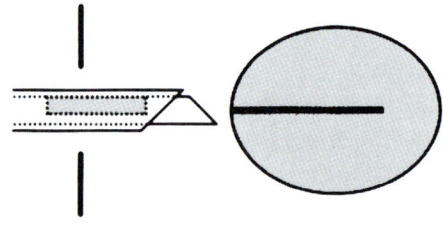

Die geschlossene Nadel wird zurückgezogen.

ten werden eliptisch eingeschnitten. Dies ist
mit einem geballten Skalpell am einfachsten. Die Probe wird mit einer Pinzette ge-
griffen und vorsichtig herausgezogen, während man mit einer Schere eventuell
verbliebene Gewebeverbindungen trennt.

- In den meisten Fällen wird die Probe
anschließend halbiert. Die eine Hälfte wird
für die mikrobiologische Untersuchung eingeschickt und die andere für die Histopathologie in Formalin-Lösung gelegt.

- Vor dem chirurgischen Verschluss müssen
mögliche Blutungen unterbunden werden.
Der Lymphknoten wird mit einer Matratzen-
naht unter Verwendung resorbierbaren
Nahtmaterials geschlossen. Das subkutane
Gewebe wird ebenfalls mit resorbierbarem
Nahtmaterial mit einer einfachen fortlaufen-
den Naht geschlossen. Dann wird der Hautschnitt mit nicht-resorbierbarem Nahtmaterial mit Einzelknopfheften verschlossen.
Eine diesem Eingriff folgende lokale Schwellung ist gewöhnlich geringgradig und verschwindet in fünf bis sieben Tagen.

Anmerkungen

- Bei einer Keilresektion sind Komplikationen
relativ selten, jedoch häufiger als bei der Zylindernadelbiopsie (siehe dort). Die häufigsten
Komplikationen sind lokale Blutungen und /
oder eine sekundäre Wundheilung. Diese Risiken lassen sich durch eine sorgfältige Opera-
tionstechnik verringern.

- Die Wundheilung in neoplastischem Gewebe ist meistens schlecht.

- Wie bei allen invasiven Eingriffen sollte man
den Impfstatus des Patienten bzgl. Tetanus
überprüfen.

Technik der Lymphknotenbiopsie mittels Zylindernadel

Wegen der potentiellen Heilungsprobleme bei
der Keilresektion ist die Zylindernadelbiopsie
eine praktische Alternative. Diese führt man mit
Hilfe der sogenannten Tru-Cut-Zylindernadel

aus (Baxter, Unterschleißheim). Dabei handelt es sich um eine 14 G starke Stanznadel, die für die Entnahme von oberflächlichen oder subkutanen Gewebemassen konzipiert ist. Ihre Konstruktion ermöglicht es, eine Gewebeprobe innerhalb des äußeren Gehäuses der Nadel einzuschließen und zu entnehmen (Abb. 10.1).

- Es wird ein repräsentativer Lymphknoten gewählt, der möglichst oberflächlich liegt und an der Haut fixiert werden kann. Der Hautbereich über dem Knoten wird geschoren und wie für eine Biopsie vorbereitet. Nun wird eine geringe Menge (1–2 ml) eines Lokalanästhetikums subkutan an der Einstichstelle injiziert und mit einem Skalpell eine kurze Hautinzision gesetzt. Die Tru-Cut-Kanülen sind nicht geeignet, die Haut zu durchdringen und ein vorheriger Einschnitt der Haut ist unerlässlich.
- Die Nadel wird in geschlossenem Zustand durch den Hautschnitt eingeführt und so positioniert, dass ihre Spitze gerade in den Lymphknoten eindringt (Abb. 10.1). Die Nadel sollte möglichst in der Längsachse des Knotens eingestochen werden.
- Dann wird der Obturator in den Lymphknoten vorgeschoben, damit sich das Gewebe in die Kerbe legen kann. In einem zweiten Schritt wird die Kanüle vorgeschoben, um die Gewebeprobe abzutrennen. Obturator und Kanüle werden dann geschlossen zurückgezogen. Ein Verschluss der Hautwunde ist normalerweise nicht erforderlich.
- Die Gewebeprobe lässt sich von der Nadel ablösen, indem man den Obturator vorschiebt. Diese wird dann mit einer sterilen Einwegnadel in Formalin-Lösung gelegt. Unter der Voraussetzung, dass die Biopsienadel steril gehalten wird, können mit ihr mehrere Proben entnommen werden. Es ist ratsam, eine zweite Probe von einer anderen Stelle innerhalb des Knotens zu entnehmen.

10.2.1 Lymphangitis

10.2.1.1 Sporadische Lymphangitis

Die sporadische Lymphangitis ist eine häufige Ursache für Obstruktionen der Lymphgefäße ungewisser Ätiologie. Sie tritt gewöhnlich an den Hintergliedmaßen auf und wird auf eine eiweißreiche Ernährung während einer Ruhephase zurückgeführt. Eine infektiöse Ätiologie kann jedoch nicht ausgeschlossen werden. Eine Entzündung der Lymphgefäße und der entsprechenden regionalen Lymphknoten führt zu einem Lymphstau und, im Extremfall, sogar zu einer Umfangsvermehrung der gesamten Extremität.

Die Diagnose kann anhand der klinischen Symptome gestellt werden. Die erste Veränderung ist eine hochgradige Lahmheit, kurz darauf schwillt die Extremität an. Diese Schwellung kann so schwer sein, dass an den gespannten Hautbereichen Lymphe austritt. Eine bakterielle Sekundärinfektion mit Knotenbildung ist möglich. Die frühe Erkennung und Behandlung des akuten Zustands ist äußerst wichtig, um Ödembildungen vorzubeugen. Wenn das Ödem länger als sieben Tage besteht, kann sich eine schwere interstitielle Fibrose entwickeln, die zu einer permanenten Schwellung der Gliedmaße und eingeschränkten Funktion führt. Dieser chronische Krankheitsverlauf erweist sich in der Regel als therapieresistent. Es besteht eine Tendenz zur Rezidivierung.

10.2.1.2 Infektiöse Ursachen der Lymphangitis

Eine Entzündung der Lymphgefäße und der angrenzenden Lymphknoten in Verbindung mit einer örtlichen Infektion tritt häufig auf. Infektiös bedingte primäre Lymphangitiden sind relativ selten und ziehen normalerweise auch die Extremitäten durch lokale Schwellungen und Ödeme in Mitleidenschaft. Im Gegensatz zur sporadischen Lymphangitis ist dieser Zustand ansteckend und die Beteiligung bakterieller Erreger oder Pilze ist meist nachweisbar. Die häufigste Form dieser Erkrankungen ist die ulzerierende Lypmphangitis, die durch Wundinfektion bei mangelnder Hygiene entsteht. Die Übertragung findet durch direkten Kontakt statt (Pflegezubehör), aber auch Stechfliegen sind mögliche Vektoren. Das Ergebnis sind multiple noduläre Abszesse entlang des Lymphgefäßes, die ulzerieren und grünlichen Eiter entleeren können. Eine Reihe bakterieller Erreger kommt hierfür in Betracht, darunter *Corynebacterium pseudotuberculosis, Pseudomonas aeruginosa* sowie einige Staphylokokken und Streptokokken. Die Diagnose wird durch eine bakteriologische Untersuchung gestellt.

Darüber hinaus gibt es zwei weitere sehr seltene Arten der infektiösen Lymphangitis. Der sogenannte Kutane Rotz, auch Hautrotz, ist die kutane Form einer schwächenden Lungenerkrankung, die durch *Burkholderia mallei* verursacht wird. Sie ist in Europa ausgemerzt und beschränkt sich auf Teile Asiens. Die lymphatische Infektion ist mit der Entwicklung von Knötchen, die honigartigen Eiter entleeren, verbunden. Eine Diagnose wird mittels Bakteriologie und einem Antigen-Antikörper-Test gestellt.

Die epizootische Lymphangitis wird durch einen hefeartigen Pilz, *Histoplasma farciminosum*, verursacht, der durch Infektion oberflächlicher Wunden Hautknoten verursacht, die einen dicken, kremigen Eiter absondern. Diese Erkrankung tritt weltweit nur sehr begrenzt auf und wird in Teilen Afrikas und Asiens beobachtet. Klinisch stellt sich die Erkrankung ähnlich dem Hautrotz dar, von dem sie durch Abstrich-Zytologie und / oder einen Mallein-Test (intradermale Überempfindlichkeitsreaktion bei Rotz) unterschieden werden kann.

10.2.2 Lymphom bei Pferden

Das Lymphom ist der häufigste Tumor des hämatopoetischen Systems und vermutlich die häufigste Tumorerkrankung bei Pferden. Er tritt eher bei Pferden mittleren und höheren Alters auf, kommt aber auch bei Jährlingen oder jungen Pferden vor. Es gibt keine Rasse- oder Geschlechtsprädispositionen.

Durch die Lokalisation der Tumorentwicklung und die damit einhergehenden klinischen Symptome werden vier Formen des Lymphosarkoms unterschieden:

- Abdominales Lymphom (vermutlich die häufigste Form)
- Thorakales Lymphom
- Multizentrisches Lymphom
- Kutanes Lymphom (vermutlich die seltenste Form)

In Einzelfällen bilden sich jedoch oft Tumorherde und klinische Symptome aus, die eine Einteilung in diese Kategorien nicht zulässt und so ein unspezifischeres klinisches Erscheinungsbild liefern. In allen Fällen kommt es zu Gewichtsverlust, und ein häufiger unspezifischer Befund sind Fieberschübe, die vermutlich mit der Tumornekrose in Zusammenhang stehen.

Die klinische Diagnose des Lymphoms beruht auf dem Nachweis von neoplastischen Lymphozyten im peripheren Blutkreislauf, im Knochenmark, in pleuralen oder peritonealen Flüssigkeiten oder in einer Biopsieprobe eines Lymphknotens oder des Tumors. Normalerweise erhält man eine Diagnose durch die histologische Untersuchung des Tumors. Ansonsten gibt es beim Vorliegen eines Lymphoms keine spezifischen labordiagnostischen Befunde.

10.2.2.1 Abdominales Lymphom

Das abdominale Lymphom (Intestinale Form) ist durch die Entwicklung herdförmiger oder diffuser Lymphozyteninfiltrationen charakterisiert. Gelegentlich treten beide Formen nebeneinander auf.

Fokale Form

Lokalisationen der Lymphozyteninfiltration sind die Darmwand, die intestinalen Lymphknoten, Mesenterium, Großes Netz und in einigen Fällen die Milz. Die Tumoren können eine beträchtliche Größe erreichen, bevor sie klinische Symptome verursachen. Im Allgemeinen sind die klinischen Symptome auf den durch die raumfordernden Prozesse ausgeübten Druck auf den Darm (akute Kolik) oder auf fokale Invasion der Darmwand selbst (rezidivierende Koliken) zurückzuführen. Auch ventrale Ödeme können auftreten.

Diagnose

- Bei der rektalen Untersuchung ist eine feste Umfangsvermehrung palpierbar.
- Ein Bauchhöhlenpunktat kann abgeschilferte Tumorzellen beinhalten, bei Lymphomen ist dies jedoch selten der Fall.
- Die Labordiagnostik bietet meist nur unspezifische Befunde.
- Eine diagnostische Laparotomie gibt Auskunft über die Lokalisation und das Ausmaß der Umfangsvermehrung oder starker Infiltrationen.

Diffuse Form

Eine ausgedehnte Infiltration der Darmschleimhaut einschließlich der Submukosa mit Lymphozyten verursacht die Zerstörung des Zottenepithels. Die lokalen Lymphknoten sind ebenfalls betroffen. Es kommt zu einer Malabsorption.

Die Ausprägung der klinischen Symptome ist abhängig von der Lokalisation des betroffenen Darmabschnittes. Eine Infiltration des **Dünndarms** geht immer mit Gewichtsverlust bei ausreichender Futteraufnahme einher. Der Appetit ist jedoch oft unterschiedlich. Ventrale Ödeme können vorliegen, und oft gibt es Anzeichen eines leichten chronischen Schmerzes in Form von Zähneknirschen oder wiederholtem Gähnen. Die Konsistenz des Kots ist normal. Eine Infiltration des **Dickdarms** (oder des Dick- und Dünndarms) zeigt ähnliche Symptome, geht jedoch zusätzlich mit chronischem Durchfall einher.

Diagnose

- Im klinisch-chemischen Serumprofil tritt Hypoalbuminämie auf (exsudative Enteropathie) und unter diesen Umständen ist ein oraler Glukosetoleranztest hilfreich (siehe Kapitel 2.3.4). Die Alkalische Phosphatase im Serum kann erhöht sein.
- Der orale Glukosetoleranztest weist gewöhnlich auf eine Malabsorption hin, wenn der Dünndarm betroffen ist.
- In Fällen von Diarrhoe kann durch eine rektale Biopsie eine Infiltration des Dickdarms mit Lymphozyten nachgewiesen werden.
- Eine Bauchhöhlenpunktion ist angezeigt, bietet jedoch selten Material im Sinne einer exfoliativen Zytologie für eine Diagnose.
- Durch Laparotomie entnommene Bioptate der Darmwand lassen sich histopathologisch untersuchen.

Anmerkung

Bei der Laparotomie oder einer Sektion diagnostizierte diffuse lymphozytäre Infiltrationen des Darms sind normalerweise nicht aussagefähig. Es gibt oft keine palpierbaren Verdickungen des Gewebes und so bedarf es für eine definitive Diagnose der Histopathologie. Diffuse und fokale Formen können nebeneinander auftreten.

10.2.2.2 Thorakales Lymphom

Das thorakale Lymphom (mediastinale Form) wird durch die Entwicklung raumfordernder Tumoren des Thymus und des Mediastinums mit damit verbundenem Pleuraerguss charakterisiert. Ventrale Ödembildung am Brusteingang, Stauung der Jugularvene, Dyspnoe und Gewichtsverlust sind kennzeichnend. Das Lungenparenchym kann ebenfalls betroffen sein.

Diagnose

- Das Röntgenbild des Thorax zeigt einen Pleuraerguss und gegebenenfalls pathologische Umfangsvermehrungen.
- Durch perkutane Sonographie können ein Pleuraerguss und pathologische Umfangsvermehrungen im Thorax diagnostiziert werden. Die Sonographie ist hilfreich bei der Festlegung einer geeigneten Stelle für die Thoraxpunktion bzw. Biopsie.
- Im Thoraxpunktat finden sich bei einem Lymphom zahlreiche Lymphoblasten (dies steht im Gegensatz zum Bauchhöhlenpunktat, das gewöhnlich keine Beweise für ein abdominales Lymphosarkom erbringt).
- Weitergehende labordiagnostische Untersuchungen erbringen meist nur unspezifische Befunde (siehe Kapitel 10.2.2.5).

10.2.2.3 Multizentrisches Lymphom

Das multizentrische Lymphom (generalisierte Form) wird durch eine ausgedehnte Infiltration der Lymphknoten und anderer Organe charakterisiert. Es liegt eine generalisierte Lymphadenopathie der oberflächlichen und tiefen Lymphknoten vor. Metastasen können in Knochenmark, Leber, Milz, Darm, Nieren, Lunge und an anderen Lokalisationen auftreten. Auch ventrale Ödeme werden beobachtet.

Bei einigen Patienten kann die generalisierte Form mit dem Auftreten einer Leukämie in Verbindung stehen. Es wird jedoch im Gegensatz zu anderen Spezies bei Pferden relativ selten eine Leukämie bei einem Lymphom diagnostiziert.

Diagnose

- Das Bioptat eines vergrößerten Lymphknotens zeigt histologisch eine veränderte Struktur.
- Hämatologisch kann man leukämische Formen nur selten feststellen. Hier ist eine Knochenmarksaspiration oder -biopsie sinnvoll.
- Weitergehende labordiagnostische Untersuchungen erbringen meist nur unspezifische Befunde (siehe Kapitel 10.2.2.5).

10.2.2.4 Kutanes Lymphom

Das kutane Lymphom wird durch das Vorliegen einzelner oder mehrerer nicht schmerzhafter, subkutaner Schwellungen charakterisiert. Diese können unterschiedliche Durchmesser haben (bis maximal 10 cm) und über den Körper verteilt sein. Gelegentlich kommt es auch zu Infiltrationen des Muskelgewebes. Solange die inneren Organe nicht von Metastasen befallen sind, kann der Patient noch mehrere Jahre überleben. Bei Generalisation kommt es zum langsamen Verfall und schließlich zum Tod.

Diagnose

Biopsie einer subkutanen Umfangsvermehrung (siehe Kapitel 10.1.1.1).

10.2.2.5 Labordiagnostik

In allen Fällen eines Gewichtsverlusts sollte die Labordiagnostik hämatologische Untersuchungen und klinisch-chemische Serumprofile berücksichtigen. Die hämatologischen Befunde geben Auskunft über eventuell vorliegende Anämien oder entzündliche Prozesse. Das klinisch-chemische Serumprofil sollte auch im Hinblick auf mögliche Leber-, Nieren- oder fütterungsbedingte Erkrankungen gewählt werden. Bei Patienten mit Lymphosarkomen sind laboradiagnostische Untersuchungen jedoch häufig unspezifisch.

Hämatologie

Die hämatologische Untersuchung gibt gewöhnlich Hinweise auf eine Anämie, die vermutlich die Folge einer chronisch-entzündlichen Unterdrückung der Erythropoese ist. Eine immunvermittelte hämolytische Anämie wird nur selten im Zusammenhang mit Lymphomen bei Pferden diagnostiziert (siehe Kapitel 8).

Die Leukozyten zeigen meistens nur unspezifische Veränderungen. Eine Neutrophilie ist möglich, aber bei Pferden mit Lymphosarkomen treten nur selten leukämische Blutveränderungen auf. Falls doch, zeigen diese eine ausgeprägte Lymphozytose mit atypischen oder unreifen Lymphozyten. Es können auch beide Lymphozytenformen auftreten. In solchen Fällen wird eine Knochenmarksaspiration oder -biopsie wahrscheinlich Hinweise auf eine Infiltration durch unreife Lymphozyten geben.

Plasmafibrinogen-Konzentration
Eine Hyperfibrinogenämie liegt häufig, aber nicht immer vor. Sie kann Hinweise auf eine Tumornekrose geben.

Klinisch-chemische Serumwerte
Die Patienten zeigen oft eine Hyperproteinämie, die als Folge einer Hyperglobulinämie auftritt. Die Albuminkonzentration kann jedoch als Folge einer exsudativen Enteropathie abnehmen.

Bei Vorliegen einer Hyperglobulinämie ergibt die Proteinelektrophorese des Serums einen polyklonalen Anstieg der Beta- und Gammaglobuline, und damit Hinweise auf einen unspezifischen entzündlichen Zustand.

In seltenen Fällen kann eine monoklonale Gammopathie als dichtes, schmales Band von Gammaproteinen erkannt werden. Ein derartiger Befund weist entweder auf eine lymphoproliferative oder eine myeloproliferative Geschwulst hin und sollte die Suche nach einem neoplastischen Prozess nach sich ziehen (siehe Kapitel 8.3.4).

Die Aktivität der Alkalischen Phosphatase (AP) im Serum ist oft erhöht und weist vermutlich auf ein geschädigtes Darmepithel hin. Ist eine Hypoalbuminämie vorhanden, geht dies meist mit einer Enteropathie einher, dies ist jedoch bei Lymphosarkomen nicht pathognomonisch.

10.3 Weiterführende Literatur

MAIR, T. S. und HILLYER, M. S. (1991): Clinical features of lymphosarcoma in the horse: 77 cases. Equine Veterinary Education 4:108–113.

VAN DEN HOVEN, R. und FRANKEN, P. (1983): Clinical aspects of lymphosarcoma in the horse: A clinical report of 16 cases. Equine Veterinary Journal 15: 49–53.

11 Flüssigkeits-, Elektrolyt- und Säure-Basen-Haushalt

Flüssigkeits-, Elektrolyt- und Säure-Basen-Haushalt müssen stets getrennt betrachtet werden, der Tierarzt darf jedoch nie ihre Abhängigkeit voneinander außer Acht lassen. Zwischen den Parametern besteht eine dynamische Beziehung, und eine Veränderung des einen wird auch Veränderungen bei den anderen hervorrufen. Daher muss die Bewertung der krankheitsbedingten Veränderungen während der gesamten Behandlungszeit beobachtet werden, da eine Behandlung, die einen Parameter korrigiert, meist auch die anderen beeinflusst.

Der erste Teil des Kapitels beschäftigt sich mit dem Flüssigkeitshaushalt und seiner Untersuchung. Unabhängig von der Flüssigkeitsmenge, die nötig ist, um ein Ungleichgewicht auszugleichen, muss die notwendige Zusammensetzung dieser Flüssigkeit durch Bestimmung der Elektrolyt-Konzentration im Blut, des Säure-Basen-Haushalts und der Plasmaprotein-Konzentration ermittelt werden.

11.1 Flüssigkeitshaushalt

Etwa 60 % des Körpergewichtes eines ausgewachsenen Pferdes besteht aus Wasser, das auf intrazelluläre (Intrazellulärraum: IZR) und extrazelluläre (Extrazellulärraum: EZR) Flüssigkeitskompartimente verteilt ist. Um das osmotische Gleichgewicht zu erhalten, bewegt sich Wasser frei zwischen den Kompartimenten, die relative Verteilung wird jedoch durch die Osmolarität der Flüssigkeiten auf beiden Seiten reguliert. Die Volumenverringerung eines jeden Speichers ändert dessen osmotischen Druck, was zu einer Umverteilung des Wassers auf beiden Seiten führt, bis das osmotische Gleichgewicht wiederhergestellt ist. Die Osmolalität der IZR wird hauptsächlich durch Kalium und Phosphate aufrechterhalten, während die der EZR vorwiegend auf Natrium- und Chlorid-Ionen basiert.

Physiologischerweise sind etwa zwei Drittel des gesamten im Körper befindlichen Wassers im IZR. Bei einem 500 kg schweren Pferd sind das ungefähr 200 Liter Flüssigkeit. Die EZR enthält etwa ein Drittel des gesamten im Körper befindlichen Wassers, was bei einem 500 kg schweren Pferd etwa 100 Liter sind.

Störungen des Flüssigkeitshaushalts resultieren aus:

- verminderter Flüssigkeitsaufnahme infolge mangelnden Angebotes, Dysphagie oder anderen Krankheiten,
- gesteigertem Verlust infolge von Durchfall, Obstruktion des Dünndarmes oder übermäßigem Schwitzen,
- einer Kombination aus diesen Faktoren.

11.1.1 Untersuchung des Flüssigkeitshaushalts

Ein akuter Flüssigkeitsverlust aus dem EZR erhöht dessen osmotischen Druck, so dass Flüssigkeit aus dem IZR nachströmt. Übersteigt der Verlust 5 % der gesamten Körperflüssigkeit, wird das Ergebnis klinisch als Dehydratation sichtbar. Abhängig vom klinischen Bild wird eine Dehydratation von Störungen im Elektrolyt- und Säure-Basen-Haushalt, in Fällen akuter Darmerkrankungen auch von einer Toxikämie, begleitet.

Klinische Symptome einer Dehydratation
Im Hinblick auf Flüssigkeitsverluste und dessen Auswirkungen auf den Kreislauf können alle klinischen Symptome zur Diagnose beitragen. Die Hauptmerkmale zeigen sich wie folgt:

- Erhöhung der Herz- und Pulsfrequenz als Zeichen einer Hypovolämie und / oder eines Endotoxinschocks.
- Veränderungen der Pulsstärke spiegeln die Integrität des peripheren Kreislaufs wider. Schwacher oder fehlender Puls bzw. Verlängerung der Kapillarfüllungszeit sind Zeichen einer Hypovolämie und / oder eines Endotoxinschocks.
- Veränderungen der Kapillarfüllungszeit (capillary refill time) spiegeln den Zustand des peripheren Kreislaufs wider. Füllungs-

zeiten von mehr als zwei Sekunden weisen auf eine schlechte Durchblutung und Kreislaufschwäche hin. Trockenheit der Maulschleimhaut ist Zeichen einer Dehydratation.

- Verminderte Füllung der V. jugularis bei gestauter Vene verweist auf einen Abfall des Venendruckes.
- Verminderte Hautelastizität im Rahmen einer Dehydratation. Bei Pferden ist dies jedoch ein sehr subjektiver Test. Das Aufziehen einer Falte im Bereich der Schulter ergibt dabei verlässlichere Resultate als im Bereich des Halses.
- Kalte Extremitäten und verringerte rektale Temperatur können ein Schockgeschehen ankündigen.
- Verringerte Harnproduktion als Zeichen einer renalen Hypoperfusion, die jedoch schwer messbar ist.
- Veränderungen des Körpergewichts sind ein empfindliches Anzeichen für plötzliche Schwankungen im Flüssigkeitshaushalt, die im Verlauf einer Krankheit und / oder ihrer Behandlung auftreten können. Zu- oder Abnahme um 1 Kilogramm bedeutet Aufnahme oder Verlust von etwa 1 Liter Flüssigkeit. Leider ist in der Praxis eine genaue Bestimmung des Körpergewichts nur selten möglich.

Die Gesamtheit aller klinischen Symptome lässt jedoch keine genaue Messung der Dehydratation prozentual zum Körpergewicht zu, sie erlaubt lediglich eine subjektive Beurteilung, ob es sich um eine gering-, mittel- oder hochgradige Dehydratation handelt. Im Rahmen einer akuten Dehydratation sind die Symptome verstärkt; extreme Werte sind Anzeichen für einen drohenden hypovolämischen Schock.

Folgende Beobachtungen können als Richtlinie gelten:

- Leichte aber deutliche Veränderungen der klinischen Symptome bedeuten einen 5- bis 7% igen Verlust der Körperflüssigkeit.

- Schwacher Puls, verlängerte Kapillarfüllungszeit (3 bis 4 Sekunden) und verringerte Hautelastizität lassen mittlere Flüssigkeitsverluste von 8–10 % vermuten.
- Trockene Schleimhäute, stark verlängerte Kapillarfüllungszeit (4 bis 5 Sekunden), schwacher oder nicht fühlbarer Puls und eine deutliche Verringerung der Hautelastizität weisen auf hochgradige Flüssigkeitsverluste von mehr als 10 % hin.

Labordiagnostik

Zusätzlich zu den klinischen Beobachtungen können einfache Blutparameter zur Feststellung des Dehydrationsgrades herangezogen werden. Diese sollten möglichst in Form einer Testreihe untersucht werden, um den Verlauf der Dehydratation über einen kritischen Zeitraum hinweg zu verfolgen.

Hämatokrit (Hkt): Für die Bestimmung des Hämatokritwertes wird eine ungerinnbare Blutprobe verwendet (EDTA oder Heparin). Der Hämatokritwert hat jedoch auch Nachteile. Ist das Tier bei der Blutentnahme aufgeregt, kann eine Milzkontraktion zu verfälschten Ergebnissen führen. Andererseits können bei einem anämischen Tier, das dehydriert ist, die Hämatokritwerte durchaus im physiologischen Bereich liegen. Trotzdem lässt sich mittels einer Reihe von Messungen auf jeden Fall eine fortschreitende Dehydratation nachweisen. Im Allgemeinen kennzeichnet ein Hämatokrit von mehr als 45 % ein reduziertes EZR-Volumen und den Verlust von Natrium.

Bestimmung des Gesamteiweißes (Total plasma protein – TPP): Das Gesamteiweiß kann noch vor Ort mittels einer heparinisierten Blutprobe in einem Refraktometer bestimmt werden. Ein gleichzeitiger Proteinverlust kann hier jedoch zu negativen Ergebnissen führen. Folglich kann ein Patient, der gleichzeitig an einer exsudativen Enteropathie und Dehydratation leidet, normale Gesamtplasmaproteinwerte aufweisen. Zusätzlich kann eine chronische Infektion die Fibrinogen- und Globulin-Konzentration im Plasma erhöhen, auch wenn keine Dehydratation vorliegt. Wie beim Hämatokrit können mehrere nacheinander durchgeführte Untersuchungen auch hier eine fortschreitende Dehydratation nachweisen.

Kreatinin- und Harnstoffkonzentration: Die meisten klinisch-chemischen Parameter, die im Serum oder Plasma gemessen werden, einschließlich des Harnstoffs, erhöhen sich im Falle einer akuten Dehydratation. Hierbei weist jedoch ein deutlicher Anstieg sowohl des Harnstoffs als auch des Kreatinins auf prärenales Nierenversagen im Zusammenhang mit einer Hypovolämie (d. h. renale Minderperfusion) hin. Dieser Zustand ist meist reversibel, wenn sofort mit der Flüssigkeitstherapie begonnen wird.

11.2 Elektrolythaushalt

Die Schwierigkeit bei der Bewertung von Störungen des Elektrolythaushalts besteht darin, dass lediglich die Elektrolytkonzentration im Plasmaanteil der EZR leicht bestimmt werden kann. Die Elektrolytkonzentration der IZR kann zwar bestimmt werden, die erforderliche Technologie dazu steht dem Tierarzt jedoch meist nicht zur Verfügung. Allerdings reicht die Kenntnis von Verteilung und Funktion der verschiedenen Elektrolyte aus, um eine empirische Interpretation ihres Status anhand der Ergebnisse einer Blutprobe zu erstellen. Zu den klinisch bedeutsamen Parametern des Elektrolyt- und Säure-Basen-Haushalts zählen Natrium, Kalium, Chlorid und Bikarbonat. Die ersten drei können entweder im Serum oder im Plasma Bikarbonat jedoch kann nur durch eine heparinisierte Blutprobe im Blutgasgerät, bestimmt werden. Proben aus Vollblut müssen kurz nach der Entnahme getrennt werden, da die Tendenz zur Hämolyse die Elektrolytkonzentrationen in Serum und Plasma verändert. Tabelle 11.1 gibt einen Überblick über die Blutelektrolytwerte eines ausgewachsenen Pferdes.

11.2.1 Natrium

Natrium ist das wichtigste Kation im EZR. Es ist maßgeblich verantwortlich für die Aufrechterhaltung des osmotischen Druckes und somit für den Hydratationszustand in den Gefäßen. Die Bewertung der Natriumkonzentration in Serum oder Plasma kann in Bezug auf Mangel oder Überschuss im Blut nicht in absoluten Werten ausgedrückt werden. Das liegt daran, dass die Konzentration stets durch Fluktuationen innerhalb der gesamten »austauschbaren« Wasser-, Natrium- und Kaliumvorräte im Organismus ausgeglichen wird, die zwischen den Flüssigkeitskompartimenten ausgetauscht werden können. Die Beziehung dieser Faktoren untereinander wird durch die folgende Gleichung ausgedrückt:

$$\text{Na}^+\text{-Konzentration in Serum oder Plasma}$$
$$=$$
$$\frac{\text{Austauschbares Na}^+ + \text{Austauschbares K}^+}{\text{Gesamte Körperflüssigkeit}}$$

Aus dieser Gleichung folgt, dass ein Absinken der Natriumkonzentration in Serum oder Plasma unter die Normalwerte (Hyponatriämie) mit einem Überschuss an Körperflüssigkeit, einem Mangel an Natrium oder Kalium oder einer Kombination aus beidem zusammenhängen kann. Ein Anstieg über die Normwerte (Hypernatriämie) ist möglicherweise auf einen Verlust an Gesamtkörperflüssigkeit, einem Überschuss

Tabelle 11.1: Typische klinisch-chemische Blutwerte für ein ausgewachsenes Pferd*

Inhalt	Bereich
Gesamtprotein	60 — 70 g/l
Albumin	30 — 40 g/l
Globulin	20 — 35 g/l
Harnstoff	3,2 — 5,2 mmol/l
Kreatinin	128 — 188 µmol/l
Natrium	135 — 145 mmol/l
Kalium	3,3 — 5,0 mmol/l
Chlorid	93 — 103 mmol/l
Bikarbonat	25 — 33 mmol/l

* Übernommen aus Daten des Clinical Pathology Diagnostic Service, Department of Clinical Veterinary Science, Universität Bristol.

an Natrium oder Kalium oder auf eine Kombination dieser Faktoren zurückzuführen.

Ein hyponatriämischer Zustand (< 135 mmol pro l) tritt üblicherweise bei Durchfallerkrankungen auf, wobei auf einen massiven Flüssigkeits- und Elektrolytverlust die orale Wasseraufnahme und teilweiser Ersatz der verlorenen Flüssigkeit folgt. Ein hypernatriämischer Zustand (> 145 mmol / l) ist selten, kann aber eine Folge akuter Dehydratation oder übermäßiger Natriumzufuhr während einer Flüssigkeitstherapie sein.

11.2.2 Kalium

Kalium ist das wichtigste Kation im IZR, lediglich 2 % des gesamten Körpervorrates findet sich im EZR. Daher ist die Kaliumkonzentration in Serum oder Plasma bei der Bewertung des Kaliums im gesamten Organismus nur von geringer Bedeutung. Selbst bei normalem oder erhöhtem Kaliumwert im Blut könnten die Kaliumreserven des gesamten Organismus erschöpft sein.

Generell gesehen erhöht sich die Kaliumkonzentration in Serum und Plasma bei Azidose und verringert sich bei Alkalose. Im Falle einer Azidose neigen die Zellen dazu, Wasserstoff aufzunehmen und Kalium abzugeben, während bei einer Alkalose der umgekehrte Fall eintritt. Die Kenntnis der Kaliumkonzentration im Blut, kann in Verbindung mit einer klinischen Bewertung des Kreislaufs dazu dienen, Extreme im Säure-Basen-Haushalt festzustellen. Die Situation kann jedoch durch Umstände kompliziert werden, bei denen es zu einem tatsächlichen Verlust von Kalium im Kreislauf kommt.

Verringerungen der Kaliumkonzentration in Serum oder Plasma unterhalb des normalen Wertes (Hypokaliämie: < 3,3 mmol / l) treten oft bei Durchfall oder, und das ist bedeutsam, bei verringerter Futteraufnahme auf. Durch die Nieren des gesunden Pferdes werden große Mengen von Kalium ausgeschieden, so dass es bald zu Mangelerscheinungen kommt, wenn ein Pferd zu wenig Futter zu sich nimmt. Defizite werden durch die ausreichende Aufnahme von

Heu wieder ausgeglichen. Eine deutliche Hypokaliämie ist meist ein Zeichen für eine ernsthafte Störung des Säure-Basen-Haushalts (Alkalose). Fällt die Kaliumkonzentration im Blut unter 3,3 mmol / l oder ist die Futteraufnahme des Pferdes eingeschränkt, muss eine Substitution in Betracht gezogen werden.

Ein Anstieg der Werte über den normalen Bereich (Hyperkaliämie: > 5 mmol / l) ist bei Pferden selten. In Verbindung mit starker Azidose, Hämolyse oder – seltener – einer Störung der Nierenfunktion kann es zur Hyperkaliämie kommen. Eine fälschlicherweise in Blutproben festgestellte Hyperkaliämie kann die Folge einer Verunreinigung durch Hämolyse oder Kaliumaustritt aus Erythrozyten sein. Daher ist es bei der Entnahme von Blutproben wichtig, Serum und Plasma sofort von den Erythrozyten zu trennen. Wenn möglich, sollte eine Hyperkaliämie durch eine zweite Probe bestätigt werden. Aus verständlichen Gründen sind Proben aus Vollblut unzuverlässig, wenn sich das Laborverfahren verzögert.

11.2.3 Chlorid und Bikarbonat

Chlorid und Bikarbonat sind die wichtigsten Anionen des EZR und weisen eine inverse Beziehung auf. Da sich Chlorid hauptsächlich im EZR findet, zeigen Veränderungen in seiner Konzentration in Serum oder Plasma die Veränderungen im ganzen Organismus an. Ein Absinken der Chlorid-Konzentration in Serum oder Plasma unter die normalen Werte (Hypochlorämie: < 93 mmol / l) ist meist die Folge eines erhöhten Verlustes über den Magen-Darm-Trakt (Durchfall oder Obstruktion im Bereich des Dünndarms), kann aber auch infolge massiven Schwitzens auftreten.

Bikarbonat fungiert als Puffersystem, so dass seine Plasmakonzentration den Säure-Basen-Status des Pferdes widerspiegelt. Ein deutlicher Abfall der Bikarbonatkonzentration ist charakteristisch für einen mittleren bis schweren azidotischen Zustand. Bei metabolischer Azidose, ist ein Abfall der Bikarbonatkonzentration im

Plasma und ein Anstieg der Chloridkonzentration in Serum oder Plasma zu beobachten. Bei einer metabolischen Alkalose ist das Gegenteil der Fall.

11.3 Berechnung von Flüssigkeits- und Elektrolytverlusten

In vielen Fällen wird empirisch eine Vollelektrolyt-Lösung wie Ringer-Laktat verabreicht, um Flüssigkeitsverluste auszugleichen. Die Wirkung wird anschließend anhand klinischer und labormedizinischer Parameter verfolgt. Wie das folgende Beispiel zeigt, kann man die Flüssigkeits- und Elektrolytverluste anhand klinischer Untersuchungen und einfach zu bestimmender Laborwerten grob aber ausreichend exakt berechnen.

Klinisches Beispiel

Dieses Beispiel gilt für ein etwa 500 Kilogramm schweres Pferd mit starkem Durchfall. Die klinische Untersuchung ergibt eine erhöhte Herzfrequenz (60–80 Schläge pro Minute), schwachen Puls, verzögerte Kapillarfüllungszeit (3 bis 4 Sekunden) und verminderte Hautelastizität. Diese Befunde lassen eine leichte Dehydratation (8–10 %) vermuten. Die Labordiagnostik ergibt einen Hämatokrit über 45 % sowie niedrige Natrium- (130 mmol / l) und Kalium- (3,0 mmol / l) Konzentrationen. Diese Ergebnisse dokumentieren eine deutliche Dehydratation, und es kommt zu Elektrolytverlusten im Darmbereich. Um die Flüssigkeitsmenge im EZR zu stabilisieren, müssen die Natriumverluste ausgeglichen werden. Bei der Entscheidung hinsichtlich Flüssigkeits- und Elektrolyt-Therapie kommt einem Ausgleich der Natrium- und Volumendefizite die größte Bedeutung zu.

Hat man den Grad der klinischen Dehydration einmal prozentual bestimmt, lässt sich die Menge des zu ersetzenden Flüssigkeitsvolumens wie folgt berechnen:

$$\text{Geschätztes Flüssigkeitsdefizit (l)} = \text{Vermutete klinische Dehydratation (\%)} \times \text{Körpergewicht (kg)}$$

In diesem Beispiel beträgt die substituierende Flüssigkeitsmenge:

$$8\text{–}10\text{ \% von 500 Litern} = 40\text{–}50 \text{ Liter}$$

Mit diesen Zahlen und den gegebenen Laborwerte ist es dann möglich, den Natrium- und Kaliummangel zu berechnen. Dazu sind zwei Annahmen erforderlich: (1) die Natriumkonzentration im Plasma des gesunden Pferdes liegt im Mittel der Normalwerte (135–145 = 140 mmol / l) und (2) die gesamte Körperflüssigkeit des Pferdes betrug vor der Dehydratation 60 % seines Körpergewichtes, d. h. 300 Liter.

Die Natriumkonzentration im Plasma steht in folgendem Bezug dazu (siehe Kapitel 2.3.2.2):

$$\text{Plasma-Na}^+ = \frac{\text{Austauschbares Na}^+ + \text{Austauschbares K}^+}{\text{Gesamte Körperflüssigkeit}}$$

Daraus lässt sich zum Zeitpunkt vor der Dehydratation die Summe des austauschbaren Na^+ und K^+ herleiten:

$$\frac{\text{Plasma-Na}^+ \times \text{Gesamte Körperflüssigkeit}}{=} \text{Austauschbares Na}^+ + \text{Austauschbares K}^+$$

Substituiert man die gegebenen Zahlen, so erhält man:

$$140 \times 300 = 42000 \text{ mmol}$$

Nach der Dehydratation jedoch reduziert sich die Summe des austauschbaren Na^+ und K^+, da die Na^+-Konzentration niedrig ist (130 mmol / l) und ein Flüssigkeitsdefizit von 40–50 Litern besteht:

$$130 \times (300 - 50) \text{ bis } 130 \times (300 - 40) = 32500 \text{ bis } 33800 \text{ mmol}$$

Das Defizit an Na^+ und K^+ beträgt daher:

$$[42000 - 33800 \text{ mmol}] \text{ bis } [42000 - 32000 \text{ mmol}] = 8200 \text{ bis } 9500 \text{ mmol}$$

Bei Durchfall beträgt der Verlust an Natrium im Vergleich zu Kalium circa 70 %. Daraus folgt:

$$\text{Das Na}^+\text{-Defizit} = [8200 \times 0{,}7] \text{ bis } [9500 \times 0{,}7] = 5740 \text{ bis } 6650 \text{ mmol}$$

Durch Subtraktion ergibt sich:

Das Na^+-Defizit = 2460 bis 2850 mmol

Zusammengefasst bedeutet diese grobe Einschätzung der beim Patienten auszugleichenden Defizite:

- einen Mangel an gesamter Körperflüssigkeit von 40–50 Litern,
- ein Na^+-Defizit von 5740–6650 mmol,
- ein K^+-Defizit von 2460–2850 mmol.

Mit 40–50 Litern einer Vollelektrolyt-Lösung wäre der Natriummangel fast vollständig ausgeglichen. Vollelektrolyt-Lösungen ähneln in ihrer ionischen Zusammensetzung und Konzentration dem Plasma. Der Natriumgehalt liegt normalerweise bei 130–140 mmol / l. Das Kaliumdefizit würde dadurch jedoch bei weitem nicht ausgeglichen. Solange das Pferd frisst oder eine Substitution mit Kaliumchlorid möglich ist, stellt diese Situation kein Problem dar. Wird jedoch die Flüssigkeitstherapie mehrere Tage lang fortgesetzt, ohne dass feste Nahrung zugeführt wird, kann es zu starkem Kaliummangel kommen.

Nota bene: Diese Berechnung verschafft einen Eindruck von der zum sofortigen Ausgleich benötigten Menge. Nach der Initialtherapie durch den sofortigen kompletten Ausgleich des Defizits müssen jedoch weiterhin kontinuierlich 50–100 ml Flüssigkeit pro Kilogramm und Tag zugeführt werden, die der Patient möglicherweise nicht selbst aufnehmen kann.

11.4 Säure-Basen-Haushalt

Störungen im Säure-Basen-Haushalt können eine Folge der vermehrten Bildung oder des verminderten Abbaus von Säuren oder Basen sein. Diese Störungen können durch eine Reihe von Mechanismen verursacht werden. So kann die Anhäufung organischer und anorganischer Säuren und Basen im Organismus zum Auftreten einer metabolischen Azidose oder metabolischen Alkalose führen. Ein gestörter Säure-Basen-Haushalt geht oft mit Erkrankungen ein-

her, die einer Flüssigkeitstherapie bedürfen. Eine Flüssigkeitstherapie gleicht den Säure-Basen-Haushalt meist aus, da sie Säure- oder Basenüberschüsse verdünnt und die Gewebedurchblutung verbessert. Die spezielle Korrektur des Säure-Basen-Haushalts ist daher oft unnötig und kann sogar nachteilig sein.

Die häufigste Störung des Säure-Basen-Haushalts ist die metabolische Azidose, die meist in Verbindung mit einer obstruktiven gastrointestinalen Erkrankung oder mit Durchfall auftritt. Eine Niereninsuffizienz ist nur selten die Ursache eines gestörten Säure-Basen-Haushaltes. In diesen Fällen sind die Gründe für die Azidose entweder ein erhöhter Basenverlust und / oder eine verringerte periphere Perfusion. Dies führt zu einem Wechsel vom aeroben zum vorwiegend anaeroben Stoffwechsel im Gewebe und damit verbundener Laktatbildung. Als physiologische Reaktion (um CO_2 abzuatmen) ist eine erhöhte Atemfrequenz zu beobachten. Die metabolische Azidose ruft in der Regel wenige Begleitsymptome hervor.

Eine metabolische Alkalose kommt bei Pferden selten vor und ist meist eine Folge von verminderter Chloridkonzentration in Serum oder Plasma. Jedoch kann eine Alkalose vorübergehend bei Hypochlorämie im frühen Stadium von Durchfall oder bei einer Obstruktion und Paralyse des Dünndarmes auftreten.

Veränderungen in der Belüftung des Respirationstraktes rufen gleichermaßen Veränderungen des pH-Wertes im Blut hervor. Hypoventilation führt zu respiratorischer Azidose infolge eines erhöhten CO_2-Druckes im Blut. Eine respiratorische Azidose tritt bei Vollnarkose beim Pferd in Verbindung mit zentraler Atemdepression und einem Anstieg des CO_2-Druckes im Blut auf. Sie bleibt bei guter Versorgung in der Regel folgenlos. Im Gegensatz dazu führt Hyperventilation zu einer respiratorischen Alkalose infolge eines Absinkens des CO_2-Druckes, da dieses »abgeatmet« wird. Eine respiratorische Alkalose kann auch durch Hyperventilation bei Anstrengung verursacht werden.

Bestimmung der Säure-Basen-Parameter

Auch wenn die Messungen von Blutgasen und pH-Wert die einzigen zuverlässigen Parameter für den Säure-Basen-Haushalt darstellen, sind Schätzungen des Bikarbonatgehalts im Plasma ausreichend für die meisten klinischen Situationen. Die Bikarbonatkonzentration im Plasma wird normalerweise über den Gesamtgehalt an CO_2 im Plasma bestimmt, das zu 9 % aus Bikarbonat besteht. Verzögerungen bei der Bewertung des CO_2-Gehaltes können jedoch zu falschniedrigen Werten führen, und um dies zu vermeiden, müssen venöse Blutproben unter anaeroben Bedingungen in heparinisierten Spritzen genommen und so bald wie möglich untersucht werden. Unglücklicherweise ist für die Analyse eine anspruchsvolle Ausrüstung notwendig (Blutgas-Analysegerät), und dieses steht in der Praxis nicht immer zur Verfügung. Die Behandlung einer metabolischen Azidose mittels einer speziellen Bikarbonat-Therapie ist in der Praxis nur äußerst selten notwendig, wenn die Konzentration im Plasma unter 15 mmol / l fällt.

Die Entscheidung für die Verabreichung einer Natriumbikarbonat-Lösung, sollte gut überlegt werden, da dies eine metabolische Alkalose mit Atemdepression, Hypernatriämie (durch Zusatz von zu viel Natrium), Hypokaliämie und eine absolute Hyperosmolalität zur Folge haben kann. Da viele Stoffwechselprozesse im Organismus bei einem Blut-pH-Wert von weniger als 7 nicht ablaufen können sollte es nur in Ausnahmefällen zusätzlich verabreicht werden, wenn der Bikarbonatgehalt im Plasma unter 15 mmol / l fällt.

In Spezialzentren wird die Menge an Bikarbonat, die zum Ausgleich eines Mangels ersetzt werden muss, normalerweise in Bezug zur zu ersetzenden extrazellulären Flüssigkeit gesetzt. Da der untere Bereich der Bikarbonatkonzentration im Plasma normalerweise bei 25 mmol pro l liegt, wird der Basenmangel (d. h. Bikarbonatmangel) durch die Subtraktion der Bikarbonatkonzentration im Plasma des Patienten (mmol / l) von 25 mmol / l berechnet. Dieser Wert wird in die folgende Gleichung eingesetzt und ergibt den Bedarf an Bikarbonat:

$$HCO_3 - \text{Bedarf (mmol / l)} = 0,3 \times KG \text{ (kg)} \times \text{Basenmangel (mmol / l)}$$

Diese Gleichung erlaubt eine Berechnung des Bikarbonatgehalts in extrazellulärer Flüssigkeit, die mit etwa 30 % (0,3) des Körpergewichtes angenommen wird. In dem Fall des 500 kg schweren Pferdes mit schwerem Durchfall bedeutet das bei einer sehr niedrigen Bikarbonatkonzentration im Plasma von z. B. 12 mmol / l, einen Basenmangel von 25 – 12 = 13 mmol / l. Substituiert man diesen Wert in der obigen Gleichung, ergibt sich für den Bedarf an Bikarbonat 0,3 x 500 x 13 = 1,950 mmol.

Da 1 Gramm $NaHCO_3$ 12 mmol HCO_3^- ergibt, ist der Bedarf des Pferdes $^{1.950}/_{12}$ = 163 Gramm. Diese Menge kann intravenös in einer 5%igen Lösung, über 30 bis 45 Minuten verteilt, verabreicht werden. In der Praxis wird meist nur die Hälfte des berechneten Defizits ersetzt, um eine Überkorrektur zu vermeiden. Durch die Untersuchung weiterer Blutproben während der Behandlung muss die Bikarbonatkonzentration überwacht werden.

11.5 Plasmaprotein-Status

Ein spürbarer Abfall der Plasmaproteinkonzentration (TPP) in einem gemessenen Zeitraum bezeichnet einen Proteinverlust während eines Krankheitsprozesses. Bei Pferden ist dies meist mit einem Proteinverlust durch eine Darmerkrankung, bei der ein absoluter Verlust an Albumin auftritt, verbunden. Der Ersatz des gesamten Plasmas ist angebracht, wo es zu anhaltendem Proteinverlust kommt, oder wenn eine kontinuierliche Flüssigkeitstherapie zur Verdünnung des Plasmaproteins bis zu einer Konzentration von weniger als 40 g / l geführt hat. In diesen Fällen führt ein Abfall im osmotischen Druck des Plasmas wahrscheinlich zu subkutanen Ödemen.

Feststellung des Bedarfs an Plasmaprotein

Das Plasmavolumen eines Pferdes beträgt annähernd 5 % seines Körpergewichtes, und der Normalwert des TPP liegt bei etwa 60 bis 70 g / l. Bei einem angenommenen Mittel von 65 g / l weist ein Pferd mit einer Plasmakonzentration von 40 g / l ein Defizit von 25 g / l auf.

Aus diesen Annahmen folgt, dass ein Pferd von 500 kg ein Plasmavolumen von 25 Litern hat (5 % von 500) und sein Defizit an Plasmaproteinen 25 g / l x 25 = 625 g wäre. Hätte ein geeignetes Spendertier ein TPP von 70 g / l, betrüge die Menge an Plasma, die benötigt wird, um 625 g Protein zu ersetzen, $^{625}/_{70} = 8,9$ Liter. In der Praxis genügt wahrscheinlich die Hälfte dieser Menge.

Unter idealen Bedingungen sollte das Plasma des Spendertiers mit den Erythrozyten des Empfängertiers kompatibel sein. Leider weist eine routinemäßige Kreuzprobe nur Plasma-Agglutinin nach, wohingegen viele Erythrozyten-Allo-Antikörper des Pferdes als Hämolysine wirken und bei einem Routinetest nicht auftauchen. Ein geeigneter Kompatibilitätstest ist daher ein kompliziertes In-vitro-Verfahren, das nur Speziallabors durchführen können und das vor Ort unpraktikabel ist. Allgemein sind jedoch die Risiken einer initialen Plasmatransfusion bei Pferden gering, besonders, wenn das Spendertier mit dem Empfängertier genetisch verwandt ist.

11.6 Klinische Ursachen für Flüssigkeits- und Elektrolytverschiebungen

11.6.1 Verringerte Wasseraufnahme

Bei einem Krankheitsverlauf mit verminderter Wasser- und Futteraufnahme kommt es unweigerlich zu Symptomen fortschreitender Dehydratation. Unter diesen Umständen ist der Verlust von Na^+ aus der EZR gering, doch der K^+-Mangel tritt schnell ein, wenn die Futteraufnahme reduziert wird.

Klinische Bewertung: Klinische Anzeichen für eine Dehydratation zeigen sich erst nach zwei bis drei Tagen.

Laboruntersuchung: Im frühen Stadium sind die Laborwerte unauffällig, nach zwei bis drei Tagen kann jedoch eine leichte Steigerung der Werte von Hkt, TPP sowie Na^+, K^+ und Cl^- in Serum und Plasma beobachtet werden.

Bedarf: In den ersten ein bis zwei Tagen des Krankheitsgeschehens reicht die oral aufgenommene Flüssigkeit zur Deckung des täglichen Bedarfs aus. Nach drei Tagen ist der Patient stärker dehydriert und muss mit einer Vollelektrolyt-Lösung infundiert werden, gefolgt von oraler Rehydratation (50–100 ml / kg / Tag).

Anmerkungen zur oralen Rehydratation
Die Flüssigkeitszufuhr mittels Magensonde wird allgemein in Fällen geringgradiger Dehydratation empfohlen, jedoch nur, wenn die Darmresorption nicht durch einen Ileus, eine Obstruktion oder schwere Gastroenteritis behindert ist. Abhängig von der Größe des Pferdes werden in häufigen Intervallen 4–10 Liter am Tag verabreicht (gegebenenfalls alle zwei bis drei Stunden).

Die Flüssigkeit sollte isoton oder hypoton sein. Erhält ein hypovolämisches Pferd hypertone Flüssigkeit, bewirkt dies eine Sekretion von Flüssigkeit ins Darmlumen.

● Bei einer intravenösen Flüssigkeitssubstitution über mehrere Tage führt die kontinuierliche Verwendung von Vollelektrolyt-Ersatzflüssigkeit zu einer Ausscheidung von Wasser und Natrium und verhindert damit den Erfolg der Rehydration. Ist der Flüssigkeitsverlust höher als der Elektrolytverlust (bei Wassermangel oder Inappetenz), wird hauptsächlich Flüssigkeit benötigt. Dabei dient eine 5 %ige Dextrose als isotone Quelle einer elektrolytfreien Flüssigkeit. Die Infusionsgeschwindigkeit für 5 %ige Dextrose in isotoner Kochsalzlösung sollte jedoch nicht größer als 1–2 l / Stunde sein, da sonst die Nierenkapazität überschritten wird und eine osmotische Diurese die Folge ist.

- Bei einem inappetenten Pferd steigt der Kaliumbedarf täglich. Orale Ergänzung ist in diesem Fall günstig und kann in einer Dosis von 50 g (entspricht 675 mmol Kalium) auf 500 kg in mehreren Litern Wasser mit einer Nasen-Schlund-Sonde 2- bis 3- mal täglich verabreicht werden.

11.6.2 Kolik

Flüssigkeits-, Elektrolyt- und Säure-Basen-Verschiebungen treten bei den akuten Koliken auf, bei denen Flüssigkeit in das Darmlumen sezerniert wird und / oder eine Strangulation des Darmes besteht. Die Beispiele umfassen alle Arten von Obstruktionen im Dünndarmbereich sowie Verlagerung mit Torsion des Dickdarms.

Klinische Bewertung: Die klinischen Symptome einer Kolik sind mit denen einer Hypovolämie gekoppelt.

Laboruntersuchung: Die Werte von Hkt und TPP sind erhöht, was auf Dehydratation hindeutet. Dagegen können die Na^+-, K^+- und Cl^--Werte im Plasma normal sein. Ist eine Bestimmung des Bikarbonats im Plasma möglich, so sind diese Werte im Falle schwerer Zirkulationsstörungen (metabolischer Azidose) niedrig.

Bedarf: Infusion einer Elektrolyt-Lösung mit oder ohne Plasmavolumen-Expander, um einem Schock entgegen zu wirken. Ist eine Schätzung des Bikarbonatwertes möglich, kann die Verabreichung von isotonischem $NaHCO_3$ sinnvoll sein.

Anmerkungen zu Ersatzflüssigkeiten
- Die geeigneten Ersatzflüssigkeiten sind Vollelektrolyt-Lösungen, da ihre Zusammensetzung der EZR ähnelt. Diese Ersatzflüssigkeit ist hauptsächlich auf den extrazellulären Bereich beschränkt und führt zu einer Vergrößerung des Plasmavolumens.
- Für ausgewachsene Pferde sollte die verabreichte Flüssigkeitsmenge 3–5 l / Stunde betragen. Bei Anzeichen eines hypovolämischen Schocks ist eine schnellere Flüssigkeitszufuhr notwendig, um den intravaskulären Druck zu erhöhen (10–12 l / Stunde). Man sollte bedenken, dass in kurzer Zeit verabreichte Flüssigkeiten auch rasch wieder ausgeschieden werden, bevor eine Verteilung auf andere Flüssigkeitskompartimente erfolgen kann.

- Sowohl die Versorgung mit einer Vorstufe des Bikarbonat, wie z. B. Laktat, als auch Vollelektrolyt-Lösungen verbessern häufig die periphere Durchblutung und sorgen für eine deutliche Reduzierung der Störungen im Säure-Basen-Haushalt. Daher ist eine spezielle Bikarbonat-Behandlung im Rahmen einer Kolik oder eines Schocks nicht unbedingt erforderlich. Ist eine Bestimmung des pH-Wertes nicht möglich, sollte $NaHCO_3$ vorsichtig eingesetzt werden und auf 1–2 mmol / kg des Körpergewichtes beschränkt sein.

- Physiologische Kochsalzlösung (0,9 %) ist unter den meisten klinischen Umständen nicht geeignet, da sowohl die Natrium- als auch die Chloridkonzentrationen deutlich höher sind als die im Plasma eines Pferdes. Unter einer physiologischen Kochsalzlösung kann sich eine Hypokaliämie (durch Abschwächung des K^+-Gehaltes im Blut), eine Hyperchlorämie (durch einen Überschuss an Cl^-) und eine metabolische Azidose entwickeln (aufgrund der Hyperchlorämie und der Abschwächung des Bikarbonats im Blut). Außerdem fehlen die Bikarbonat-Vorstufen, die den handelsüblichen Vollelektrolyt-Lösungen oft zugesetzt sind.

11.6.3 Durchfall

Das Ausmaß der Flüssigkeits- und Elektrolyt-Verluste sowie die Entstehung einer Azidose hängen vom Ausprägungsgrad der Darmerkrankung ab. Zusätzlich spielt es eine Rolle, ob der Patient während der Krankheit weiter Flüssigkeit aufnimmt oder nicht.

Klinische Symptome: Die Symptome einer Dehydratation sind bei mildem Verlauf sehr gering, wohingegen schwerer Durchfall von Toxikämie und Dehydratation begleitet wird.

Labordiagnostik: Eine leichte Erkrankung, bei der der Patient kein gestörtes Allgemeinbefinden zeigt und weiterhin Flüssigkeit aufnimmt, wird die Laborwerte kaum beeinflussen. Bei schwerem Krankheitsverlauf steigt der Hämatokrit in Folge der Dehydratation. Dagegen sinken die Plasma- und Serum-Elektrolyt-Werte aufgrund des Verlusts über den Darm. Es kann auch zu einem Albuminverlust im Darm kommen, so dass das Gesamtplasmaprotein im Rahmen einer Dehydratation nicht wesentlich ansteigt. Die bei schwerem Durchfall gemessenen Bikarbonat-Werte im Plasma sind niedrig.

Bedarf: Bei leichten Fällen reicht die orale Flüssigkeitszufuhr aus. Andernfalls kann intital eine intravenöse Gabe einer Vollelektrolyt-Lösung nötig sein, die durch orale Substitution weitergeführt wird. Bei schwerem Krankheitsverlauf muss zum Ausgleich eine Elektrolytlösung verabreicht werden (Infusion), gegebenenfalls kann zusätzlich ein Plasma-Expander zur Schockprophylaxe gegeben werden. Bei niedrigen Plasmaproteinkonzentrationen kann Spendertierplasma als Volumen-Expander verwendet werden. Ist eine Bestimmung des Bikarbonats im Plasma möglich, kann isotonisches $NaHCO_3$ verabreicht werden.

Nota bene: Das durch den Durchfall entstandene K^+-Defizit, kann nicht durch intravenöse Infusionen ersetzt werden. Wenn es die klinischen Umstände erlauben, sollte Kalium oral zugeführt werden.

11.6.4 Dehydratation durch Überanstrengung

Anstrengungen über relativ kurze Distanzen führen kaum zu Symptomen einer Dehydratation. Lange Distanzen (mit hohem Schweißverlust) können klinisch und labordiagnostisch einer Dehydratation gleichen, verbunden mit niedrigen Na^+- und vor allem K^+- und Cl^-- Werten.

Bedarf: In leichten Fällen wird nur oraler Flüssigkeitsersatz verabreicht. Eine ausgeprägte Dehydratation erfordert eine Elektrolyt-Infusion.

Nota bene: Gelegentlich kommt es bei Anstrengungen über lange Distanz auch zu Hypokaliämie, was eine gesteigerte neuromuskuläre Übererregbarkeit bewirkt (siehe Kapitel 5).

11.7 Weiterführende Literatur

VAALA, W. E., JOHNSTON, J. K., MARR, C. M. und ORSINI, J. A. (1995): Intensive care. In: The Equine Manual. London, W. B. Saunders: 737–755.

12 Erkrankungen des Atmungstraktes

12.1 Obere Atemwege: Klinische Untersuchung

Erkrankungen der oberen und unteren Atemwege sind beim Pferd häufig. Dieses Kapitel beschreibt die klinische Untersuchung solcher Erkrankungen unter Verwendung von Geräten, die für einen praktizierenden Tierarzt zugänglich sind.

12.1.1 Endoskopie

Mithilfe der Endoskopie können die meisten Abschnitte der Atemwege direkt betrachtet werden. Die Verwendung flexibler Faseroptiken in Kombination mit Video-Endoskopietechnik ist zum wichtigen Hilfsmittel bei der Einschätzung von Erkrankungen der Atemwege geworden. Welche Abschnitte der Atemwege der Untersuchung zugänglich sind, hängt von den zur Verfügung stehenden Geräten ab. Ein dünnes Endoskop von 1 oder 1,20 Meter Länge reicht zwar aus, um bei ausgewachsenen Pferden die oberen Luftwege zu untersuchen, ist aber nicht lang genug, um den Bronchialbaum untersuchen zu können – für eine Bronchoskopie wird ein Instrument von 2 Meter Länge oder mehr benötigt, beispielsweise ein flexibles Kolonoskop welches in der Humanmedizin verwendet wird. Für Fohlen können dünne Endoskope aus der Pädiatrie eingesetzt werden. Aus hygienischen Gründen muss das Gerät nach jeder Untersuchung desinfiziert werden.

12.1.1.1 Verfahren

Das Pferd muss gut fixiert sein. Normalerweise reicht eine Oberlippenbremse aus, um den Kopf ruhig zu halten. Eine medikamentöse Sedierung ist manchmal erforderlich, sollte aber nach Möglichkeit vermieden werden, wenn Kehlkopf oder Gaumenbogen funktionell überprüft werden sollen. Es ist hilfreich, wenn für diese Untersuchung drei Personen zur Verfügung stehen: Eine Person hält Pferd und Oberlippenbremse, eine Person stabilisiert das Endoskop an der Nüsternöffnung und die dritte Person führt die Untersuchung durch. Für eine Routineuntersuchung wird das Endoskop durch eine Nüster eingeführt und in den ventralen Nasengang geschoben.

Die der Untersuchung zugänglichen Abschnitte des Atmungstraktes können wie folgt in sieben Bereiche eingeteilt werden:
- Nasenhöhlen
- Nasenrachenraum
- Luftsäcke
- Gaumenbogen
- Kehldeckel
- Kehlkopf
- Luftröhre und Bronchien

12.1.1.2 Nasenhöhlen

Der ventrale Nasengang und die ventralen Nasenmuscheln werden beim Einführen des Endoskops in Richtung Nasenrachenraum untersucht. Eine detaillierte Untersuchung dieser Bereiche ist allerdings leichter durchzuführen, indem man das Instrument langsam wieder durch die Nase zurückzieht. Beim Zurückziehen des Endoskops innerhalb des Nasenrachenraums in Richtung der Choanen kann durch Aufwärtsbewegen der Endoskopspitze der Siebbeinbereich mit dem Siebbeinlabyrinth und den Siebbeinmuscheln gut untersucht werden (Abb. 12.1). In diesem Bereich öffnet sich Apertura nasomaxillaris der Nasennebenhöhlen an der lateralen Wand des mittleren Nasenganges. Diese Öffnung selbst ist der Untersuchung nicht zugänglich, es muss jedoch auf eventuellen Ausfluss aus den Nebenhöhlen in die Nasenhöhle geachtet werden. Im Bereich des Siebbeinlabyrinths kommt es häufig zu fortschreitenden Siebbeinhämatomen, die als rostral in den mittleren Nasengang hineinragende graugrüne Masse erscheinen.

Der mittlere Nasengang kann auch vom Nasenhöhleneingang betrachtet werden. Im Gegensatz zum ventralen Nasengang ist der mittlere Nasengang enger und wird leicht traumatisiert, wenn das Endoskop nicht vorsichtig vorgeschoben wird. Die Oberflächen der Nasenmuscheln sollten u. a. auf Pilzbefall, Ulzera und Umfangsvermehrungen untersucht werden. Ausfluss aus den Nebenhöhlen kann zur Schwellung der Nasenmuscheln und Einengung der Nasengänge führen. Erkrankungen der Nasenscheidewand (Schiefstellung, Zysten, Verdickung etc.) können bei der Endoskopie ebenfalls festgestellt werden.

12.1.1.3 Nasenrachen

Bei jungen Pferden bis zu fünf Jahren zeigen sich in den Wänden des Nasenrachenraums häufig hyperplastische lymphoide Follikel. Diese sind in geringerem Umfang als normaler Befund zu bewerten, können aber bei übermäßiger Ausprägung zu gelegentlich auftretendem Stridor führen.

Eine Parese der Pharynxmuskulatur kann die Ursache für eine Dysphagie und das Austreten von Futter über die Nase sein. Während der endoskopischen Untersuchung sind schlaffe Rachenwände erkennbar, daneben eine persistierende dorsale Verlagerung des weichen Gaumens sowie eine Verteilung von Futterpartikeln und Speichel innerhalb des Nasenrachenraumes.

12.1.1.4 Luftsäcke

Eine Untersuchung der Luftsäcke ist möglich, indem das Endoskop vom ventralen Nasengang in den Nasenrachen eingeführt und in dorsaler Richtung unter der Knorpelklappe der Eustachischen Röhre vorgeschoben wird. Dazu wird zunächst eine flexible Führungssonde durch den Biopsiekanal des Instruments geführt und unter die Klappe geschoben. Dann wird mit diesem die Klappe durch Rotation des Endoskops angehoben, so dass nun das Endoskop selbst in die Eustachische Röhre eingeführt werden kann. Das weitere Vorschieben des Endoskops in den Luftsack wird durch eine rotierende Bewegung erleichtert. Jeder Luftsack wird durch das Stylohyoid in eine mediale und eine laterale Bucht unterteilt. Die mediale Bucht (Abb. 12.2) ist größer als der laterale Teil. An der kaudolateralen Wand der medialen Kammer verlaufen mehrere wichtige Strukturen, darunter die Arteria carotis interna, das Ganglion cervicale craniale, der Vagusnerv sowie die Nn. glossopharyngeus, hypoglossus und accessorius, und der N. sympathicus.

Abb. 12.1:
Endoskopische Ansicht des Siebbeinlabyrinths und der mittleren Nasenmuschel (Endoturbinale II)

Abb. 12.2:
Endoskopische Ansicht der medialen Abteilung des rechten Luftsacks.

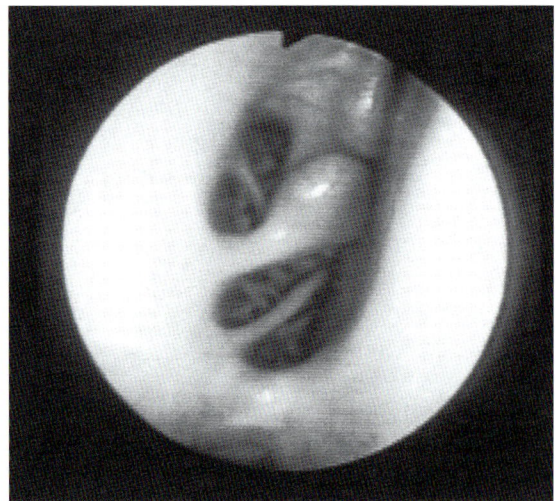

12.1

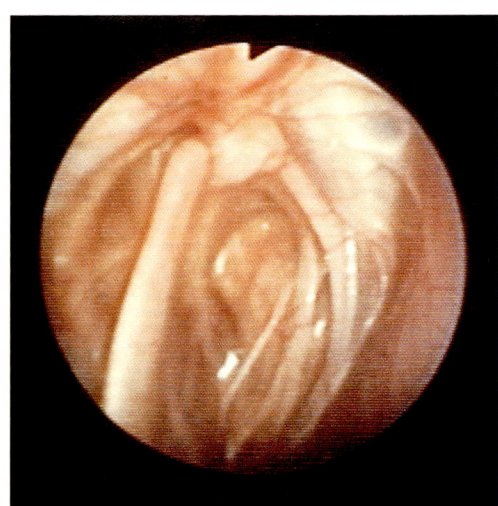

12.2

12.1.1.5 Gaumen-Rachen-Bogen (Arcus palatopharyngeus)

Der weiche Gaumen ist eine durchgängige dünne Platte, die den Boden des Nasenrachenraumes bildet. Sein freier kaudaler Rand liegt anatomisch korrekt unterhalb des Kehldeckels (Abb. 12.3) und wird daher nur sichtbar, wenn aufgrund einer Schluckbewegung eine dorsale Verlagerung stattfindet (Abb. 12.4). Angeborene Missbildungen des weichen Gaumens führen beim Fohlen zum Zurückfließen der Milch durch die Nase. Solche Missbildungen sind endoskopisch leicht zu diagnostizieren. Liegt ein solcher Defekt vor, kann die Maulhöhle direkt vom Nasenrachen aus betrachtet werden.

Gaumensegelverlagerung

Bei der Gaumensegelverlagerung (laryngopalatale Dislokation) bewegt sich der freie kaudale Rand des Gaumensegels dorsal in Richtung des Kehldeckels. Bei Hochleistungspferden führt dieser Befund zu einer Beeinträchtigung der Leistungsfähigkeit und zu gurgelnden Atemgeräuschen. Der Zustand tritt gewöhnlich intermittierend auf und kann in Ruhe nicht diagnostiziert werden. In einer Spezialklinik kann zur sicheren Diagnosestellung eine Endoskopie durchgeführt werden, während das Pferd auf einem Hochgeschwindigkeits-Laufband bewegt wird. Pferden, denen für die Endoskopie eine Oberlippenbremse angelegt wird, weisen initial zunächst oft eine Verlagerung des Gaumensegels auf, das jedoch nach einer erneuten Schluckbewegung normalerweise wieder an seine normale Position zurückkehrt. Häufige Verlagerungen des Gaumensegels oder häufige erfolglose Schluckversuche in Ruhe lassen an eine permanente Gaumensegelverlagerung denken, sie stellen aber keinen sicheren Beweis dar. Auch ein verlagertes Gaumensegel bei geschlossenen Nüstern, ist verdächtig, insbesondere wenn das Gaumensegel nur schwer in seine alte Lage zurückkehrt.

Pharyngeale Zysten

Pharyngeale Zysten finden sich am häufigsten im Gewebe unterhalb des Kehldeckels. Sie sind mithilfe der Endoskopie normalerweise erkennbar, liegen jedoch gelegentlich unter dem kaudalen Rand des Gaumensegels verborgen.

12.1.1.6 Kehldeckel (Epiglottis)

Der Kehldeckel ist eine blattähnliche Struktur, die rostro-dorsal von der Basis des Kehlkopfes absteht. Der Rand ist gezahnt mit auf der dorsalen Oberfläche liegenden kleinen, bogenförmigen Blutgefäßen (Abb. 12.3). Beim Entrapment (Verfangen der Epiglottis in einer Schleimhautfalte des Pharynx) erfolgt eine Verlagerung von

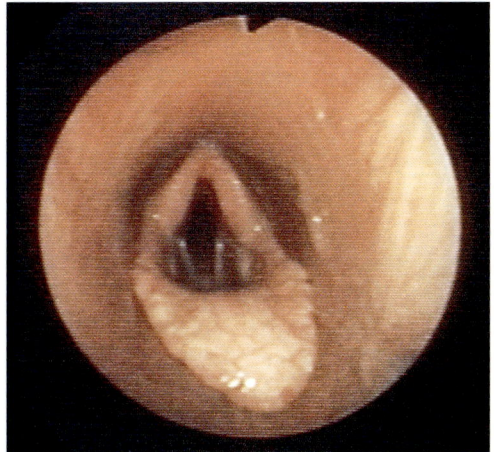

12.3

Abb. 12.3:
Endoskopische Ansicht des Gaumensegels. Der kaudale Rand liegt unterhalb des Kehldeckels und wird durch diesen verdeckt. Der Kehldeckel hat einen gezackten Rand, auf seiner dorsalen Oberfläche sind kleine Gefäße sichtbar.

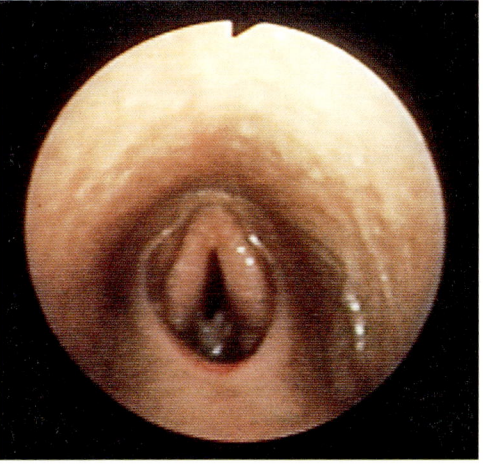

12.4

Abb. 12.4:
Endoskopische Ansicht des Gaumensegels in dorsal verlagerter Position. Der kaudale Rand wurde nach oben über den Kehldeckel verlagert und ist daher sichtbar.

subepiglottischem Gewebe und arytenoepiglottischen Falten dorsal über den Kehldeckel, so dass der obere Rand, die lateralen Ränder und die dorsale Oberfläche verdeckt werden. Eine Hypoplasie des Kehldeckels mit reduzierter Länge, Breite und Dicke kann endoskopisch festgestellt werden. Zur Bestätigung der Diagnose ist aber eine Röntgenaufnahme notwendig. Ein solcher Befund weist auf Entrapment und eine Subluxation des Gaumensegels hin.

12.1.1.7 Kehlkopf

Der Kehlkopf wird vom Nasenrachenraum aus betrachtet, wobei die exzentrische Position des Endoskops immer dazu führt, dass die Stimmritze leicht asymmetrisch erscheint. Besteht Unsicherheit im Hinblick auf das Vorliegen einer leichten Asymmetrie, sollte eine weitere Untersuchung von der anderen Nüster aus stattfinden.

In den meisten Fällen kann ein Endoskop in Kehlkopf und Trachea positioniert werden, ohne einen starken Hustenreflex zu provozieren. Bei Pferden, die an einer Erkrankung der unteren Atemwege leiden, lässt sich der Hustenreflex sehr schnell auslösen, was einen anfallartigen Husten zur Folge hat. In solchen Fällen schaltet man den Reflex durch topische Applikation einer verdünnten Lidocain-Lösung aus (50 : 50,

Aufsprühen auf den Kehlkopf über einen Katheter, der durch den Biopsiekanal geschoben wird).

12.1.1.8 Luftröhre und Bronchien

Die Luftröhre (Abb. 12.5) kann mit einem ausreichend langen Endoskop (> 1,8 m) in ganzer Länge untersucht werden. Auf diese Weise können Strikturen im Lumen (kongenital, iatrogen oder traumatisch) erkannt werden, auch wenn hier die Röntgenaufnahme häufig aussagekräftigere Informationen liefert. Flüssigkeitsansammlungen finden sich oft am Brustkorbeingang, wo durch Aspiration Proben gewonnen und auf ihre Beschaffenheit (Schleim, Eiter, Blut) untersucht werden können. Kommt es nach körperlicher Anstrengung zu blutigem Ausfluss, muss an ein belastungsinduziertes Lungenbluten gedacht werden.

Fremdkörper, wie beispielsweise kleine Dornenzweige, können im unteren Luftröhrenabschnitt oder in den Hauptbronchien steckenbleiben, wodurch es in seltenen Fällen zu chronischem Husten kommt. Normalerweise können sie endoskopisch erkannt und entfernt werden.

Der Bronchialbaum kann so weit untersucht werden, wie Länge und Durchmesser des Endoskops es zulassen. Die Carina (Abb. 12.6) stellt sich normalerweise als scharf gezeichnete Tren-

Abb.12.5:
Endoskopische
Ansicht der Luftröhre.

Abb. 12.6:
Endoskopische
Ansicht der Carina und
Bifurcatio tracheae.

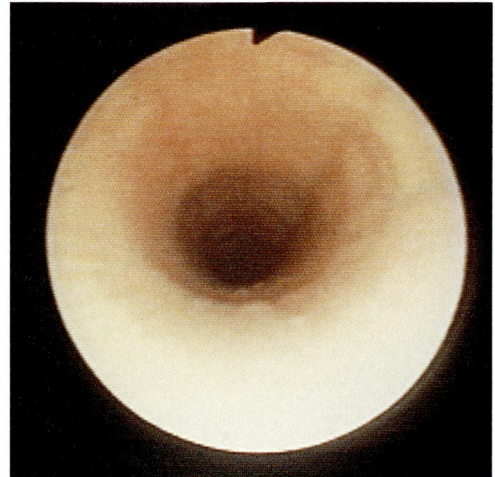

12.5

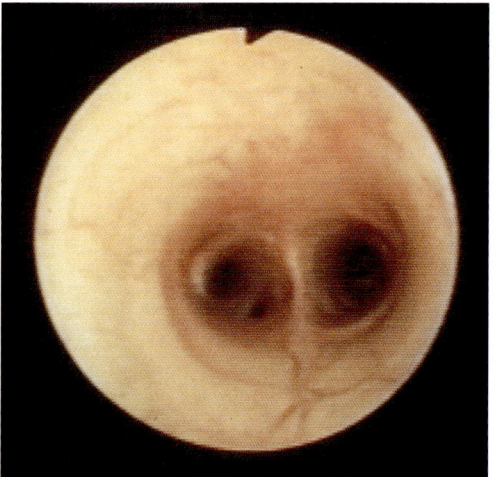

12.6

nungskante von linken und rechten Hauptbronchus dar. Bei chronischen Erkrankungen der unteren Atemwege ist dieser Rand durch schleimige Ödeme oder Entzündungen sowie Hyperämie verdickt. Einseitiger eitriger Ausfluss aus nur einem Hauptbronchus deutet auf eine örtliche Lungenverletzung dieser Seite hin (z. B. fokale Pneumonie, Lungenabszess oder Fremdkörper). Das Einführen des Endoskops in die Bronchien kann zu erheblichen Hustenreaktionen führen, die die Untersuchung erschweren. Die Reaktion kann durch wiederholte Infusionen kleiner Mengen einer verdünnten Lidocain-Lösung beim Vorschieben des Endoskops gelindert werden. Die Bronchialwände werden auf Verdickungen, Entzündungen und Erschlaffungen untersucht. Intraluminale Umfangsvermehrungen sind beim Pferd leicht zu diagnostizieren.

12.1.2 Untersuchung der Nasennebenhöhlen

12.1.2.1 Perkussion

Das Pferd hat fünf paarig angelegte Nasennebenhöhlen: Stirnhöhle (Sinus frontalis), Keilbeinhöhle (Sinus sphenoidalis), Gaumenhöhle (Sinus palatinus) und Kieferhöhlen (Sinus maxillaris caudalis und maxillaris rostralis). Erkrankungen treten meist in den beiden Kieferhöhlen (Sinus maxillares) auf. Mittels Perkussion können Flüssigkeitsansammlungen, raumfordernde Prozesse sowie Schmerzhaftigkeit nachgwiesen werden. Dazu klopft man mit den Fingern einer Hand kurz und kräftig auf den über der Nebenhöhle liegenden Knochen (Abb. 12.7). Bestehende Resonanzveränderungen können besser erkannt werden, wenn das Maul des Pferdes geöffnet ist (durch Druck mit den Fingern auf die Laden). Die Resonanz oder mögliche Schmerzreaktionen werden mit denen der anderen Gesichtsseite verglichen. Die topographische Anatomie und die entsprechenden Perkussionsbereiche für die Stirn- und die Kieferhöhlen sind in den Abbildungen 12.8 und 12.9 dargestellt.

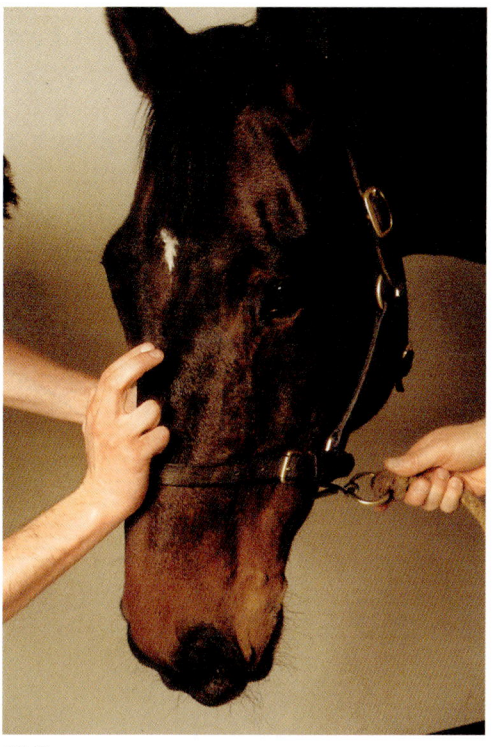

12.7

Abb. 12.7:
Perkussion der Nasennebenhöhlen. Mit den Fingern einer Hand wird kurz und kräftig auf den über der Nasennebenhöhle liegenden Knochen geklopft.

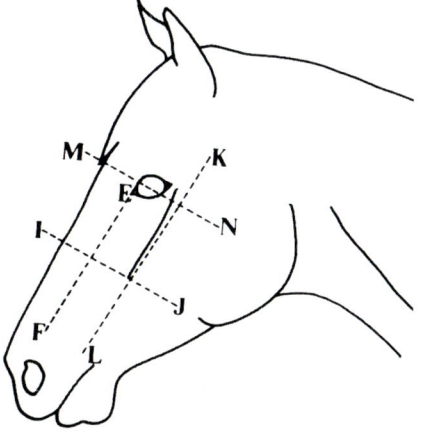

Abb. 12.8:
Topographische Anatomie der Sinus maxillaris. Dorsal wird die Begrenzung durch eine Linie gebildet, die vom medialen Augenwinkel zur Incisura nasoincisiva reicht (E–F). Die rostrale Begrenzung wird durch eine Linie gebildet, die im rechten Winkel zur dorsalen Grenze so gezogen wird, dass sie auf das rostrale Ende der Crista facialis trifft (I–J). Der ventrale Rand verläuft parallel zum dorsalen Rand entlang der Crista facialis (K–L). Kaudal bildet eine Linie die Grenze, die von der Mitte der Orbita zur Crista facialis gezogen wird (M–N).

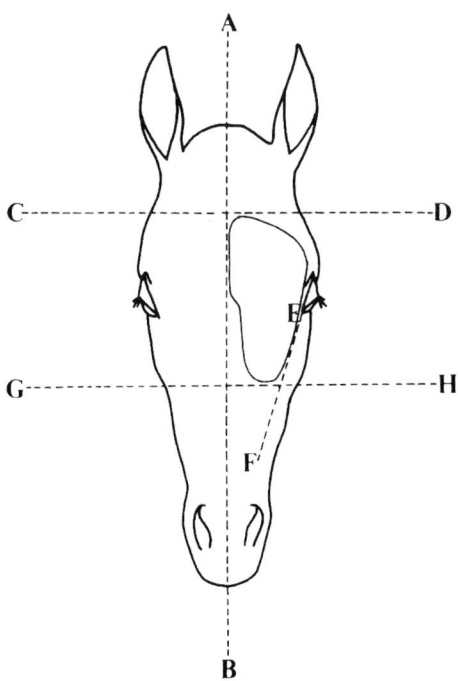

Abb. 12.9:
Topographische Anatomie des linken Sinus frontalis. Linke und rechte Nebenhöhlen sind über eine knöcherne Scheidewand entlang der Mittellinie des Kopfes voneinander getrennt (A–B). Der kaudale Rand des Sinus frontalis liegt rostral vom Temporomandibulargelenk auf einer Linie, die durch die Mitte der Jochbeinbogen gezogen wird (C–D). Lateral wird der Sinus von einer Linie begrenzt, die vom medialen Augenwinkel zur Incisura nasoincisiva gezogen wird (E–F). Die rostrale Erweiterung des Sinus liegt auf einer Linie, die die Mittelpunkte der jeweiligen Linien zwischen medialem Augenwinkel und Incisura nasoincisiva miteinander verbindet (G–H).

12.1.2.2 Endoskopie

Die Nasennebenhöhlen stehen untereinander in Verbindung und münden über die Apertura nasomaxillaris in den mittleren Nasengang. Diese Öffnung ist der Untersuchung nicht direkt zugänglich, es kann jedoch durch die Untersuchung des kaudalen Bereiches des mittleren Nasenganges geprüft werden, ob ein Ausfluss aus dieser Öffnung in die Nasenhöhle vorliegt (siehe Kapitel 12.1.1.2). Bei chronischer Erkrankung der Nasennebenhöhle kommt es aufgrund der Ausweitung der Nebenhöhlen zu einer Deformierung der Nasengänge.

12.1.2.3 Sinuspunktion

Mithilfe einer Punktion können Proben für die Zytologie und Mikrobiologie entnommen werden. Die genaue Punktionsstelle lässt sich durch klinische und röntgenologische Befunde ermitteln. In Fällen einer allgemeinen Erkrankung der Nasennebenhöhlen wird an den in der Abbildung 12.10 angegebenen Stellen punktiert.

Eine Sinuspunktion erfolgt am stehenden, sedierten Pferd wie folgt:

- Die Stelle wird rasiert und für einen chirurgischen Eingriff vorbereitet. Die Haut wird mit einem Lokalanästhetikum infiltriert, und durch Haut und Unterhautgewebe wird eine Inzision von 0,5–1 cm Länge gesetzt.
- Unter Verwendung eines 2-mm-Steinmann-Nagels und einem entsprechenden Bohrfutter wird ein Loch durch den Knochen gebohrt. Für den Zugang zum Sinus maxillaris rostralis kann es erforderlich sein, den M. levator labii superioris dorsal zu verlagern. Bei vielen Pferden mit chronischer Erkrankung der Nasennebenhöhlen ist der darüber liegende Knochen aufgrund der Nebenhöhlenzündung stark abgebaut und demzufolge sehr dünn, so dass die Nebenhöhle mit einer 16G-Kanüle eröffnet werden kann, ohne vorher ein Loch bohren zu müssen.
- Das Punktat kann mit einer Kanüle oder einem Polyethylen-Röhrchen entnommen werden (Abb. 12.11). Eine Spülung mit steriler Kochsalzlösung ist hilfreich, wenn der flüssige Inhalt des Sinus nicht zugänglich oder sehr viskös ist.
- Die Punktionsstelle wird nicht vernäht und der sekundären Wundheilung überlassen.

12.1.2.4 Röntgenuntersuchung

Die Röntgenuntersuchung ist zur Beurteilung von Erkrankungen der Nasennebenhöhlen von sehr großem Wert. Die besten Ergebnisse liefern latero-laterale Aufnahmen am stehenden (evtl. sedierten) Pferd, bei denen die betroffene Seite dem Film zugewandt ist. Ein Infusionsständer kann als Kassettenhalter benutzt werden, indem man die Kassette in eine Tüte legt, die man an den Ständer hängt. Der horizontale Röntgenstrahl wird auf das rostrale Ende der Crista facialis ausgerichtet (Abb. 12.12). Das Pferd wird mit einem Strick oder einem Stoffhalfter festgehalten. Aufnahmen im 30-Grad-Winkel sind angebracht, wenn man ein Profil der betroffenen Seite unter Auslassung der nicht betroffenen Seite anfertigen will. Zusätzlich ermöglicht dieser Strahlengang eine Beurteilung der Backenzähne und der Zahnwurzeln (Abb. 12.13). Mithilfe dieser Technik können der Flüssigkeitsspiegel und Weichteilmassen dar-

gestellt werden. Wenn wegen ständiger Kopfbewegungen eine Röntgenaufnahme nicht möglich ist, können Schrägaufnahmen unter Vollnarkose erforderlich werden.

12.1.2.5 Direkte Sinus-Endoskopie

Beim stehenden, sedierten Pferd können die Nebenhöhlen mithilfe flexibler endoskopischer Faseroptiken oder eines starren Arthroskops untersucht werden. Die Instrumente werden durch ein Bohrloch eingeführt. Die Abbildung 12.14 zeigt die für die endoskopische Untersuchung geeigneten Lokalisationen.

Technik

● Die Stelle wird aseptisch vorbereitet und die Haut mit einem Lokalanästhetikum infiltriert. Haut, Unterhautgewebe und Periost werden mit einem 1,5 cm langen Schnitt durchtrennt.

● Wird ein Arthroskop oder ein dünnes flexibles Endoskop verwendet, kann die Öffnung im Knochen unter Verwendung eines 5-mm-Steinmann-Nagels in einem Spannfutter gebohrt werden. Wenn ein Endoskop mit größerem Durchmesser eingesetzt werden soll, kann es erforderlich sein, das Loch unter Verwendung eines Trepans zu bohren.

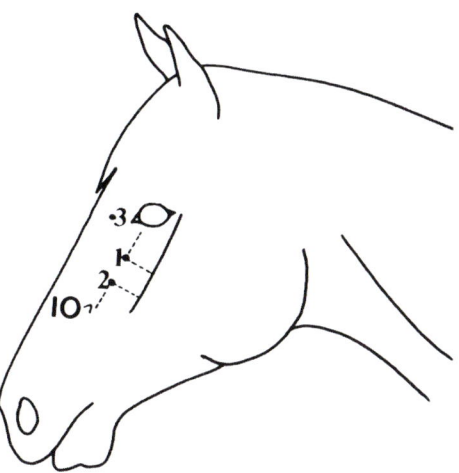

Abb. 12.10:
Lokalisationen für die routinemäßige Sinus-Trepanation. (1) Sinus maxillaris caudalis: 2,5–3 cm rostral des medialen Augenwinkels. (2) Sinus maxillaris rostralis: 2,5–3 cm dorsal der Crista facialis und 2,5–3 cm kaudal des Foramen infraorbitale (IO). (3) Sinus frontalis: in der Mitte zwischen medialem Augenwinkel und der dorsalen Mittellinie des Kopfes.

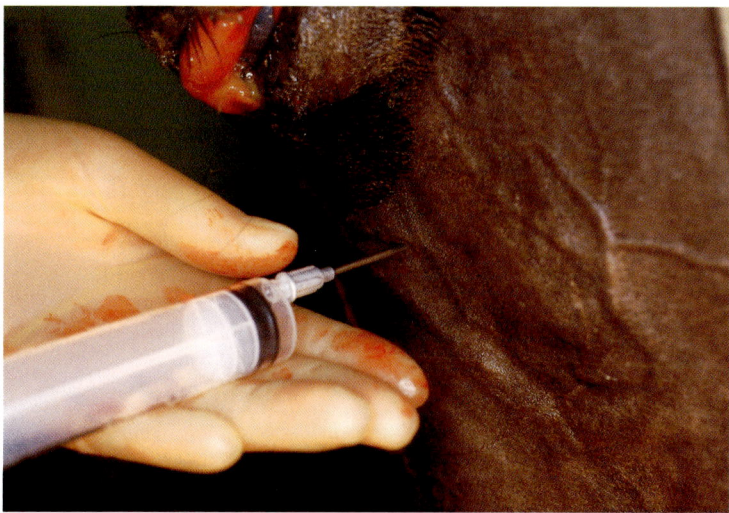

Abb. 12.11:
Sinuspunktion. Flüssigkeit wird über eine Nadel aspiriert, die durch die Öffnung eingeführt wurde.

12.11

Untersuchung der Nasennebenhöhlen

- Sobald der Sinus eröffnet ist, kann das Arthroskop bzw. das flexible Endoskop zur Untersuchung eingeführt werden (Abb. 12.15).

Für eine allgemeine Untersuchung des Sinus frontalis und der Sinus maxillares caud. ist der Zugang über den Sinus frontalis zu bevorzugen. Auch die Untersuchung der Sinus conchae dorsales erfolgt über den Sinus frontalis. Der Sinus sphenopalatinus wird über den Zugang des Sinus maxillaris caudalis untersucht.

12.1.2.6 Trepanation

Die Eröffnung der Nasennebenhöhlen mit einem Trepan ermöglicht Biopsien und Aspirationen am stehenden Pferd. Die Lokalisationen für eine Trepanation werden in der Abbildung 12.16 gezeigt.

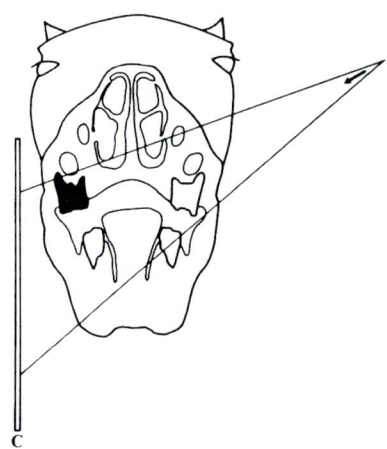

Abb. 12.13:
Schrägaufnahme in einem spitzen Winkel von dreißig Grad zur Darstellung der Zahnwurzeln der maxillaren Backenzähne. Querschnitt durch den Kopf auf der Ebene des rostralen Endes der Crista facialis. Die Kassette (C) wird an die betroffene Seite gehalten, der Röntgenstrahl wird von der kontralateralen Seite schräg nach unten gerichtet. Die maxillaren Backenzähne und die Zahnwurzeln der betroffenen Seite (dunkel gezeichnet) treten auf der Aufnahme deutlich hervor und haben Abstand von den übrigen Zähnen.

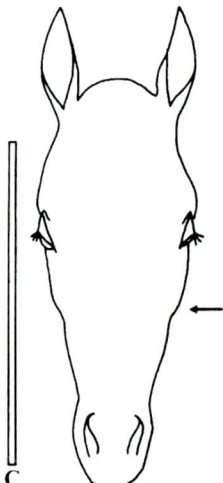

Abb. 12.12:
Laterale Röntgenaufnahme der Nasennebenhöhlen und der Nasenhöhle. Die Kassette (C) wird längs zum Kopf gehalten, der horizontale Röntgenstrahl wird zentral auf das rostrale Ende der Crista facialis eingestellt.

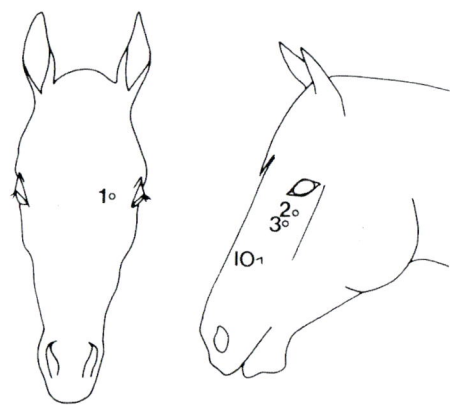

Abb. 12.14:
Empfohlene Zugänge für die endoskopische Untersuchung der Nasennebenhöhlen. (1) Sinus frontalis: 60% der Entfernung lateral zwischen Mittellinie und medialem Augenwinkel und 0,5 cm kaudal vom medialen Augenwinkel. (2) Sinus maxillaris caudalis: 2 cm rostral und 2 cm ventral vom medialen Augen-winkel. (3) Sinus maxillaris rostralis: auf der Hälfte zwischen dem rostalen Ende der Crista facialis und der Ebene des medialen Augenwinkels, und 1 cm ventral einer Linie, die das Foramen infraorbitale (IO) und den medialen Augenwinkel miteinander verbindet.

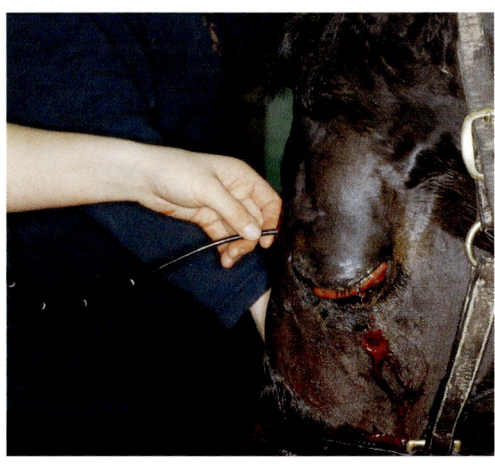

Abb. 12.15:
Direkte Sinuskopie. Durch ein kleines Bohrloch wurde ein flexibles Endoskop in den Sinus maxillaris rostr. eingeführt.

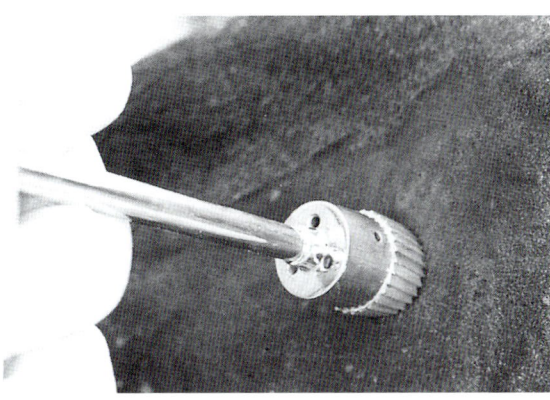

Abb. 12.17:
Trepanation (Sinus maxillaris caudalis). Der Trepan wird auf die Haut gedrückt, so dass der Bereich der Hautinzision markiert wird.

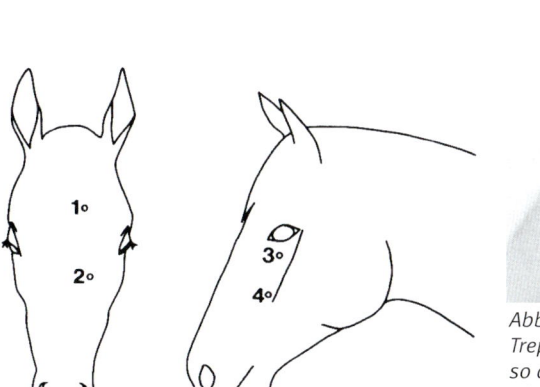

Abb. 12.16:
Lokalisierung der Stelle für die Sinus-Trepanation. (1) Sinus frontalis (medialer Teil): 4 cm von der Mittellinie des Kopfes abweichend auf der Linie, die die superaorbitalen Vorsprünge miteinander verbindet. (2) Sinus frontalis (rostraler Anteil): 5 cm von der Mittellinie des Kopfes entfernt, auf einer Ebene 3–4 cm kaudal vom rostralen Ende der Crista facialis. (3) Sinus maxillaris caudalis: 2,5–3 cm dorsal der Crista facialis und 2,5–3 cm rostral des medialen Augenwinkels; so weit wie möglich in den durch Augenhöhle und Crista facialis gebildeten Winkel hinein. (4) Sinus maxillaris rostralis: 2,5 cm kaudal und 3,5 cm dorsal des Punktes, der am rostralen Rand der Crista facialis liegt. Nota bene: Bei jungen Pferden liegt diese Öffnung direkt neben den Backenzähnen, so dass sie nur geringfügig Zugang zu den Nebenhöhlen ermöglicht.

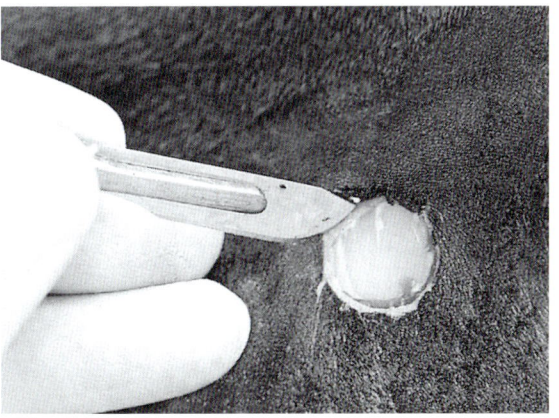

Abb. 12.18:
Trepanation. Haut, Unterhautgewebe und Faszien werden so ausgestanzt, dass die Oberfläche des Knochens sichtbar wird.

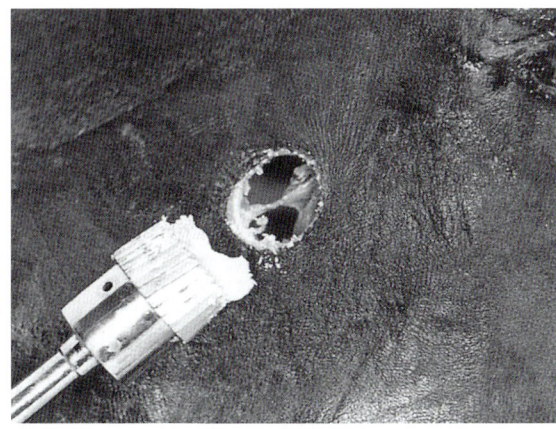

Abb. 12.19:
Trepanation. Mithilfe des Trepans wird eine Öffnung in den Knochen gebohrt, die den Zugang zur Nebenhöhle ermöglicht.

Technik

- Die Stelle wird aseptisch vorbereitet und die Haut mit einem Lokalanästhetikum infiltriert.
- Mit dem Trepan wird ein Kreis auf der Haut markiert (Abb. 12.17). Mit dem Skalpell wird die Haut zusammen mit Unterhautgewebe und Faszien entfernt (Abb. 12.18).
- Mit der Spitze eines Trokars wird ein kleines Loch in den Knochen vorgebohrt, das den Trepan während des Bohrvorgangs stabilisiert. Das trepanisierte Knochenstück wird dann entfernt, so dass ein direkter Zugang zur Nebenhöhle entsteht (Abb. 12.19).

Anmerkungen

- Das Bohrloch heilt durch Granulation und sekundäre Wundheilung rasch zu und erfordert nur minimale Nachsorge in Form von täglicher Reinigung mit verdünnter Desinfektionslösung.
- Soll das Bohrloch täglich zur Verabreichung von Medikamenten oder für Spülungen benutzt werden, ist die Öffnung mit einer Tamponade aus zusammengerolltem sterilem Mull zu verschließen, um die Heilung zu verzögern (Abb. 12.20).

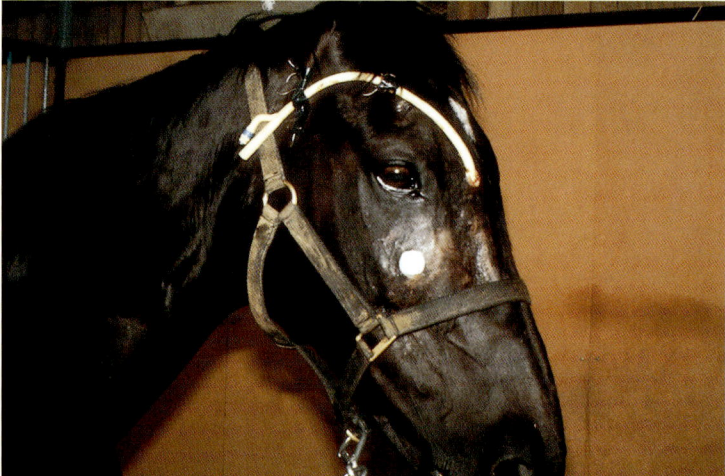

Abb. 12.20:
Bohrloch im Sinus maxillaris rostralis, mit sterilem Mull verschlossen, um eine zu rasche Abheilung zu verhindern. Über ein weiteres Bohrloch ist ein Foley-Kathether eingeführt, der die Verabreichung von Medikamenten und Spülflüssigkeit ermöglicht.

12.1.3 Untersuchung der Luftsäcke

12.1.3.1 Endoskopie

Anhaltspunkte für das Vorliegen einer Erkrankung der Luftsäcke können bereits während einer routinemäßigen endoskopischen Untersuchung des Rachens gewonnen werden.

Die folgenden Befunde sind charakteristisch für eine Erkrankung der Luftsäcke:

- Abfluss von Blut oder Eiter aus einer oder beiden Eustachischen Röhre(n) in den Rachen
- Rachenlähmung (Pharynxparalyse)
- Rechtsseitige Kehlkopflähmung
- Ein- oder beidseitige Herabsenkung des Rachendaches

Eine Luftsackmykose bestätigt sich unter Umständen durch das Vorliegen eines Pilzrasens im Luftsack. Meistens befällt die Mykose die dorso-mediale Wand des Luftsacks über der Arteria carotis interna. Bei Verdacht auf Luftsackmykose muss mit größter Vorsicht vorgegangen werden, insbesondere wenn eine Blutungsneigung des Pferdes bekannt ist. Freies Blut oder ein Hämatom im Luftsack behindern die Untersuchung. Während der endoskopischen Untersuchung ist darauf zu achten, dass sich Koagula auf der Arterie nicht ablösen, da dies zu weiteren Blutungen führen würde. Vor der Behandlung einer Mykose sollte das Ausmaß der neurologischen Funktionsstörung (Rachenlähmung, halbseitige Kehlkopflähmung) eingeschätzt werden.

Die Endoskopie kann bei Befunden wie Tympanie, Empyemen und Luftsacksteinen (chondroide Konkremente) nur beschränkt Informationen liefern. Diese Erkrankungen können durch eine Endoskopie zwar bestätigt werden, andere Verfahren, vor allem die Röntgenuntersuchung, liefern aber nützlichere Informationen. Eine Entzündung der Luftsäcke ist ein generalisiertes Entzündungsgeschehen der Luftsackwände und kann mit Neuropathien wie Rachen- und Kehlkopflähmung einhergehen.

12.1.3.2 Sekretentnahme mittels Katheter

Zur Gewinnung von Probenmaterial für die Zytologie und die bakteriologische Untersuchung muss ein Katheter gelegt werden. Dies kann mit oder ohne endoskopische Sichtkontrolle erfolgen.

Soll ein Katheter blind eingeführt werden, ist der Abstand zwischen der Nüster und der Eustachischen Röhre (die auf der Ebene des lateralen Augenwinkels liegt) am Katheter anzuzeichnen. Der Katheter wird versteift, indem man ihn über einen Führungsdraht zieht, der 2 cm vom distalen Ende einen 30-Grad-Winkel aufweist. Der Katheter wird durch den ventralen Nasengang geschoben, bis die Markierung die Nase erreicht hat. Nun wird das gekrümmte Ende lateral gedreht und der Katheter unter der klappen-ähnlichen Öffnung der Eustachischen Röhre hindurchgeschoben. Der Katheter lässt sich am leichtesten während des Schluckaktes vorschieben. Der Katheter befindet sich in der Eustachischen Röhre, wenn beim Vorschieben in den Luftsack kein Widerstand mehr auftritt.

12.1.3.3 Röntgenuntersuchung

In den Luftsäcken befindliche Luft ist ein gutes, natürliches Kontrastmittel für eine Röntgenaufnahme. Daher ist die Röntgenuntersuchung ein hilfreiches klinisch-diagnostisches Verfahren zur Bewertung von Erkrankungen der Luftsäcke. Latero-laterale Aufnahmen am stehenden Pferd werden in der gleichen Weise angefertigt wie bei der Untersuchung der Nasennebenhöhlen. Auf der Aufnahme können die medialen und lateralen Buchten der Luftsäcke unterschieden werden. Befindet sich Eiter oder Blut in den Luftsäcken, erkennt man röntgenologisch einen Flüssigkeitsspiegel. Luftsackkonkremente stellen sich im Röntgenbild ebenfalls dar. Aufgrund der Kompression durch retropharyngeale Umfangsvermehrungen kann es zu Veränderungen der Luftsackform kommen. Beim Vorliegen einer Luftsacktympanie zeigen sich röntgenologisch ungewöhnlich große, mit Luft gefüllte Luftsäcke.

12.1.4 Untersuchung des Kehlkopfes

12.1.4.1 Palpation

Die Zeigefinger beider Hände werden auf beiden Seiten des Halses unter die Sehne des M. sternohyoideus geschoben, so dass der kraniale dorsale Kehlkopf im Bereich des Muskelfortsatzes palpiert werden kann. In fortgeschrittenen Fällen einer idiopathischen halbseitigen Kehlkopflähmung ist der dorsale M. cricoarytaenoideus atrophiert und der Muskelfortsatz tritt deutlicher hervor.

12.1.4.2 Stellknorpeltest

Für diesen Test werden Zeige- und Mittelfinger beider Hände über den Muskelfortsatz des Stellknorpels (Arytenoid) gelegt, um die kraniodorsale Larynxregion mit dem Proc. muscularis palpieren zu können. Die andere Hand stützt die gegenüberliegende Seite des Kehlkopfes. Bei Pferden mit einer halbseitigen Kehlkopflähmung kommt es dabei zu einem pfeifenden Atemgeräusch. Am besten führt man diesen Test kurz nach einer körperlichen Anstrengung durch. Pferde mit linksseitiger Kehlkopflähmung zeigen zu diesem Zeitpunkt auch eine Vibration des linksseitigen Stellknorpels.

12.1.4.3 Slap-Test

Dieser Test wird eingesetzt, um die Funktion der Adduktoren des Arytenoids (M. ventricularis, M. vocalis) zu überprüfen. Die Muskelkontraktion wird entweder mittels der Palpation des Muskelfortsatzes oder des Kehlkopfes durch eine endoskopische Untersuchung beurteilt. Ein Helfer versetzt dem Pferd mit der flachen Hand einen leichten Schlag auf eine Seite des Brustkorbs. Dadurch wird eine Reflexbewegung oder leichtes Zucken des kontralateralen Muskelfortsatzes ausgelöst, die zur Adduktion des Procc. corniculatis und der Stimmbänder führt. Charakteristisch ist, dass bei einem Pferd mit linksseitiger Kehlkopflähmung das reflektorische Muskelzucken auf der linken Seite als Reaktion auf den Schlag gegen die rechte Brustkorbseite schwächer ausfällt oder ganz fehlt. Bei gesunden Pferden reagieren beide Stellknorpel gleich stark und symmetrisch. Der Test sollte bei ruhiger Atmung des Pferdes in der exspiratorischen Phase durchgeführt werden.

12.1.4.4 Endoskopie

Mithilfe der Enoskopie lässt sich der Kehlkopf untersuchen und der Bewegungsspielraum der Kehlkopfknorpel beurteilen. Unter diesem Aspekt kann es nötig sein, die Untersuchung in der Ruhe und nach Anstrengung durchzuführen. In leichten Fällen von halbseitiger Kehlkopflähmung kann eine Untersuchung während der Bewegung auf einem Laufband besonders hilfreich sein.

Der Kehlkopf wird untersucht, indem man das Endoskop wie üblich durch den ventralen Nasengang führt. Die sichtbaren Teile des Kehlkopfes werden auf Veränderungen der Oberfläche (z. B. Entzündung des Stellknorpels) oder Hinweise auf frühere operative Eingriffe (z. B. das Fehlen einer oder beider Kehlkopftaschen) untersucht. Auch die anatomischen Strukturen im Bereich des Kehlkopfes (Kehldeckel, Gaumenbogen und Rachenwände) werden untersucht.

Weitere Beurteilungskriterien sind die Symmetrie der Glottis sowie die Lage der Procc. corniculatis und der Stimmbänder. Diese Befunde sollten im Ruhezustand erhoben werden. In Fällen kompletter halbseitiger Kehlkopflähmung bewegt sich der Stellknorpel wenig oder gar nicht und ist zur Mittellinie verschoben (ebenso wie die Stimmbänder, siehe Abb. 12.21 und 12.22). Auf der betroffenen Seite ist die Öffnung zur Kehlkopftasche deutlicher zu sehen.

Die Atmungstiefe und der Grad der Abduktion des Stellknorpels in der Phase der Exspiration können durch ein vorübergehendes Verschließen der Nüstern oder durch die Injektion eines Atmungsstimulans (z. B. Lobelin®) verstärkt werden. Ebenso sollte die Adduktion des Stellknorpels nach einer Stimulation der Schluckbewegung (z. B. durch Einspülen von Wasser über das Endoskop) beurteilt werden. Wenn die Stellknorpel keine synchrone Abduktion zeigen, ist das noch nicht als pathologisch anzusehen, solange beide Strukturen zur maximalen Abduktion fähig sind. Eine fehlende, übermäßige oder in zwei Phasen ablaufende Abduktion ist jedoch pathologisch.

Abb. 12.21:
Endoskopische Ansicht eines gesunden Kehlkopfs in Ruhe.

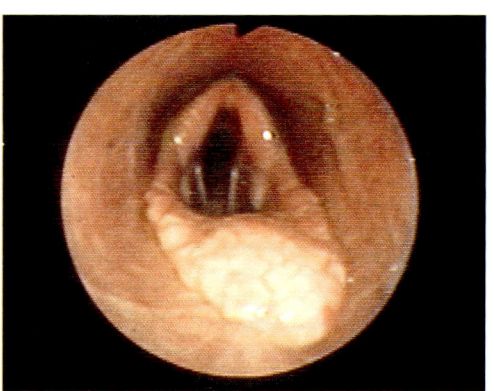

12.21

Abb. 12.22:
Endoskopische Ansicht eines Kehlkopfes mit linksseitiger Lähmung (Hemiplegia laryngis sinistra). Linker Aryknorpel und linkes Stimmband sind medial verlagert.

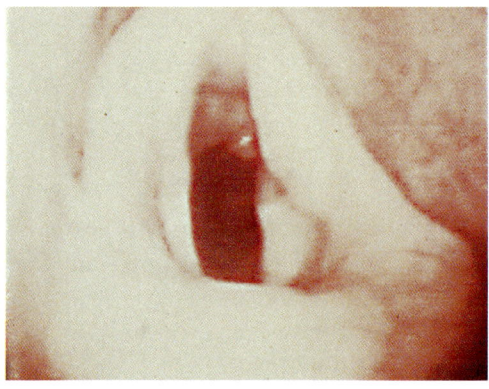

12.22

Anmerkung

Bei Pferden mit geringgradiger halbseitiger Kehlkopflähmung können Störungen der Abduktion des Stellknorpels während des Ausatmens in Ruhe nur schwer zu erkennen sein. Diese Pferde sollten direkt nach Belastung oder in einer spezialisierten Tierklinik auf einem Hochgeschwindigkeits-Laufband untersucht werden. Während oder unmittelbar nach Belastung ist der Kehlkopf beim gesunden Pferd symmetrisch erweitert und beide Stellknorpel sind maximal abduziert. Im Gegensatz dazu erscheint der Kehlkopf bei Pferden mit halbseitiger Kehlkopflähmung asymmetrisch und die Abduktion der betroffenen Seite ist unvollständig.

12.1.4.5 Röntgenuntersuchung

Laterale Röntgenaufnahmen von Rachen und Kehlkopf am stehenden Pferd können nützliche Zusatzinformationen über den Zustand des Kehlkopfes und der umgebenden Strukturen liefern. Das Fehlen einer oder beider Kehlkopftaschen deutet auf frühere operative Eingriffe hin (laryngeale Ventrikulektomie). Vor dem chirurgischen Einsatz einer Larynxplastik hat sich die Röntgenuntersuchung des Kehlkopfes als hilfreich erwiesen, um metaplastische Verknöcherungen der Kehlkopfknorpel zu diagnostizieren. Das Vorliegen dieser Verknöcherung kann während des Eingriffes zu Komplikationen führen. Im Röntgenbild sind eine dorsale Verlagerung des Gaumensegels, subepiglottische Zysten, Entrapment der Epiglottis und die rostrale Verlagerung des hinteren Gaumen-Rachen-Bogens diagnostizierbar. Außerdem können Größe und Form des Kehldeckels beurteilt werden.

12.2 Untere Atemwege: Klinische Untersuchung

12.2.1 Auskultation

Die Auskultation von Luftröhre und Brustkorb sollte in einer ruhigen Umgebung vorgenommen werden. Die Atemgeräusche in der Luftröhre sind klar und deutlich erkennbar, wobei die inspiratorischen Geräusche ähnlich klingen wie die exspiratorischen. An der Luftröhre können allerdings auch weitergeleitete Geräusche aus den oberen und unteren Atemwegen zu hören sein. Bei Pferden, bei denen in den unteren Atemwegen viel Sekret gebildet wird, hört man im Bereich der distalen zervikalen Luftröhre gurgelnde oder blubbernde Geräusche. Die Sekrete sammeln sich oftmals in diesem Bereich der Luftröhre an.

Die Lungengeräusche sind je nach körperlicher Kondition des Pferdes und Atmungstiefe unterschiedlich. Bei adipösen Pferden lassen sich die Lungengeräusche oft nur schwer beurteilen, wohingegen bei mageren Pferden die Geräusche intensiver zu hören sind. Verstärkt man die Atemtiefe mithilfe eines Rückatmungsbeutels (Abb. 12.23), sind die Atemgeräusche deutlicher zu hören. Zu diesem Zweck wird dem Pferd ein großer Plastikbeutel über die Nüstern gestülpt. Dieses führt zu einer Anreicherung von Kohlendioxid in der Atemluft und damit zu einer vertieften Atmung. Je nach Reaktion des Pferdes kann der Beutel unterschiedlich lange am Pferd bleiben. Pferde die an COPD (chronic obstructive pulmonary diseases; syn. COB, chronisch-obstruktive Bronchitis) oder an Lungenentzündung erkrankt sind, können bei Verwendung des Beutels oft anfallartig husten, so dass er in solchen Fällen nur von eingeschränktem Nutzen ist. Die Verwendung dieser Technik bei Pferden mit schmerzhaften Pleuraerkrankungen sollte vorsichtig erfolgen.

Normalerweise verläuft die kaudale Lungengrenze von der 18. Rippe in einer sanft geschwungenen Linie mit den folgenden Festpunkten (Abb. 12.24):

- 17. Interkostalraum –
  auf Höhe der Tuber coxae
- 13. Interkostalraum –
  auf Höhe der Thoraxmitte
- 11. Interkostalraum –
  auf Höhe der Schulterblattbeule, dann geschwungen zum Ellenbogen verlaufend.

Physiologischerweise sind die Atemgeräusche auf der rechten Thoraxseite deutlicher als auf der linken. Dabei sind die Atemgeräusche in der Inspiration lauter als in der Exspiration. Die Geräusche sind am besten im Bereich der Carina tracheae zu hören, wo sich die beiden Haupt-

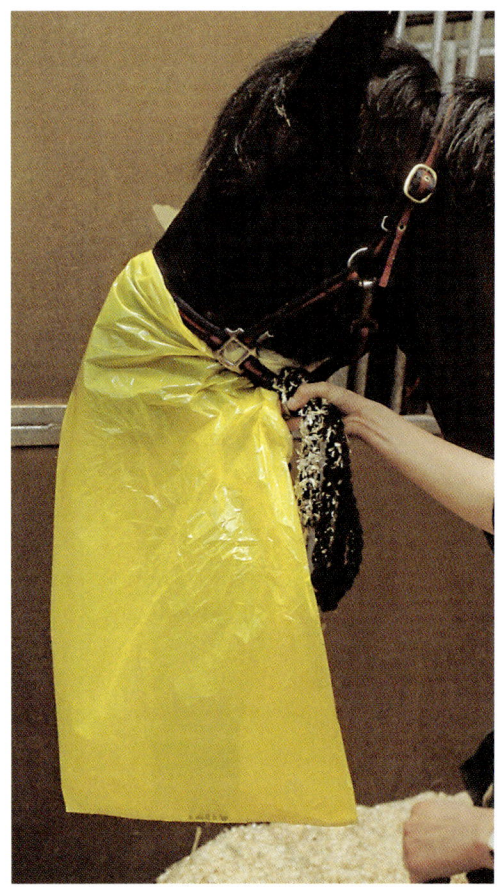

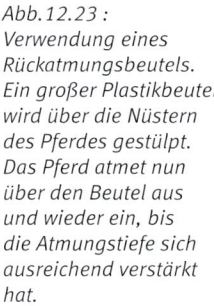

Abb.12.23 :
Verwendung eines
Rückatmungsbeutels.
Ein großer Plastikbeutel
wird über die Nüstern
des Pferdes gestülpt.
Das Pferd atmet nun
über den Beutel aus
und wieder ein, bis
die Atmungstiefe sich
ausreichend verstärkt
hat.

12.23

äste der Bronchien teilen. In der Lungenperipherie gesunder Pferde können die Geräusche schwer auskultierbar sein. Die Befunde der Auskultation der linken und rechten Thoraxseite sollten immer miteinander verglichen werden.

Häufig sind während der Auskultation des Thorax auch störende Darmgeräusche zu vernehmen, die pathologischen Atemgeräuschen wie beispielsweise pleuralen Reibegeräuschen, ähneln. Im Gegensatz zu den Atemgeräuschen, die bei jedem Atemzug (atmungssynchron) in derselben Phase der Ex- oder Inspiration zu beobachten sind, treten Darmgeräusche spontan auf. Deshalb ist es unerlässlich, bei der Auskultation auf den Atemrhythmus zu achten.

12.2.1.1 Pathologische Atemgeräusche

- Allgemeine Intensitätssteigerung der Geräusche, z. B. bei geringgradiger COB.
- Exspiratorische Geräusche sind lauter als inspiratorische, z. B. bei Induration oder Pleuraerguss (aufgrund verstärkter Übertragung von Geräuschen aus den Hauptbronchien).

Abb. 12.24:
Topographische
Anatomie mit
Darstellung der
kaudalen Lungengrenze
im Verhältnis zu den
Interkostalräumen.

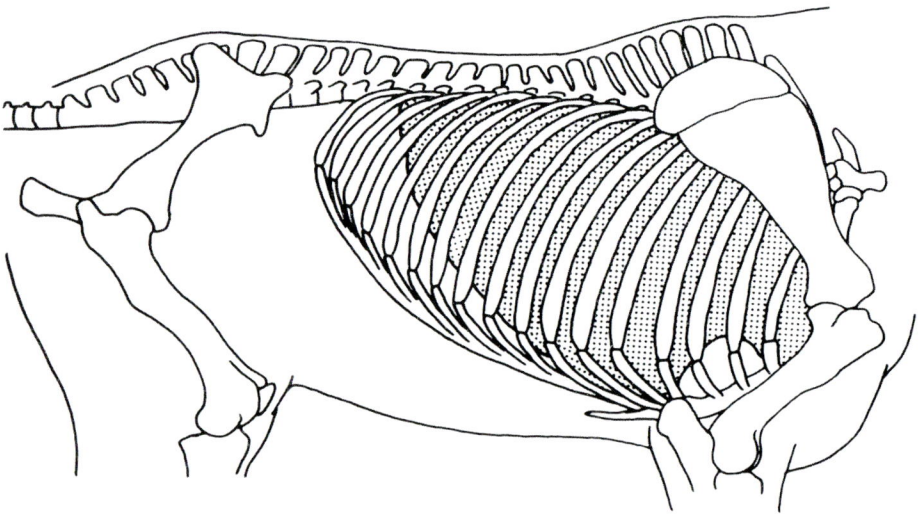

12.24

- Lokales oder einseitiges Abnehmen oder Fehlen der Geräuschintensität, z. B. aufgrund eines Lungen- oder Thoraxabszesses oder eines Pleuraergusses.
- Plötzlicher Wechsel von weichen zu rauhen Geräuschen, z. B. bei Erguss oder Induration.
- Beidseitiges Fehlen von Geräuschen im ventralen Thoraxbereich, z. B. bilateraler Pleuraerguss (oft vergesellschaftet mit ausstrahlenden Herzgeräuschen).
- Völliges Fehlen von Geräuschen im dorsalen Thorax (ein- oder beidseitig), z. B. bei Pneumothorax.

12.2.1.2 Respiratorische Nebengeräusche

Als pathologische Nebengeräusche treten in den Atemwegen Rasseln (Rhonchi) und Pfeifen (Giemen) auf.

Feuchtes Rasseln ähnelt dem Geräusch eines Klettverschlusses und tritt hauptsächlich gegen Ende der Inspiration auf – es ist im Rahmen der COB und bei Lungenödem oder dekompensierter Herzinsuffizienz zu hören. Knisterrasseln ist ein schwerwiegender Befund bei COB, der sich durch Reiben von Haaren zwischen den Fingern nachahmen lässt. Knistern ist bei der In- und Exspiration zu hören und entsteht durch das Auseinanderreißen sekretverklebter Bronchiolenwände. Pfeifende Atemgeräusche sind bei In- und Exspiration in unterschiedlicher Tonhöhe und Dauer zu hören. Sie kommen bei obstruktiven Atemwegserkrankungen und Bronchopneumonie vor. Sehr visköse Sekretmassen werden durch die strömende Luft in Querschwingungen versetzt.

Reibende Geräusche lassen sich im Falle einer Pleuritis sicca diagnostizieren. Sie sind bei ausgeprägtem Pleuraerguss nicht zu hören. Diese Pleurafriktionen mit teilweise fühlbarem Fremitus stellen als leise rasselnde, knirschende oder quietschende Geräusche dar, die hauptsächlich gegen Ende der Inspiration und am Anfang der Exspiration auftreten.

12.2.2 Perkussion des Thorax

Die Perkussion des Thorax ist hilfreich, um Schmerzhaftigkeit und Ergüsse zu diagnostizieren. Die Perkussion erfolgt mit einem Perkussionshammer und einem Plessimeter oder mit Finger-Finger-Perkussion. Die Zeige- und Mittelfinger der einer Hand dienen dabei als Klopfblättchen und werden in einen Interkostalraum gelegt. Zeige- und Mittelfinger der anderen Hand werden als Perkussionshammer benutzt und klopfen kurz und kräftig auf die Finger der anderen Hand (Abb. 12.25). Der zu perkutierende Bereich entspricht etwa dem der Auskultation, wobei der Bereich der Herzdämpfung im ventralen Thorax zu berücksichtigen ist. Der Bereich der Herzdämpfung ist links größer als rechts. Beidseitig sollte der gesamte Thorax perkutiert werden, wobei in parallelen Linien von dorsal nach ventral und von kranial nach kaudal gearbeitet wird. Normales Lungengewebe ergibt einen hallenden, hohlen Klang, wohingegen festes Gewebe oder Flüssigkeit dumpf und flach klingen.

Anmerkung
Schmerzen bei der Perkussion sind typisch für eine Pleuritis, vor allem dann, wenn sich noch kein umfangreicher Erguss angesammelt hat.

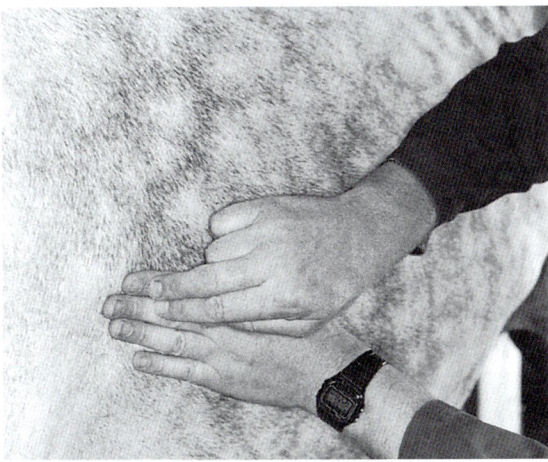

Abb. 12.25:
Finger-Finger-Perkussion des Brustkorbes. Die Finger einer Hand klopfen kurz und kräftig auf die gegen die Brustwand gedrückten Finger der anderen Hand.

12.2.3 Aspiration von Trachealflüssigkeit

12.2.3.1 Transtracheale Aspiration

Diese Technik erlaubt die aseptische Gewinnung von Probenmaterial aus den unteren Atemwegen für Zytologie und Bakterienkulturen. Sie wird am stehenden Pferd durchgeführt, das nach Bedarf ruhig gestellt wird (Oberlippen-

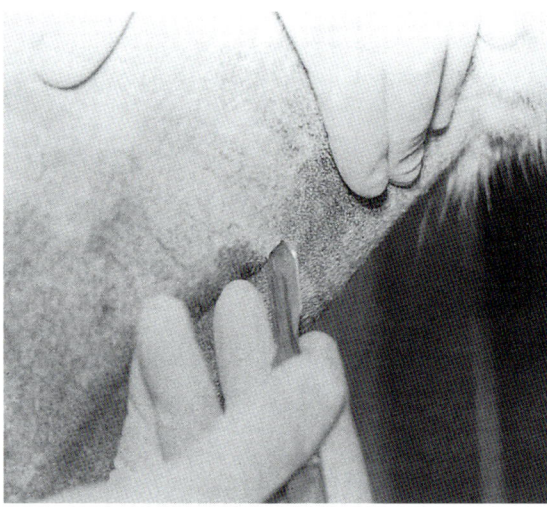

Abb. 12.26:
Transtracheale Aspiration. Eine kleine Stichinzision wird unmittelbar im Bereich der Injektion des Lokalanästhetikums vorgenommen.

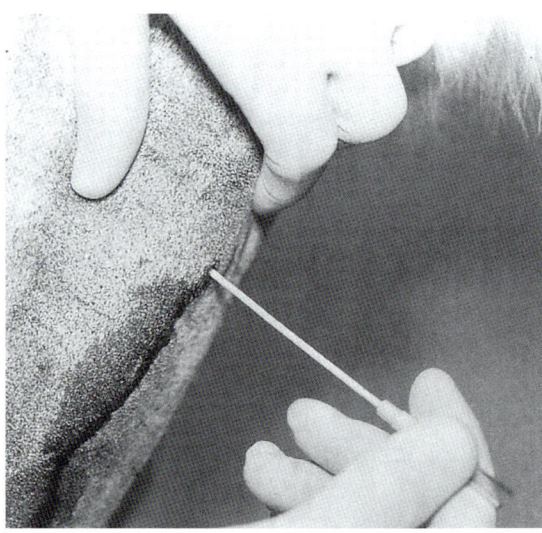

Abb. 12.27:
Transtracheale Aspiration. Ein über die Nadel zu ziehender 12G-Katheter wird zwischen zwei Trachealspangen in das Lumen der Luftröhre geschoben.

bremse oder Sedierung). Der behandelnde Arzt sollte sterile Handschuhe tragen, da das Verfahren unter aseptischen Bedingungen durchgeführt werden muss. Im mittleren bis unteren Luftröhrenbereich wird ein kleiner Bereich geschoren und aseptisch vorbereitet.

Der chirurgische Eingriff wird dann wie folgt ausgeführt:

- Auf der Mittellinie der Luftröhre wird eine kleine Menge eines Lokalanästhetikums unter die Haut gespritzt und mit einer Skalpellklinge eine kleine Stichinzision gesetzt (Abb. 12.26).
- Die Luftröhre wird mit einer Hand stabilisiert. Über den Hautschnitt wird zwischen zwei Trachealspangen eine 12G- bis 14G-Kanüle oder ein Katheter (abwärts gerichtet) gelegt (Abb. 12.27).
- *Nota bene:* Es ist darauf zu achten, dass keine Trachealspange verletzt wird und die Kanüle nicht die gegenüberliegende Luftröhrenwand beschädigt. Der Schliff des Katheters oder der Kanüle sollte kaudal weisen. Die Kanüle oder der Katheter ist dann richtig im Lumen der Luftröhre positioniert, wenn über den gelegten Zugang während der Atmung Luft ein- und austritt.
- Durch den Kathether oder die Kanüle wird ein steriler Harnwegskatheter für Hunde geschoben und über die Luftröhre hinab bis auf Höhe des Brusteinganges geführt (Abb. 12.28 und 12.29).
- Über den Katheter werden 30–50 ml einer sterilen physiologischen Kochsalzlösung (ohne bakteriostatische Wirkstoffe) injiziert und sofort wieder aspiriert. Nur ein kleiner Teil der injizierten Flüssigkeit kann zurückgewonnen werden. Eventuell muss die Position des Harnkatheters mehrfach korrigiert und / oder der Spül-Aspirations-Prozess mehrfach wiederholt werden, bis eine ausreichende Flüssigkeitsmenge gewonnen werden kann.

Nach Beendigung der Aspiration wird zunächst der Harnwegskatheter entfernt, danach auch der Einführungskatheter. Wird anstelle des Einführungskatheters eine Kanüle verwendet, sollte diese zusammen mit dem Harnwegskatheter entfernt werden, um zu verhindern, dass diese die noch in der Luftröhre befindliche Katheterspitze abschneidet.

Eine Alternative zum Katheter oder zur Kombination Kanüle / Harnwegskatheter ist ein im Handel erhältlicher, durch eine Injektionsnadel zu führender 16G-Katheter mit einem 58 cm langen Schlauch. Bei Verwendung dieses Systems sind Lokalanästhesie und Stichinzision normalerweise unnötig.

Komplikationen der transtrachealen Aspiration

Der behandelnde Tierarzt sollte sich der Tatsache bewusst sein, dass bei diesem Verfahren folgende Komplikationen auftreten können:

- Schädigung der Trachealknorpel mit nachfolgender chronischer Infektion.
- Abbrechen des Katheters in der Luftröhre. Die meisten Pferde husten den Katheter innerhalb von 30 Minuten aus, ohne langfristige Folgeerscheinungen.
- Abbrechen des Katheters in der Unterhaut als Folge einer anfänglich falschen Lage von Katheter oder Nadel. In solchen Fällen muss der Katheter operativ entfernt werden.
- Lokale Infektion / Tracheitis an der Punktionsstelle der Luftröhre, die auf eine Besiedelung mit Bakterien aus den unteren Atemwegen basiert. In diesem Fall sind feuchtwarme Umschläge, das Legen einer Drainage und eine geeignete Antibiotikabehandlung angezeigt. Um dieser Komplikation vorzubeugen, kann routinemäßig eine systemische oder lokale Antibiotikaprophylaxe erfolgen. Diese Maßnahme sollte immer ergriffen werden, wenn übelriechendes oder eitriges Probenmaterial aspiriert wird.
- *Anm. d. Übers.:* Die transtracheale Aspiration hat in der Praxis keine besondere Bedeutung, da Sekret im Allgemeinen durch Endoskopie gewonnen wird.

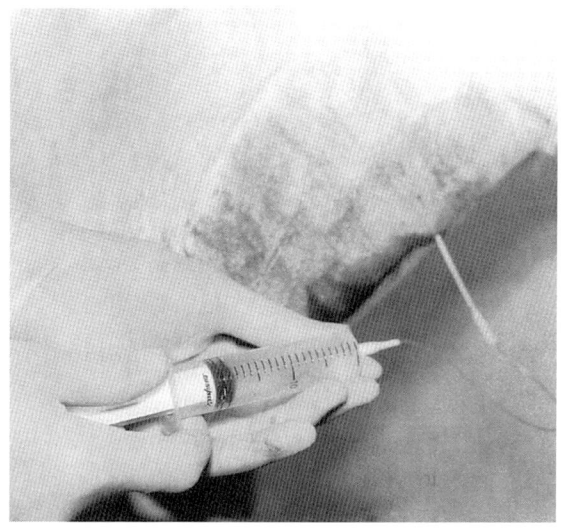

Abb. 12.28:
Transtracheale Aspiration. Ein steriler Harnwegskatheter (für Hunde) wird in das Tracheallumen eingeführt. Mit steriler physiologischer Kochsalzlösung wird gespült und aspiriert.

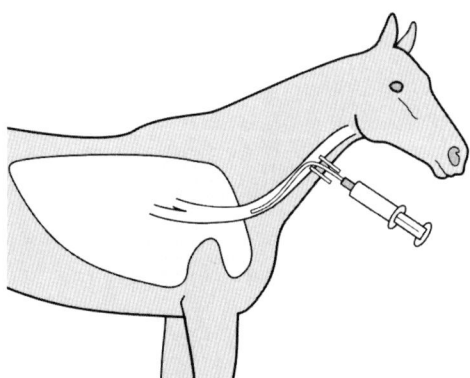

Abb. 12.29: *Zeichnung zur Veranschaulichung der transtrachealen Aspiration. Der Katheter wird vorgeschoben, bis die distale Spitze sich in Höhe des Brustkorbeinganges befindet.*

12.2.3.2 Tracheale Sekretaspiration mittels Endoskopie

Aufgrund dieser Vorgehensweise lässt sich Flüssigkeit aus der Trachea für die Zytologie gewinnen. Das hierfür eingesetzte Endoskop muss lang genug sein (normalerweise 150 bis 170 cm), so dass es bis in den thorakalen Abschnitt der Trachea vorgeschoben werden kann.

Ein flexibles Endoskop wird auf dem üblichen Weg über den ventralen Nasengang, den Rachen und Kehlkopf in die Luftröhre geschoben. Hat die Spitze den distalen Abschnitt der Trachea erreicht, wird ein Katheter durch den Arbeitskanal geschoben, bis er über das Ende herausragt. Durch den Katheter werden maximal 10 ml einer sterilen physiologischen Kochsalzlösung eingegeben, die sich in der Senke der Trachea am Brusteingang sammelt. Dann wird die Katheterspitze in dieser Flüssigkeit positioniert und die Probe vorsichtig aspiriert. Eine Alteration der Schleimhzuat ist zu vermeiden, um auswertbares Material für die Zytologie zu erhalten.

Anmerkung

Auf diese Art gewonnenes Probenmaterial eignet sich für die Zytologie, nicht aber für eine Bakterienkultur, weil das Endoskop unvermeidlich mit Erregern der oberen Atemwege kontaminiert ist. Auf dem Markt sind geschützte Aspirationskatheter erhältlich, die das Risiko einer Kontaminierung des auf diese Weise gewonnenen Probenmaterials verringern.

12.2.4 Bronchoalveoläre Lavage (BAL)

Mit diesem Verfahren können Flüssigkeitsproben und Zellen aus den Alveolen sowie den distalen Luftwegen gespült werden. Die Spülung wird am stehenden sedierten Pferd vorgenommen und kann mithilfe eines Endoskops oder im Blindverfahren ausgeführt werden.

Die zytologische Untersuchung der Spülflüssigkeit ergibt im Vergleich zum Trachealaspirat genauere Informationen über die Bronchiuli und Alveolen. Die bronchoalveoläre Lavage eignet sich für die Beurteilung ausgedehnter Erkrankungen der unteren Atemwege und der Alveolen. Beim Blindverfahren kann keine Aussage über die genaue Lokalisation des Katheters getroffen werden, so dass dieses Verfahren bei fokalen Lungenerkrankungen nicht angewendet werden sollte. Die Endoskopie erlaubt eine genauere Platzierung des Spülschlauches, wobei die genaue Position trotzdem schwer zu ermitteln sein kann.

12.2.4.1 Lavage unter Sichtkontrolle

Ein Endoskop von 2 Meter Länge oder mehr wird bis an die Carina und darüber hinaus in eine der Hauptbronchien geschoben, durch die Bronchien weitergeführt, bis es in einem Bronchus steckenbleibt (normalerweise geschieht dies etwa bei einem Bronchus vierter Ordnung, wenn ein Endoskop mit einem Außendurchmesser von 8 mm eingesetzt wird). Die Spülung wird über einen Katheter durchgeführt, der über den Biopsiekanal des Endoskops eingeführt wird.

Nota bene: Starker Husten kann auftreten, wenn das Endoskop entlang des Bronchialbaums geschoben wird. Diese Reaktion wird gelindert, indem man an jeder Bronchialverzweigung eine kleine Menge einer 5%igen Lidocain-Lösung appliziert.

Die Menge und Art der Flüssigkeit, die für die bronchoalveoläre Lavage verwendet wird, ist eine Sache der persönlichen Präferenz. Meist wird sterile physiologische Kochsalzlösung verwendet, die in 50-ml-Portionen in einer Gesamtmenge von 300 ml instilliert wird. Die Menge der zurückgewonnenen Flüssigkeit ist unterschiedlich, liegt aber normalerweise bei etwa 75 %.

12.2.4.2 Blindverfahren

Für die ohne Sichtkontrolle durchgeführte bronchoalveoläre Lavage, können im Handel erhältliche (z. B. Fa. Cook) oder zu diesem Zweck selbst hergestellte Katheter verwendet werden. Dabei wird der Schlauch genauso eingeführt wie ein Endoskop, bis er in einem Bronchus steckenbleibt. An diesem Punkt wird die Spülung wie oben beschrieben durchgeführt (Abb. 12.30).

12.2.5 Röntgenuntersuchung des Thorax

Röntgenaufnahmen des Thorax können bei der Diagnosestellung und Überwachung von thorakalen Erkrankungen bei Fohlen (vor allem Pneumonie) sowie einiger Lungenerkrankungen (insbesondere interstitielle Erkrankungen, Pneumonie, Neoplasien etc.) und Pleuraergüssen bei ausgewachsenen Pferden hilfreich sein. Dazu werden vorzugsweise Seltene-Erden-Folien und Hochfrequenzgeräte verwendet. Die Kassette sollte nicht mit den Händen berührt werden; man kann sie in einen Beutel legen und so an einen Infusionsständer hängen. Wenn zwischen Patient und Röntgenkassette ein Abstand von ungefähr 25 cm besteht, entfällt die Notwendigkeit zur Verwendung einer Streu-strahlenblende. Das Pferd muss im Augenblick der Aufnahme absolut stillstehen. Gegebenenfalls kann eine Sedation notwendig sein.

Beim Fohlen können sowohl latero-laterale und ventro-dorsale als auch dorso-ventrale Aufnahmen gemacht werden. Man kann den gesamten Thorax mit einer einzigen Kassette der Größe 35 x 43 cm abbilden. Beim ausgewachsenen Pferd sind nur latero-laterale Aufnahmen möglich. Zur Abbildung des gesamten Thorax sind oft vier überlappende Bilder nötig. Ein Abstand von 2 Meter zwischen Fokus und Film ist ideal, aber wenn schwächere mobile Geräte verwendet werden, muss die Entfernung oft auf 1 Meter vermindert werden, um die Belichtungszeiten so kurz halten zu können, dass Artefakte aufgrund von Bewegung vermieden werden.

Qualitativ gute Röntgenaufnahmen vom kaudodorsalen Lungenbereich sind mit weniger leistungsstarken Geräten möglich. Diese Ansicht ermöglicht eine detaillierte Darstellung des peripheren Lungengewebes und der Lungengefäße dritter Ordnung. Die röntgenologische Untersuchung anderer Lungenbereiche erfordert die Verwendung von Geräten mit größerer Leistungsstärke in spezialisierten Kliniken. Siehe »Weiterführende Literatur«.

12.2.6 Lungenbiopsie

Eine Lungenbiopsie ist bei ausgedehnten Lungenerkrankungen unbekannter Ursache indiziert, z. B. bei disseminierten nodulären oder generalisierten interstitiellen Erkrankungen. Auch solitäre Lungenveränderungen, die durch Endoskopie, Röntgen- oder Ultraschalluntersuchung festgestellt wurden, können mit einer Biopsie näher untersucht werden.

Biopsien des Lungenparenchyms können entweder perkutan mit einer Biopsienadel oder transbronchial mit einem Endoskop und unter Zuhilfenahme einer PE-Zange durchgeführt werden. Während der Untersuchung sollte das Pferd stehen.

12.2.6.1 Perkutane Lungenbiopsie

Für das perkutane Verfahren ist eine Tru-Cut-Zylindernadel (Baxter, Unterschleißheim) gut geeignet. Die ausgewählte Stelle des Thorax wird geschoren und aseptisch vorbereitet. Bei Vorliegen einer diffusen Lungenerkrankung orientiert man sich am 7. oder 8. Interkostalraums (links oder rechts) in Höhe des Buggelenks.

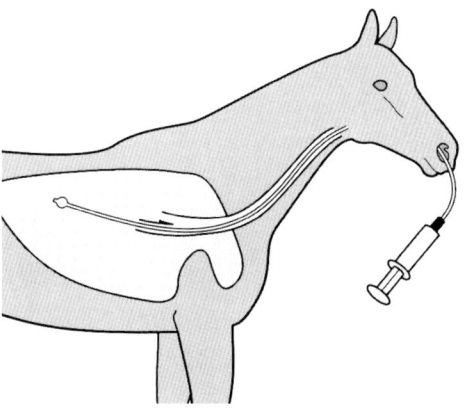

12.30

Abbildung 12.30: Zeichnung zur Veranschaulichung der bronchoalveolären Lavage mithilfe eines Ballonkatheters. Der Katherter wird über die Nase, Rachen und Luftröhre in den Bronchialbaum vorgeschoben. Bleibt er in einem Bronchus stecken, wird der Ballon aufgeblasen. Erst dann wird die Spülung durchgeführt

Sonographie des Thorax

Technik:

● Haut, Interkostalmuskeln und Pleura werden mit einem Lokalanästhetikum infiltriert. Dann erfolgt eine 5 mm lange Stichinzision der Haut.

● Das Biopsieinstrument wird unter Schonung der an den kaudalen Rippenrändern verlaufenden Nerven und Gefäße durch den Interkostalrum geführt (Abb. 12.31). Das Durchstechen des Rippenfells ist oft deutlich zu spüren.

● Die Nadel wird ungefähr 2 cm tief in das Lungengewebe vorgeschoben, um die Biopsie zu entnehmen. Normalerweise werden zwei oder drei Biopsien entnommen.

● Die Haut wird gegebenenfalls genäht.

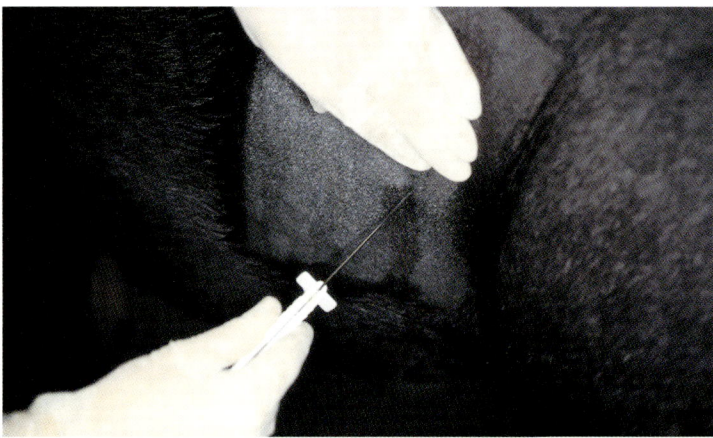

12.31

Abb. 12.31:
Perkutane Lungenbiopsie unter Verwendung einer Tru-Cut-Zylindernadel.

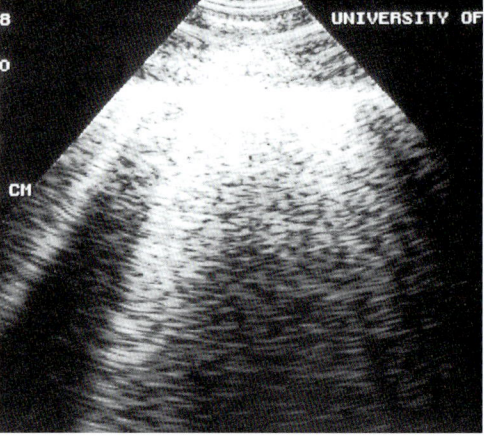

Abb. 12.32:
Ultraschallbild einer normalen Lunge.

12.32

Anmerkung
Komplikationen sind bei diesem Verfahren selten. Es kann zu Blutungen und Pneumothorax kommen. Manchmal kann es nach einer Biopsie vorübergehend zu Nasenbluten oder Bluthusten kommen.

12.2.6.2 Transbronchiale Lungenbiopsie

Das Endoskop wird wie bei der bronchoalveolären Spülung eingeführt bis es in einem Bronchuli stecken bleibt. Der Biopsiedraht wird mit geschlossener Zange in einen Bronchuli vorgeschoben, bis er auf Widerstand trifft. Dann wird die Zange geöffnet und der Draht so weit wie möglich vorgeschoben, bevor man die Zange schließt und die Probe nimmt. Normalerweise werden wiederholt vier bis sechs Proben entnommen. Mit dieser Methode lassen sich sowohl Bioptate aus der Bronchialwand als auch endobronchialer Zu- oder Neubildungen gewinnen.

Anmerkung
Proben, die mit der transbronchialen Methode gewonnen werden, zeigen häufig Quetschartefakte, die eine histologische Untersuchung erschweren können.

12.2.7 Sonographie des Thorax

Die Sonographie hat für die Untersuchung von Pleuraerkrankungen, vor allem von Pleuraergüssen große Bedeutung erlangt. Dieses Verfahren gibt auch Aufschluss über die Beschaffenheit der Flüssigkeit (d. h. Transsudat oder Exsudat) sowie über das Vorliegen möglicher Verwachsungen. Lungenindurationen, Lungenabszesse und Tumoren werden ebenfalls abgebildet, wenn diese Veränderungen sich an der Pleuraoberfläche befinden. Die Schallwellen werden durch die belüftete Lunge nicht übertragen (Abb. 12.32), so dass das Verfahren für die Beurteilung von Erkrankungen der Luftwege sowie fokaler Veränderungen in der Lunge, bei denen der erkrankte Bereich tief unter der Lungenoberfläche liegt, nur von geringem diagnostischem Wert ist.

Zur Anwendung kommt entweder ein Linearsystem oder ein Sektorschallkopf. Normalerweise ist ein Schallkopf mit der Frequenz 5 MHz ausreichend – im Tiefenbereich von 5–10 cm wird damit eine optimale Abbildungsqualität erreicht. Bei Pferden mit großflächigen Pleuraergüssen kann die Verwendung eines Wandlers mit der Frequenz 3,5 MHz oder darunter zweckmäßig sein. Der zu untersuchende Bereich sollte geschoren, gesäubert und zur Entfettung mit Alkohol behandelt werden. Danach wird auf die Haut ein Ultraschallgel aufgebracht. Die Strukturen innerhalb des Brustkorbes werden sichtbar, indem man den Schallkopf in den Interkostalräumen aufsetzt und beide Brustkorbseiten systematisch schallt (Abb. 12.33). Die anatomische Begrenzung der Lunge liefert dabei wichtige Orientierungspunkte (siehe Kapitel 12.2.1).

12.2.8 Pleuroskopie

Eine direkte endoskopische Untersuchung des Thorax kann hilfreich sein, wenn neoplastische Erkrankungen im Bereich der Pleuraoberflächen vorliegen. Sie kann auch als unterstützende Maßnahme bei der Biopsie pleuraler Tumoren dienen. Zum Einsatz kommen entweder starre Endoskope (Arthroskope oder Laparoskope) oder flexible Endoskope.

Technik:

- Das Pferd sollte tief sediert werden.

- Der dorsale Lungenbereich am 10. Interkostalraum wird geschoren und aseptisch vorbereitet. Ein Lokalanästhetikum wird in die Haut und die Muskeln bis zur Ebene der Pleura parietalis injiziert.

- Die Haut wird per Stichinzision eröffnet und um diese wird eine Tabaksbeutelnaht gelegt. Der Interkostalraum wird unter Schonung der entlang der kaudalen Rippenränder verlaufenden Blutgefäße und Nerven, einschließlich der Pleura parietalis, stumpf eröffnet. Bei Eröffnung der Pleurahöhle ist das Einströmen der Luft durch die Wunde zu hören – es entsteht ein Pneumothorax, der Raum für die Untersuchung mit dem Endoskop schafft (Abb. 12.34).

- Das Endoskop wird eingeführt und die Pleurahöhle untersucht. Auf diese Weise kann ein Bild von den dorsalen und mittleren Thoraxabschnitten gewonnen werden.

- Nach Abschluss der Untersuchung wird das Endoskop entfernt und die Tabaksbeutelnaht zugezogen, so dass der Defekt in der Brustwand geschlossen wird.

- Der Pneumothorax kann mithilfe einer sterilen Kanüle, die mit einem Dreiwegehahn ver-

Abb. 12.33:
Ultraschalluntersuchung des Thorax mithilfe eines Linearschallkopfes der Frequenz 5 MHz für die rektale Untersuchung.

Abbildung 12.34:
Pleuroskopie mit einem starren Arthroskop. Sobald die Brusthöhle eröffnet wird, entsteht ein einseitiger Pneumothorax, der genügend Raum schafft, um die intrathorakalen Strukturen untersuchen zu können.

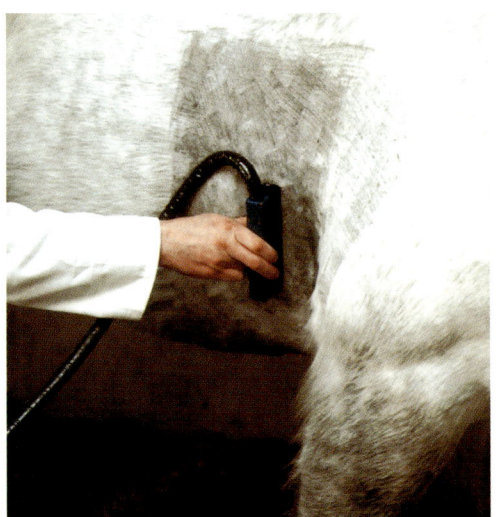

12.33

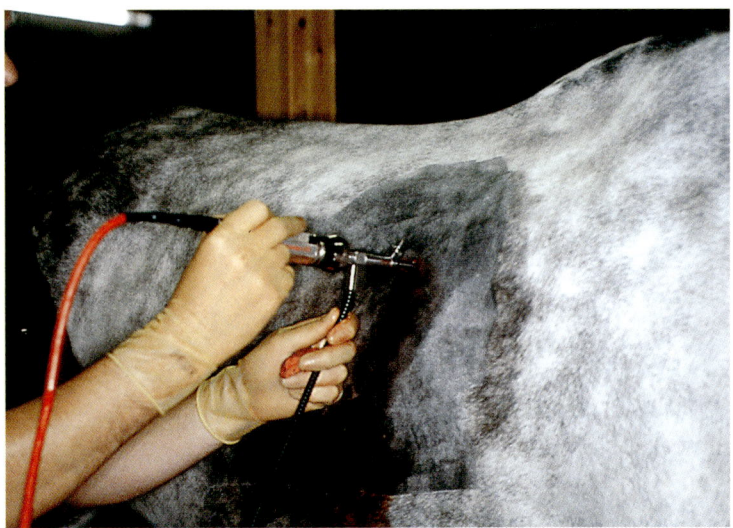

12.34

bunden ist, abgebaut werden. Die Kanüle wird über den dorsalen Wundwinkel in die Pleurahöhle eingeführt und die Luft durch mehrmaliges Ansaugen mit einer 50-ml-Spritze entfernt.

Anmerkung
Prä- und postoperativ sollte zur Prophylaxe ein Breitspektrum-Antibiotikum gegeben werden.

12.2.9 Punktion des Thorax

Die Thoraxpunktion ermöglicht die Entnahme von Pleuraflüssigkeit für die Zytologie und die bakteriologische Untersuchung. Die Behandlung einer Pleuritis macht wiederholte Thoraxpunktionen erforderlich, um den angesammelten Erguss zu entfernen.

Normalerweise erfolgt die Thoraxpunktion im ventralen Drittel des Thorax, wobei darauf zu achten ist, dass keine Läsionen am Herzen gesetzt werden. Die exakte Lokalisierung hängt von der Verteilung und der Menge der Flüssigkeit beim jeweiligen Patienten ab. Mit einem Ultraschallgerät lässt sich die geeignetste Stelle am besten feststellen.

Technik:
● Übliche Stelle ist der 6.–7. Interkostalraum auf der rechten oder der 8.–9. Interkostalraum auf der linken Seite.
● Ein großer Bereich wird geschoren und aseptisch vorbereitet. Es muss darauf geachtet werden, die V. thoracica superficialis nicht zu beschädigen, die subkutan im ventralen Thorax verläuft.
● Ein Lokalanästhetikum wird subkutan und in die Interkostalmuskeln bis zur Pleura parietalis appliziert.
● Eine stumpfe Kanüle (6–7 cm lang, 12 oder 14G) ist für die Entnahme kleinerer Flüssigkeitsmengen ausreichend. Sie wird durch eine Stichinzision in der Haut und weiter durch die Interkostalmuskeln geführt (unter Schonung der Gefäße und Nerven, die an

den kaudalen Rippenrändern verlaufen). Der Eintritt in die Pleurahöhle ist an einem spürbaren Rückgang des Widerstandes erkennbar.
● Wenn in der Pleurahöhle keine Flüssigkeit vorliegt, wird Luft in den Brustkorb gezogen, sobald die Pleura durchstoßen wird. Aus diesem Grund ist es wichtig, einen Dreiwegehahn oder eine ähnliche Vorrichtung bereitzuhalten, so dass gegebenenfalls die Kanüle verschlossen werden kann.
● Befindet sich jedoch Flüssigkeit in der Pleurahöhle, läuft sie normalerweise unter dem Einfluss der Schwerkraft von selbst durch die Kanüle ab. Proben können für die Bakteriologie (in Flaschen für aerobe und anaerobe Blutkulturen) und für die Zytologie (in EDTA) entnommen werden.
● Nach Abschluss der Drainage wird die Kanüle entfernt; die Haut muss normalerweise genäht werden.

Anmerkung
Wenn zusätzlich zur Probenentnahme viel Flüssigkeit abgelassen werden soll, können sterile Kanülen mit einem größerem Durchmesser verwendet werden (beispielsweise aus Metall gefertigte Harnwegskatheter für Hündinnen oder Thorax-Drainagekanülen aus der Humanmedizin, siehe Abb. 12.35). Nach der Verwendung solcher größeren Kanülen muss die Haut normalerweise vernäht werden.

12.2.10 Blutentnahme aus der Arterie

Beim erwachsenen Pferd werden Blutproben für die Blutgasanalyse normalerweise entweder aus der Arteria carotis communis oder aus der Arteria transversa faciei entnommen.

12.2.10.1 Arteria carotis communis

Die Arteria carotis communis wird auf der rechten Halsseite im Bereich des unteren Drittels punktiert.

Technik:

- Die Arterie kann als strangähnliche Struktur in der Tiefe unter der V. jugularis ertastet werden.
- Der Bereich wird aseptisch vorbereitet. Eine Kanüle von 0,7 bis 0,8 mm Durchmesser wird in das Gefäß geschoben, das gleichzeitig mit den Fingern einer Hand stabilisiert wird. Sobald die Arterienwand durchstochen ist, spritzt unter Druck Blut heraus. Manchmal sind mehrere Versuche nötig, bis man die Wand durchstoßen hat. Alternativ kann versucht werden, die Nadel unter Zuhilfenahme eines Ultraschallgerätes richtig zu positionieren.
- Das Blut wird in eine im Handel erhältliche heparinisierte Monovette aufgezogen. Alle Luftblasen werden aus der Spritze entfernt und diese dann mit einer Kappe verschlossen.

- Nach dem Entfernen der Kanüle ist es wichtig, 30 Sekunden fest auf das Gefäß zu drücken, um eine Hämatombildung zu verhindern.

12.2.10.2 Arteria transversa faciei

Aus der Arteria transversa faciei kann kaudal des lateralen Augenwinkels eine Blutprobe genommen werden. Der Bereich wird aseptisch vorbereitet und die Arterie mit den Fingern einer Hand stabilisiert. Das Gefäß wird mit einer 25 x 0,65-mm-Kanüle punktiert und die Probe wie oben beschrieben entnommen.

Anmerkung

Arterielle Blutproben sollten möglichst sofort untersucht werden, können aber bei Bedarf bis zu 6 Stunden auf Eis gelagert werden.

12.2.11 Abstrich des Nasenrachenraumes

Abstriche vom Nasen- und Rachenraum können zur Isolation von Viren und Bakterien der Atemwege herangezogen werden. Von klinischer Bedeutung sind die folgenden Viren: Equines Herpesvirus Typ 1 und 4 (EHV-1 und EHV-4), Equine Influenzaviren und das Virus der Equinen Virusarteriitis (EVA). Von geringerer klinischer Bedeutung sind das Equine Adenovirus und das Equine Rhino-virus.

Eine erfolgreiche Isolierung dieser Viren setzt die Probennahme zum richtigen Zeitpunkt voraus (im Frühstadium der Infektion), des weite-

Abb. 12.35: Punktion des Thorax. Drainieren großer Mengen einer Pleuraflüssigkeit über einen metallenen Harnwegskatheter für Hündinnen.

Abb. 12.36: Mulltupfer für einen Abstrich des Nasenrachenraumes, die zur Gewinnung von Proben für die Isolierung von Viren geeignet sind.

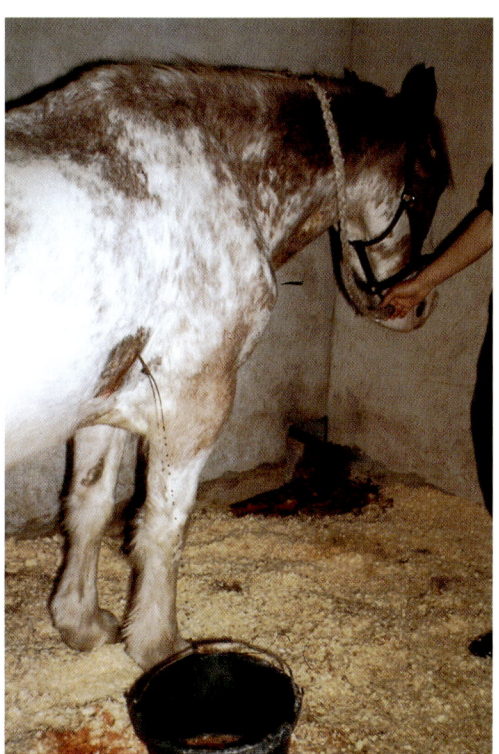

12.35

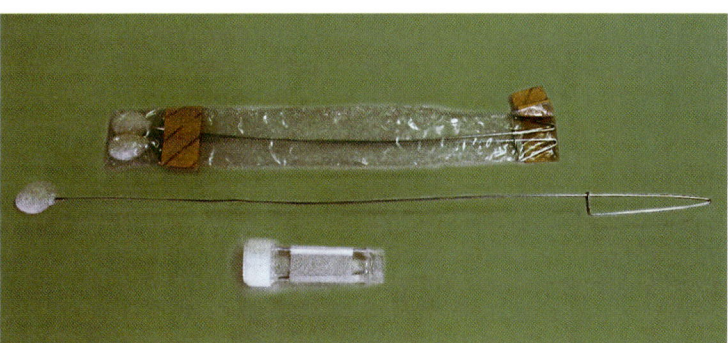

12.36

ren die Verwendung eines geeigneten Transportmediums sowie einen raschen Transport in das Labor. Große Mulltupfer (Abb. 12.36) sind für die Probenentnahme am besten geeignet. Sie werden durch die Nasenlöcher eingebracht und über den ventralen Nasengang bis zum Nasenrachenraum geschoben. Der Tupfer sollte um die eigene Achse gedreht und mehrere Minuten lang im Nasenrachenraum belassen werden, bevor er entfernt und sofort in ein für Viren geeignetes Transportmedium verbracht wird, das zusätzlich Antibiotika enthält. Der eigentliche Tupfer wird mit einer Drahtschere abgeschnitten. Die Proben werden auf Eis oder in einem gekühlten Transportbehälter so bald wie möglich ins Labor gebracht.

12.3 Labordiagnostik

12.3.1 Zytologie von Trachealaspiraten und bronchoalveolärer Spülflüssigkeit

12.3.1.1. Vorbereitung

Trachealaspirate können genügend Zellen enthalten, so dass davon sofort nach der Probenentnahme ein Ausstrich auf einem Objektträger angefertigt werden kann, der dann fixiert oder an der Luft getrocknet und gefärbt wird.

Sowohl die Flüssigkeit einer bronchoalveolären Spülung als auch Trachealaspirate mit geringerem Zellgehalt sollten in konischen Röhrchen zentrifugiert werden (1500 x g, 10 min.). Das Sediment wird für die Anfertigung eines Ausstriches verwendet. Die Probe kann ebenfalls mit einer Zytozentrifuge für den Ausstrich aufbereitet werden. Ausstriche sollten so rasch wie möglich angefertigt werden, weil die Zellen sich innerhalb einer Stunde nach der Probenentnahme verändern. Wenn eine sofortige Verarbeitung nicht möglich ist, können die Zellen durch Zugabe einer gleichen Menge Äthanol (40–50 %) fixiert werden.

Zu den geeigneten Färbemitteln der Zytologie gehören die Wright-Färbung, Wright-Giemsa-Färbung, May-Grünwald-Giemsa-Färbung, sowie Papanicolaou-Färbung.

Bei Proben von Patienten, mit Verdacht auf oder Nachweis einer Lungenentzündung, kann die Gramfärbung angewandt werden, um schnell einen Hinweis auf die Art der Infektion zu erhalten. Besteht der Verdacht auf eine mykobakterielle Infektion, ist eine Ziehl-Neelsen-Färbung hilfreich.

Für Proben aus der bronchoalveolären Spülung ist die Bestimmung der Gesamtzahl kernhaltiger Blutkörperchen nützlich und wird mithilfe einer Neubauer-Zählkammer durchgeführt. Im Gegensatz dazu ist die Ermittlung der Zellzahl mit dem Coulter-Counter unzuverlässig.

12.3.1.2 Auswertung

Trachealaspirate

Das Trachealaspirat gesunder Pferde enthält hauptsächlich Zellen des Zylinderepithels und alveoläre Makrophagen. Die Makrophagen können phagozytiertes Material wie Pilzsporen und degenerierte Zellen enthalten. In den Makrophagen von Vollblütern, die im Renntraining stehen, finden sich oft Hämosiderinkörnchen. Dieser Befund ist normal und deutet nicht unbedingt auf ein klinisch signifikantes belastungsinduziertes Lungenbluten hin. Bei klinisch unauffälligen Pferden findet man unterschiedlich viele neutrophile Granulozyten, die bis zu 40 % der Gesamtzellzahl ausmachen können. Darüber hinaus können Becherzellen, Plattenepithelzellen, eosinophile Granulozyten, Lymphozyten, basophile Granulozyten und Mastzellen gefunden werden.

Entzündliche Erkrankungen wie COB und Bronchopneumonie weisen im Trachealaspirat normalerweise große Mengen an neutrophilen Granulozyten (die dann 95–98 % der Gesamtzellzahl ausmachen können) und erhöhte Schleimmengen auf. Bei chronischen Erkrankungen der unteren Atemwege lassen sich auch Curschmann-Spiralen (Schleimausgüsse aus den Bronchiolen) als Zeichen einer verbesserten mukozilären Clearance nachweisen.

Pferde mit Lungenwurmbefall (Dictyocaulus *arnfieldi*) entwickeln eine Eosinophilie. In solchen Fällen kann die Spülflüssigkeit aus der Trachea auch Larvenstadien enthalten.

Proben aus der bronchoalveolären Spülung

Probenmaterial aus der bronchoalveolären Spülung gesunder Pferde enthält hauptsächlich Makrophagen und Lymphozyten (jeweils ca. 40–50 %). Neutrophile Granulozyten kommen physiologischerweise zu weniger als 5 % vor. Darüber hinaus können Mastzellen, Epithelzellen und eosinophile Granulozyten nachgewiesen werden. Pferde, die an einer COB leiden, verzeichnen einen Anstieg der neutrophilen Granulozyten. Bei gleichzeitiger Lungenentzündung sind meist große Mengen an Neutrophilen mit toxischen Veränderungen nachweisbar (sofern die Probe aus einem erkrankten Lungensegment entnommen wurde).

12.3.2 Analyse der Pleuraflüssigkeit

12.3.2.1 Normale Flüssigkeit

Bei gesunden Pferden befindet sich physiologischerweise etwas Pleuraflüssigkeit (bis zu 8 ml) in der Pleurahöhle, die über eine Thoraxpunktion entnommen werden kann. Die Flüssigkeit ist klar, wässrig und von blass-gelber Farbe. Die Bestimmung der Gesamtzahl kernhaltiger Zellen ergibt normalerweise Werte unter 4×10^9 / l, die Bestimmung des Gesamtproteins Werte unter 3 g / dl. Das spezifische Gewicht beträgt ungefähr 1,015. Es liegen hauptsächlich neutrophile Granulozyten vor (ungefähr 70 %), des weiteren kleinere Mengen an großen mononukleären Zellen (20 %), Lymphozyten und eosinophilen Granulozyten.

12.3.2.2 Pleuraergüsse

Pleuraergüsse lassen sich einteilen in Transsudate, modifizierte Transsudate, Exsudate oder chylöse Ergüsse.

Transsudate

Transsudate haben normale Zellzahlen und einen normalen Proteingehalt. Sie können im Frühstadium neoplastischer Erkrankungen, bei dekompensierter Herzinsuffizienz oder Hypoproteinämie auftreten.

Modifizierte Transsudate

Als modifizierte Transsudate werden Transsudate bezeichnet, die zusätzliche Zellen (Mesothelialzellen, Makrophagen, Neutrophile oder neoplastische Zellen) und / oder zusätzliches Protein enthalten. Sie erscheinen meist rosafarben und leicht trüb. Beim Pferd treten sie häufig im Rahmen von Neoplasien auf.

Exsudate

Exsudate weisen eine hohe Zellzahl (über 10×10^9 / l), einen hohen Proteingehalt (über 3,0 g / dl) und ein hohes spezifisches Gewicht (1,018) auf. Dabei ist Exsudat normalerweise zähflüssig und trüb und neigt zur spontanen Gerinnung. Den größten Anteil der Zellen machen die neutrophilen Granulozyten aus. Exsudate entstehen im Rahmen einer Pleuritis (Pleuropneumonie) und mancher neoplastischer Erkrankungen.

Chylöse Ergüsse

Chylöse Ergüsse erscheinen milchigweiß. Die Farbe klärt sich auf, wenn die Probe mit Äther versetzt wird. Hier liegen die Triglyzeride in hoher Konzentration vor. Ein großer Teil der Zellen sind Lymphozyten.

12.3.3 Blutgasanalyse im arteriellen Blut

Der normale Sauerstoffpartialdruck (Pa O_2) und der Partialdruck des Kohlendioxid (Pa CO_2) betragen bei Meereshöhe 95–105 mmHg bzw. 35–45 mmHg.

Hypoxämie: (Pa O_2 < 80 mmHg) tritt bei Erkrankungen auf, die zu einem Missverhältnis von Ventilation und Perfusion führen, wie es beispielsweise bei Lungenödem, einer Pneumonie und COB der Fall ist.

Hypoxämie mit Hyperkapnie: ($Pa\,CO_2 > 45$ mm Hg) deutet auf eine Hypoventilation hin, z. B. auf schwere COB mit Verlegung der Atemwege.

12.3.4 Serologie

Mithilfe der Serologie können Virusinfektionen am einfachsten diagnostiziert werden. Dieses Verfahren sollte jedoch nicht als alleinige, sondern als ergänzende Untersuchungsmethode zum Abstrich des Nasenrachenraumes gesehen werden. In den meisten Fällen sind Serumproben aus dem akuten sowie dem konvaleszenten Krankheitsstadium erforderlich, d. h. eine Probe wird im Frühstadium der Infektion und eine zwei bis drei Wochen später entnommen. Ein vierfacher Anstieg eines Antikörpertiters wird als diagnostischer Beweis für eine Infektion angesehen.

12.3.5 Sinusaspirate

Die zytologische und bakteriologische Untersuchung des durch die Punktion gewonnenen Probenmaterials kann hilfreich sein, um zwischen einer primären Sinusitis und einer infolge einer Zahnerkrankung entstandenen sekundären Sinusitis unterscheiden zu können. Befinden sich Futterpartikel in den Nasennebenhöhlen, ist an eine Zahnerkrankung zu denken. Im Rahmen einer primären Sinusitis lässt sich in der Bakterienkultur im Allgemeinen nur eine Bakterienart nachweisen, während sekundäre Sinusitiden oft durch eine Vielzahl von Bakterien gekennzeichnet sind.

Wird aus einer Nebenhöhle eine relativ zellarme, hellgelbe Flüssigkeit aspiriert, so besteht der Verdacht einer Sinuszyste.

12.3.6 Hämatologie

Die Hämatologie liefert bei Patienten mit Erkrankungen der Atemwege nur unspezifische Informationen. Die folgenden Angaben können als allgemeiner Leitfaden dienen:

- Bei den meisten länger bestehenden Atemwegserkrankungen sind die Erythrozyten-Werte erniedrigt.
- Die Zellen des weißen Blutbildes sind erhöht (Leukozytose), hauptsächlich als Folge einer Neutrophilie, wie sie bei bakteriellen Atemwegserkrankungen, z. B. der Druse (*Streptococcus equi*), infolge einer bakteriellen Sekundärinfektion im Anschluss an eine virale Infektion oder bei einer Pneumonie / Pleuropneumonie vorliegt. Eine Lymphopenie tritt im Allgemeinen während der akuten Phase einer Virusinfektion auf, ist aber meist vorübergehend, so dass dieser Befund nicht pathognomonisch ist. Eine Monozytose ist charakteristisch für eine chronisch-entzündliche Erkrankung mit Eiterbildung, granulomatösen Reaktionen oder Gewebsnekrosen.
- Die Plasmafibrinogenkonzentration ist ein empfindlicher Indikator für eine bakteriell bedingte Entzündung. Für die Verlaufskontrolle einer bakteriell bedingten Atemwegserkrankung ist dieser Parameter als prognostischer Indikator besser geeignet als die Leukozytenwerte.

12.4 Kapitelanhang

Die Untersuchung der Ursachen von Nasenausfluss und Husten stellt ein häufiges Problem der Differentialdiagnose dar. Im Anhang 12.1 werden für einige der in diesem Kapitel beschriebenen diagnostischen Verfahren Anwendungsmöglichkeiten für die Untersuchung von Nasenausfluss aufgezeigt. Die Beschaffenheit des Ausflusses sowie ein- oder beidseitiges Auftreten, geben Hinweise auf die Art und Lokalisation der zugrunde liegenden Erkrankung. Der Ausfluss kann mukös, muko-purulent oder purulent sein und Blut oder Futterpartikel enthalten. Manchmal kann der Ausfluss sehr übelriechend sein. Einseitiger Nasenausfluss deutet normalerweise auf Veränderungen im Bereich der Nasengänge oder Nasennebenhöhlen hin.

Beidseitiger Ausfluss deutet auf eine Veränderung kaudal der Nasenscheidewand hin. Eine wichtige Ausnahme stellt das Luftsackempyem dar, bei dem vorwiegend einseitiger Nasenausfluss auftritt. Anhang 12.2 schlägt Untersuchungsverfahren für die Abklärung persistierenden Hustens vor.

12.5 Weiterführende Literatur

CHAN, C. and MUNROE, G. (1995): Endoscopic examination of the equine paranasal sinuses. *In Practice* (supplement to the Veterinary Record) 17:419–422.

GREET, T. R. C. (1992): Differential diagnosis of equine nasal discharge. *Equine Veterinary Education* 4: 23–25.

MAIR, T. S., and GIBBS, C. (1990): Thoracic radiography in the horse. *In Practice* (supplement to the Veterinary Record) 12: 8–10.

MAIR, T. S. (1994): Differential diagnosis and treatment of acute onset coughing in the horse. *In Practice* (supplement to the Veterinary Record) 16: 154–162.

MARR, C. (1993): Thoracic ultrasonography. *Equine Veterinary Education* 5: 41–46.

McGORUM, B. (1994): Differential diagnosis of chronic coughing in the horse. *In Practice* (supplement to the Veterinary Record) 16: 55–60.

Anhang 12.1: Diagnostische Verfahren zur Untersuchung der Ursachen von Nasenausfluss

Ausfluss	Mögliche Ursachen	Diagnostische Hilfen
Mukös / muko-purulent	Virale Infektion	Virusisolierung, Serologie
	Bakterielle Infektion	Abstrich des Nasenrachenraumes
	Zyste der Nebenhöhlen	Endoskopie, Röntgen
Muko-purulent / purulent	Sinusitis	Perkussion, Endoskopie, Röntgen, Punktion (Bakteriolog. Kultur), direkte Sinusendoskopie
	Luftsackempyem	Endoskopie, Röntgen Katheterisierung (Bakteriolog. Kultur),
	Mykotische Rhinitis	Endoskopie, Biopsie für Histopathologie / Kultur
	Erkrankungen der unteren Atemwege	Auskultation, Endoskopie, Trachealaspiration / Bronchoalveoläre Lavage für Zytologie, Röntgenuntersuchung des Thorax
Ausfluss mit Futterpartikeln (Dysphagie)	Verlegung der Speiseröhre	Endoskopie, Röntgen
	Kehlkopflähmung:	
	• Luftsackmykose	Endoskopie
	• Schädel-Hals-Trauma	Neurologische Untersuchung (s. Kap. 14)
	• Bleivergiftung	Bleibestimmung in Blut, Leber / Niere, Erdboden
	• Botulismus	Klinische Anzeichen und Futtermittel überprüfen (s. Kap. 14)
	Pharyngeale Umfangsvermehrungen – Abszess / Neoplasie	Endoskopie, endoskopisch geführte Biopsie, Röntgen, Bakteriolog. Kultur
	Fremdkörper im Rachen	Endoskopie
	Gaumendefekt	Endoskopie, Röntgen
	Luftsacktympanie	Endoskopie, Röntgen
	Luftsackempyem	Endoskopie, Katheterisierung (Bakteriolog. Kultur), Röntgen
	Graskrankheit	Klinische Symptome, Röntgen der Speiseröhre (Megaösophagus und Ansammlung von Kontrastmittel), Endoskopie der Speiseröhre (Reflux-Ösophagitis), Histopathologie des Ganglion coeliacomesentericum *post mortem*
Ausfluss mit Dyspnoe	Rachenabszess	Endoskopie, Röntgen, Bakteriolog. Kultur
	Luftsacktympanie	Endoskopie, Röntgen

Anhang 12.1: Fortsetzung		
Ausfluss	**Mögliche Ursachen**	**Diagnostische Hilfen**
	Luftsackempyem	Endoskopie, Röntgen Katheterisierung (Bakteriolog. Kultur),
	COB	Auskultation, Trachealaspiration / Bronchoalveoläre Lavage für Zytologie, Röntgenuntersuchung des Thorax
	Lungenabszess / Pneumonie / Pleuropneumonie	Auskultation, Perkussion des Brustkorbes, Endoskopie, Trachealaspiration / Bronchoalveoläre Lavage für Zytologie und Kultur, Röntgen Thorax, Ultraschalluntersuchung (Pleuraerguss), Thoraxpunktion für Zytologie und Kultur
Ausfluss mit nekrotischem Geruch	Zahnerkrankungen	Untersuchung der Maulhöhle, Röntgen
	Chronische Sinusitis	Perkussion, Endoskopie, Röntgen, Punktion (Bakterilog. Kultur), direkte Sinusendoskopie
	Mykotische Rhinitis	Endoskopie, Biopsie für die Histopathologie / Bakteriolog. Kultur
	Luftsackinfektion	Endoskopie, Bakteriolog. Kultur
	Neoplasie	Endoskopie, endoskopisch geführte Biopsie, Röntgen
	Gangränöse Pneumonie	Auskultation, Perkussion des Brustkorbes, Trachealaspiration / Bronchoalveoläre Lavage für Zytologie und Bakteriolog. Kultur, Ultraschalluntersuchung (Pleuraerguss), Thorax-Punktion für Zytologie und Bakteriolog. Kultur des Ergussmaterials
	Eingeatmeter Fremdkörper	Endoskopie
Ausfluss mit Blut	Nasentumor	Endoskopie, Röntgen
	Luftsackmykose	Endoskopie
	Mykotische Rhinitis	Endoskopie, Biopsie für Histopathologie / Kultur
	Fremdkörper	Endoskopie
Nasenbluten	Hämatom des Siebbeins	Endoskopie, Röntgen, Hämatologie (Anämie)
	Nekrose der Nasenmuschel	Endoskopie, Bakteriolog. Kultur
	Luftsackmykose	Endoskopie, Hämatologie (Anämie)
	Belastungsinduziertes Lungenbluten	Endoskopie, Röntgenuntersuchung des Thorax, Hämatologie (Anämie)
	Trauma	Röntgen

Anhang 12.2: Diagnostische Verfahren zur Untersuchung der Ursachen von Husten

Mögliche Ursachen	Diagnostische Hilfen
Akuter Husten	
Virusinfektionen	Virusisolierung, Serologie
• EHV-1 und EHV-4	
• Equine Influenza	
• Equine virale Arteriitis (EVA)	
• Adenovirus	
• Rhinovirus	
Druse (Streptococcus equui)	Abstrich des Nasenrachenraumes
Schlundverstopfung und andere Ursachen für Dysphagie	Endoskopie, Röntgen, (s. auch Anhang 2.1, in Kap. 2)
Akute Verlegung der Bronchiolen bei COPD	Auskultation, Trachealaspiration / Bronchoalveoläre Lavage für Zytologie, Röntgenuntersuchung des Thorax
Lungenabszess, Pneumonie / Pleuropneumonie	Auskultation, Perkussion des Brustkorbes, Trachealaspiration, Bronchoalveoläre Lavage für Zytologie und Kultur, Röntgenuntersuchung des Thorax, Ultraschalluntersuchung (Pleuraerguss), Punktion des Thorax für Zytologie und Bakteriolog. Kultur des Ergussmaterials
Belastungsinduziertes Lungenbluten	Endoskopie, Röntgenuntersuchung des Thorax
Eingeatmeter Fremdkörper	Endoskopie
Luftröhrenkollaps	Endoskopie
Chronischer Husten	
COB	Auskultation, Trachealaspiration / Bronchoalveoläre Lavage für Zytologie, Röntgenuntersuchung des Thorax
Sekundärinfektionen	Anamnese vorausgegangener virusbedingter Atemwegserkrankungen, Serologie mit Hinweisen auf vorangegangene Infektionen
Lungenwürmer	Trachealaspiration / Bronchoalveoläre Lavage für Zytologie (Eosinophilie) und Larven
Weideassoziierte Bronchialobstruktion	Auskultation, Trachealaspiration / Bronchoalveoläre Lavage für Zytologie, Röntgenuntersuchung des Thorax, Umgebungswechsel
Neoplasie im Thorax	Endoskopie, Röntgenuntersuchung des Thorax, Ultraschalluntersuchung (Pleuraerguss), Thoraxpunktion für Zytologie, Pleuroskopie

13 Erkrankungen des Bewegungsapparates

13.1 Lahmheitsuntersuchungen

Störungen des Bewegungsapparates treten bei Pferden häufig auf und stellen sich gewöhnlich als anatomische Veränderung oder als Lahmheit dar. Die diagnostische Abklärung umfasst eine Reihe von Einzelschritten:

- Definition des zu untersuchenden Problems.
- Lokalisierung der pathologisch veränderten Bereiche.
- Charakterisierung der Art der pathologischen Veränderung.

13.1.1. Anamnese

Neben den Angaben zu Rasse, Alter und Geschlecht sind die folgenden Punkte für eine vollständige Anamnese wichtig:

- Letzter Besitzerwechsel, Verwendungszweck (oder geplanter Einsatzbereich) des Pferdes.
- Details über Haltung und Pflege wie Aufstallung, Fütterung, Hufbeschlag und Arbeitsbelastung.
- Dem Besitzer bekannte frühere Gesundheitsstörungen.

Der Besitzer sollte die Gelegenheit haben, die Gründe weshalb er den Tierarzt hinzugezogen hat, selbst zu erläutern und erst dann sollte man spezifischere Fragen hinsichtlich des Krankheitsbildes stellen:

- Vermutlich betroffene Gliedmaße(n).
- Art der Symptome.
- Dauer des Krankheitsgeschehens.
- Besteht ein Zusammenhang zwischen Ereignissen oder Unfällen und den Symptomen.
- Veränderung der Symptome seit der Erstmanifestation.
- Veränderung der Körperhaltung oder Behandlungsversuche aufgrund des Problems und deren Auswirkungen.

- Zusammenfassung des derzeitigen Zustandes der Störung.

13.1.2 Klinische Untersuchung

Selbst bei Vorliegen offensichtlicher Anomalien an einer Stelle sollte immer der gesamte Bewegungsapparat untersucht werden. Die Untersuchung in Ruhe lässt sich in zwei Abschnitte gliedern.

(1) Adspektion des Pferdes von allen Seiten unter besonderer Beachtung folgender Gesichtspunkte:

- Kondition.
- Körperbau, Gliedmaßen und Hufe (siehe unten).
- Körperhaltung und Belastung der Gliedmaßen.
- Symmetrie von Skelett und Muskulatur.
- Lokale Schwellungen oder Verdickungen.
- Anzeichen anderer Erkrankungen.

Unter Körperbau oder Exterieur versteht man die äußere Erscheinung eines Tieres. Bei idealem Körperbau wird keine Einzelstruktur übermäßigen Belastungen ausgesetzt. Ein idealer Körperbau besteht dann, wenn die Gliedmaßen symmetrisch und gerade ausgerichtet sind, die Bewegung geradlinig erfolgt und alle vier Gliedmaßen gleichmäßig belastet werden. Abweichungen von einer guten Körperform führen dazu, dass bestimmte anatomische Strukturen einer Gliedmaße in der gewichtstragenden Phase übermäßig gedehnt oder gestaucht werden. Über einen längeren Zeitraum hinweg kann es dann aufgrund der wiederholten Belastung zu Verletzungen oder Erkrankungen der betroffenen Gliedmaße kommen. Abweichungen vom physiologischen Bewegungsablauf sind untauglich und können zu Bewegungsstörungen und infolgedessen zu selbst zugefügten Verletzungen führen. In vielen Fällen lässt sich nicht eindeutig festlegen, ob es sich um Abweichung der Körperform, eine erlernte Haltung oder um eine pathologische Missbildung handelt.

(2) Spezielle Untersuchung des Bewegungsapparates:

● Untersuchung auf Missbildungen, Schwellungen, Umfangsvermehrungen, Hautverletzungen und Muskelatrophie.

● Palpation zur Feststellung, Lokalisation und Beurteilung auf vermehrte Wärme, Schmerzhaftigkeit oder Umfangsvermehrungen der Gliedmaße .

● Untersuchung der Gelenke zur Feststellung von Bewegungseinschränkungen, Instabilitäten, Schmerzhaftigkeit oder Krepitation.

Bei allen drei Untersuchungsabläufen sollte stets ein Vergleich mit der kontralateralen Gliedmaße stattfinden, um mögliche Asymmetrien besser zu erkennen.

13.1.3 Vordergliedmaße

13.1.3.1 Untersuchung der Zehe

Eingangs sollten die Zehen auf *Größe, Form, Symmetrie* und *Gleichmaß* zueinander beurteilt werden.

Unterschiede in der Hufform können ihre Ursache im Exterieur, in der Hufpflege, im Beschlag, in einer Huferkrankung oder einer Lahmheit haben. Nicht selten ist ein pathologischer Befund das aktuelle Ergebnis eines Zusammenwirkens dieser vielschichtigen Faktoren, die im Laufe der Zeit zu einer Hufverformung geführt haben.

Die Zehe sollte sowohl im Vergleich mit der kontralateralen Gliedmaße als auch für sich (mediale / laterale Seite der Zehe) symmetrisch sein. Der Winkel zwischen der dorsalen Hufwand und dem Boden sollte bei den Vorderhufen ungefähr 45–50 Grad betragen, die Hinterhufe sollten etwas steiler stehen (50–55 Grad).

Die Zehe wird dann als ausgewogen bezeichnet, wenn die Form und Stellung so in Relation zur Gliedmaße steht, dass sich das Gewicht gleichmäßig auf die gesamte Hufsohle verteilt. Die Hufstellung ist dann richtig, wenn Vorder-

und Trachtenwand parallel zum Fesselbein verlaufen. Aus der Verbindung dieser beiden Linien ergibt sich die Huf-Fessel-Achse (Abb. 13.1). Eine häufig vorkommende Abweichung, die nach allgemeiner Auffassung einen Prädispositionsfaktor für Huflahmheiten darstellt, ist die Kombination eines überlangen Hufes und eines fast am Boden aufliegenden Hufballens, so dass die Huf-Fessel-Achse nach hinten gebrochen ist. Von der Seite betrachtet sollten Vorder- und Trachtenwand parallel verlaufen. Der Huf sollte keine Abweichungen der Rotationsachse aufweisen (zeheneng oder zehenweit), und die Ballen sollten die gleiche Höhe haben.

Anschließend werden *Hufwand, Kronsaum* und *Hufsohle* untersucht.

Die Hufwand sollte in sich gerade und in Richtung Tragrand nicht nach außen geschwungen sein. Die äußere Hufoberfläche sollte glatt sein. »Ringe« in der Hufwand können auf Ernährungsumstellungen, frühere systemische Erkrankungen oder auf Hufrehe zurückzuführen sein. Die Abweichungen im Hornwachstum, die sich aufgrund von Ernährungsumstellungen oder systemischer Erkrankungen ergeben, führen zu Ringen, die parallel zum Kronsaum und zueinander verlaufen. Im Gegensatz dazu scheinen rehebedingte Ringe am Ballen auseinander

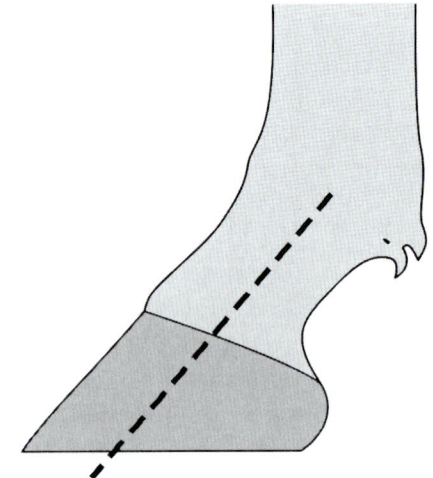

Abb. 13.1:
Zehenachse

13.1

und an der dorsalen Hufwand zueinander zu verlaufen. Dieser Vorgang spiegelt das ungleichmäßige Wachstum vom Kronsaum wider. Die Hufwand sollte des weiteren sorgfältig auf Spalten, deren genaue Lokalisierung, ihre Tiefe und etwaige damit zusammenhängende Verletzungen des Kronsaums untersucht werden.

Der Kronsaum ist besonders im dorsalen Bereich im Hinblick auf Einbuchtungen zu palpieren, die auf eine rehebedingte Hufbeinsenkung hindeuten können.

Die Palpation des Kronsaums liefert auch Hinweise auf lokale Schwellungen, Schmerzhaftigkeit oder Wärmeentwicklung aufgrund eines Traumas oder einer Infektion. Der proximale Teil der lateralen Knorpel kann oberhalb des Kronsaums palpiert und dabei genau untersucht werden. Gelegentlich ist eine Schwellung des Hufgelenks (*Art. interphalangea distalis*) am dorsalen Kronsaums proximal des Kronrandes palpierbar.

Bei der Palpation des Hufes wird die Pulsation der Digitalarterie lateral im Fesselbereich beurteilt, um deren vermehrte Füllung auf einer oder beiden Seiten feststellen zu können. Eine verstärkte Pulsation deutet auf eine Entzündung oder Hufrehe hin.

Die Zehe wird angehoben und die Hufsohle untersucht. Die Sohle sollte konkav sein, nicht flach. An der Vordergliedmaße sollte der Abstand vom Ballen bis zur Hufspitze ebenso lang sein wie der Abstand von Tragrand zu Tragrand an der breitesten Stelle, wohingegen der Hinterhuf im Allgemeinen länger ist und spitzer zuläuft. Huf und Hufeisen sollten hinsichtlich ihrer Abnutzung untersucht werden. Eine ungleichmäßig Abnutzung sollte zum Bewegungsablauf der Gliedmaße und zum Auffußungspunkt in der Bewegung in Beziehung gesetzt werden. An den Hufeisen ist die Art des Eisens, die Befestigung am Huf, die Anzahl der Nägel und ihre Verteilung zu beurteilen.

Strahl und Hufsohle werden dann von Einstreu und Schmutz befreit und die oberflächlichen Hornschichten mit einem Hufmesser entfernt, damit eine entsprechende Untersuchung stattfinden kann. Zu Beginn der Untersuchung muss immer auf in die Zehe eingedrungene Fremdkörper und andere offensichtliche Verletzungen der Hufsohle geachtet werden. Verfärbungen der Oberfläche können auf Prellungen (normalerweise rot-bläuliche Bereiche) oder auf mögliche Infektionen (vor allem schwarze Flecken oder Linien) hindeuten. Besonderes Augenmerk wird bei diesem Teil der Untersuchung auf die weiße Linie (*Zona alba*), den Hufballen und den Strahl gerichtet. Insbesondere die Strahlfurchen sind häufig Lokalisationen für Infektionen.

Die Palpation der eigentlichen Hufgelenkskapsel erfordert mechanische Unterstützung durch eine Hufzange, mit Ausnahme der Fälle, in denen die Sohle sehr dünn und leicht eindrückbar ist. Mit der Hufzange wird auf alle Teile des Hufes einschließlich des Strahls systematisch Druck ausgeübt. Dabei ist immer zu beachten, dass der Druck gleichzeitig auf zwei Punkte ausgeübt wird. Schmerzhafte Bereiche des Hufes werden mehrmals überprüft, um so die exakte Lokalisation des Schmerzes feststellen zu können. Verdächtige Bereiche sind mit der gleichen Stelle des Hufes der kontralateralen Gliedmaße zu vergleichen, wenn die Reaktion des Pferdes nicht eindeutig ist. Auch die Perkussion von Hufwand und Hufsohle mit einem leichten Hammer oder der Hufzange ist hilfreich, um Schmerzen im Huf zu beurteilen. Bereiche, die wiederholt schmerzhaft sind, werden mit dem Hufmesser weiter untersucht, um festzustellen, ob ein tiefsitzender Hufabszess oder eine Prellung die Ursache sind.

Das Hufgelenk wird zur Untersuchung auf Schmerzhaftigkeit, Bewegungseinschränkung, Instabilität und Krepitation medial, lateral und in der Rotation gebeugt, gestreckt und gedehnt. Diese Manipulationen werden bei der Untersuchung aller Gelenke der Gliedmaße vorgenommen, sind allerdings an den weiter proximal liegenden Gelenken schwieriger durchzuführen.

13.1.3.2 Untersuchung von Fesselbein und Fesselgelenk

Die Fessel wird im Bereich des Krongelenks (Art. interphalangea proximalis) hinsichtlich einer Umfangszunahme und an deren palmarer Oberfläche untersucht, da hier die oberflächliche und tiefe Beugesehne sowie die distalen Sesambeinbänder verlaufen.

Schwellungen des Fesselgelenks sind häufig auf einen Synovialerguss zurückzuführen. Bei der Palpation zeigt sich zunächst lediglich eine fluktuierende Schwellung (Hydrops) zwischen dem Palmarbereich des distalen Röhrbeins und den Ästen des Fesselbeinträgers. Ein stärkerer Erguss führt zu einer Schwellung im Dorsalbereich des Gelenks. Ein Erguss des Gelenkes muss von einer Entzündung der digitalen Beugesehnenscheide unterschieden werden, bei der eine weiter palmar liegende Schwellung rund um die Beugesehnen an der Rückseite der Fessel entsteht, also hinter den Ästen des Unterstützungsbandes (Lig. accessorium). Manchmal wird diese Schwellung im Palmarbereich der proximalen Sesambeine durch das Fesselringband begrenzt. Die proximalen Sesambeine sowie die Insertionsstellen der Unterstützungssehne werden auf Schmerzhaftigkeit und Schwellungen palpiert.

13.1.3.3 Untersuchung des Mittelfußes (Metakarpus)

Röhrbein und Griffelbeine (Ossa metacarpalia) werden auf Anzeichen von Schmerzhaftigkeit, Wärme und Schwellung palpiert. Diese Untersuchung ist vor allem bei jungen Pferden wichtig, bei denen eine dorsale metakarpale Periostitis sowie Belastungsfrakturen und Knochenauswüchse (Exostosen) am Häufigsten vorkommen. Bei der Palpation der Griffelbeine sollten deren axiale (mediale), palmare und abaxiale (laterale) Oberflächen so weit wie möglich untersucht werden. Feste, kalte und schmerzfreie Exostosen sind bei Pferden mittleren und hohen Alters im Allgemeinen ein zufälliger Befund, der in der Regel nicht von Bedeutung ist.

Die Weichteile an der Palmarfläche des Metakarpus sind eine häufige Ursache für Lahmheiten, so dass diese zunächst bei belasteter Gliedmaße und dann bei angehobenem Fuß sorgfältig palpiert werden sollten. Im Einzelnen sind hier die Strukturen des oberflächlichen Zehenbeugers, des tiefen Zehenbeugers, des Halteapparates (palmare Spannbänder) und des Unterstützungsbandes zu überprüfen:

- Infolge einer Schwellung der oberflächlichen Beugesehne stellt sich die normalerweise ebene palmare Oberfläche des Röhrbeins konvex dar, die Sehne wirkt gebogen. Eine starke Schwellung macht es unmöglich, die tiefe Beugesehne als separate Struktur abzugrenzen. Eine Verstauchung der Sehne kommt allerdings vergleichsweise selten vor.
- Verletzungen des Halteapparates sind die Ursache einer Schwellung im proximalen und mittleren Drittel der Palmarseite des Röhrbeins dorsal der oberflächlichen Beugesehne. Sie führen normalerweise nicht zu einer sichtbaren Konturveränderung der Palmarregion in diesem Bereich.
- Der Fesselträger und die Äste des Unterstützungsbandes sind im mittleren und distalen Drittel des Röhrbeins leicht zu palpieren. Allerdings liegt das proximale Drittel des Bandes zwischen den beiden Griffelbeinen und ist somit klinisch schwieriger zu beurteilen. Ob eine Verdickung des Fesselträgers vorliegt, lässt sich feststellen, wenn man mit dem Daumen entlang der Ränder des Unterstützungsbandes streicht.

Die gemeinsame Strecksehne des M. extensor digitalis communis und die seitliche Strecksehne des M. extensor digitalis lateralis sollten von proximal nach distal palpiert werden, dementsprechend vom muskulären Ursprung oberhalb des Karpalgelenks zum dorsalen Abschnitt der Zehe.

13.1.3.4. Untersuchung des Karpus

Der dorsale Bereich des Karpalgelenks wird auf Schwellungen untersucht, die ihren Ursprung in einem Erguss in den zwei beweglicheren Teilgelenken, (der proximalen Art. antebrachiocarpea und der mittleren Art. mediocarpea) oder in einer Tendosynovitis der drei Sehnenscheiden der Strecksehnen (M. extensor carpi radialis, M. extensor digitalis communis und M. extensor digitalis lateralis) haben können.

Die Beugung des Gelenks ermöglicht die Palpation der Dorsalränder der Karpalgelenke auf Kapselverdickung und Veränderungen der Konturen der darunter liegenden Knochen. Bei der Beugung sind in den Artt. antebrachiocarpea und mediocarpea gelegentlich abgesprengte Knochenfragmente (»Chipfrakturen«) palpierbar.

Der palmare Bereich des Gelenks wird auf Schwellungen der Gelenkkapsel und Stabilität des Erbsenbeins (Os carpi accessorium) untersucht. Bei Auftreibungen der Gelenkkapsel wird zum Nachweis von Osteochondromen des Radius der palmare Bereich des distalen Abschnitts des Radius bei angebeugtem Karpalgelenk palpiert.

13.1.3.5 Untersuchung von Ellenbogen und Schulter

Ergüsse oder Schwellungen des Ellenbogen- und Schultergelenkes lassen sich meist nicht palpieren. Es sollte jedoch trotzdem auf mögliche Umfangsvermehrungen untersucht werden, da vor allem bei traumatischen Verletzungen oder Gelenksinfektionen begrenzte Schwellungen entstehen können.

In diesem Zusammenhang sollte deshalb gezielt die Stabilität des Olekranon durch Manipulationsbewegungen untersucht werden, insbesondere bei Pferden, die den Ellenbogen sichtlich »hängen lassen«. Die Auskultation mit dem Stethoskop über knochigen Vorsprüngen während der Manipulation oder der Bewegung ist oft hilfreich, um Krepitationen in Zusammenhang mit proximalen Gliedmaßenfrakturen zu diagnostizieren.

Muskelatrophie als Folge einer Lahmheit ist im Allgemeinen an den größten Muskelpartien am besten zu erkennen, in diesem Fall also an der Schulter und dem Schulterblatt der proximalen Gliedmaße. Dies kommt selbst dann zum Tragen, wenn eigentlich ein Hufproblem Ursache für die Lahmheit ist. Eine Verletzung der motorischen Nerven des unteren Gliedmaßenabschnitts kann mit einer raschen und ausgeprägten Muskelatrophie bestimmter Muskelgruppen einhergehen, beispielsweise bei einem Trauma des N. suprascapularis, der die Mm. supra- und infraspinatus innerviert.

13.1.4 Beckengliedmaße

Die Untersuchung von Huf, Fesselbein und Fesselgelenk verläuft an der Hintergliedmaße grundsätzlich ähnlich wie an der Vordergliedmaße.

13.1.4.1 Untersuchung des Sprunggelenks (Tarsalgelenks)

Schwellungen im Bereich des Sprunggelenks können verschiedene Ursachen haben:

- Am deutlichsten ist ein Erguss der *Art. tarsocruralis*, meist im dorsomedialen Bereich des Gelenks zu sehen, obwohl kleinere, fluktuierende Schwellungen auch plantarolateral und plantaromedial vorkommen können.
- Bei einem verstärken Füllungsgrad des Sprunggelenks (»Kreuzgalle«) wölbt sich die Sprunggelenkskapsel proximal des Gelenks plantar in typischer Anordnung auf beiden Seiten und leicht kranial der Achillessehne vor.
- Eine Entzündung des plantaren Bandes (Lig. plantare longum) führt zu einer Verdickung der plantaren Sprunggelenksgegend (»Hasenhacke«), deren Mittelpunkt ungefähr 10 cm distal des Sprunggelenkhöckers (Tuber calcanei) liegt.
- Im Verlauf einer degenerativen Entzündung der straffen Sprunggelenke (»Spat«) kann es

zu einer Schwellung medial des distalen Sprunggelenks kommen, die allerdings nicht immer sichtbar ist.

Die Achillessehne (Tendo gastrocnemius) ist auf Verdickungen zu untersuchen, die auf eine überdehnungsbedingte Verletzung hinweisen. Auch die Lage und Stabilität der oberflächlichen Beugesehne über dem Sprunggelenkhöcker ist zu überprüfen. Die Streckung des Sprunggelenks sollte aufgrund der wechselseitigen Muskelwirkung (»Spannsägenkonstruktion«) eine Streckung des Kniegelenkes erzeugen. Kann erstere unabhängig von einer Streckung des Kniegelenks ausgeführt werden und kommt es dabei zu einer Erschlaffung der Achillessehne, besteht Verdacht auf eine Ruptur des M. fibularis tertius.

13.1.4.2 Untersuchung des Kniegelenks

Ein Erguss des Kniescheibengelenks führt zu palpierbaren Vorwölbungen zwischen den drei distalen Kniescheibenbändern. Auch die kollateralen Bänder können medial und lateral palpiert werden.

In Fällen, in denen der Verdacht auf eine proximale Patellafixation besteht, kann man versuchen, das Gelenk dadurch wieder in seine ursprüngliche Position zu bringen, dass man das Pferd auf engem Raum dreht und Wendungen gehen lässt. Alternativ kann man die Fixation demonstrieren, indem man die Kniescheibe aufwärts schiebt, während man durch lateralen Zug am Schweif die Gewichtsbelastung des Pferdes auf die betroffene Gliedmaße bringt.

Gelegentlich lässt sich eine Knieinstabilität aufgrund einer Bänderverletzung nachweisen. Die Funktionsfähigkeit des medialen Seitenbandes kann überprüft werden, indem man mit der Schulter gegen den lateralen Bereich des Knies drückt und die distale Gliedmaße abduziert, während man den medialen Bereich des Kniescheibengelenks auf abnorme Erweiterung palpiert.

Der Autor hat eine Instabilität aufgrund einer Kreuzbandverletzung beim Pferd noch nie über-

zeugend demonstrieren können, eine Untersuchungsmethode dafür ist allerdings beschrieben worden. Man steht dabei hinter dem Pferd, legt beide Arme um die betreffende Gliedmaße und schließt die Hände um das proximale Ende des Schienbeins. Das Knie des Tierarztes liegt dabei dem plantaren Bereich des Fersenbeins an, während er seinen Fuß hinter die Hufballen setzt. Das Schienbein wird dann ruckartig kaudal gezogen und losgelassen, damit es in die kraniale Ausgangsposition gehen kann. Bei der gleichzeitigen Palpation wird auf Muskelschlaffheit oder Krepitation untersucht. Zur Sicherheit des Untersuchenden sollte man Charakter und Temperament des Pferdes in die Überlegungen einbeziehen, wenn es darum geht, ob diese Untersuchung sicher durchgeführt werden kann oder nicht.

13.1.4.3 Untersuchung von Becken und Hüfte

Das Hüftgelenk ist von allen Gelenken der Gliedmaßen für eine direkte physikalische Untersuchung am wenigsten zugänglich. Die korrekte Ausrichtung der einzelnen Gelenkabschnitte zueinander kann bis zu einem gewissen Grad untersucht werden, indem man überprüft, ob die Abstände zwischen Trochanter major, Hüfthöcker (Tuber coxae), Kreuzhöcker (Tuber sacrale) und Sitzbeinhöcker (Tuber ischiadicum) symmetrisch sind. Bei Hüftproblemen neigt die betroffene Gliedmaße zur Außenrotation.

Ebenso wie bei der Vordergliedmaße fällt eine Muskelatrophie aufgrund einer Hinterhandlahmheit am ehesten proximal auf, vor allem im Bereich der lateralen Becken- und Oberschenkelmuskulatur – unabhängig vom Sitz des eigentlichen Problems. Auch die Oberschenkelmuskulatur kann infolge einer persistierenden oder schweren Lahmheit atrophisch werden.

Das Becken kann adspektorisch und mithilfe der rektalen Palpation der Knochenpunkte überprüft werden. Besteht der Verdacht auf eine Beckenfraktur, ist es oft hilfreich, die Rektaluntersuchung durchzuführen, während das Tier langsam vorwärts geführt oder von einer Seite auf die andere gewiegt wird, wobei sich Krepitationen und die Bewegungen eventueller Knochenbruchstücke häufig demonstrieren lassen. Im Rahmen einer Rektaluntersuchung kann auch die zentrale Ausrichtung von Kreuzbein und kaudalen Lendenwirbeln zusammen mit den darüber liegenden Muskeln beurteilt werden. Gleichzeitig lässt sich die Pulsation der Aorta abdominalis sowie der Aa. iliaca ext. und int. ermitteln.

Eine Thrombose tritt im Bereich der Aufzweigung der Aorta abdominalis relativ selten auf und kann rektal diagnostiziert werden. Durch die Thrombose kommt es zu einer Minderdurchblutung (Ischämie) einer oder beider Hintergliedmaßen und tritt in der Bewegung als Lahmheit oder offensichtliche Schwäche einer oder beider Hintergliedmaße(n) in Erscheinung. In schweren Fällen setzen im Augenblick der Belastung heftige Schmerzen ein, die zum Festliegen führen können. Die betroffene Gliedmaße fühlt sich distal kalt an, die gemeinsame Zehenarterie zeigt eine verminderte Pulsation. Durch rektales Aufsuchen des Aortenpulses und Palpation nach kaudal zur Aufzweigung in die Aa. iliaca ext. und int. kann dort eine feste, unregelmäßig geformte Umfangsvermehrung im Gefäß gefühlt werden. Diese Aussackung kann ein- oder beidseitig sein (damit einhergehend sind eine oder beide Hintergliedmaße betroffen) und weist einen reduzierten oder nicht tastbaren Puls auf. Falls verfügbar, stellt die Ultraschalluntersuchung der Aorta abdominalis und ihrer Darmbeinäste ein zuverlässigeres diagnostisches Verfahren als die rektale Untersuchung dar.

Nota bene: Differentialdiagnostisch sollte bei Schmerzen im Bereich der Hintergliedmaßen unter Arbeitsbelastung grundsätzlich zunächst die wesentlich häufigere belastungsinduzierte Rhabdomyolyse (Lumbago) abgegrenzt werden (siehe unter »Myopathien«).

13.1.5 Rücken

Die objektive Untersuchung des Rückens ist schwierig. Bei der Adspektion können Asymmetrien aufgrund von Schwellungen, Muskelatrophien oder unregelmäßigen Konturen auffallen. Zur Feststellung von Schmerzhaftigkeiten oder Muskelspasmen kann die Palpation hilfreich sein, allerdings ist es oft schwierig, ein leichtes oder mäßiges Symptom in Relation zu den zu beobachtenden Beschwerden zu setzen. Einige Hinweise auf diagnostische Vorgehensweisen werden im Weiteren gegeben.

13.1.5.1 Anamnese

Die klinischen Symptome in Verbindung mit Rückenschmerzen können extrem unterschiedlich sein. Am häufigsten macht sich ein Leistungsabfall oder die Unfähigkeit, Sprünge zu überwinden, bemerkbar, was mit einer deutlichen Veränderung des Verhaltens oder Temperaments einhergehen kann, z. B. untypischer Widerstand gegen das Auflegen einer Decke, Putzen oder Auskratzen der Hufe an den Hintergliedmaßen. Leider ist unter Pferdebesitzern der Trend zu beobachten, die Rückenprobleme für den Leistungsabfall verantwortlich machen, wobei deren Ursache genau genommen in einer unsachgemäßen Ausbildung, schlechten Haltung oder einer nicht erkannten organischen Erkrankung liegt. Eine detaillierte Anamnese, die Angaben zu Haltung und Fütterung des Pferdes, seinem Sattel- und Zaumzeug, den Leistungsanforderungen und dem Temperament berücksichtigt, ist hier erforderlich.

13.1.5.2 Untersuchung

Wenn möglich, sollte man die dorsale Mittellinie des Rückens von oben betrachten. Bei gleichmäßiger Belastung der Gliedmaßen kann überprüft werden, ob sie gerade verläuft. Eine leichte seitliche Verbiegung der Wirbelsäule legt den Verdacht auf eine unilaterale Muskelverkrampfung nahe. Die Symmetrie des Beckens wird von kaudal überprüft. Die Kruppenmuskulatur und der Rücken werden auf mögliche Muskelatropien untersucht; abweichende Befunde deuten an dieser Stelle auf Verletzungen im Kreuzbeinbereich hin. Bei Schädigungen der Muskeln oder Bänder im Kreuz-Darmbein-Bereich ist es normalerweise möglich, eine Schmerzreaktion zu provozieren, indem man Druck auf die Hüfthöcker oder die Mittellinie des Lendenbereichs ausübt.

Durch manuellen Druck auf die Dornfortsätze im Widerristbereich, veranlasst man das Pferd, den Rücken durchzubiegen (Dorsoflexion). Im Kreuzbeinbereich führt dieses Vorgehen normalerweise zum Aufwölben des Rückens (Ventroflexion). Eine verminderte Reaktion oder eine Wirbelsäulensteifheit kann auf eine Knochenerkrankung zurückzuführen sein. Auf ähnliche Weise kann ein Druck mit einem stumpfen Gegenstand über den Dornfortsätzen, dem kaudalen Kreuzbeinbereich und der Flanke dazu benutzt werden, eine Ausweichbewegung der Wirbelsäule in Richtung der einwirkenden Kraft auszulösen, wobei beurteilt wird, inwieweit das Tier bereit und fähig ist, diese Bewegung auszuführen.

Eine Lateralflexion der Brust- und Lendenwirbelsäule bei der Ausübung eines festen Drucks entlang des M. longissimus dorsi ist als normal zu betrachten. Widerstand lässt an eine Schmerzhaftigkeit der beteiligten Muskeln denken. Beidseitige Schmerzreaktionen deuten auf eine Beteiligung der Wirbelsäule im Bereich der letzten Brustwirbel oder ersten Lendenwirbel hin.

Im Schritt und Trab auf einer Geraden kann Rückenschmerz zu einer eingeschränkten Aktion der Hintergliedmaßen führen, verbunden mit geringerer Beugung im Sprunggelenk und der Tendenz, den Huf einer oder beider Hintergliedmaßen über den Boden zu schleifen. Scharfe Wendungen, bei denen die Wirbelsäule gebogen werden muss, treffen auf Widerstand oder wirken erschwert, die Bewegungen sind plump und ruckartig. Auch Rückwärtsgehen wird nur ungern ausgeführt.

13.1.5.3 Röntgenuntersuchung

Die Röntgenuntersuchung des Pferderückens erfordert sehr leistungsfähige Geräte und ist mit einer erheblichen Streustrahlung verbunden. Sie kann nur in wenigen spezialisierten Kliniken durchgeführt werden.

13.1.5.4 Hämatologie und Biochemie

Die labordiagnostischen Werte sind im Allgemeinen unspezifisch, dienen aber dazu, andere Ursachen für einen Leistungsabfall auszuschließen (beispielsweise Anämie, rezidivierende Infektionen oder chronische Rhabdomyolyse).

13.1.6 Beurteilung des Bewegungsablaufes

13.1.6.1 Adspektion

In verschiedenen Spezialkliniken stehen hochentwickelte Geräte zur detaillierten und objektiven Analyse der Schrittfolge in der Bewegungsphase zur Verfügung. Dazu gehören beispielsweise Druckplatten, mit denen die Auftrittstärke auf dem Boden gemessen werden kann, sowie die videographische Aufzeichnung von Bein- und Körperbewegungen. Diese Techniken sind allerdings noch nicht routinemäßig im Gebrauch, so dass das wichtigste Instrument zur Gangbeurteilung immer noch das Auge des Tierarztes ist. Man sollte dabei auf folgende Dinge achten:
- Vorliegen von Gang-Anomalien.
- Beteiligte Gliedmaßen.
- Art der Anomalie.
- Grad der Anomalie.

Für die Beurteilung des Bewegungsablaufs eignet sich am besten eine harte, ebene Oberfläche. Idealerweise steht dafür ein abgesicherter eingezäunter Bereich zur Verfügung, auf dem keine Gefahren herrschen (Verkehr) und das Pferd nicht von anderen Pferden abgelenkt wird. Das Pferd sollte ein Halfter oder eine Trense mit Gebiss tragen, damit man es führen kann, wobei man Zügel oder Strick erst nach 30 – 50 cm fasst, damit das Pferd den Kopf frei bewegen kann.

Gang-Anomalien fallen in der Regel am deutlichsten im Schritt oder langsamen Trab auf. Abweichungen beim Aufsetzen der Hufe und während des Bewegungsablaufs der Gliedmaßen, beispielsweise die Verkürzung einer Vorführphase bei einer Gliedmaße, sind im Allgemeinen am besten im Schritt zu beurteilen, weil hier die Bewegung langsamer abläuft. Abweichungen in den Bewegungen von Kopf und Hinterhand, die auf Schmerzen in der gewichtstragenden Phase beruhen, sind dagegen meist beim langsamen Trab am auffälligsten. Das Pferd sollte in der Bewegung auf einer Geraden und bei gleichmäßiger Geschwindigkeit von vorne, von beiden Seiten und von hinten beurteilt werden.

Die Provokation des Wendeschmerzes ist durch enges Wenden im Schritt herbeizuführen. Bei undeutlicher Lahmheit bietet sich eine Belastungsprobe an, z. B. Longieren auf kleinem Zirkel und weichem, griffigen Untergrund, die, wenn auch vorübergehend, zu einer Verdeutlichung der Lahmheit führen kann.

Pferde mit einer Lahmheit der Vordergliedmaße, die auf Schmerzen zum Zeitpunkt der Stützbeinphase beruht, verlagern das Körpergewicht auf die kontralaterale Vordergliedmaße und weiter auf die Hintergliedmaßen. Zumindest teilweise wird diese Gewichtsverlagerung unterstützt, indem sie Kopf und Hals in der Belastungsphase der erkrankten Vordergliedmaße heben und mit dem Aufsetzen der gesunden Vordergliedmaße den Kopf senken. Dieses Kopfnicken ist im Allgemeinen die während der Bewegung am leichtesten zu beurteilende Abweichung, die für die Identifizierung der lahmen (oder stärker lahmen) Vordergliedmaße herangezogen werden kann (»das Pferd scheint auf die gesunde Gliedmaße zu fallen«).

Manchmal wird die gesunde Gliedmaße mit größerer Belastung auf den Boden aufgesetzt. Insbesondere bei beschlagenen Pferden sollte hierauf akustisch besonders geachtet werden.

Bei Lahmheiten der Hintergliedmaßen ist auf der betroffenen Seite ein stärkeres Anheben der Hüfte als auf der gesunden Seite festzustellen. Das Gewicht wird auf die gesunde Hintergliedmaße verlagert.

Einzelne Veränderungen der Gliedmaßenbewegung lassen sich auch beim lahmen Pferd einschätzen:

- Veränderungen in der relativen Länge der Schrittphase. Die vorführende Phase des Schrittes stellt die Schritthälfte dar, welche vor der Hufspur des gegenüberliegenden Fußes liegt. Die rückwärtige Schrittphase entspricht der zweiten Schritthälfte. Normalerweise muss die Gesamtschrittlänge eines kontralateralen Beinpaares auf der Geraden gleich sein. Daher ist eine verkürzte Vorführphase immer von einer verlängerten rückwärtigen Phase begleitet. Bilaterale orthopädische Probleme führen zu einem gebundenen Gang und sind häufig von einer Reduzierung der Gesamtschrittlänge begleitet.
- Veränderungen im Schwingbogen des Fußes. Ein niedrigerer Schwingbogen oder ein flach vorgeführter Fuß können kompensatorisch auftreten, um die Kraft beim Aufsetzen auf den Boden zu mindern oder die Gliedmaßenbeugung in der Vorführphase einzuschränken. Bei starker Ausprägung wird die Zehe über den Boden geschleift. Gelegentlich sieht man auch ein übermäßiges Hochziehen des Fußes mit einer verstärkten Beugung der Gliedmaßengelenke, beispielsweise beim »Hahnentritt«.
- Veränderungen in der Richtung des Schwingbogens und der Fußung. Die Gründe dafür können ähnlich sein wie bei den eben beschriebenen Abweichungen in der Vorführphase. Der Fuß kann während der Vorführphase der Gliedmaße nach medial oder lateral geschwungen werden. Der Huf kann asymmetrisch aufgesetzt werden, so dass zuerst die Hufspitze, der Hufballen oder eine der Seiten auf dem Boden auftreffen.

Art und Ausprägung des Bewegungsablaufes können große individuelle Unterschiede aufweisen. Einige dieser Unterschiede stehen im Zusammenhang mit der Rasse und Körperform. Beidseitige und symmetrische Abweichungen von der Norm, die nicht mit anderen Lahmheitssymptomen einhergehen, können klinisch ohne Bedeutung sein. So scheinen manche Pferde regelmäßig in der Vorführphase die Zehen der Hintergliedmaße über den Boden zu schleifen, ohne dass weitere Anzeichen einer Lahmheit bestehen.

Die Aufzeichnungen zur Lahmheitsuntersuchung sollten auch eine Beurteilung des Schweregrades enthalten. Dabei sollte man sich bewusst sein, dass es sich um eine subjektive Bewertung handelt, die von Faktoren, wie Zeitpunkt der Untersuchung, Belastung oder Bodenbeschaffenheit abhängig ist. Darüber hinaus ist es hilfreich, ein einheitliches Bewertungssystem für alle Tierärzte zu schaffen, um die Fälle nachvollziehen zu können.

Üblich ist eine Einteilung und Graduierung der Lahmheit in

- undeutlich (im Schritt lahmfrei, im Trab nicht sicher erkennbar),
- geringgradig (im Schritt lahmfrei, im Trab fortwährend sichtbar),
- mittelgradig (im Schritt und Trab erkennbar),
- hochgradig (Gliedmaße wird nicht belastet bzw. nur die Zehenspitze aufgesetzt).

13.1.7 Provokationstests

Provokationstests können aus drei Gründen eingesetzt werden:

(1) Zur Demonstration undeutlicher Lahmheiten bei einem Pferd, das bei der Erstuntersuchung unauffällig erscheint

(2) Zur Provokation einer leichten Lahmheit

(3) Als Hilfe zur genauen Lokalisierung der lahmheitsverursachenden Veränderung.

Eine Vielfalt von Manipulationen wird vorgenommen, dabei sind die Beugeproben die gebräuchlichsten. Eine Beugeprobe wird durchgeführt, indem man das zu beurteilende Gelenk

für eine bestimmte Zeit, in der Regel für etwa eine Minute, in starker Beugestellung hält. Sobald die Gliedmaße abgestellt ist, wird das Pferd im Trab sofort bewegt und eventuelle Gangveränderungen beurteilt.

Die folgenden Überlegungen verdeutlichen die Grenzen dieses Verfahrens:

- Es ist oft schwierig, ein Gelenk isoliert, insbesondere an der Hintergliedmaße, zu beugen, so dass die Reaktion häufig unspezifisch ausfällt.
- Die Reaktion auf eine Beugung ist nicht immer einheitlich. Dieselbe Probe zu verschiedenen Zeitpunkten während einer Untersuchung ausgeführt, kann zu unterschiedlichen Ergebnissen führen.
- Es gibt keine allgemeingültigen Kriterien für die Definition einer »positiven« Reaktion.
- Sowohl falsch positive als auch falsch negative Reaktionen können auftreten. Die Flexion eines veränderten Gelenks muss den Bewegungsablauf des Pferdes nicht merklich beeinflussen, während umgekehrt die Flexion eines normalen Gelenks zu einer gewissen Lahmheit führen kann, wenn das Pferd vorgetrabt wird. Dies tritt vor allem dann auf, wenn das Gelenk für längere Zeit stark angebeugt wurde.

Um diese Probleme zu reduzieren, ist es wichtig, die angewandte Technik zu standardisieren und die Interpretation der Ergebnisse behutsam vorzunehmen.

3.1.7.1 Standardisierung der Beugeproben

- Die Gelenke sollten immer über denselben Zeitraum angebeugt werden. Die Flexion über eine Minute ist im Allgemeinen ausreichend.
- Das betroffene Gelenk ist immer vollständig zu beugen und muss mit festem Druck in dieser Position gehalten werden. Die Standardisierung der dafür aufzuwendenden Kraft ist weitaus schwieriger als eine Standardisierung des Zeitraumes. Sie sollte aber

zumindest für alle Untersuchungen eines Patienten gleich sein.

- Die Person, die das Pferd führt, muss darüber informiert werden, dass das Pferd antraben muss, sobald die Gliedmaße auf den Boden gestellt wird. Es ist wichtig, dass das Pferd für die Beurteilung sowohl vor als auch nach der Beugeprobe in demselben Tempo trabt.
- Das Pferd sollte mindestens eine Strecke von 20 – 30 Meter vom Betrachter weg traben, dann umdrehen und wieder am Betrachter vorbei traben, so dass der Grad und die Dauer einer eventuellen Reaktion vollständig bewertet werden können.
- Es ist sicherzustellen, dass die Reaktion auf eine Beugeprobe völlig abgeklungen ist, bevor man ähnliche Proben an anderen Gelenken der gerade untersuchten Gliedmaßen oder einer anderen Gliedmaße durchführt.
- An der kontralateralen Gliedmaße sollten gleiche Proben durchgeführt werden, um die Reaktionen vergleichen zu können.
- Positive Beugeproben sollten wiederholt werden, um überprüfen zu können, ob die Reaktion bestehen bleibt.

13.1.7.2 Interpretation von Beugeproben

Es ist unmöglich, allgemeingültige Regeln hinsichtlich der Bedeutung einer positiven Reaktion auf eine Beugeprobe aufzustellen. Jede Beugeprobe muss in Verbindung mit den sonstigen Befunden des Patienten interpretiert werden. Eine Beugeprobe sollte nicht die alleinige Basis einer definitiven Diagnose sein.

Allgemein lässt sich sagen, dass die Reaktion auf eine Beugeprobe um so bedeutender ist, je schwerer, anhaltender und wiederholbarer sie auftritt. Die Ausprägung einer Reaktion bestimmt ihre Bedeutung für die abschließende Analyse der Lahmheitsuntersuchung. Es ist wichtig zu berücksichtigen, dass bei der Durchführung einer Beugeprobe immer mehrere Gelenke in die Untersuchung einbezogen werden,

so dass eine positive Reaktion auf eine Veränderung an unterschiedlichen Lokalisationen zurückzuführen sein kann. Zur genauen Lokalisierung der Lahmheitsursache kann es daher hilfreich sein, die Reaktion auf eine Beugeprobe durch die Anwendung einer Lokalanästhesie aufzuheben. Dies setzt allerdings voraus, dass die Reaktion auf die Beugeprobe weder mit der Zeit noch bei mehrfacher Wiederholung spontan nachlässt.

13.1.7.3 Streckproben

Streckproben können ähnlich durchgeführt werden wie Beugeproben. Am häufigsten wird eine Streckprobe der distalen Gliedmaßengelenke durchgeführt, bei der man den Huf der verdächtigen Gliedmaße auf einen kleinen Holzkeil stellt und die kontralaterale Gliedmaße für eine Minute anhebt. Sofort anschließend lässt man das Pferd vortraben.

13.1.7.4 Druckproben

Auch die Auswirkung von Druck auf eine bestimmte Stelle kann bewertet werden. Druckproben werden z. B. bei der Diagnose von Gleichbein-Läsionen (auch manueller Druck auf das verdächtige Gleichbein) oder Erkrankungen des Strahls (Druckwirkung auf den Strahl durch Unterlegen eines Gegenstandes, z. B. den Griff eines Beschlagshammers) vorgenommen. Die Einschränkungen, die für die Beugeproben dargestellt wurden, treffen ebenso auf diese zusätzlichen Provokationsproben zu.

13.2. Lokalanästhesie

13.2.1. Allgemeine Überlegungen bei der Lokalanästhesie

Leitungsanästhesien sind zeitintensiv, stellen einen invasiven Eingriff dar und sind nicht ganz ohne Risiken. Die Bewertung des Ganges nach einer Leitungsanästhesie beruht immer noch auf einer subjektiven Interpretation. Trotz dieser Einschränkungen bleibt die Leitungsanästhesie bei vielen lahmenden Pferden die einzige Möglichkeit, die Frage nach der genauen Lokalisation des Schmerzes zu beantworten.

Lokalanästhetika können auf unterschiedliche Art eingesetzt werden, um die Ursache des Schmerzes zu lokalisieren, der für eine Lahmheit verantwortlich ist. Der Erfolg des Verfahrens ist davon abhängig, ob das Anästhetikum exakt in oder in die Gegend der zu anästhesierenden Struktur gesetzt wird, so dass danach die Auswirkung auf den Bewegungsablauf beurteilt werden kann.

Die Ergebnisse einer Leitungsanästhesie sind am einfachsten und verlässlichsten zu interpretieren, wenn das Pferd von Anfang an einen entsprechenden und anhaltenden Lahmheitsgrad zeigt. Die Interpretation wird schwieriger und weniger verlässlich, wenn die anfängliche Lahmheit nur leicht oder nur temporär zu beobachten ist. Hinsichtlich Untersuchungstechniken, die auch den Lahmheitsgrad verstärken, wie das Longieren des Pferdes auf engem Zirkel und hartem Boden, sei auf 13.1.6.1 verwiesen. Im Fall einer chronischen geringgradigen Lahmheit kann es hilfreich sein, das Pferd einige Tage lang arbeiten zu lassen, um die Lahmheit zu verstärken, bevor eine Leitungsanästhesie in Betracht gezogen wird.

Andererseits sollte die Vornahme einer Leitungsanästhesie bei akuter Lahmheit mit besonderer Vorsicht abgewogen werden, wenn ursächlich die Möglichkeit einer Verletzung besteht. Durch Ausschaltung des Schmerzes infolge lokaler Anästhesie kann sich, z. B. bei einer nicht dislozierten Fraktur, die Frakturlinie weiter öffnen und verschieben, wenn das Pferd die betroffene Gliedmaße wieder belastet. In solchen Fällen kann eine vorherige röntgenologische oder szintigraphische Untersuchung angebracht sein.

Lokalanästhetika können in folgenden Bereichen eingesetzt werden:

- Perineurale Infiltration zur Ausschaltung der Sensibilität des von diesem Nerven innervierten Gliedmaßenabschnittes.
- Intrasynoviale Anästhesie von Gelenken, Sehnenscheiden oder Schleimbeuteln.
- Lokale Infiltration im Bereich verdächtiger oberflächlicher Veränderungen.

13.2.2 Leitungsanästhesie

Die Anwendung der perineuralen Anästhesie ist bei der Diagnose von Lahmheiten auf die distale Gliedmaße beschränkt, also auf die Bereiche distal des Ellenbogens und Knies. Bei den peripheren Nerven der distalen Gliedmaße handelt es sich größtenteils um sensorische Nerven, da die Muskeln, die von den motorischen Nerven versorgt werden, proximal verlaufen. Im Allgemeinen beeinträchtigt eine Blockade der Reizweiterleitung der Nerven des distalen Gliedmaßenabschnitts nur unwesentlich die Fähigkeit des Pferdes, die Gliedmaße normal zu bewegen.

13.2.2.1 Übliche Mittel zur Leitungsanästhesie

Für die Perineuralanästhesie kommen verschiedene Lokalanästhetika in Form von Lösungen infrage. Im Vordergrund der Verwendung stehen Lidocain, Bupivacain, Mepivacain und Prilocain, wobei letztere weniger zu entzündlichen Reaktionen führen. Es sollten Lösungen ohne Adrenalin, Kortikosteroide, Antibiotika oder andere Zusatzstoffe verwendet werden.

Es ist empfehlenswert, für jede Untersuchung eine neue Flasche mit einer sterilen Lösung zu verwenden, wenn auch nicht unbedingt für jede einzelne Anästhesie. Für jede Injektion müssen frische, sterile Kanülen eingesetzt werden. Durchmesser und Länge der Kanüle sind abhängig von der Anästhesiestelle (siehe Kapitel 13.2.3). Eine Leitungsanästhesie sollte idealerweise an einem sauberen, ruhigen, gut beleuchteten Ort mit möglichst befestigtem Boden stattfinden, der nicht eingestreut ist (falsch gesetzte oder gelockerte Kanülen können in der Einstreu leicht verlorengehen).

13.2.2.2 Vorbereitung und Ruhigstellung des Pferdes

Über die Notwendigkeit, die Haare an der Injektionsstelle für eine Leitungsanästhesie zu scheren, gehen die Meinungen auseinander. Ohne Zweifel kann die Injektionsstelle effektiver gesäubert werden, wenn das Fell geschoren wird. Die Inzidenz von Infektionen scheint aber auch dann niedrig zu sein, wenn Haar und darunter liegende Haut an der Injektionsstelle vor der Injektion mit antiseptischer Lösung gründlich gereinigt und mit Alkohol abgetupft werden.

Scheren ist bei Pferden mit dickem, grobem Haarkleid an der distalen Gliedmaße (»Kötenbehang«) zu empfehlen, weil dadurch die Palpation der zur Orientierung dienenden Strukturen für die Injektion erst möglich wird. Bei Leitungsanästhesien an der Hinterhand ist eine Schweifbandage hilfreich, die die Haare aus dem Weg hält. Alternativ kann der Schweif auch von einem Helfer zur Seite gehalten werden.

Inwieweit das Pferd ruhiggestellt werden muss, wird vom Temperament des Tieres abhängen. Bei unkooperativen Tieren hilft das Anlegen von Trense und Gebiss, eventuell in Verbindung mit einer Oberlippenbremse. Bei sehr unruhigen Pferden kann eine kurz wirksame Sedierung mit Xylazin oder Romifidin vorgenommen werden. Diese Medikamente können aber die nachfolgende Interpretation der Bewegungsabläufe unter Leitungsanästhesie erschweren, so dass ihr Einsatz möglichst zu vermeiden ist.

13.2.2.3 Platzierung der Kanüle

Die erforderliche Menge des Lokalanästhetikums, die zur zuverlässigen Blockierung der Reizweiterleitung im Nerven gerade ausreicht, wird mit möglichst großer Genauigkeit neben dem Nerv appliziert. Die weiter proximal gelegenen Nervenbahnen sind dicker und liegen tiefer zwischen den anatomischen Strukturen der Gliedmaße, so dass die genaue Platzierung in diesem Bereich schwieriger ist. Im Allgemeinen muss daher für die weiter proximal bestehenden Anästhesiestellen eine größere Menge des Anästhetikums appliziert werden. Da proximale Leitungsanästhesien den Einsatz langer großlumiger Kanülen erfordern, ist es hilfreich, vor der Benutzung der größeren Kanüle mit einer feinen Kanüle eine kleine Menge eines Lokalanästhetikums subkutan zu applizieren.

Man hält eine sterile Kanüle am Konus und sticht sie rasch durch die Haut. Danach wird die Spitze an die geplante Injektionstelle in der erforderlichen Tiefe positioniert. Sobald das Pferd sich nicht mehr bewegt, wird die Spritze aufgesetzt und die Injektion durchgeführt. Die Spritze wird so fest auf die Kanüle gesteckt, dass während der Injektion keine Flüssigkeit austreten kann. Gleichzeitig sollte sie aber locker genug aufgesetzt sein, um sie rasch von der Kanüle abzuziehen, falls das Pferd sich bewegen sollte. Ein deutlicher Widerstand bei der Injektion bedeutet, dass die Kanülenspitze in Bindegewebe feststeckt und neu positioniert werden muss.

Die Gliedmaße kann während der Injektion belastet oder vom Tierarzt oder einem Helfer in angebeugter Stellung gehalten werden. Wenn man die Gliedmaße während der Anästhesie angebeugt hält, ist eine gute Kontrolle möglich. Die Art des Vorgehens bleibt jedem selbst überlassen. Der Autor selbst verwendet diese Methode für Leitungsanästhesien der distalen Gliedmaße, bei denen die Nerven normalerweise palpiert werden können, also beispielsweise die tiefe distale und mittlere Palmarnervenanästhesie an der Vordergliedmaße. Dagegen hat eine Injektion an der aufgesetzten, belasteten Gliedmaße den Vorteil, dass das Weichteilgewebe straffer ist und die anatomischen Orientierungspunkte leichter aufzufinden sind. Der Autor geht nach dieser Methode für alle Leitungsanästhesien proximal des Fesselgelenks vor. Wenn die Gliedmaße für die Injektion aufgesetzt werden soll, kann das Pferd durch das Anheben des gegenüberliegenden Beines fixiert werden. Der Nachteil dieser Methode liegt darin, dass manche Pferde plötzlich das Bein wegziehen und anbeugen, während die Nadel gerade durch die Haut gestoßen wird. Wenn nun die gegenüberliegende Vordergliedmaße angehoben wird, kann das Pferd auf die Karpalgelenke einbrechen. Dieses Problem kann vermieden werden, indem man mit der Kanüle durch die Haut sticht, solange das Pferd beide Vorderbeine auf dem Boden aufgesetzt hat, und die gegenüberliegende Vordergliedmaße zur Fixierung erst dann anhebt, wenn die eigentliche Injektion gesetzt wird.

Die peripheren Nerven verlaufen anatomisch in einem neurovaskulären Leitungsbündel zusammen mit einer Arterie und einer Vene. Wenn eine Kanüle beim anfänglichen Aufsuchen der Position versehentlich auf ein Blutgefäß trifft, wird sie etwas zurückgezogen und repositioniert (normalerweise ein Stück weiter kaudal). Vor der Injektion muss aspiriert werden, um auszuschließen, dass sich die Kanüle in einem Blutgefäß befindet.

Distale Leitungsanästhesien wirken in der Regel innerhalb von 5–10 Minuten. Aufrund der stärkeren Dicke der proximalen Nervenbündel entfalten die weiter proximal gesetzten Anästhesien ihre Wirkung erst verzögert, so dass man im Allgemeinen mindestens 20 Minuten warten muss. Die Wirkung einer distalen, perineuralen Anästhesie kann in gewissen Grenzen überprüft werden, indem man distal der Anästhesiestelle die Sensibilität der Haut prüft. Dazu verwendet man einen Gegenstand mit einer stumpfen Spitze, beispielsweise einen Kugelschreiber. Die Reaktion wird mit jener im selben Bereich der kontralateralen Gliedmaße verglichen, vorausgesetzt, dass an dieser vorher keine Anästhesien gesetzt wurden. Manche Pferde reagieren auf einen Drucktest gar nicht, so dass man auch auf nicht betäubter Haut ziemlich starken Druck ausüben muss, um eine Reaktion auszulösen. Im Gegensatz dazu reagieren manche Pferde vor allem dann, wenn bereits mehrere Anästhesien gesetzt wurden, sehr empfindlich gegenüber jeglicher Annäherung an die distale Gliedmaße und ziehen diese weg, bevor man sie überhaupt

berührt hat. In solchen Fällen ist es hilfreich, dem Pferd die Augen zuzuhalten, und von der anderen Seite an das Tier heranzugehen, so dass es den Tierarzt nicht sehen kann.

Leitungsanästhesien sollten nacheinander gesetzt werden, wobei man von distal nach proximal weitergeht, bis die Lahmheit verschwindet. Wenn aufgrund der anfänglichen Untersuchung ein bestimmtes Gelenk als Lahmheitsursache vermutet wird, ist es von Vorteil, an diesem Gelenk mit der Gelenksanästhesie zu beginnen, anstatt proximal in dieses Gelenk eine Leitungsanästhesie zu setzen. Die Gelenksanästhesie beeinträchtigt spätere, weiter distal gelegene Anästhesien nicht, wenn das Ergebnis negativ ausfällt.

13.2.3 Anästhesiestellen an der Vordergliedmaße

Anmerkung der Redaktion:
Die an den tierärztlichen Bildungsstätten in Deutschland übliche Anästhesie des N. digitalis palmaris medial bzw. lateral im Bereich der Fesselbeuge (TPA 2) ist von den Autoren nicht aufgeführt. Die hier beschriebene tiefe distale Palmarnervenanästhesie (Pulvinusanästhesie, TPA 1) und die Anästhesie der Nn. digitales palmares sowie Nn. metacarpei palmares (4-Punkt-Block) werden in der Praxis nicht regelmäßig vorgenommen.

13.2.3.1 Blockade des R. tori digitalis (R. pulvinus) (tiefe distale Palmarnervenanästhesie, TPA 1) (Abb. 13.2)

Das palmare neurovaskuläre Leitungsbündel der Zehe ist bei vielen Pferden im lateralen und medialen Bereich der Fesselbeuge palpierbar. Der Nerv ist innerhalb des Leitungsbündels die am weitesten palmar gelegene Struktur.

Dementsprechend liegt die Injektionsstelle subkutan am palmarolateralen oder -medialen Rand der Zehenbeugersehnen, beidseits axial des Hufknorpels. Ein Volumen von 1–2 ml des Lokalanästhetikums werden mit einer 25 x 0,65-

mm-Kanüle appliziert. Normalerweise anästhesiert man sowohl den medial als auch den lateral verlaufenden Nerv. Die jeweiligen Nerven können aber auch unabhängig voneinander ausgeschaltet werden, wenn eine einseitige Läsion im Hufbereich als Lahmheitsursache in Frage kommt.

Üblicherweise geht man davon aus, dass mit der Pulvinusanästhesie (TPA 1) der palmare Teil des Hufes anästhesiert wird. *In praxi* ist die Haut allerdings meist nur im Bereich des Hufballens empfindungslos. Die Tiefensensibilität an der Dorsalseite des Hufes kann ebenso ausgeschaltet sein, da Nervenäste innerhalb der Hornkapsel nach dorsal ziehen. Aufgrund dieser anatomischen Situation kommt es in einigen Fällen, in denen Schmerzen im Hufgelenk vorliegen sowie in Fällen einer Hufrehe zu einer Verbesserung, wenn eine tiefe distale Palmarnervenanästhesie gesetzt wird.

13.2.3.2 Mittlere Palmarnervenanästhesie (MPA) (Abb. 13.3)

Das neurovaskuläre Bündel ist normalerweise an der Stelle, an der es über die abaxiale Fläche der Gleichbeine läuft, leicht zu palpieren. Daher ist diese Anästhesie einfach durchführbar.

Die Injektionsstelle liegt subkutan palmar des neurovaskulären Bündels über der abaxialen Fläche der Gleichbeine. Auf jeder Seite werden mithilfe einer 25 x 0,65-mm-Kanüle 2 ml eines Lokalanästhetikums unter die Haut injiziert.

Die Hautsensibilität ist über der palmaren und der distalen dorsalen Fesselbeinregion ausgeschaltet. Die Tiefensensibilität geht im Bereich von Huf und Krongelenk verloren. Auch eine teilweise Empfindungslosigkeit des palmaren Fesselgelenks kann beobachtet werden.

13.2.3.3 Anästhesie der Nn. digitales palmares und Nn. metacarpei palmares (4-Punkt-Block)

Zur Unterbrechung der Leitfähigkeit der Nerven und zur Schmerzausschaltung des Fesselgelenks sowie allen distal davon gelegenen Struk-

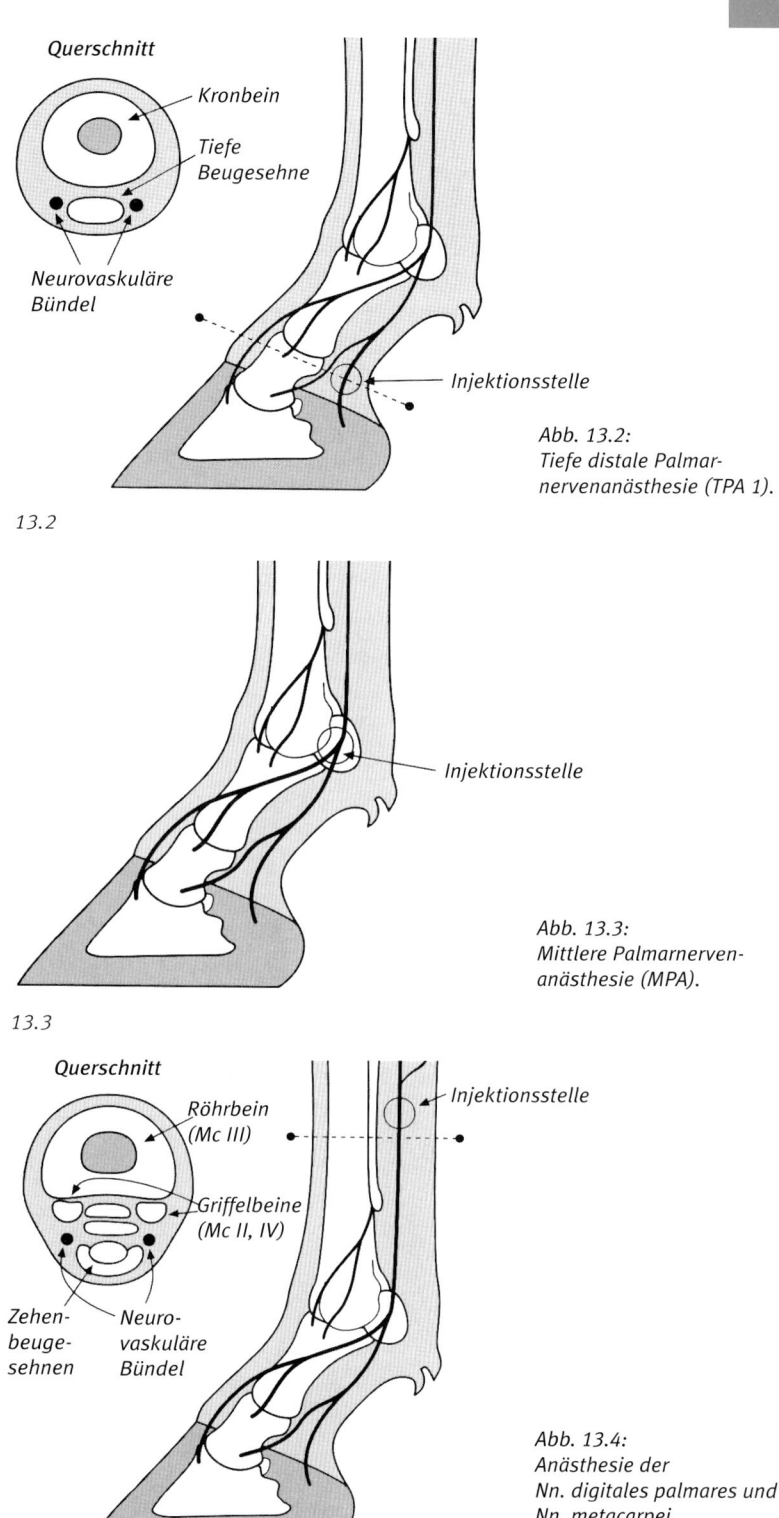

Querschnitt

Kronbein

Tiefe
Beugesehne

Neurovaskuläre
Bündel

Injektionsstelle

13.2

Abb. 13.2:
Tiefe distale Palmarnervenanästhesie (TPA 1).

Injektionsstelle

13.3

Abb. 13.3:
Mittlere Palmarnervenanästhesie (MPA).

Querschnitt

Röhrbein
(Mc III)

Injektionsstelle

Griffelbeine
(Mc II, IV)

Zehenbeugesehnen

Neurovaskuläre
Bündel

13.4

Abb. 13.4:
Anästhesie der
Nn. digitales palmares und
Nn. metacarpei
palmares (4-Punkt-Block).

Anästhesiestellen an der Vordergliedmaße

turen werden normalerweise die Nn. digitales palmares communis zusammen mit den Nn. metacarpei palmares anästhesiert.

Nervi digitales palmares communis (Abb. 13.4)
Die palmaren neurovaskulären Bündel verlaufen dorsolateral und dorsomedial der tiefen Beugesehne im Bereich des Röhrbeins.
Die Injektionsstelle liegt daher subkutan direkt dorsal der tiefen Beugesehne ungefähr 8 cm proximal des Fesselgelenks. Auf jeder Seite werden mittels einer Kanüle (25 x 0,65 mm) 3 ml eines Lokalanästhetikums injiziert. Bei der Bestimmung der optimalen Injektionsstelle auf der vertikal verlaufenden Linie müssen zwei anatomische Strukturen beachtet werden:

● die gemeinsame Beugesehnenscheide, die die Beugesehnen im distalen Viertel des Röhrbeins umgibt,

● der Nervenast (Ramus communicans), der vom N. digitalis palmaris communis in schräg distale Richtung abgeht, oberflächlich entlang der Palmarfläche der Beugesehne verläuft und in den N. digitalis palmaris lateralis einfließt. Normalerweise ist diese Stelle im palmaren Bereich der oberflächlichen Beugesehne in der Mitte des Röhrbeins zu ertasten.

Die Injektionsstellen für die Nn. digitales palmares liegen proximal der Sehnenscheide und distal des kommunizierenden Nervenastes.
Nota bene: An der Hintergliedmaße liegt der Ramus communicans im Allgemeinen weiter distal und ist in der Regel schwieriger zu palpieren. Hier liegen der Nervenast und die Sehnenscheide eng bei einander, so dass die Injektion oberhalb des Nervenastes gesetzt werden sollte.
Die Zahl der erforderlichen Einstiche lässt sich reduzieren, indem man die Injektionen an die lateralen und die medialen Nn. digitales palmares jeweils von der lateralen Seite aus setzt. Dazu führt man die laterale Injektion wie oben beschrieben durch und schiebt dann die Kanü-

Abb. 13.5:
Interosseusanästhesie.

le dorsal der tiefen Beugesehne in die Tiefe, um den N. digitalis palmaris medialis zu umspritzen.

Nervi metacarpei palmares
(Interosseusanästhesie) (Abb. 13.5)
Die Nn. metacarpei palmares medialis und lateralis zweigen auf der Höhe des distalen Karpalgelenks vom N. digitalis palmaris lateralis ab und verlaufen axial der Ossa metacarpalia II und IV (Griffelbeine). Sie treten dann unter dem distalen Knöpfchen (Caput) des Griffelbeins hervor, um den dorsalen Bereich des Fesselgelenks zu versorgen.
Die Injektionsstelle liegt subkutan beidseits distal beider Griffelbeinknöpfchen (Caput). Auf jeder Seite werden mithilfe einer Kanüle (25 x 0,65 mm) 2 ml eines Lokalanästhetikums infiltriert.
Nota bene: An der Hintergliedmaße ist die Situation komplizierter, weil dort zusätzlich die medialen und lateralen Nn. metatarsei dorsales verlaufen (die vom N. fibularis prof. abstammen), die zur Innervation des dorsalen Bereiches des Fesselgelenks beitragen. Über die Notwendigkeit, diese Nerven zur Ausschaltung der Sensibilität des Fesselgelenks gezielt zu anästhesieren, gehen die Meinungen auseinander. Die Nn. metatarsei dorsales sind über denselben Stichkanal zugänglich, der für die Nn. meta-

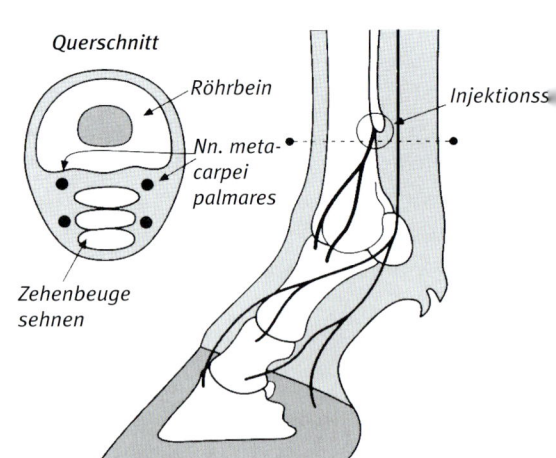

Querschnitt

Röhrbein

Injektionss

Nn. meta-
carpei
palmares

Zehenbeuge
sehnen

13.5

tarsei plantares gesetzt wurde. Für diesen Zweck muss die Kanüle unter der Haut ein oder zwei Zentimeter weiter dorsal geschoben werden. Auf diese Weise können an dieser Stelle weitere 2 ml eines Lokalanästhetikums injiziert werden.

13.2.3.4 Hohe Palmarnervenanästhesie (HPA)

Bei der hohen Palmarnervenanästhesie werden die Nn. palmares medialis und lateralis sowie die Nn. metacarpei palmares medialis und lateralis distal des Karpalgelenks anästhesiert. Damit werden die anatomischen Strukturen im Palmarbereich des Metakarpus zusammen mit dem Fesselgelenk und der Zehe anästhesiert.

Nervus palmaris medialis *(Abb. 13.6)*
Die Injektionsstelle befindet sich am dorsomedialen Rand der tiefen Beugesehne (zwischen M. interosseus medius und Beugesehnenpaket) distal des Karpalgelenks. Dabei werden 6–8 ml eines Lokalanästhetikums mithilfe einer 25 x 0,9-mm-Kanüle in einer Tiefe von ungefähr 1 cm injiziert.

Nervus palmaris lateralis und Nervi metacarpei palmares *(Abb. 13.7)*
Der N. palmaris lateralis gibt einen tiefen Ast proximal am Metakarpus ab, der mit den Nn. metacarpei palmares medialis und lateralis kommuniziert. Wird die Anästhesie proximal dieser Verzweigung gesetzt, so sind auch die Nn. metacarpei palmares anästhesiert, ohne dass eine zusätzliche Anästhesie notwendig ist.
   Die Injektionsstelle liegt tief unter dem karpalen Retinaculum flexorum mittig und distal des Lig. accessoriometacarpeum, das palmar das Erbsenbein mit dem Kopf des Mc IV verbindet. An dieser Stelle werden 10 ml eines Lokalanästhetikums mithilfe einer 25 x 0,9-mm-Kanüle in 1–2 cm Tiefe injiziert.

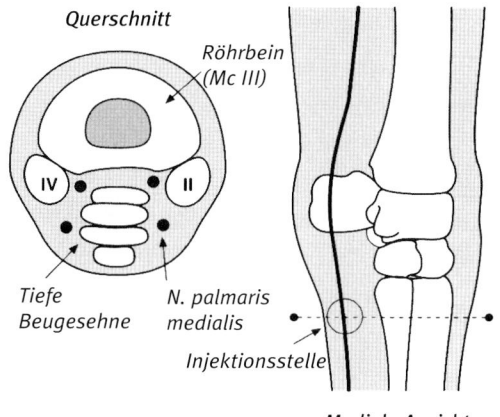

13.6

Abb. 13.6:
Hohe Palmarnervenanästhesie (HPA).

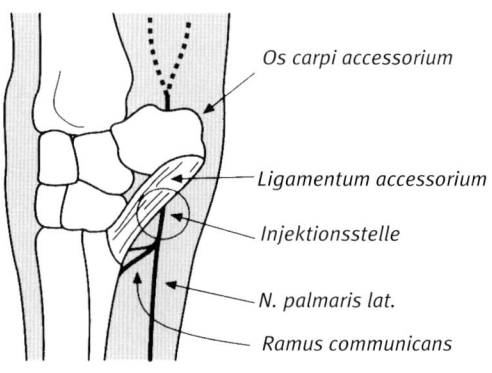

13.7

Abb. 13.7:
Anästhesie des N. palmaris lateralis und Nn. metacarpei palmares.

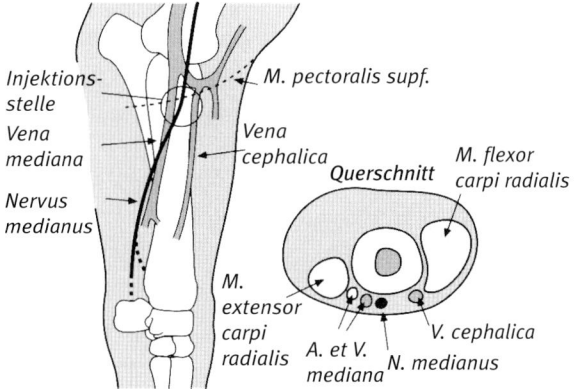

13.8

Abb. 13.8:
Leitungsanästhesie des N. medianus.

13.2.3.5 Leitungsanästhesie des Nervus medianus und des Nervus ulnaris

Eine Anästhesie der Nn. medianus und ulnaris unterbricht die Schmerzempfindung am Karpalgelenk und an den distalen anatomischen Strukturen. Ebenso wie bei der Anästhesie der Nn. tibialis und fibularis der Hintergliedmaße, wird die Haut distal der Anästhesiestelle nicht völlig anästhesiert, sondern nur partiell. Daher ist es ratsam, diese proximalen Leitungsanästhesien nicht zusammen mit einer distalen Leitungsanästhesie durchzuführen, um zu zeigen, dass eine Schmerzausschaltung in den entsprechenden Hautregionen vorliegt.

Nervus medianus (Abb. 13.8)
Die Injektion wird am kaudomedialen Rand des Radius distal des oberflächlichen Brustmuskels (Anm. des Übers.): etwa 5 cm unterhalb des Ellbogens medial zwischen der hinteren Kante des Radius und dem M. flexor carpi radialis) durchgeführt. Der Nerv verläuft kranial der A. und V. mediana. 15 ml des Lokalanästhetikums werden mithilfe einer 51 x 1,0-mm-Kanüle in einer Tiefe von 3–4 cm injiziert.

Nota bene: Eine Unempfindlichkeit der Haut wird nur im medialen Bereich des Fesselgelenks erreicht.

Nervus ulnaris *(Abb. 13.9)*

Die Injektionsstelle liegt palmar am Unterarm in der Ulnarisrinne 10 cm proximal des Erbsenbeins in einer Tiefe von 1–2 cm zwischen den Mm. extensor und flexor carpi ulnaris. (Anm. des Übers.): auf Höhe der Kastanie) 10 ml eines Lokalanästhetikums werden mit einer 25 x 0,9-mm-Kanüle injiziert.

Nota bene: Die Unempfindlichkeit der Haut liegt im dorsolateralen Bereich des proximalen Metakarpus vor.

Abb. 13.9:
Leitungsanästhesie des N. ulnaris.

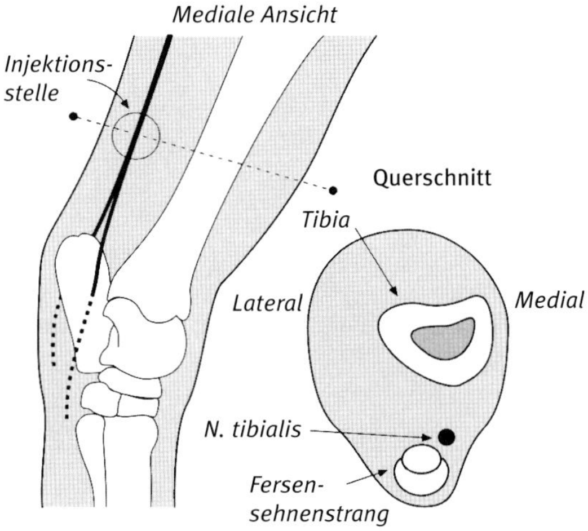

Abb. 13.10:
Leitungsanästhesie des N. tibialis.

13.2.4 Anästhesiestellen an der Hintergliedmaße

Der distale Bereich der Hintergliedmaße wird in ähnlicher Weise anästhesiert wie die Vordergliedmaße (wie oben beschrieben). Im Falle einer chronischen Lahmheit einer Hintergliedmaße beginnen viele Kliniker mit der mittleren Plantarnervenanästhesie (MPLA) oder sogar dem 4-Punkt-Block über dem Fesselgelenk, weil spezifische chronische Lahmheiten die Hinterhand im Allgemeinen seltener betreffen als die Vordergliedmaße. Wird im Rahmen einer dieser Anästhesien ein positives Ergebnis erzielt, kann man zu einem späteren Zeitpunkt intrasynoviale oder andere spezifische Anästhesien distal

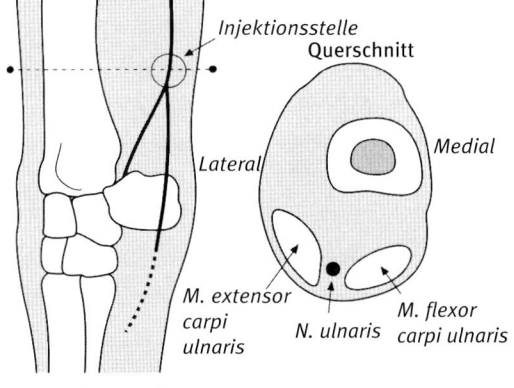

Injektionsstelle
Querschnitt
Medial
Lateral
M. extensor carpi ulnaris
N. ulnaris
M. flexor carpi ulnaris

Laterale Ansicht

13.9

Mediale Ansicht
Injektionsstelle
Querschnitt
Tibia
Lateral
Medial
N. tibialis
Fersensehnenstrang

13.10

durchführen. Die Untersuchung der Hinterglied-maßen setzt wegen der höheren Verletzungsge-fahren ein besonders vorsichtiges Vorgehen des Tierarztes voraus.

13.2.4.1 Anästhesie der Nn. digitales plantares und Nn. metatarsei plantares (4-Punkt-Block)

Die Einzelheiten dieser Leitungsanästhesie im Bereich der Hintergliedmaße wurden in dem Abschnitt über den 4-Punkt-Block (siehe Kapitel 13.2.3.3) beschrieben.

13.2.4.2 Leitungsanästhesie des Nervus tibia-lis und des Nervus fibularis

Leitungsanästhesien der Nn. tibialis und fibula-ris führen zu einem Verlust der Tiefensensibilität im Sprunggelenk und in den distal davon gele-genen Regionen. Ebenso wie bei der Anästhesie der Nn. medianus und ulnaris der Vordergliedmaße geht die Sensibilität der Haut nur in bestimmten Bereichen verloren, wobei diese keinem festen Schema folgen müssen.

Nervus tibialis (Abb. 13.10)
Die Injektionsstelle liegt direkt kaudal der tiefen Beugesehne und kranial der Achillessehne (Fer-sensehnenstrang), etwa 10 cm proximal des Fer-senhöckers (Tuber calcanei) auf der medialen Gliedmaßenseite subfaszial. 15–20 ml eines Lokalanästhetikums werden mithilfe einer 25 x 0,9-mm-Kanüle 1 cm tief injiziert. Normaler-weise fällt im Rahmen dieser Anästhesie die Hautsensibilität über den Hufballen aus.

Nervus fibularis (Abb. 13.11)
Für die tiefe Anästhesie des N. fibularis wird die Injektion zwischen den Sehnen der Mm. exten-sor digitalis long. und lat. lateral an der Tibia, 10 cm proximal des Malleolus lateralis gesetzt. Der N. fibularis hat tiefe und oberflächliche Äste. Man zieht in eine Spritze 15 ml eines Lokalan-ästhetikums auf und benutzt eine Kanüle von 51 x 1 mm. Davon werden 10 ml etwa 2–3 cm tief im Bereich des tiefliegenden Astes injiziert, während die restlichen 5 ml beim Zurückziehen

der Kanüle appliziert werden. Die Hautsensibi-lität geht in der Regel im lateralen Bereich des distalen Sprunggelenks verloren.

13.2.5 Intrasynoviale Anästhesie

Die in den vorausgegangenen Abschnitten geäußerten allgemeinen Ausführungen zur peri-neuralen Anästhesie gelten größtenteils auch für die intrasynoviale Anästhesie. Einige zusätz-liche Punkte sind dabei allerdings zu beachten. Die Folgen einer Infektion der Synovialhöhle können katastrophal sein, wobei es sehr wich-tig ist, das Infektionsrisiko unbedingt zu mini-mieren. Daher sollte das Fell an der Injektions-stelle immer geschoren und die Haut gründlich mit einer antiseptischen Lösung vorbereitet wer-den, bevor die Kanüle eingeführt wird. Der Tier-arzt sollte sterile Handschuhe tragen und für jede Injektion eine neue Flasche Lokalanästhe-tikum verwenden.

Das zuverlässigste Zeichen für die richtige Platzierung der Kanüle in eine Synovialhöhle ist der Nachweis von Synovialflüssigkeit im Konus der Kanüle. Aus verschiedenen Gründen lässt sich nicht immer sofort Synovialflüssigkeit im Konus nachweisen:

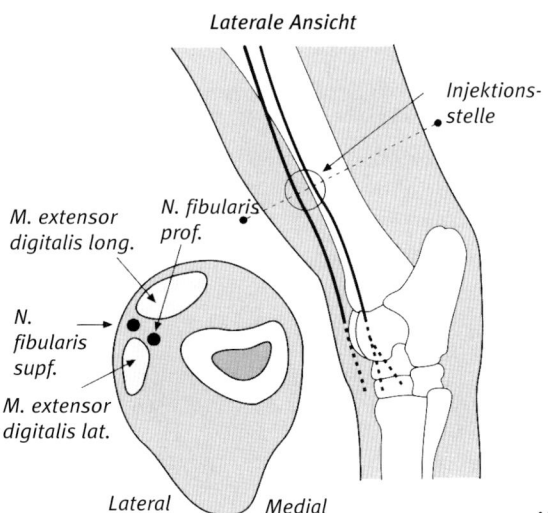

13.11

Abb. 13.11:
Leitungsanästhesie
des N. fibularis.

- In einigen kleineren Gelenken und Schleimbeuteln befindet sich nur wenig Synovialflüssigkeit (z. B. Hufrollenschleimbeutel oder das distale Intertarsalgelenk).
- Die Kanülenspitze kann durch Synovialzotten verlegt sein, so dass keine Synovialflüssigkeit austreten kann.

Oft ist es hilfreich, die Kanüle zu drehen oder zu repositionieren, um Synovialflüssigkeit zu erhalten (was den korrekten Sitz der Kanüle bestätigt). Häufig lässt sich etwas gelbe Synovialflüssigkeit in die Spritze aspirieren, sobald man eine kleine Menge des Lokalanästhetikums injiziert hat. Bei manchen kleinen Gelenkräumen fließt das Lokalanästhetikum (manchmal durch Beimengung von Synovialflüssigkeit gelblich gefärbt) spontan wieder in die Spritze zurück, sobald kein Druck mehr auf den Kolben ausgeübt wird. Dies ist ein Hinweis darauf, dass man in einen abgeschlossenen Gelenkraum injiziert hat. In manchen Situationen sind die Einstichtiefe und die Richtung der Kanüle Anhaltspunkte für den korrekten Sitz der Kanüle im Gelenkspalt (z. B. Eindringen in das Tarsometatarsalgelenk). Als weiterer, jedoch weniger zufriedenstellender Hinweis dient einerseits der spürbare Kontakt der Kanüle mit dem Knorpel der Gelenksoberfläche und andererseits der mangelnde Widerstand bei der Injektion des Anästhetikums.

Derzeit gibt es keine verlässliche Methode zur Überprüfung der Wirkung einer intrasynovialen Anästhesie. Deshalb ist es wichtig, von Beginn an sicherzustellen, dass die Kanüle richtig platziert wurde. In Fällen, in denen die Anästhesie positiv verläuft, kann der Zeitraum bis zur schmerzfreien Bewegung von fünf Minuten für kleine, distal gelegene Gelenke (wie das Hufgelenk) bis zu einer Stunde für große, komplexe Gelenke wie das Kniegelenk reichen.

Abb. 13.12:
Position und Richtung der Kanüle für die Anästhesie des Hufgelenks.

Abb. 13.13:
Position und Richtung der Kanüle für die Anästhesie des Hufrollen-Schleimbeutels.

13.2.6 Intrasynoviale Anästhesie an der Vordergliedmaße

13.2.6.1 Art. interphalangea distalis (Hufgelenk) (Abb. 13.12)

Die Injektionsstelle liegt auf der dorsalen Mittellinie, ungefähr einen Zentimeter proximal vom Kronsaumrand. Man setzt die Kanüle bei belasteter Gliedmaße in distaler Stichrichtung schräg zur Zehenachse.

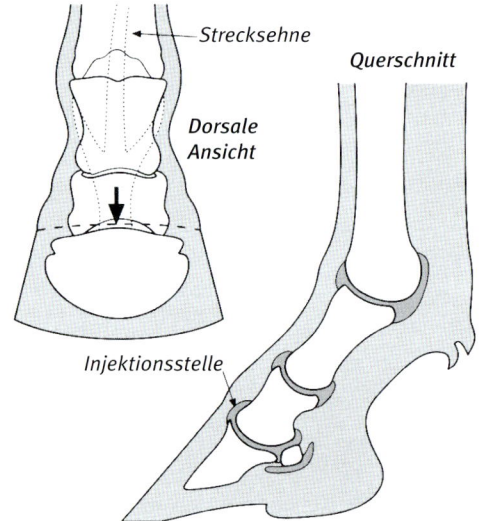

13.12

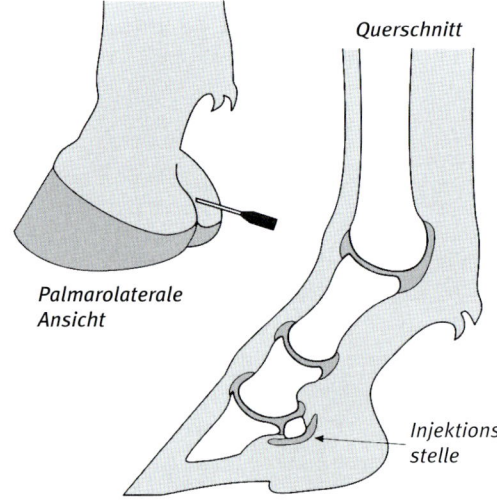

13.13

Dann wird die Kanüle durch die gemeinsame Strecksehne hindurchgestochen. Bei einer korrekten Platzierung kommt es im Allgemeinen sofort zum Austritt von Gelenkflüssigkeit. 5–8 ml eines Lokalanästhetikums werden mit einer 25 x 0,9-mm-Kanüle appliziert.

13.2.6.2 Bursa podotrochlearis (Hufrollen-Schleimbeutel) (Abb. 13.13)

Die Injektionsstelle befindet sich an der Mittellinie der palmaren Fesselbeuge zwischen den Hufballen. Es ist hilfreich, zunächst subkutan mit einer feinen Kanüle eine kleine Lokalanästhesie zu setzen, bevor man die größere Kanüle einführt. Als größere Kanüle hat sich eine Einmal-Spinalnadel (90 x 1,0 mm) als praktikabel erwiesen, die durch das Ballenpolster hindurch bis zur Palmarfläche (Facies flexoria) des Strahlbeins eingeführt wird.

Der Einstichwinkel ist abhängig vom individuellen Hufaufbau. Es kann hilfreich sein, dazu eine Röntgenaufnahme heranzuziehen. In spezialisierten Pferdekliniken kann das Einführen der Kanüle per Fluoroskopie (C-Bogen) ständig überwacht werden. In der Praxis wird vor dem Setzen der Kanüle eine Röntgenaufnahme angefertigt, wobei ein Metallmarker am geplanten Injektionsort hilfreich sein kann. Dies erlaubt, den notwendigen Einstechwinkel an der Hufsohle einzuschätzen.

Anfangs erscheint im Konus der Kanüle meist keine Synovialflüssigkeit. Allerdings kommt es häufig zu einem passiven Rückfluss von Anästhetikum und Gelenkflüssigkeit, sobald man nach der Injektion von 2 ml eines Lokalanästhetikums den Spritzenkolben loslässt. Es ist möglich, eine Mischung aus Lokalanästhetikum und einem wasserlöslichen, nicht ionischen, organischen Kontrastmittel auf Jodbasis zu injizieren, z. B. Omnipaque®, und eine lateromediale Röntgenaufnahme des Hufes anzufertigen. Wenn die Injektion korrekt gesetzt wurde, sollte bei dieser Aufnahme das Kontrastmittel nur innerhalb des Hufrollenschleimbeutels zu erkennen sein.

13.2.6.3 Art. interphalangea proximalis (Krongelenk) (Abb. 13.14)

Die Injektionsstelle befindet sich auf der dorsalen Mittellinie, ungefähr 3 cm proximal des Kronsaumrandes. Dazu wird die Kanüle schräg zur Zehenachse in distaler Stichrichtung von mehr als 90° geführt. Die Palpation des dorsalen Gelenkrandes dient hierbei als Anhaltspunkt. Die Kanüle wird durch die gemeinsame Strecksehne geführt, bis man auf den Knochen trifft. Bei erfolgreicher Platzierung tropft Synovialflüssigkeit aus der Kanüle. 5 ml eines Lokalanästhetikums werden über eine Kanüle von 25 x 0,9 mm appliziert.

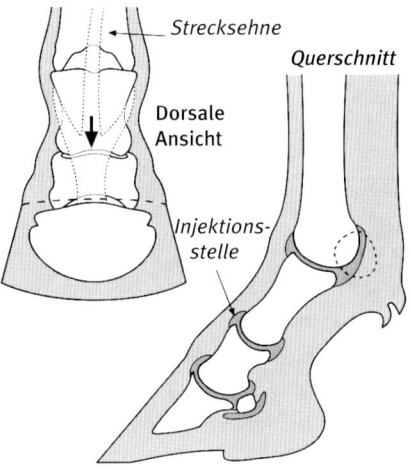

13.14

Abb. 13.14:
Position und Richtung der Kanüle für die Anästhesie des Krongelenks.

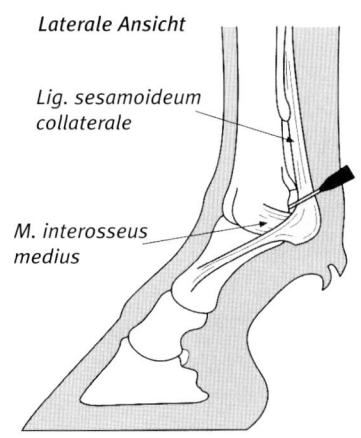

13.15

Abb. 13.15:
Anästhesie des Fesselgelenks.

13.2.6.4 Art. metacarpophalangea (Fesselgelenk) (Abb. 13.15)

Die Injektionsstelle für den Rec. palmaris proximalis der Fesselgelenkkapsel befindet sich lateral zwischen Röhrbein und dem M. interosseus medius, proximal des Lig. sesamoideum collaterale, das das proximale Sesambein mit dem Röhrbein verbindet. Bei Erkrankungen des Fesselgelenks wölbt sich die palmare Ausbuchtung vor (Fesselgelenkgalle). Bei belasteter oder angehobener Gliedmaße werden 10 ml eines Lokalanästhetikums über eine 25 x 0,9-mm-Kanüle appliziert.

Als alternative Lokalisation für die Gelenkpunktion und / oder die intraartikuläre Injektion in das Fesselgelenk wird vorgeschlagen, die Kanüle bei gebeugtem Fesselgelenk durch das Lig. sesamoideum collaterale zwischen lateralem Gleichbein und Röhrbein zu führen.

13.2.6.5 Fesselbeugensehnenscheide

Eine Anästhesie wird im Allgemeinen nur durchgeführt, wenn die Sehnenscheide vermehrt gefüllt ist. Die Injektion wird an der Stelle der maximalen Ausbuchtung gesetzt. Mit einer Kanüle von 25 x 0,9 mm werden 10 ml eines Lokalanästhetikums injiziert.

13.2.6.6 Art. mediocarpea (mittleres Karpalgelenk) (Abb. 13.16)

Die Injektionsstelle wird bei angebeugtem Vorderfußwurzelgelenk aufgesucht und liegt auf der dorsalen Gelenkoberfläche, etwas lateral der Sehne des M. extensor carpi radialis zwischen der distalen und der proximalen Karpal-Gelenkreihe. Die Art. mediocarpea kommuniziert normalerweise mit der Art. carpometacarpea, so dass eine Injektion des mittleren Gelenks auch das distale erreicht. Mit einer Kanüle von 25 x 0,9 mm werden 10 ml eines Lokalanästhetikums injiziert.

Abb. 13.16: Anästhesie der Art. mediocarpea.

13.2.6.7 Art. antebrachiocarpea (Unterarm-Vorderfußwurzel-Gelenk) (Abb. 13.17)

Bei gebeugtem Karpalgelenk liegt die Injektionsstelle dorsolateral der Endsehne des M. extensor carpi radialis zwischen dem Radius und der proximalen Karpalgelenksreihe. Mit einer Kanüle von 25 x 0,9 mm werden 10 ml eines Lokalanästhetikums injiziert.

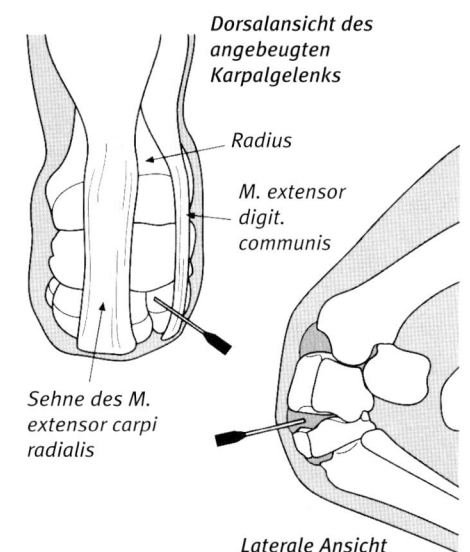

Dorsalansicht des angebeugten Karpalgelenks

Radius

M. extensor digit. communis

Sehne des M. extensor carpi radialis

Laterale Ansicht

13.16

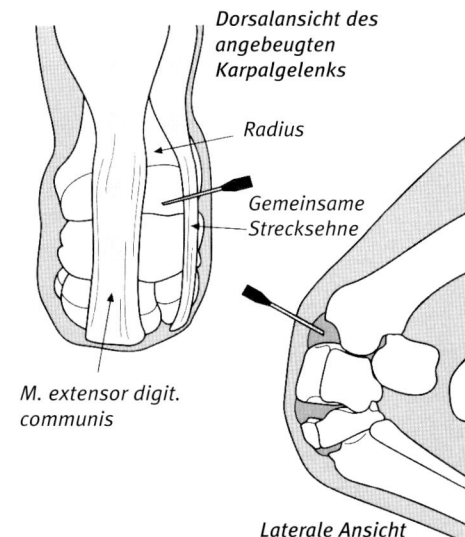

Dorsalansicht des angebeugten Karpalgelenks

Radius

Gemeinsame Strecksehne

M. extensor digit. communis

Laterale Ansicht

Abb. 13.17: Anästhesie der Art. antebrachiocarpea.

13.17

13.2.6.8 Art. cubiti (Ellenbogengelenk)
(Abb. 13.18)

Die Injektionsstelle liegt kranial oder kaudal des lateralen Seitenbandes. Normalerweise lässt sich die Lage des Gelenkspalts durch sorgfältiges Palpieren ermitteln. Mit einer Kanüle von 51 x 1,0 mm werden 15 ml eines Lokalanästhetikums appliziert.

13.2.6.9 Art. humeri (Schultergelenk)
(Abb. 13.19)

Die Injektionsstelle liegt horizontal zwischen der Pars cranialis und der Pars caudalis des Tuberculum majus humeri in einem Winkel von 45° zur Medianachse des Pferdes. Mit einer Kanüle (90 x 1,0 mm) werden 20 ml eines Lokalanästhetikums appliziert.

13.2.7 Intrasynoviale Anästhesie an der Hintergliedmaße

13.2.7.1 Artt. tarsometatarseae (Hinterfuß-wurzel-Mittelfußgelenke) (Abb. 13.20)

Die Injektion wird proximal des lateralen Griffelbeinköpfchens in Richtung des Os tarsale quatrum (T IV) durchgeführt. Mit einer Kanüle von 25 x 0,9 mm werden 5 ml eines Lokalanästhetikums im Winkel von 45° in distaler Richtung appliziert.

13.2.7.2 Artt. intertarseae (kleine Tarsalgelenke) (Abb. 13.21)

Die Injektionsstelle ist 1 cm proximal und dorsal der Stelle lokalisiert, an der das mediale Griffelbeinköpfchen, das Röhrbein und die distale Reihe der Hinterfußwurzelknochen aufeinandertreffen. Mit einer Kanüle von 25 x 0,9 mm werden 5 ml eines Lokalanästhetikums appliziert.

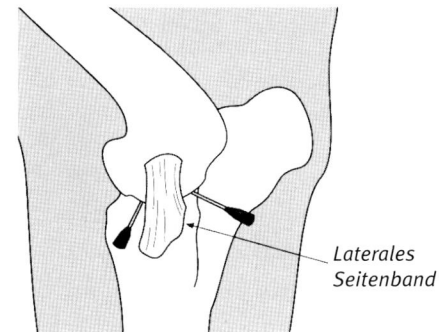

Laterales Seitenband

13.18

Abb. 13.18:
Anästhesie
des Ellenbogen-
gelenks.

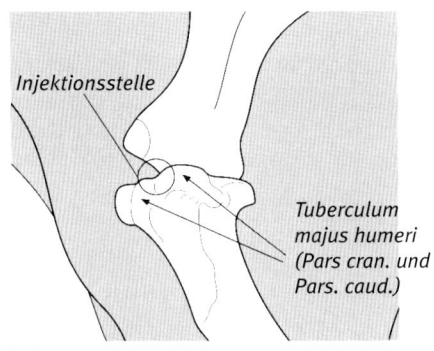

Injektionsstelle

Tuberculum majus humeri (Pars cran. und Pars. caud.)

13.19

Abb. 13.19:
Anästhesie
des Schulter-
gelenks.

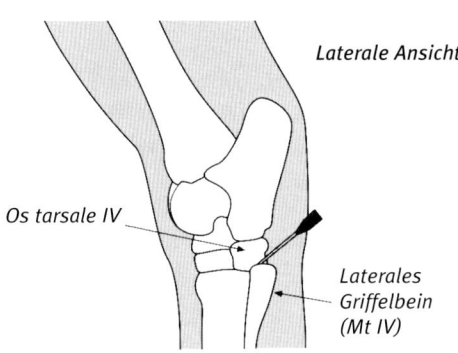

Laterale Ansicht

Os tarsale IV

Laterales Griffelbein (Mt IV)

13.20

Abb. 13.20:
Anästhesie der
Art. tarsometatarsea.

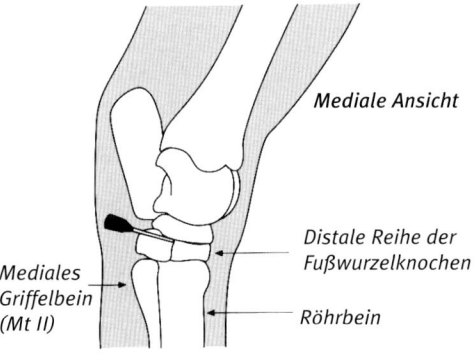

Mediale Ansicht

Mediales Griffelbein (Mt II)

Distale Reihe der Fußwurzelknochen

Röhrbein

13.21

Abb.13.21:
Anästhesie der Art.
intertarsea distalis.

13.2.7.3 Art. tarsocruralis (Unterschenkel-Hinterfußwurzelgelenk) (Abb. 13.22)

Die Injektionsstelle liegt über der dorsomedialen Aussackung des Gelenks, medial oder lateral der Vena saphena. 15 ml eines Anästhetikums werden mit einer 25 x 0,9-mm-Kanüle verabreicht.

13.2.7.4 Art. femoropatellaris (Kniescheibengelenk) (Abb. 13.23)

Die Injektionsstelle befindet sich entweder medial oder lateral des mittleren geraden Kniescheibenbandes. Die Kanüle wird nach proximal geführt. Das Kniescheibengelenk kommuniziert bei mindestens 65 Prozent aller Pferde mit der medialen Abteilung des Kniekehlgelenks. 20 ml eines Lokalanästhetikums werden mit einer 51 x 1,2-mm-Kanüle verabreicht.

Alternativ kann die Injektion auch in die laterale Ausbuchtung des Kniescheibengelenks gesetzt werden, etwas kaudal des lateralen geraden Kniescheibenbandes und 5 cm proximal des lateralen Condylus der Tibia.

13.2.7.5 Art. femorotibialis medialis (Mediale Ausbuchtung des Kniekehlgelenks) (Abb. 13.24)

Die Injektion wird zwischen dem medialen geraden Kniescheibenband und dem medialen Seitenband etwas proximal der oberen Gelenkfläche der Tibia gesetzt. 20 ml eines Lokal-anästhetikums werden mit einer 51 x 1,2-mm-Kanüle appliziert.

Abb. 13.22:
Anästhesie der
Art. tarsocruralis.

Abb. 13.23:
Anästhesie des
Kniescheibengelenks.

Abb. 13.24:
Anästhesie der medialen Ausbuchtung des Kniekehlgelenks.

Abb. 13.25:
Anästhesie der lateralen Ausbuchtung des Kniekehlgelenks.

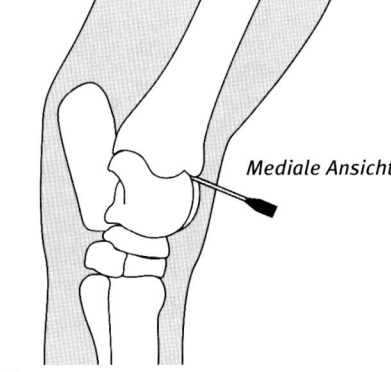

Mediale Ansicht

13.22

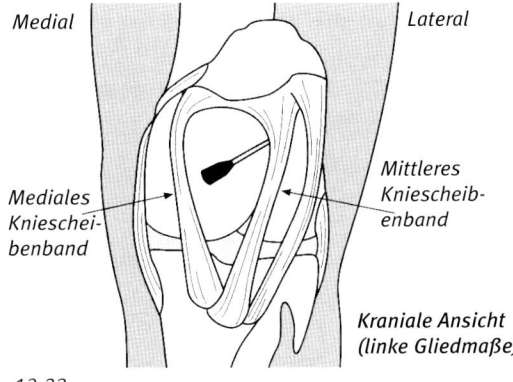

Medial — *Lateral*
Mediales Kniescheibenband
Mittleres Kniescheibenband
Kraniale Ansicht (linke Gliedmaße)

13.23

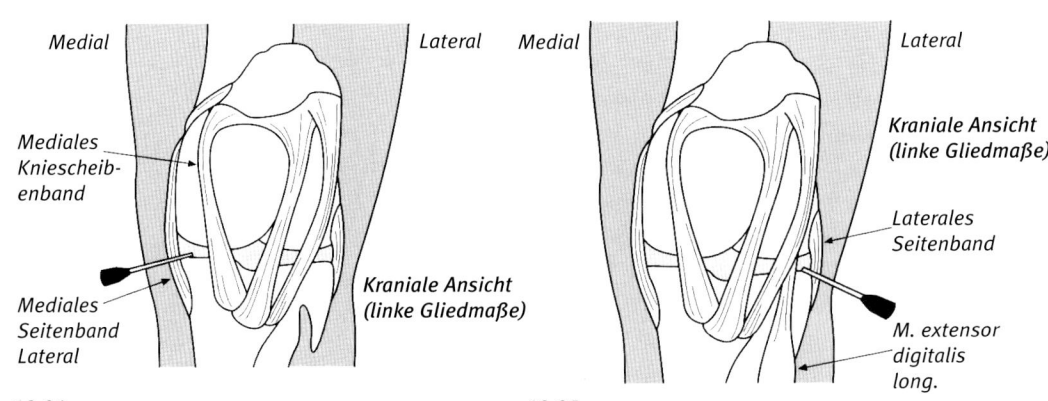

Medial — *Lateral*
Mediales Kniescheibenband
Mediales Seitenband
Lateral
Kraniale Ansicht (linke Gliedmaße)

13.24

Medial — *Lateral*
Kraniale Ansicht (linke Gliedmaße)
Laterales Seitenband
M. extensor digitalis long.

13.25

13.2.7.6 Art. femorotibialis lateralis (Laterale Ausbuchtung des Kniekehlgelenks)
(Abb. 13.25)

Die Injektionsstelle liegt zwischen der Ursprungssehne des M. extensor digitalis longus und dem lateralen Seitenband des Kniekehlgelenks etwas proximal der Tibia. 20 ml eines Lokalanästhetikums werden mit einer 51 x 1,2-mm-Kanüle injiziert.

13.3 Bildgebende Verfahren

Der Einsatz bildgebender Verfahren ist gebräuchlich, wenn eine Veränderung durch die klinische Lahmheitsuntersuchung und eine Lokalanästhesie zweifelsfrei lokalisiert wurde. In den letzten 20 Jahren ergab sich in der Humanmedizin eine Weiterentwicklung einer Reihe bildgebender Verfahren. Beim Pferd gibt es jedoch als routinemäßige Anwendung nur Röntgen und Ultraschall und zu einem geringeren Anteil die Szintigraphie.

13.3.1 Röntgenuntersuchung

13.3.1.1 Röntgengeräte

Beim Pferd kann der überwiegende Anteil der Gliedmaßen mit modernen transportablen Röntgengeräten zur Diagnostik genutzt werden. Vor allem, wenn für die weiter proximal gelegenen Abschnitte Seltene-Erden-Folien verwendet werden.

Das Gerät sollte eine ausreichende Stromstärke ermöglichen, beispielsweise 60 mA, so dass kurze Belichtungszeiten möglich sind und unscharfe Bilder durch Bewegungen des Pferdes vermieden werden. Außerdem sollte man das Gerät leicht und leise um den Patienten bewegen können. Für Aufnahmen des Pferdehufs muss der Röhrenkopf bis zum Boden verstellbar sein, während er nach oben bis auf die Höhe der Brustwirbelsäule und des Kopfes reichen sollte. Eine Leichtstrahlenblende ist zur genauen Ausblendung des Röntgenstrahls unbedingt erforderlich.

13.3.1.2 Verstärkerfolien und Filme

Seltene-Erden-Folien sind empfindlicher als die älteren Kalzium-Wolframat-Folien. Sie ermöglichen kürzere Belichtungszeiten und erweitern bei weniger leistungsfähigen Geräten die Einsatzmöglichkeiten des Gerätes. Hochauflösende Seltene-Erden-Folien sollten bei Röntgenaufnahmen der distalen Gliedmaßen verwendet werden, um Aufnahmen mit großer Detailtreue zu erhalten. Im Handel erhältlich sind auch Einschichtfilme (einseitige Emulsion), die noch bessere Details liefern, dafür aber etwas länger belichtet werden müssen.

13.3.1.3 Zusatzausrüstung

Um die Auswirkungen der Streustrahlung auf den Film zu vermindern, kommen Streustrahlenblenden zum Einsatz. Bei stark bemuskelten Anteilen des Pferdekörpers, z. B. Schultern, Rücken, Becken, die mehr Streustrahlung erzeugen, sind sie besonders hilfreich.

Wann immer es möglich ist, sollten Kassettenhalter verwendet werden, in die die Kassette während der Aufnahme geschoben werden kann. Bei Röntgenaufnahmen des Karpal- und Sprunggelenks oder weiterer distal gelegener Bereiche der Gliedmaßen gibt es keinen Grund, die Kassette mit der Hand zu halten. Für Röntgenaufnahmen der Hufe kann man die Kassette in einen Holzbehälter legen, der für bestimmte Ansichtswinkel so stabil sein muss, dass er das Gewicht eines Pferdes aushält. Auch Klötze, mit denen der Huf vom Boden angehoben werden kann, sind notwendig, z. B. für latero-mediale Ansichten des Hufes (siehe Kapitel 13.4). Für Aufnahmen der Schulter, der Wirbelsäule oder des Kopfes kann man die Kassette in eine Tasche stecken, die an einem Infusionsständer aufgehängt wird.

Jede Aufnahme sollte unveränderlich, unter Angabe von Datum, Besitzer, Tieridentifikation, untersuchter Gliedmaße, Projektion und mit Seitenzeichen versehen werden.

13.3.1.4 Positionierung, Zentrierung und Ausblendung

Der zu untersuchende Körperteil sollte so nahe wie möglich an der Kassette und parallel dazu stehen, so dass unnatürliche Vergrößerungen und Verzerrungen in der Aufnahme vermieden werden. Der Röntgenstrahl ist auf den Bereich zu zentrieren, dem das Hauptinteresse gilt – im Falle einer Gelenkuntersuchung normalerweise auf den Gelenkspalt. Der Strahl sollte so ausgeblendet werden, dass nur der Bereich bestrahlt wird, der für die Untersuchung wichtig ist. Der Röntgenstrahl sollte dabei nicht über die Kassettenränder hinaus gehen. Auf diese Weise wird nicht nur der Strahlenschutz verbessert, sondern es lassen sich auch unnötige Streustrahlungen vermeiden.

13.3.1.5 Belichtungszeiten

Die Erstellung einer Belichtungstabelle aufgrund der Erfahrung mit einem bestimmten Gerät und bestimmten Film- / Folien-Kombinationen ist eine unschätzbare Hilfe für die verlässliche Herstellung von qualitativ hochwertigen Aufnahmen. Dabei werden möglichst viele Faktoren standardisiert, wie z. B. die Art des benutzten Films und der Folien, der Abstand der Röhre zum Film sowie der Entwicklungsvorgang und die verwendeten Chemikalien. Die einzige Variable, die noch zu berücksichtigen ist, sollte die Größe des Patienten sein.

13.3.1.6 Vorbereitung zur Röntgenuntersuchung

Es hängt vom Temperament des Patienten sowie von den erforderlichen Projektionen ab, inwieweit ein Pferd ruhiggestellt werden muss. Bei den meisten Pferden reicht es, wenn sie mithilfe eines Stallhalfters oder eines Zaumzeugs mit Gebiss fixiert werden. Bei schwierigeren Tieren hilft die Sedierung mit Detomidin bzw. anderen α2-Agonisten (Xylazin, Romifidin) oder einer Kombination aus α2-Agonisten und Opiaten. Das Tier muss so weit ruhiggestellt werden, dass

Aufnahmen von hoher Qualität schnell und ohne Sicherheitsrisiko für das Tier und den Tierarzt hergestellt werden können. Insbesondere wird durch die Sedierung erreicht, dass der Patient sich nicht bewegt. Bewegungen beeinträchtigen die Qualität der Aufnahmen erheblich und erhöhen zudem das Verletzungsrisiko und das Strahlenrisiko für Bedienungspersonal und Patient.

Schmutz auf dem Fell und vor allem an den Hufen führt auf der Röntgenaufnahme zu Verschattungen, die die Befunderhebung erschweren. Im zu untersuchenden Bereich sollte das Fell deshalb vor der Aufnahme gewaschen oder gebürstet werden. Vor einer Röntgenaufnahme der Hufe sollten die Eisen abgenommen und die Hufe ausgekratzt, oberflächliche Hornschichten entfernt und die Strahlfurchen mit einem Material ausgefüllt werden, das hinsichtlich der Dichte mit Weichteilgewebe vergleichbar ist (z. B. Schmierseife). Dadurch wird ein Ausgleich der unterschiedlichen Dichte (Weichteilgewebe – Luft) erreicht.

13.3.1.7 Personal

Alle an der Röntgenuntersuchung beteiligten Personen sind gesetzlich verpflichtet, Gummischürzen mit Bleieinlage zu tragen – andere Personen müssen den Raum verlassen. Personen, die regelmäßig mit Röntgenuntersuchungen zu tun haben, müssen ein Dosimeter tragen. Jeder der Beteiligten muss wissen, worum es beim Röntgenvorgang geht, und wie optimale Ergebnisse schnell und gefahrlos erreicht werden können.

13.3.1.8 Röntgenprojektionen

Pferdeknochen sind relativ dick und röntgendicht. Daher ist es schwierig, geringgradige Veränderungen festzustellen, wenn sie der normalen Knochenmasse aufgelagert sind. Viele Veränderungen sind am deutlichsten zu sehen, wenn sie sich an der Knochenkante »im Profil« abbilden.

Eine Röntgenaufnahme ist die zweidimensionale Wiedergabe eines dreidimensionalen Objektes. Um eine Veränderung vollständig bewerten zu können, muss sie von mindestens zwei Seiten aufgenommen werden. Das erklärt auch die Notwendigkeit, bei der Röntgenuntersuchung der Gliedmaßen mehrfache Projektionen einzusetzen. Grundsätzlich ist es bei der Röntgenuntersuchung distaler Gelenke angebracht, Aufnahmen von kranial, von der Seite und mindestens zwei Schrägaufnahmen im Winkel von 45 Grad anzufertigen.

Für die Anzahl der Aufnahmen, die von einem bestimmten Gliedmaßenabschnitt gemacht werden können, gibt es keine Obergrenze. Die Entscheidung darüber, welche Aufnahmen als Routineaufnahme betrachtet und bei jeder Untersuchung des jeweiligen Bereiches gemacht werden, und welche Aufnahmen nur beim Vorliegen bestimmter Verdachtsmomente angefertigt werden sollen, hängt von den klinischen Umständen und in gewissem Maße auch von den Vorlieben des untersuchenden Tierarztes ab. Deshalb ist es wichtig, einen Mittelweg zu finden zwischen der für den Nachweis einer Veränderung notwendigen Anzahl von Röntgenaufnahmen und dem zusätzlichen Aufwand an Zeit, Kosten und Strahlenbelastung weiterer Aufnahmen andererseits. Die folgende Liste von Standardprojektionen kann als Leitfaden dienen, welche Aufnahmen als Routine gelten können und welche im Rahmen besonderer Fragestellungen häufiger eingesetzt werden.

Meistens werden zusätzliche Aufnahmen angefertigt, nachdem die Routineaufnahmen beurteilt wurden. Kleinere Variationen bei den Belichtungszeiten oder im Aufnahmewinkel dienen dann dazu, eine auffällige Stelle deutlicher darzustellen. Aus diesem Grund ist jede Röntgenuntersuchung bis zu einem gewissen Grad einmalig und muss für jedes Pferd individuell durchgeführt werden, ohne dass man sich von einer formalen Liste möglicher Aufnahmetechniken einschränken lässt.

13.3.1.9 Terminologie von Projektionen

Zur Vermeidung von Ungenauigkeiten und nachfolgender Verwirrung ist eine spezifische Terminologie entwickelt worden, mit der die Projektionen bei der Röntgenuntersuchung beschrieben werden können. Dies ist auch notwendig, wenn Aufnahmen zur Einholung einer Expertenmeinung an eine Spezialklinik geschickt werden.

Die Richtungsbezeichnungen dorsal und palmar (Vordergliedmaße) oder plantar (Hintergliedmaße) werden jeweils zur Beschreibung der Vorder- bzw. Hinterseite einer Gliedmaße verwendet und gelten bis einschließlich Karpal- und Sprunggelenk. Proximal dieser Ebene werden die Ausdrücke kranial und kaudal verwendet. Zusammen mit den Termini lateral, medial, proximal und distal ist man damit in der Lage, eine Projektionsrichtung vollständig zu beschreiben. Damit wird die Ein- und Austrittsseite des Zentralstrahles in der Reihenfolge des Strahlendurchtritts angegeben.

Hufaufnahmen

- Lateromedial
- Dorsopalmar schräg in einem Winkel von 60° (Abb. 13.26):

(a) *Strahlbeindarstellung:* Zentralstrahl oberhalb des Kronsaums, mit Ausblendung und Belichtungswerten für das Strahlbein.

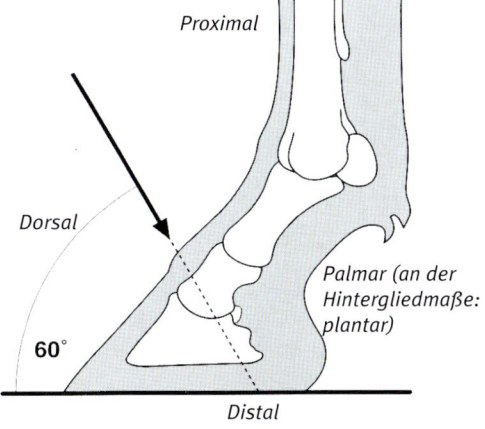

Proximal

Dorsal

Palmar (an der Hintergliedmaße: plantar)

60°

Distal

13.26

Abb. 13.26:
Projektion dorsopalmar schräg in einem Winkel von 60°. Diese Aufnahme kann entweder auf das Hufbein oder auf das Kronbein zentriert und ausgeblendet werden.

(b) *Hufbeindarstellung:* Zentralstrahl unterhalb des Kronsaums, mit Ausblendung und Belichtungswerten für das Hufbein.

● Dorsopalmar schräg (Oxspring)

● Zusätzliche Möglichkeiten:
Dorsopalmar 180° s.o.
Schrägaufnahmen von dorsopalmar in einem Winkel von 60°

Fesselbeinaufnahmen
● Lateromedial
● Dorsopalmar
● Dorsolateral–palmaromedial schräg (Abb. 13.27)
● Palmarolateral–dorsomedial schräg (Abb. 13.27)

Fesselgelenksaufnahmen
● Lateromedial
● Dorsopalmar
● Dorsolateral–palmaromedial schräg
● Palmarolateral–dorsomedial schräg

Aufnahmen von Metakarpus / Metatarsus
● Lateromedial
● Dorsopalmar
● Dorsolateral–palmaromedial schräg
● Palmarolateral–dorsomedial schräg

Karpalgelenksaufnahmen
● Lateromedial
● Dorsopalmar
● Dorsolateral–palmaromedial schräg
● Palmarolateral–dorsomedial schräg
● Lateromedial gebeugt
● Dorsoproximal–dorsodistal (Abb. 13.28)
● Tangential (skyline)

Ellenbogenaufnahmen
● Mediolateral gebeugt
● Kraniokaudal

Schulteraufnahmen
● Mediolateral gestreckt
● Kraniomedial–kaudolateral schräg

Sprunggelenksaufnahmen
● Lateromedial
● Dorsoplantar
● Dorsolateral–plantaromedial schräg
● Plantarolateral–dorsomedial schräg

● Zusätzliche Möglichkeiten:
● Plantaroproximal–plantarodistal schräg

Kniegelenksaufnahmen
● Lateromedial
● Kaudokranial

Abb. 13.27:
Projektionen am Fesselgelenk: dorsolateral–palmaromedial schräg und palmarolateral–dorsomedial schräg.

Abb. 13.28:
Projektion am Karpalgelenk, dorsoproximal–dorsodistal tangentiale Aufnahme (skyline).

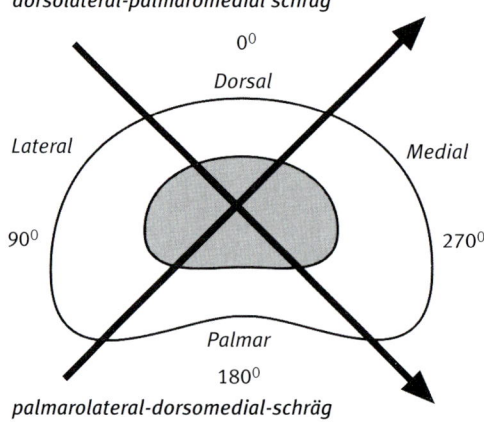

dorsolateral-palmaromedial schräg

0°
Dorsal
Lateral — *Medial*
90° — 270°
Palmar
180°
palmarolateral-dorsomedial-schräg

13.27

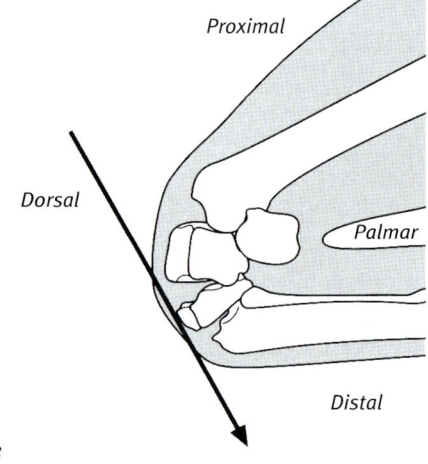

Proximal
Dorsal
Palmar
Distal

13.28

- Zusätzliche Möglichkeiten:
- Kranioproximal–kraniodistal schräg
- Schrägaufnahmen von kaudokranial

Hüftgelenksaufnahme
- Ventrodorsal

13.3.1.10 Interpretation von Röntgenaufnahmen

Mit der zunehmend eingehenden und frühzeitigen klinischen Beurteilung equiner Lahmheitsfälle kam die Erkenntnis, dass hochgradige oder auch langanhaltende Lahmheiten im Röntgenbefund oft nur minimale oder gar keine Veränderungen (z. B. Lahmheit im Bereich des Hufgelenks) aufweisen. Im Gegensatz dazu können ganz offensichtliche Röntgenbefunde wie eine fortgeschrittene Verknöcherung der Hufknorpel völlig ohne klinische Symptome bleiben. Für eine genaue Interpretation sind die normale röntgenologische Darstellung zu berücksichtigen sowie Alter und Typus des Pferdes ebenso mit in die Überlegungen einzubeziehen wie Anomalien, die aufgrund bestimmter Erkrankungen oder Verletzungen entstehen können.

Gute Untersuchungsbedingungen und eine geeignete Ausrüstung zur Betrachtung der Auf-nahmen erleichtern diese Aufgabe. Dazu gehören Röntgenbildbetrachter und eine helle Lichtquelle, so dass auch überbelichtete Teile der Aufnahme beurteilt werden können. Ebenso ist es eine große Hilfe, röntgenologische Normalbefunde in Röntgenatlanten sowie Muster der Extremitätenknochen zur Hand zu haben, mit deren Hilfe bei Unsicherheiten die Interpretation erleichtert wird. Bei Auftreten unilateraler Veränderungen sind Aufnahmen der gegenüberliegenden Gliedmaße zum Vergleich hilfreich.

13.3.2 Sonographie

Diagnostische Ultraschallaufnahmen bieten eine gute Möglichkeit, die Strukturen des Weichteilgewebes darzustellen, und werden daher im Rahmen der Untersuchung des Bewegungsapparates eingesetzt, vor allem zur Beurteilung von Verletzungen der Beugesehnen und der Bänder. Allerdings kann die Technik auch am Muskel und in gewissem Ausmaß bei Gelenken angewendet werden.

Die am häufigsten untersuchten Sehnen und Bänder sind die auf der Palmar- bzw. Plantarseite von Metakarpus und Metatarsus. Diese Strukturen liegen oberflächlich, so dass sie

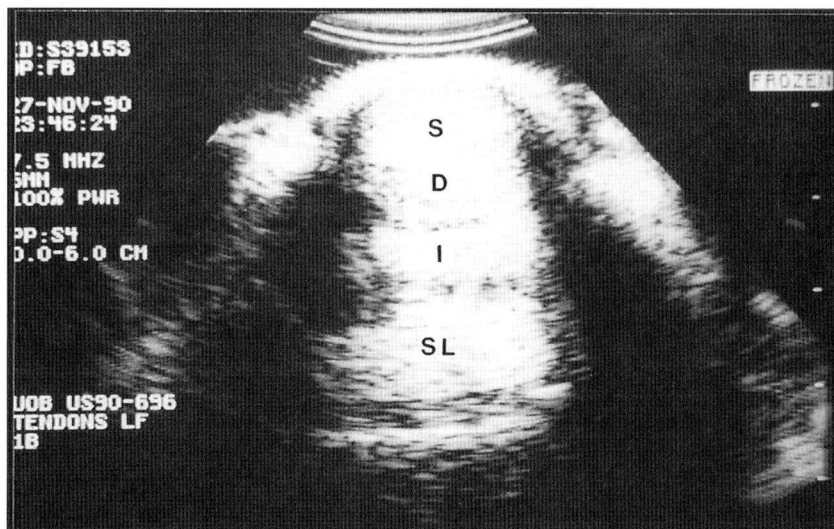

13.29

Abb. 13.29: Ultraschallaufnahme der oberflächlichen (S) und der tiefen (D) Beugesehne bei einem gesunden Pferd. Diese Aufnahme wurde im proximalen Drittel des Röhrbeins gemacht. Die Aufnahme zeigt auch das Unterstützungsband der tiefen Beugesehne (I) und den M. interosseus (suspensory ligament, SL).

detailgetreu am besten unter Verwendung eines Schallkopfes mit einer hohen Frequenz darzustellen sind. Am häufigsten werden Transducer mit 7,5 MHz eingesetzt. Die wahrscheinlich beste Wahl bieten kleine Linearsystemschallköpfe, die bessere Längsdarstellungen liefern als Sektorschallköpfe. Eine Vorlaufstrecke für den Schallkopf in einer bestimmten Entfernung zur Haut ist unbedingt erforderlich, wenn die oberflächliche Beugesehne beurteilt werden soll, weil diese nur so in den Fokus des Schallkopfes gerückt werden kann.

Der Patient wird wie für die Röntgenuntersuchung ruhiggestellt. Das Untersuchungsgebiet wird geschoren und gründlich gereinigt. Anschließend wird ein Ultraschallgel auf die Haut und den Schallkopf aufgetragen, so dass die Schallwellen zwischen Haut und Schallkopf ohne Verluste übertragen werden können.

Im Rahmen der Untersuchung der Palmar- bzw. Plantarseite des Mittelfußes können für den gesamten Bereich sowohl Transversal- als auch Längsdarstellungen angefertigt werden. Dabei lassen sich die oberflächliche und die tiefe Beugesehne, das Unterstützungsband der tiefen Beugesehne und der M. interosseus beurteilen (Abb. 13.29).

Jede Struktur wird im Hinblick auf ihre Größe, Form, Lage, Echogenität und ihre Konturen untersucht. Leichte Veränderungen im Aufsetzwinkel oder im Auflagedruck des Schallkopfes können die Abbildung stark verändern. Deshalb sollte der Versuch unternommen werden, jede Einzelstruktur in ihrer Gewebstiefe optimal darzustellen, da es schwierig ist, alle Strukturen gleichzeitig bestens abzubilden. Wenn möglich, sollten die Ultraschallabbildungen ausgedruckt und archiviert werden, so dass die Verlaufsuntersuchungen im Bild festgehalten werden können. Zu diesem Zweck sollten die Bilder eine Identifikation des Tieres und des Besitzers ermöglichen und mit Datum, Bezeichnung der Gliedmaße und der Untersuchungsebene versehen sein.

Anatomische Veränderungen im Ultraschall sind wiederholt darzustellen, um abzusichern, ob es sich um eine dauerhafte Veränderung oder einen Zufallsbefund handelt. Befunde, die durch eine Veränderung im Aufsetzwinkel des Schallkopfes zum Verschwinden gebracht werden können, sind im Allgemeinen Artefakte. Ein Vergleich mit der kontralateralen Gliedmaße kann in vielen Fällen bei der Interpretation des Ultraschallbefundes hilfreich sein.

13.3.3 Szintigraphie

Die Szintigraphie hat bisher nur in Spezialkliniken Einzug gehalten, soll an dieser Stelle aber aus Gründen des allgemeinen Interesses beschrieben werden. Bei dieser Technik wird ein Radionuklid verabreicht, das an eine chemische Verbindung gekoppelt ist, die sich bevorzugt in bestimmten Organen oder Geweben und dabei in der krankhaften Veränderung anreichert. Die Höhe der angereicherten Menge an einer bestimmten Stelle lässt sich mithilfe eines nuklearmedizinischen, bildgebenden Verfahrens registrieren, das zu einer definierten Zeit nach dem Verabreichen der radioaktiven Substanz die emittierte Strahlung an dieser Stelle misst.

Für Untersuchungen am Skelett wird meist das Isotop Technetium 99m verwendet, das eine Gammastrahlung von 140 KeV mit einer Halbwertzeit von 6 Stunden aufweist. Für die Szintigraphie wird es an Methylen-Diphosphonat gebunden, das in das mineralische Grundgerüst des Knochens eingebaut wird. Dabei ist die entstehende Konzentration von der Umbaugeschwindigkeit des Knochens an der jeweiligen Stelle abhängig. In Bereichen, an denen der Knochenstoffwechsel aus physiologischen oder pathologischen Gründen erhöht ist, reichert sich daher eine größere Menge dieses Nuklids an.

Das Radiopharmakon wird normalerweise intravenös verabreicht und nach mehreren Stunden ist die Bildaufzeichnung ausgeführt.

TC99m-MDP wird über den Harntrakt ausgeschieden, was sich sowohl auf die Bildgebung als auch auf die Strahlensicherheit auswirkt. Der Harn enthält sowohl in der Blase als auch nach Absetzen des Urins hohe Nuklidkonzentrationen.

Als nützlich hat sich die Szintigraphie bei der Feststellung relativ frischer Knochenverletzungen erwiesen, die mit anderen diagnostischen Methoden im Frühstadium nur schwer feststellbar sind, z. B. Überlastungsfrakturen. In chronischen Zuständen, wie beispielsweise eine degenerative Gelenkerkrankung, kann die Anreicherung des Radionuklids unterschiedlich sein. Fällt diese geringer aus, ist der Befund schwieriger zu interpretieren.

13.3.4 Diagnostische Arthroskopie

Die Arthroskopie ermöglicht die direkte Darstellung des Innenraumes von Gelenken und Sehnenscheiden. Auf diese Weise lassen sich Knorpeloberflächen, Synovialmembranen und im Gelenk gelegene Bänder untersuchen, die mit anderen diagnostischen Verfahren nur schwer zu beurteilen sind. Zu den Nachteilen und Grenzen dieser Methode gehört vor allem die erforderliche Vollnarkose mit den üblichen Risiken und Kosten. Obwohl das Spektrum der arthroskopisch untersuchten Gelenke ständig zunimmt, ist eine sinnvolle Bewertung einzelner Gelenke begrenzt, da der Gelenkraum teilweise nur unvollständig eingesehen werden kann.

Innerhalb dieser eingeschränkten Anwendungsmöglichkeit kann die Arthroskopie als diagnostisches Hilfsmittel nutzbringend eingesetzt werden. Sie ist vor allem bei der Untersuchung von Gelenken nützlich, bei denen durch diagnostische intraartikuläre Anästhesie ein Schmerzgeschehen lokalisiert werden konnte. Weder durch röntgenologische Untersuchung noch durch andere bildgebende Verfahren konnte eine diagnostische Klärung erfolgen (z. B. Bänderverletzungen am Karpal- oder Kniegelenk).

13.4 Hufrehe (Pododermatitis aseptica diffusa)

Die Hufrehe ist in diesem Kapitel bereits erwähnt worden, verdient jedoch einen eigenen Abschnitt. In der akuten Verlaufsform stellt die Hufrehe einen Notfall dar, der einer sofortigen Diagnose und entsprechender Behandlung bedarf, weil andernfalls das Risiko der Hufbeinrotation besteht.

Grundsätzlich handelt es sich bei der Hufrehe um eine Unterbrechung der Blutversorgung der gefäßreichen Lederhaut (Corium), die das Hufbein umgibt. Dies führt zu einer schmerzhaften Zerreißung der Verzahnung zwischen dem Corium (den sensitiven Lederhautblättchen) und der Hufwand (den nicht sensitiven Epidermisblättchen). Hufrehe tritt bei allen Equiden auf, vor allem jedoch bei Ponys und Eseln. Es können ein oder mehrere Hufe betroffen sein.

13.4.1 Anamnese

Verschiedene Situationen sind prädisponierend für die Entstehung der Hufrehe, so dass der Vorbericht für die Diagnosestellung von Bedeutung ist:

- Übergewichtige und wenig aktive Ponys und Esel sind metabolisch für eine Hufrehe prädisponiert. Bei diesen Tieren besteht das höchste Risiko bei der Verfütterung von sehr nährstoffreichem Gras, Getreide, Müslifutter, Kraftfutterpellets u. ä.
- Lang anhaltende oder wiederholte Erschütterungen der Hufe wie Traben auf der Straße oder Springen auf hartem Boden begünstigen die Hufrehe.
- Toxämien in Verbindung mit einer Sepsis, unabhängig von der Ursache, sind prädisponierend.
- Ein hoher Anteil von Pferden mit einem Hypophysenadenom (Cushing-Syndrom) entwickelt eine Hufrehe (siehe Kapitel 5).
- Kortikosteroide können zu iatrogener Hufrehe führen, insbesondere wenn sie über einen längeren Zeitraum verabreicht wurden.

13.4.2 Symptome einer akuten Hufrehe

Im Frühstadium der Hufrehe kommt es zu einer Vasokonstriktion im Gefäßnetz des Corium, verbunden mit einer schmerzhaften Ischämie und einer erschwerten Blutzirkulation innerhalb des Hufes. Diese Blockade des arteriellen Kreislaufs führt zur Öffnung arterio-venöser Shunts im Bereich des Kronsaums und steigert die Pulsation im Huf.

Die schmerzhafte Ischämie verhindert eine adäquate Versorgung der Lederhautblättchen mit Sauerstoff und Nährstoffen. Dieser Mangel wirkt prädisponierend für eine verminderte Keratinisierung, in deren Folge die Verbindung zwischen dem Stratum germinativum der Lederhautblättchen und den Zotten der Epidermisblättchen allmählich verloren geht. Die Kapillaren der Lederhautblättchen werden durchlässig und zwischen den Blättchenverzahnungen tritt Exsudat aus, was wiederum den Schmerz verstärkt und eine Trennung der beiden Blättchenschichten begünstigt. Das lastende Gewicht des Tieres auf den geschädigten Lederhautblättchen verstärkt die Ablösung der Blättchenschichten zusätzlich und trägt zum Schmerz bei. Wenn sich die Blättchenschichten voneinander lösen, rotiert das Hufbein nach distal.

Diese Vorgänge sind für eine Vielzahl akuter klinischer Symptome verantwortlich. Das Ausmaß der Läsion und damit auch der Symptome reicht von leicht und reversibel bis schwer und progredient. Bei den schweren Formen liegt eine völlige Trennung des Hufbeins von der Hornkapsel vor.

Die folgenden Symptome sind charakteristisch für eine Hufrehe:

- Das Tier bewegt sich nur äußerst widerwillig und liegt länger als sonst.
- Das Pferd versucht, das Gewicht auf die Ballen zu verlagern, um die Schmerzen zu verringern, und der großflächigen Trennung der Blättchen an der Vorderseite des Hufbeins entgegenzuwirken. Dies zeigt sich deutlich in der Körperhaltung. Wenn nur die Vorderbeine betroffen sind, wird das Gewicht in der typischen Weise »unter den Bauch gestellter Hintergliedmaßen« auf die Nachhand verlagert. Sind dagegen alle vier Hufe betroffen, wird das Gewicht auf die Mittelhand verlagert und die Haltung des Pferdes ist unauffälliger. Der Rücken kann jedoch aufgekrümmt sein.
- Mit Fortschreiten der Erkrankung werden Schrittlänge und Schritthöhe reduziert. Charakteristisch ist jetzt der veränderte Bewegungsablauf dahingehend, dass der Ballen eines betroffenen Hufes vor der Hufspitze aufgesetzt wird.
- Im Bereich des proximalen Erbsenbeins (Os carpi accessorium) ist bei betroffenen Hufen eine klopfende Pulsation der Arterie zu ertasten (Abb. 13.30).
- Im Frühstadium können der Kronsaum und der proximale Hufabschnitt vermehrt warm sein. Dieses Symptom ist jedoch nicht immer zu beobachten und deshalb nicht zuverlässig.

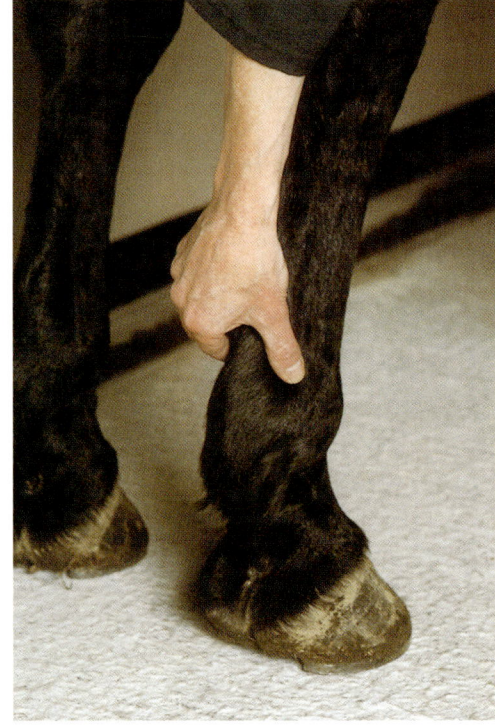

Abb. 13.30: Beurteilung der Pulsation der Zehenarterie über den proximalen Sesambeinen des Fesselgelenks.

13.30

Innerhalb von 24 – 48 Stunden nach Einsetzen der akuten Symptome kann es zu einer Verlagerung des Hufbeins innerhalb der Hornkapsel kommen, wodurch sich das Krankheitsbild weiter dramatisch verschlechtert:

● Wenn sich die Kontur des Kronsaumrandes im Bereich der dorsalen Hufwand von der physiologisch leicht gerundeten Vorwölbung zu einem eingesunkenen Kanal verändert, hat mit großer Wahrscheinlichkeit eine Verlagerung des Hufbeins unter Einbeziehung der Kronsaumlederhaut stattgefunden. Diese distale Bewegung des Hufbeins bezeichnet man als Hufbeinrotation. Bei tastbarem Einsinken des Kronsaums der dorsalen Hufwand, der Trachten und des Hufballens sind die Blättchenschichten mit großer Wahrscheinlichkeit vollständig voneinander getrennt, was zu einer distalen Verlagerung des gesamten Hufbeins geführt hat. Diese extreme Situation wird Hufbeinsenkung genannt.

● Große Mengen an Exsudat aus den Blättchenschichten können proximal verdrängt werden und im dorsalen Kronsaumbereich austreten.

● Lässt sich die Hufsohle kranial der Strahlspitze leicht eindrücken, deutet dies darauf hin, dass das Gewicht des Tieres auf dem dislozierten Hufbein zu einer Drucknekrose dieses Hufes geführt hat, die bis zum Sohlenhorn reicht. In extremen Fällen wird die Sohle nekrotisch und ulzeriert, so dass das Hufbein sichtbar werden kann.

Der zeitliche Verlauf und der Schweregrad dieser pathologischen Veränderungen können je nach Patient stark variieren. In akuten Fällen kann die Verlagerung des Hufbeins innerhalb von 24 Stunden nach Auftreten der Symptome eintreten. Aus diesem Grund stellt die Hufrehe einen Notfall dar. Bei einem chronischen Verlauf über Wochen oder Monate verschlechtert sich der Zustand des Patienten allmählich. Bleibt der Schmerz in akuten Fällen länger als 48 Stunden

bestehen, sollten laterale Röntgenaufnahmen gemacht werden, um die Bewegung des Hufbeins beurteilen zu können.

13.4.3 Röntgenuntersuchung bei Hufrehe

Um eine diagnostische Aussage treffen zu können, müssen die Röntgenaufnahmen das Verhältnis von Hufbein zur Hufwand und Hufsohle darstellen. Anhand dieser Röntgenaufnahme kann man beurteilen, ob sich das Hufbein aus der normalen Lage herausverlagert hat. Für diese Untersuchung sollte eine Lateralansicht des Hufes angefertigt werden, bei der Markierungspunkte die Lage der äußeren Hufwand, die relative Lage des Strahls zur Basis des Hufbeins und die Bodenoberfläche markieren.

Zur Anfertigung einer solchen Aufnahme muss der Huf mithilfe eines Holzklotzes ungefähr 8 cm vom Boden abgehoben werden. In die Oberfläche des Klotzes ist ein Draht eingelassen, der im Röntgenbild als Bezugspunkt für den Boden dient.

Sohle und Strahl werden mit dem Hufmesser bearbeitet, um überstehende oder brüchige Hornabschnitte zu entfernen. Damit die dorsale Hufwand und der dazugehörige Kronsaumabschnitt in der Röntgenaufnahme genau zu identifizieren sind, wird ein steifer Draht von bekannter Länge verwendet, der mit Klebeband so an der Hufwand befestigt wird, dass das Ende am Übergang vom harten zum weichen Horn liegt (Abb. 13.31). Da die Länge des Drahtes bekannt ist, dient dieser als Maßstab für Messungen auf der Röntgenaufnahme, so dass eventuell durch Vergrößerung entstandene Artefakte leichter zu entdecken sind. Auf diese Weise kann der Verlagerungsabstand ausgemessen und mit späteren Röntgenaufnahmen verglichen werden.

Die exakte Lage des Strahls im Verhältnis zur Basis des Hufbeins lässt sich ermitteln, indem man eine gekürzte Reißzwecknadel in die Wand des Strahls ungefähr 2 cm hinter dessen Spitze (Apex cunei) steckt. Die Lage am Huf wird durch eine mit einem Markerstift quer über die ausgeschnittene Hufsohle gezogene Linie markiert, so dass später ein Vergleich der Röntgenaufnahme mit der aufgebrachten Reißzwecke und der Strahlposition im Huf des Patienten möglich ist. Das ist vor allem dann wichtig, wenn ein herzförmiges, geschlossenes Hufeisen als unterstützende Maßnahme angebracht werden soll.

Für die Röntgenaufnahme wird die Gliedmaße vertikal ausgerichtet. Normalerweise muss die gegenüberliegende Gliedmaße angehoben werden, damit das Pferd sein Gewicht in gerader Linie auf den zu untersuchenden Huf verlagert. Der Röntgenstrahl sollte parallel zur Oberfläche des Holzklotzes und im rechten Winkel zur Längsachse der Gliedmaße verlaufen.

13.4.3.1 Interpretation

Am gesunden Huf bilden Kronbein und Fesselbein eine gerade Linie, wobei der Markierungsdraht an der dorsalen Hufwand parallel zur Dorsalfläche des Hufbeins ausgerichtet ist. Die obere Spitze des Drahtes sollte in Höhe des Proc. extensorius (Insertionsstelle der Strecksehne) liegen.

Im Falle einer Hufbeinsenkung ist ein größerer vertikal ausgerichteter Abstand zwischen der

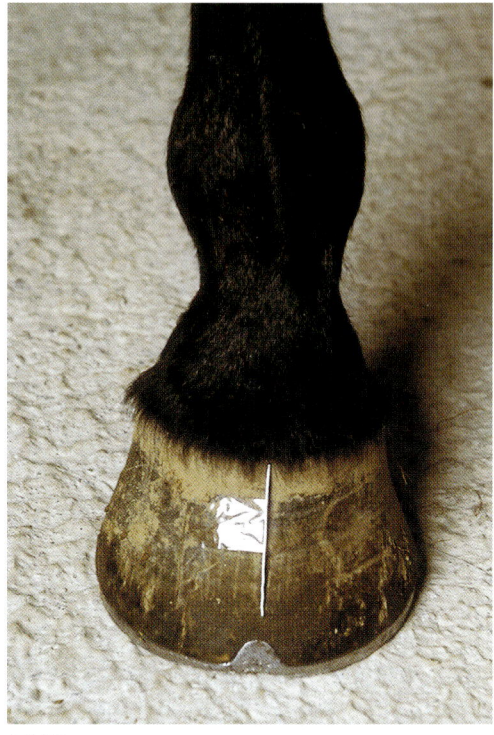

13.31

Drahtspitze und des Proc. extensorius (Verlagerungsabstand) zu beobachten. Im Falle einer zusätzlichen Rotation liegt die Dorsalfläche des Hufbeins nicht mehr parallel zum Markierungs-

Abb. 13.31:
Anbringen eines Markierungsdrahtes vor der röntgenologischen Untersuchung eines an Hufrehe erkrankten Pferdes.

Abb. 13.32:
Diese Röntgenaufnahme zeigt die Position des Markierungsdrahtes bei einem gesunden Huf im Verhältnis zum Hufbein.

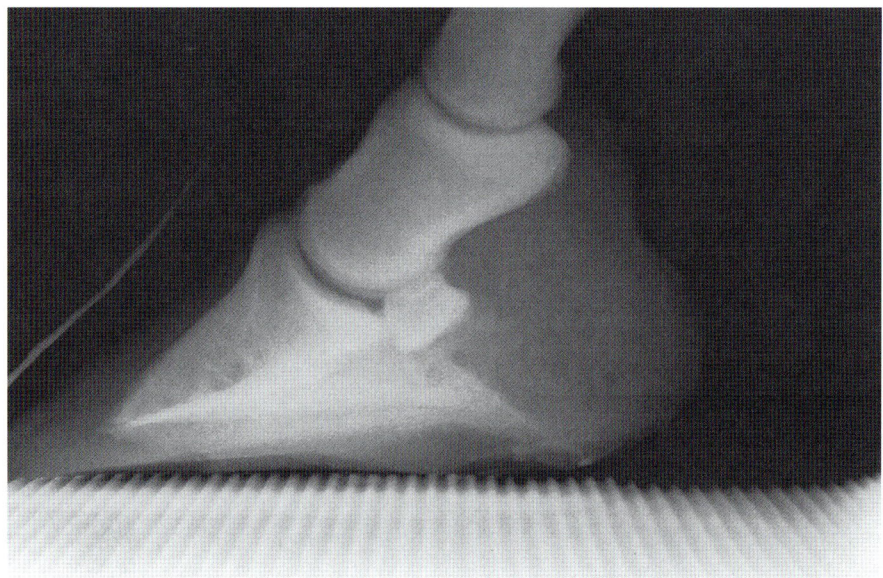

13.32

draht (Abb. 13.33). Das Hufbein hat seine gerade Ausrichtung zum Kron- und Fesselbein verloren, was wahrscheinlich am Zug der tiefen Beugesehne am Hufbein liegt. In extremen Fällen, in denen es zu einer vollständigen Verlagerung des Hufbeins kommt, ist der Vertikalabstand zwischen der Drahtspitze und der Insertionsstelle der Strecksehne stark vergrößert. In diesem Fall liegt die Spitze des Hufbeins der Innenseite des Sohlenhorns dicht an und drückt von innen gegen die Hufsohle.

13.4.4 Symptome bei chronischer Hufrehe

Mit der chronischen Hufrehe sind einige charakteristische Veränderungen am Huf verbunden:

- Ballen-, Trachten- und Hufspitzenbereich des Kronrandes zeigen kein gleichmäßiges Hornwachstum. Im Verlauf der akuten Hufrehe wird die Blutversorgung aufgrund des verlagerten Hufbeins, das auf die Gefäße drückt, unterbunden. Als Folge ist in diesem Bereich ein langsameres Hornwachstum zu beobachten als an den Ballen.
- Durch das ungleichmäßige Hornwachstum entstehen Hufringe, die am Ballen auseinanderlaufen und im Bereich der Zehenspitze enger zusammenliegen (»Reheringe«).

Sie sehen daher völlig anders aus als die Ringe, die sich an einem gesunden Huf bilden.

- Bei der Betrachtung der Sohle fällt auf, dass die weiße Linie im Hufspitzenbereich verbreitert ist, weil hier ein schlechterer Zusammenhalt der beiden Blättchenschichten besteht. Diese Verbreiterung und das unterschiedlich starke vom Kronsaum ausgehende Hufwachstum führt dazu, dass sich beim Patienten mit chronischer Hufrehe der Huf wie eine »Hutkrempe« aufrollt.
- Die normale konkave Wölbung der Hufsohle geht verloren. Die Hufsohle wird platt oder sogar konvex, weil das Hufbein chronisch verlagert ist.
- Auf dem Röntgenbild erscheinen die Befunde wie in Kapitel 13.4.3 erläutert.

13.5 Myopathien

Die häufigste Myopathie in der Pferdepraxis ist die belastungsinduzierte Rhabdomyolyse (Synonyme: Kreuzverschlag, schwarze Harnwinde, Myoglobinurie, »tying up«). Weniger häufig sind Muskelinfektionen, postnarkotische Myopathie (eine atypische Form der Myositis mit Myoglobinurie) sowie die ernährungsbedingte Muskeldystrophie.

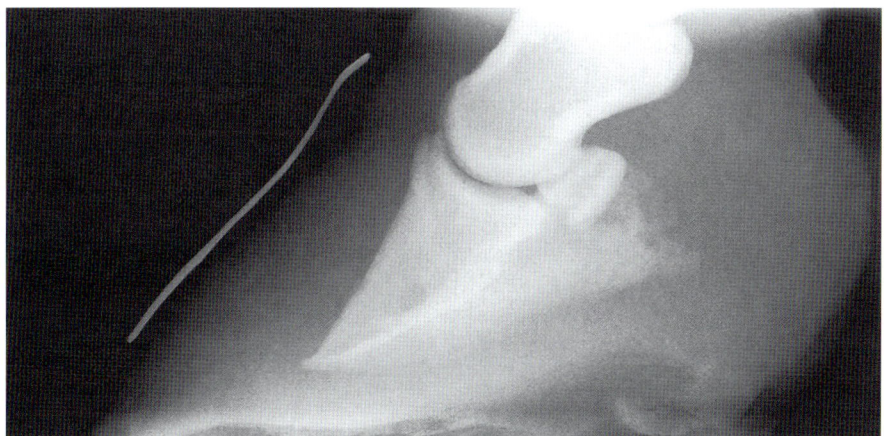

Abb. 13.33: Röntgenaufnahme einer Hufbeinrotation. Zu beachten ist, dass der Markierungsdraht nicht mehr parallel zur Vorderseite des Hufbeins liegt und dass der Proc. extensorius weit distal der oberen Drahtspitze liegt.

13.32

13.5.1 Belastungsinduzierte Rhabdomyolyse

Diese akut einsetzende Myopathie tritt während einer Belastung auf und beeinträchtigt den normalen Bewegungsablauf. Die Hintergliedmaßen werden steif, das Pferd hat starke Schmerzen und entwickelt einen taumelnden Gang oder bricht in extremen Fällen auch zusammen.

Die klinische Untersuchung zeigt manchmal eine Verhärtung der Glutäen- und Lendenmuskeln auf. In schweren Fällen ist der Harn aufgrund der Freisetzung des roten Muskelfarbstoffs Myoglobin verfärbt.

Diagnose
- Die klinischen Zeichen geben im Zusammenhang mit einer Belastung deutliche Hinweise auf die Erkrankung. Differentialdiagnostisch sind die Thrombose der Aa. iliacae (siehe Kapitel 13.1.4.3), Wirbel- und Beckenbrüche aufgrund eines Sturzes sowie Koliken abzugrenzen.
- Im Serum sind die Muskelenzyme Kreatinkinase (CK) und Aspartat-Aminotransferase (AST) aufgrund der Muskelzelldegeneration erhöht.
- In schweren Fällen ist der Harn bräunlich bis schwarz verfärbt, je nach Menge des durch die Muskelzellschädigung freigesetzten Myoglobins.

Anmerkungen
- Durch Bestimmung der Muskelenzyme im Serum lässt sich der Krankheitsverlauf überwachen. Das Pferd sollte nährstoffarm gefüttert und erst langsam wieder einer Arbeitsbelastung unterzogen werden, wenn sowohl die Kreatininkinase als auch die Aspartat-Aminotransferase in den Referenzbereich zurückkehrt sind.
- Unterschiedliche Ursachen einer Harnverfärbung sind die Hämaturie und Hämoglobinurie. Bei einer Hämaturie können Erythrozyten im Harn nachgewiesen werden, nicht aber Hämoglobin oder Myoglobin. Hämoglobinurie ist ein gleichbleibendes Symptom im Verlauf einer Hämolyse. Das Blutplasma erscheint in solchen Fällen rötlich verfärbt (Hämoglobinämie) sobald es einige Minuten stehen bleibt. Im Gegensatz dazu kommt es bei Pferden mit einer Rhabdomyolyse trotz Vorliegen einer Myoglobinurie nicht zu einer Plasmaverfärbung.
- Eine deutliche Myoglobinurie weist auf erhöhte Myoglobinwerte im Blut hin, die für Leber und Nieren toxisch sind. Bei anhaltender Myoglobinurie sollten Harnstoff und Kreatinin im Serum als Indikatoren einer Niereninsuffizienz überprüft werden.
- Verschiebungen des Elektrolythaushalts weisen bei manchen Pferden zwingend auf eine Neigung zur Rhabdomyolyse hin. Das Elektrolytgleichgewicht des Patienten kann nur begrenzt über die fraktionierte Exkretion von Elektrolyten überprüft werden. Falls nötig kann der Elektrolyt-Haushalt mit einem entsprechenden Ergänzungsfutter ausgeglichen werden.

13.5.2 Muskelinfektionen

Eine Muskelinfektion ist eine natürliche Folgeerscheinung einer Verwundung. Stichverletzungen oder iatrogene Infektionen infolge einer intramuskulären Injektion können zur Abszessbildung führen.

Im schlimmsten Fall können in tiefen Wunden mit lokalen Quetschungen Sporen von Gasbildnern (Clostridien) auskeimen und eine gangränöse Myositis (malignes Ödem) verursachen. In diesen Fällen zeigt sich zunächst ein lokal begrenztes Ödem, gefolgt von Nekrose, Gasbildung (Unterhautknistern), wässrig-blutigem Exsudat und einer generalisierten Toxämie. Diese Symptome können innerhalb von 24 – 48 Stunden auftreten. Die Toxikämie führt zu schweren Störungen des Allgemeinbefindens bis hin zum tödlichen Schock. Eine schwere Depression, Tachykardie und ein schwächer werdender Puls begleiten die Erkrankung. Die Diagnose der Muskelinfektionen beruht hauptsächlich auf den klinischen Befunden.

13.5.3 Postnarkotische Myopathie

Diese ungewöhnliche Komplikation kann beim Pferd nach einer Vollnarkose auftreten. Besonders während einer Operation in Rückenlage lastet das Körpergewicht des Pferdes auf der unten liegenden Muskulatur. Dies kann zu einer Myositis mit verminderter Durchblutung führen. Postoperativ tritt diese Erkrankung als lokal begrenzte, schmerzhafte Umfangsvermehrung der Muskulatur in Erscheinung.

Diagnose
- Die klinischen Befunde und ein Vorbericht mit längeren Liegeperioden unter Vollnarkose weisen auf eine Myositis hin.
- Die Muskelenzyme im Serum sind erhöht.

13.5.4 Atypische Myoglobinurie

Die atypische Weidemyoglobinurie ist eine seltene Erkrankung bei Pferden und Ponys mit Weidegang und ist durch eine allgemeine Schwäche charakterisiert, die zu langen Liegeperioden führt. Ferner ist diese Erkrankung durch das Vorkommen einer Myoglobinurie ohne Vorliegen einer Belastung gekennzeichnet.

Vereinzelt auftretende Fälle und regional begrenzte Herdenerkrankungen sind in England seit 1984 bekannt und wurden auch in Deutschland als »neue Krankheit« beschrieben. Identische klinische Beschreibungen einzelner Krankheitsfälle liegen in der älteren Literatur vor. Die Ursache ist unbekannt, man vermutet die Beteiligung von Mykotoxinen aus der Umwelt.

Diagnose
- Die Muskelenzyme im Serum sind stark erhöht.
- Die verschiedenen Ursachen für farblich veränderter Harn (Hämaturie und Hämoglobinurie) sind leicht zu untersuchen (siehe Kapitel 13.6.3). Myoglobinurie eines Weidepferdes verbunden mit massiv erhöhten Muskelenzymen im Serum ist diagnostisch für die atypische Myoglobinurie.
- Die postmortale Untersuchung zeigt übli-

cherweise eine Rhabdomyolyse auf. Dieser Befund ist aber nicht spezifisch. Deshalb ist die histopathologische Untersuchung einer Muskelprobe für die sichere Diagnose unverzichtbar.

13.5.5 Ernährungsbedingte Muskeldystrophie

Die seltene ernährungsbedingte Muskeldystrophie tritt beim wachsenden Tier auf. Es handelt sich dabei um die einzige Muskelerkrankung beim Pferd, die zweifelsfrei mit einem Mangel an Vitamin E und Selen zusammenhängt. Der Mangel kommt bei der trächtigen Stute vor, zeigt aber in erster Linie klinische Auswirkungen beim Saugfohlen während der ersten Lebenswochen oder -monate.

Diagnose
- Die klinischen Zeichen beim Jungtier sind vielsagend: Es saugt nicht mehr, ist schwach, kann kaum stehen und fällt bei Anstrengungen hin. In akuten Fällen entwickelt sich häufig eine Tachykardie und Hyperpnoe. Fohlen können aufgrund des Herz- und Kreislaufversagens an Erschöpfung sterben.
- Die erhöhten Muskelenzyme weisen auf eine Myopathie der Skelett- und Herzmuskulatur hin.
- Bei der Sektion fällt die allgemeine Blässe oder weiße Streifung der Muskulatur auf.
- Die Glutathionperoxidase-Aktivität im Vollblut (heparinisiert) ist niedrig (siehe Kapitel 13.6.4).

13.6 Labordiagnostik

13.6.1 Hämatologie

Die hämatologische Untersuchung findet bei der Diagnose von Erkrankungen des Bewegungsapparates kaum Anwendung, abgesehen von Messungen der unspezifischen Entzündungsindikatoren. Bei entzündlichen Erkrankungen kann die Gesamtzahl der Leukozyten erhöht sein. Die erhöhte Plasma-Fibrinogenkonzentration lässt an eine Sepsis denken. Zur Untersuchung sollte Vollblut in EDTA als Antikoagulans an das Labor gesandt werden.

13.6.2 Muskelenzyme im Serum

Nach einer Schädigung der Herz- und Skelettmuskelzellen finden sich die entsprechenden Enzyme im Blut wieder und sind labordiagnostisch messbar. Im Allgemeinen besteht eine gute Korrelation zwischen dem Schweregrad einer Muskelzellschädigung und dem Muskelenzymprofil.

Die am häufigsten bestimmten Enzyme sind Aspartat-Aminotransferase (AST) und Kreatinkinase (CK). Die AST liegt in den Mitochondrien und der zytoplasmatischen Flüssigkeit aller Zellen vor, besonders hohe Konzentrationen finden sich jedoch in den Zellen der Leber sowie der Herz- und Skelettmuskulatur. Die Serumaktivitäten können bei vielen Formen einer Bindegewebsschädigung erhöht sein. Bei Schädigungen des Leberparenchyms, der Herzmuskulatur und der Skelettmuskulatur sind diese Aktivitäten erheblich erhöht. Im Gegensatz zur AST kommt die CK hauptsächlich in der Herz- und Skelettmuskulatur vor und ist somit ein muskelspezifisches Enzym.

Nach hartem Training kommt es beim gesunden Pferd zu einem physiologischen Anstieg der Aktivitäten beider Enzyme im Serum. Die AST-Aktivität erreicht nach ungefähr 24 Stunden ihren Maximalwert. Dieser Wert bewegt sich erst nach 7 − 10 Tagen wieder in den physiologischen Bereich. Dagegen erreicht die CK ihre maximale Aktivität nach etwa 6 Stunden, um sich dann innerhalb von zwei bis drei Tagen auf den normalen Wert einzupendeln. Diese physiologischen Schwankungen im oberen Messbereich können das Vierfache der normalen Aktivität erreichen, während die Enzyme im Verlauf einer Myopathie um den Faktor zehn bis mehrere Tausend erhöht sind. Ständig erhöhte Serumaktivitäten weisen auf eine persistierende Myopathie hin; die Enzyme erreichen erst dann wieder ihr Normalniveau, wenn die Schädigung abgeheilt ist.

In den Fällen, in denen eine rezidivierende, belastungsinduzierte Rhabdomyolyse für die erhöhten Enzymaktivitäten verantwortlich gemacht wird, sollten die Muskelenzyme im Serum vor und nach der körperlichen Anstrengung bestimmt werden. Der Trainingsplan sollte dem Trainingszustand des Pferdes angepasst sein. Bei einem gesunden Pferd weisen Proben, die vor dem Training und jeweils 6 und 24 Stunden danach genommen werden, Werte im physiologischen Bereich auf. Massive Erhöhungen der Enzymwerte, die sich auch Tage nach der Anstrengung noch feststellen lassen, weisen auf eine Rhabdomyolyse hin.

13.6.3 Rhabdomyolyse und fraktionierte Elektrolytausscheidung

Die Muskelfunktion steht in enger Beziehung zur intra- und extrazellulären Elektrolytkonzentration, ein Ungleichgewicht im Elektrolythaushalt wird daher in die Pathogenese der Rhabdomyolyse mit einbezogen.

Die Bestimmung der Elektrolytkonzentrationen im Blut kann nicht zur exakten Ermittlung eines Elektrolytdefizits oder -überschusses im Körper herangezogen werden, weil homöostatische Mechanismen die physiologischen Blutspiegel aufrechterhalten. Die geeignetste Untersuchung für die Beurteilung der Elektrolytsituation ist die Bestimmung der Elektrolytausscheidung im Harn.

Das Elektrolytgleichgewicht wird hauptsächlich über die Nieren reguliert. Es konnte nachgewiesen werden, dass die Elektrolytkonzentrationen im Harn der Elektrolytaufnahme über die Nahrung entspricht. Zur direkten Bestimmung der Elektrolytkonzentration im Harn ist allerdings das Sammeln von Harn über einen längeren Zeitraum nötig, was bei Pferden nicht praktikabel ist. Realistischer ist es, die renale Ausscheidung der Elektrolyte mit der Kreatininausscheidung zu vergleichen.

Endogenes Kreatinin wird ausschließlich über die glomeruläre Filtration ausgeschieden, die Ausscheidungsrate entspricht annähernd der glomerulären Filtrationsrate. Deshalb ist die Kreatininausscheidung eine praktische Methode, um die Ausscheidung eines Elektrolyts zu beurteilen. Das Verhältnis zwischen diesen beiden Werten im Urin wird als fraktionierte Exkretion (FE) eines Elektrolyts bezeichnet und wie folgt angegeben:

$$FE: = \frac{[E]_u}{[E]_p} \times \frac{[Cr]_p}{[Cr]_u} \times 100\%$$

wobei [E] für die Konzentration des Elektrolyts und [Cr] für die Konzentration des Kreatinins im Plasma (p) bzw. im Urin (u) steht.

Demnach kann die fraktionierte Exkretion eines Elektrolyts bestimmt werden, wenn die Harn- und Plasmakonzentration (oder Serumkonzentration) des Elektrolyts sowie der Kreatininwert bekannt sind. Dies hat den Vorteil, dass nicht über einen längeren Zeitraum Urinproben gesammelt werden müssen. Voraussetzung für ein richtiges Ergebnis ist jedoch, dass die Urin- und Blutproben zur selben Zeit gewonnen werden (höchstens 30 Minuten Abstand). Bei Pferden, die eine ausgewogene Futterration erhalten, liegt die FE normalerweise innerhalb bestimmter Grenzwerte. Die folgenden FE-Bereiche, die an gesunden Pferden mit einer ausgeglichenen Elektrolytaufnahme ermittelt wurden, dienen als Richtwerte:

Natrium	0,04–0,52 %
Kalium	35–80 %
Anorganischer Phosphor	0,0–0,2 %
Chlorid	0,7–2,1 %

13.6.3.1 Verfahren

Der optimale Zeitpunkt der Probenentnahme von Blut und Harn für die FE-Kalkulation ist die Ruhephase oder kurz vor dem Füttern. Damit die gefüllte Blase gut durchmischt wird, sollte das Pferd im schnellen Trab gehen, bevor es spon-

tan Harn absetzt. Der Harnabsatz kann nicht direkt stimuliert werden. Stellt man das Pferd jedoch 2 Stunden in eine Box ohne Einstreu und lässt es anschließend traben, wird es mit größter Wahrscheinlichkeit Harn absetzen, sobald es in einer frisch eingestreuten Box steht.

Für die Untersuchung wird der Harn in verschlossenen, sterilen Behältern überbracht, um bakterielle Verunreinigungen zu vermeiden, die die Phosphat- und Kreatininkonzentrationen nachträglich verändern können. Die Blutprobe wird ziemlich bald nach der Entnahme zentrifugiert. Sowohl die Harnprobe als auch das Plasma sollten so bald wie möglich labordiagnostisch analysiert werden (auf jeden Fall innerhalb von 4 Tagen). Wenn sich die Untersuchung verzögert, müssen hohe Temperaturen vermieden werden.

Die Proben sollten nicht während oder kurz nach einer akuten Rhabdomyolyse genommen werden, weil die Störung des Blutkreislaufes und der erhöhte Plasmamyoglobinspiegel die Nierenfunktion beeinträchtigen, was zu verfälschten FE-Werten führen kann. Der Patient sollte erst dann genauer untersucht werden, wenn er sich von dem akuten Schub erholt hat.

13.6.3.2 Interpretation

Elektrolytdefizite in der Nahrung führen zu einer Retention der Elektrolyte in der Niere, so dass der FE-Wert pathologisch erniedrigt ist. Eine niedrige FE für Kalium würde also bedeuten, dass eine Substitutionstherapie indiziert ist. Alternativ kann eine niedrige FE die ausreichende Aufnahme von Elektrolyten, aber unzureichende Resorption oder Verwertung widerspiegeln. In jedem Fall kann eine Ergänzung der Futterration die FE-Werte normalisieren. Bei Rationen mit einem niedrigen Kalzium-Phosphor-Verhältnis ist die FE für Phosphat erhöht. Die zu ergänzende Futtermittelration sollte ein Kalzium-Phosphor-Verhältnis von 2 : 1 aufweisen, damit die physiologische Phosphorausscheidung sichergestellt ist.

Pferde, die bereits einmal an Rhabdomyolyse erkrankt waren oder als auffällig beurteilt werden, sollten vor der Probenentnahme mindestens zwei Wochen mit einem handelsüblichen Futter gefüttert werden, das als ausgewogenes Alleinfutter empfohlen wird. Ein daraufhin verändertes FE-Profil deutet eher auf ein Resorptions- oder Verwertungsproblem als auf ein Ungleichgewicht in der Nahrung hin. Danach kann eine entsprechende Nahrungsergänzung in Feinabstimmung mit der Überwachung der FE vorgenommen werden. Führt allerdings eine ausgewogene Ration zu normalen FE-Werten, stehen weitere Schübe einer Rhabdomyolyse bei diesem Tier mit größter Wahrscheinlichkeit nicht mit einem Ungleichgewicht des Elektrolythaushaltes im Zusammenhang.

Anmerkungen

● Die Elektrolytkonzentration im Harn und ihre Ausscheidungsrate werden auch vom Hydrationszustand, von endokrinen und von renalen Faktoren beeinflusst. Infolgedessen können die FE-Werte sowohl bei verschiedenen Pferden als auch beim Einzeltier zu verschiedenen Tageszeiten erheblich schwanken. Falls eine Untersuchung also einen abweichenden Befund ergibt, sollte die Untersuchung wiederholt werden, um den erhobenen Befund gegebenenfalls zu bestätigen.

● Erhöhte FE-Werte sind normalerweise das Ergebnis einer gesteigerten Elektrolytaufnahme mit der Nahrung; ein deutlicher Anstieg kann jedoch auch auf eine Nierenerkrankung hindeuten (siehe Kapitel 6).

● Harnproben, die vor der Untersuchung lange gelagert werden und die sehr niedrige Kreatininkonzentrationen aufweisen (< 10000 mmol / l), sind wahrscheinlich kontaminiert und sollten nicht analysiert werden, weil verfälschte FE-Werte zu erwarten sind.

● Obwohl Kalzium in Form von Harnkristallen ausfällt und damit bei der Analyse nicht mehr nachweisbar ist, kann der FE-Wert für Kalzium von Nutzen sein. Kolorimetrische Methoden, die von den meisten Labors zur Bestimmung der FE-Werte durchgeführt werden, sind für die Ermittlung des Kalziums im Harn allerdings ungeeignet. Deshalb wird auf seinen FE-Wert hier nicht weiter eingegangen.

13.6.4 Selen und Vitamin E

Selen ist ein lebensnotwendiger Mineralstoff, dessen Metabolisierung eng mit dem des Vitamin E korreliert. Es wird angenommen, dass Vitamin E die Oxidation des Selens verhindert. Ein Selenmangel wird zwar bei vielen Tierarten mit Myopathien in Verbindung gebracht, konnte beim Pferd aber noch nicht eindeutig nachgewiesen werden, mit Ausnahme der seltenen ernährungsbedingten Muskeldystrophie.

Die Tokopherolkonzentrationen in Blut und Leber liefern wertvolle Hinweise über den Vitamin-E-Status eines Tieres. Allerdings ist der Nachweis sehr schwierig, weshalb diese Analyse nicht häufig durchgeführt wird. Bei niedrigen Selenwerten geht man gleichzeitig von einem Vitamin-E-Mangel aus.

Selen wird während der Erythropoese in das Enzym Glutathion-Peroxidase (GSH-Px) der roten Blutkörperchen eingebaut. Beim Pferd wurde zwischen der GSH-Px-Aktivität in den Erythrozyten und den Selenspiegeln im Blut und Gewebe ein direkter Zusammenhang nachgewiesen. Die GSH-Px stellt daher einen empfindlichen Indikator der Selenaufnahme mit der Nahrung und / oder für das Ansprechen auf eine Substitution von Selen dar. Allerdings wird eine gesteigerte GSH-Px-Aktivität aufgrund einer verbesserten Selenversorgung erst 5 – 6 Wochen später bemerkbar. Zur Bestimmung der GSH-Px wird heparinisiertes Vollblut an das Labor geschickt.

Die GSH-Px-Aktivität bei Fohlen spiegelt die Selenversorgung der Stute während der Trächtigkeit wider.

13.6.5 Serologie

13.6.5.1 Brucellose

Heutzutage gehört die Brucellose der Pferde zu den seltenen Erkrankungen, was vermutlich auf die erfolgreiche Bekämpfung des Erregers *Brucella abortus* bei Rindern zurückzuführen ist.

Mit der Ausrottung des Brucellose-Erregers bei Rindern konnte man beobachten, wie sich die klinischen Manifestationen der Brucellose bei Pferden veränderten. In diesem Zusammenhang traten anstelle einer eitrigen Bursitis des Widerristschleimbeutels (»Widerristfistel«) und des Genickschleimbeutels (»Genickbeule«) Entzündungen der Gelenke und Sehnenscheiden auf. Ebenso erkannte man nun eine systemische Form der Erkrankung, die der des Menschen ähnelt und sich durch eine wellenförmig verlaufende Körpertemperaturkurve (»undulierendes Fieber«) mit allgemeiner Steifheit und Lethargie auszeichnet.

Heutzutage wird Brucellose bei Pferden kaum noch diagnostiziert. Beim Auftreten wechselnder, mit Synovialentzündungen einhergehender Lahmheiten oder in Fällen allgemeiner Steifheit, bei denen andere (wahrscheinlichere) Ursachen ausgeschlossen werden können, sollte jedoch auch an eine Brucellose gedacht werden. In zeckenreichen Gegenden sind Patienten mit diesen klinischen Symptomen auch einer serologischen Untersuchung auf Borreliose zu unterziehen.

Diagnose

● Manche veterinärmedizinische Labors führen immer noch einen serologischen Antikörpernachweis durch. Ein positiver Serum-Agglutinationstest (SAT) kann ein Hinweis sein, muss aber durch empfindlichere Verfahren zur Bestimmung von Antikörpern bestätigt werden. Zur Verfügung stehen die Komplementbindungsreaktion (KBR) und der Coombs-Test.

Nota bene: Es können positive SAT-Titer bestehen, ohne entsprechende klinische Symptome beobachten zu können. Eine gesicherte Diagnose kann gestellt werden, wenn ein hoher SAT-Titer durch eine positive KBR oder einen Coombs-Test bestätigt wird oder die SAT-Titer im Verlauf von 3 – 4 Wochen kontinuierlich ansteigen.

Anmerkung

● Nach den Erfahrungen des Autors besteht in seltenen Fällen einer vermuteten Brucellose (z. B. fluktuierende Synovitis) trotz diagnostisch nicht relevanter Titer doch eine Brucellose, die auf eine Behandlung mit Trimethoprim-Sulfonamid über einen längeren Zeitraum anspricht. Aspirierte Synovialflüssigkeit enthält in diesen Fällen hochgradig vermehrt Leukozyten, ist aber gleichzeitig bakteriologisch steril.

13.6.5.2 Borreliose (Lyme disease)

Borreliose wird von der Spirochäte *Borrelia burgdorferi* verursacht, die durch Zecken als Zwischenwirte übertragen wird. Die Krankheit ist beim Menschen und beim Hund bereits gut untersucht, während die Bedeutung beim Pferd noch nicht klar ist. Serologische Untersuchungen haben ergeben, dass bei Pferden asymptomatisch verlaufende Infektionen, besonders in Gebieten mit hohem Zeckenvorkommen, wahrscheinlich recht häufig bestehen. Für eine entsprechende klinische Symptomatik gibt es nur wenige Hinweise.

In den USA hat man im Zusammenhang mit der Borreliose über verschiedene klinische Symptome wie Arthritis, Myositis, Gewichtsabnahme und Fieber berichtet. Auch in England und Deutschland hat man bei einer Anzahl nicht geklärter Lahmheiten positive Titer gefunden, die mit Fieber oder einer Zeckenplage einhergingen. Aufgrund der Vielzahl seropositiver, klinisch gesunder Pferde ist die Diagnosestellung der Krankheit schwierig.

In der klinischen Praxis ist der Erregernachweis bei Verdacht auf Borreliose fast unmöglich. Die Anzüchtung ist bekanntermaßen schwierig. Die DNA der B. *burgdorferi* kann mittels der Polymerase-Kettenreaktion nachgewiesen werden, wobei dieser Test in den Labors nicht routinemäßig durchgeführt wird. Diagnostisch ist man daher meist auf die Mehrdeutigkeit der serologischen Untersuchung angewiesen. Kommerzielle Labors bieten einen ELISA-Test an, für den eine Serumprobe erforderlich ist.

Anmerkungen

● Ein erhöhter Antikörpertiter gegen B. *burgdorferi* muss nicht unbedingt mit einer klinisch apparenten Borreliose einhergehen.

● Antikörper gegen andere Erreger können über Kreuzreaktionen die Spezifität des Tests beeinträchtigen.

13.6.6 Synovialflüssigkeit

Das Vorgehen für eine Punktion einzelner Gelenke zur Gewinnung von Synovialproben ist bereits unter dem Abschnitt »Intrasynoviale Analgesie« beschrieben worden. Eine entsprechende Ruhigstellung des Pferdes und die sorgfältige Vorbereitung der Injektionsstelle ist für die Aspiration von Flüssigkeit ebenso wichtig wie für die Injektion eines Lokalanästhetikums. Die Flüssigkeit wird mittels einer sterilen Spritze und Kanüle aspiriert.

13.6.6.1 Grobsinnliche Beurteilung

Physiologische Synovialflüssigkeit ist gelb, klar, durchscheinend und viskös. Grobsinnlich erkennbare Verfärbungen (z. B. durch Blut), Eintrübungen, Eindickungen, verminderte Viskosität oder Gerinnung deuten auf das Vorliegen einer Erkrankung hin. Wenige Zeit zurückliegende Traumen oder Infektionen führen zu einer deutlich erkennbaren Veränderung der Synovialflüssigkeit. Andere Gelenkerkrankungen wie beispielsweise Osteoarthritis haben in der Regel keine deutliche Auswirkung auf die grobsinnliche Erscheinung der Gelenkflüssigkeit.

13.6.6.2 Nützliche Laboruntersuchungen

Zytologie

Von besonderer Bedeutung für die Diagnosestellung einer septischen Arthritis oder Tendosynovitis sind die Anzahl der Leukozyten und das Differentialblutbild.

Physiologisch: $0,2 \times 10^9$ / l; < 10 % neutrophile Granulozyten, einige Lymphozyten und mononukleäre Zellen.

Trauma: $0,5–10 \times 10^9$ / l; verhältnismäßig mehr Neutrophile.

Degenerative Gelenkerkrankung: $0,5–1 \times 10^9$ / l.

Infektion: $> 50 \times 10^9$ / l; > 90 % neutrophile Granulozyten.

Gesamtprotein

Physiologisch: 10–20 g / l
Entzündung: 20–40 g / l
Infektion: > 40 g / l

Gramfärbung und bakteriologische Kultur

Proben für die bakteriologische Kultur sollten in sterilen Behältern mit möglichst wenig Luft zur Erhaltung der Anaerobier angeliefert werden. Eine bessere Alternative besteht darin, ein kommerzielles Kulturmedium zu beimpfen, das für die Anzüchtung von Aerobiern und Anaerobiern gleichermaßen geeignet ist. Die Probe muss unter streng aseptischen Bedingungen gewonnen und inokuliert werden, um eine Kontaminierung zu vermeiden.

In etwa 50 Prozent aller Fälle einer septischen Synovitis sind in der Synovialflüssigkeit keine Erreger nachweisbar, weil einerseits die Bakterien in der Synovialmembran eingeschlossen sind und andererseits in der Regel vorher Antibiotika gegeben wurden. Bessere Ergebnisse in

Synovialflüssigkeit

der bakteriologischen Untersuchung können durch die Verwendung von Anreicherungsbouillons, durch die Einsendung sowohl aerober als auch anaerober Proben sowie durch die Anzüchtung von Bioptaten der Synovialmembran zusätzlich zu den Proben der Synovialflüssigkeit erzielt werden.

Markersubstanzen für Knorpeldegeneration

Der größte Nachteil der Analyse der Synovialflüssigkeit liegt darin, dass Schäden des Knorpels auf diese Weise nicht festgestellt werden können. Die Suche nach einer Markersubstanz für eine Osteoarthritis hat zu dem Versuch geführt, die Gelenkflüssigkeit nach Filtration der Probe auf das Vorliegen von Knorpelpartikeln zu untersuchen. Die Ergebnisse dieses Verfahrens sind noch nicht zuverlässig, es werden jedoch derzeit Untersuchungen über die Verwendung neuer, vielversprechender biochemischer Markersubstanzen für den Abbau von Proteoglykanen und Kollagen durchgeführt.

13.7 Weiterführende Literatur

BUTLER, J. A., COLLES, C. M., DYSON, S. J., KOLD, S. E. and POULOS, P. W. (Hrsg.): Clinical Radiology of the Horse. London, Blackwell Scientific Publications (1993).

EUSTACE, R. A. (1990): Equine Laminitis. In Practice (supplement to the Veterinary Record) 12: 156–161.

HARRIS, P. and GRAY, J. (1992): The use of the urinary fractional electrolyte excretion test to assess electrolyte status in the horse. Equine Veterinary Education 4: 162–166.

MCILWRAITH, C. W. (Hrsg.): Diagnostic & Surgical Arthroscopy in the Horse, 2nd ed., Lea & Febiger, Philadelphia (1990).

STASHAK, T. S. (Hrsg.): Adam's Lameness in Horses, 4. Auflage, pp. 1–270 . Lea & Febiger, Philadelphia (1987).

WYN-JONES, G.: Equine Lameness, pp. 1–27. Blackwell Scientific Publications, London (1988).

Kopf- und Hirnnerven

14 Krankheiten des Nervensystems

14.1 Neurologische Untersuchung

Ziel einer neurologischen Untersuchung ist es, das Vorliegen einer neurologischen Erkrankung zu bestätigen oder eine solche auszuschließen. Beim Vorliegen einer neurologischen Erkrankung muss versucht werden, diese genauer zu lokalisieren und die Ursache zu bestimmen. Eine neurologische Untersuchung findet immer im Anschluss an eine gründliche klinische Untersuchung statt und ist oftmals ein wesentlicher Bestandteil der klinischen Untersuchung. Von großer Bedeutung ist es, Fälle primärer neurologischer Erkrankungen von solchen zu unterscheiden, bei denen neurologische Symptome und Befunde sekundär im Verlauf eines generalisierten oder eines systemischen Krankheitsprozesses auftreten, wie beispielsweise Symptome einer hepatischen Enzephalopathie basierend auf einer Leberinsuffizienz.

14.1.1 Allgemeine Untersuchung

Eine allgemeine neurologische Untersuchung wird gewöhnlich im Rahmen der klinischen Untersuchung jedes Patienten durchgeführt. Vor der Untersuchung sind Informationen über die Anamnese sowie die Art der Beschwerden vom Halter des Tieres einzuholen. Die Untersuchung umfasst eine Beobachtung des Verhaltens des Tieres, seines Bewusstseinszustands, des Sehvermögens sowie der Kopf- und Körperhaltung. Hinsichtlich des Normalverhaltens eines einzelnen Tieres sind gegebenenfalls Hinweise des Halters erforderlich.

In der Kopfregion wird die Gesichtssymmetrie beurteilt, eine Untersuchung der Maulhöhle sowie der Augenstrukturen vorgenommen, einschließlich einer Prüfung des Lichtreflexes. Darauf folgt eine Beurteilung der Körperhaltung des Tieres. Diese beinhaltet die Symmetrie der Muskeln und der sichtbaren Knochenstrukturen des ganzen Körpers. Die Körperhaltung und die Gangart werden im Schritt und im Trab beurteilt, und das Tier wird im Kreis sowie rückwärts geführt. Die Ergebnisse dieser Beobachtungen werden mit den Befunden der klinischen Untersuchung verglichen, um zu bestimmen, ob Symptome einer neurologischen Erkrankung vorliegen und ob weiterführende Untersuchungsverfahren erforderlich sind. Eine gründliche und logische Durchführung einer solchen erweiterten Untersuchung ist besonders wichtig. In den meisten Fällen empfiehlt es sich, die Untersuchung am Kopf zu beginnen und kaudal fortzusetzen.

14.1.2 Kopf- und Hirnnerven

Das Verhalten des Tieres ist sowohl in Ruhe als auch im Umgang mit dem Pfleger zu beobachten. Jedes auffällige oder unangemessene Verhalten, insbesondere bei wiederholtem Auftreten, ist zu beachten. Der Bewusstseinszustand wird sowohl durch das Temperament des Tieres als auch durch den Zustand der Erregung beeinflusst. Er kann ferner durch das Vorliegen systemischer Auffälligkeiten, wie Erschöpfung oder Schwäche, verändert sein. Veränderungen im Verhalten oder im Bewusstseinszustand des Tieres sind gewöhnlich auf eine Funktionsstörung des Gehirns zurückzuführen.

Die Haltung des Kopfes wird unter besonderer Berücksichtigung von Schiefhaltung oder Wendestellung beurteilt. Dabei ist es besonders wichtig, zwischen der Schiefhaltung, bei der ein Auge und ein Ohr höher liegen als das jeweils andere, und einer Wendestellung zu unterscheiden, die dadurch auffällt, dass sich Augen und Ohren auf gleicher Höhe befinden, der Kopf und Hals dagegen aber aus der Längsachse des Pferdes gedreht werden. Eine Schiefhaltung des Kopfes ist typisch für eine Erkrankung des N. vestibularis, Wendestellungen können in Folge einer Erkrankung des Großhirns auftreten.

Für die Untersuchung der Hirnnervenfunktionen ist ein systematischer Ablauf empfehlenswert. In Fällen unilateraler Erkrankungen sind abnorme Reaktionen mit den Befunden der kontralateralen Seite zu vergleichen.

14.1.2.1 Nervus olfactorius (I)

Dieser Nerv vermittelt die Riechfähigkeit des Tieres. Allgemein kann seine Funktion überprüft werden, indem die Reaktion des Pferdes auf einen Geruchsreiz überprüft wird. Eine positive Reaktion auf einen vertrauten Geruch, wie die Hand des Halters oder eine Hand, die Futter anbietet, oder eine negative Reaktion auf einen unvertrauten Geruch wie einen alkoholgetränkten Tupfer wird mit verbundenen Augen provoziert.

14.1.2.2 Nervus opticus (II)

Dieser Nerv ist für die Sehfähigkeit verantwortlich und wird durch die Reaktion auf einen Drohtest getestet. Eine auf das Auge gerichtete drohende Bewegung wird mit einem schnellen Schluss der Augenlider und Zurückziehen des Kopfes beantwortet. Eine normale Reaktion weist auf eine intakte afferente Bahn und einen voll funktionsfähigen N. opticus hin. Jede pathologische Reaktion kann als Folge einer Schädigung eintreten, die sich auf beliebiger Höhe der afferenten oder efferenten Bahnen befindet, wie beispielsweise einer Trübung der vorderen Augenkammer. Eine ophthalmologische Untersuchung ist Bestandteil der Beurteilung der Sehfähigkeit und wird in Kapitel 15 beschrieben. Weitere Hinweise im Hinblick auf eine Einschränkung der Sehfähigkeit liefert die Beobachtung des Tieres in seiner normalen Umgebung oder beim Überwinden von Hindernissen. Hier können beispielsweise Strohballen in einem Raum verteilt und das Pferd zum Hindurchschreiten bewegt werden.

14.1.2.3 Nervus oculomotorius (III)

Dieser innerviert einen Teil der Bulbusmuskulatur und die Irismuskulatur. Eine Schädigung dieses Nervs beeinträchtigt nicht das Sehvermögen, führt aber gewöhnlich zum Auftreten einer erweiterten Pupille (Mydriasis). Außerdem fehlt der Lichtreflex, wenn auf der betroffenen Seite Licht direkt auf das Auge gerichtet wird. Wird Licht direkt auf die kontralaterale Seite gerichtet, fehlt der diagonale Lichtreflex. Symptome für eine Funktionsstörung der äußeren Augenmuskeln werden im folgenden Absatz beschrieben.

14.1.2.4 Nervus trochlearis (IV)

Dieser Nerv versorgt den M. obliquens dorsalis, der für die korrekte Stellung der Augen innerhalb der Augenhöhle sowie für normale Augenbewegungen verantwortlich ist. Dies lässt sich untersuchen, indem Position und Bewegung der Augen in Ruhe sowie bei vorsichtiger Bewegung des Kopfes mit beiden Händen beobachtet werden. Eine Abweichung der Augenposition in Ruhe (Strabismus) kann das Ergebnis einer Schädigung des III., IV. oder VI. Hirnnervs, einer Schädigung der äußeren Augenmuskeln oder einer anderen extraokularen Schädigung sein.

14.1.2.5 Nervus trigeminus (V)

Mit seinen drei Ästen, dem N. mandibularis, N. maxillaris und N. ophthalmicus, übernimmt der N. trigeminus die sensorische Innervation des größten Teils des Kopfes. Der N. mandibularis dient darüber hinaus noch als motorische Leitungsbahn für die Kaumuskulatur. Unilaterale Störungen der motorischen Funktion können als unilaterale Muskelatrophie oder gelegentlich als geringgradige Dysphagie auftreten. Eine bilaterale Schädigung ist an einem hängenden Unterkiefer und einer ausgeprägten Dysphagie erkennbar. Die Beurteilung der sensorischen Funktion erfolgt, indem die Haut in den drei durch die Trigeminusäste innervierten Regionen des Kopfes durch Stiche gereizt wird. Eine vorsichtige Stimulierung wird gewöhnlich mit einem lokalen Zucken der Ohren, Augenlider oder Lippen beantwortet, das über den N. facialis (VII) vermittelt wird. Eine längerdauernde Stimulierung provoziert eine Verhaltensreaktion. Dazu übt man mit den Fingern einen leichten Druck auf das geschlossene Augenlid und auf die Kornea aus, woraufhin sich der Augapfel normalerweise reflexartig zurückzieht.

14.1.2.6 Nervus abducens (VI)

Dieser innerviert den M. retractor bulbi lateralis und den M. rectus lateralis. Anzeichen für eine Funktionsstörung der äußeren Augenmuskeln werden unter 14.1.2.4 beschrieben. Die Fähigkeit, den Bulbus zurückzuziehen, lässt sich untersuchen, indem mit den Fingern ein leichter Druck auf das Augenlid ausgeübt und das reflexartige Zurückziehen des Bulbus geprüft wird.

14.1.2.7 Nervus facialis (VII)

Dieser motorische Nerv versorgt die Gesichtsmuskulatur und nimmt damit Einfluss auf den Gesichtsausdruck. Er reguliert die Bewegungen von Augenlidern, Ohren, Lippen und Nüstern und wird durch Drohgebärden durch den Untersucher sowie durch Bewertung des Lid- und Kornealreflexes untersucht. Bei einer Fazialislähmung hängen gewöhnlich die Lippe, das obere Augenlid und das Ohr der betroffenen Seite herunter. Um derartige Veränderungen optimal zu erkennen muss man beide Seiten des Kopfes vergleichend untersuchen. Der normale Muskeltonus auf der nicht betroffenen Seite des Kopfes bewirkt eine Verzerrung des Mauls zu dieser Seite.

14.1.2.8 Nervus vestibulocochlearis (VIII)

Dieser Nerv hat zwei sensorische Anteile, die Radix cochlearis ist für den Gehörsinn zuständig und die Radix vestibularis für den Gleichgewichtssinn. Ein Verlust des Hörvermögens ist beim Pferd schwer feststellbar, es sei denn, er tritt beidseitig und vollständig auf. Eine Erkrankung des Gleichgewichtsorgans kann sich als Gleichgewichtsstörung, Schiefhaltung des Kopfes oder Nystagmus manifestieren. Der Nystagmus kann in Ruhe oder bei passiver Bewegung des Pferdekopfes auftreten. Im Allgemeinen rufen Funktionsstörungen der Radix vestibularis eine Kopfschiefhaltung und eine schnelle Phase des Nystagmus auf der kontralateralen Seite der Läsion hervor. Die Symptome einer Störung des Gleichgewichtorgans lassen sich zusätzlich provozieren, wenn dem Tier die Augen verbunden werden, um eine Kompensation der Störung durch visuelle Eindrücke auszuschließen.

14.1.2.9 Nervus glossopharyngeus (IX) / Nervus vagus (X) / Nervus accessorius (XI)

Gemeinsam stellen sie die sensorische und motorische Innervierung des Rachens und des Kehlkopfes dar. Störungen dieser Nerven führen zu einer Lähmung des Rachens und des Kehlkopfes. Die normale Funktion lässt sich während der Atmung und des Schluckvorganges überprüfen. Zusätzlich kann auskultiert oder eine endoskopische Untersuchung von Rachen und Kehlkopf durchgeführt werden. Bei einer Lähmung des Rachens entwickelt sich gewöhnlich eine Dysphagie (Schluckbeschwerden), ist dagegen der Kehlkopf betroffen, kommt es zu einer Orthopnoe (Atemnot). In beiden Fällen ist das klinische Bild bei einer bilateralen Störung stärker ausgeprägt.

Die Funktion des N. vagus kann mit dem laryngealen Adduktionstest (slap test) überprüft werden. Bei diesem Test besteht die normale Reaktion auf einen Schlag mit der Hand unterhalb des Widerristes in einer reflektorischen Adduktion des kontralateralen Stellknorpels. Dies wird mittels Palpation über dem Kehlkopf oder durch direkte endoskopische Untersuchung überprüft.

14.1.2.10 Nervus hypoglossus (XII)

Dieser Nerv innerviert die Muskeln der Zunge. Die Zunge ist daher auf normale Beweglichkeit und Tonus, Muskelmasse bzw. Anzeichen auf eine Atrophie zu untersuchen. Eine Dysphagie tritt oft nur bei bilateraler Nervenschädigung auf.

14.1.3 Bewegungsablauf und Rückenmarksfunktionen

Eine allgemeine Bewertung des Bewegungsablaufs und der Rückenmarksfunktionen kann durch eine Beobachtung des Ganges und der Körperhaltung des Tieres erfolgen. Dabei ist es wichtig, zu unterscheiden zwischen Störungen, die durch neurologische Erkrankungen hervorgerufen werden, und solchen, die auf Schmerzen des Bewegungsapparates basieren oder denen eine Lahmheit zugrunde liegt. Bei Vorliegen neurologischer Erkrankungen sind Schwäche und Ataxie die häufigsten Symptome. Deshalb ist jede Gliedmaße einzeln im Hinblick auf diese Symptome zu untersuchen. Allgemeine Beobachtungen erfolgen im Stand, im Schritt oder Trab, beim Gehen enger Kreise sowie beim Rückwärtsgehen. Leichte neurologische Defizite sind unter Umständen nur mithilfe spezieller Untersuchungen zu erkennen. Dazu zählen das Gehen einer Steigung, hinauf- und hinunter sowie schräg, das Gehen mit angehobenem Kopf und Hals und mit verbundenen Augen sowie die Ausführung spezieller Figuren beim Reiten. Des Weiteren lassen sich Anzeichen auf Schwäche feststellen, wenn das Pferd durch Ziehen (am Schweif) oder Schieben aus dem Gleichgewicht gebracht wird, während es still steht oder vorwärts geht.

Es wird der Tonus des Schweifs und das Vorhandensein eines normalen Perinealreflexes geprüft. Dazu wird die Haut des Perineums durch Stiche gereizt, die durch den normalen Reflex, also eine Kontraktion des Analsphinkters sowie Einklemmen des Schweifs, beantwortet werden sollten. Eine rektale Untersu-chung kann erfolgen, um eine pathologische Retention von Kot oder eine Erweiterung der Blase infolge einer Harnretention festzustellen.

14.2 Spezielle Erkrankungen

14.2.1 Gehirn und Hirnnerven

14.2.1.1 Schädeltrauma

Wird das Einwirken eines Traumas auf den Kopf unmittelbar beobachtet, ist eine direkte Benennung von Art und Umfang des Traumas möglich. In vielen Fällen kann ein solches Geschehen jedoch nur vermutet werden. Das Vorhandensein lokaler Abschürfungen und Prellungen stützt eine solche Vermutung. Die klinischen Symptome variieren je nach Lokalisation des Traumas und Schwere der Verletzung. Depression und Demenz gelten als häufigste allgemeine Manifestation eines solchen Traumas. Defizite des Sehvermögens können als Folge einer indirekten Schädigung des N. opticus und der Retina auftreten. Das Gleichgewichtsorgan scheint für die Folgen eines Schädeltraumas anfälliger zu sein als andere Bereiche des Schädels.

In schweren Fällen, z. B. bei Blutungen aus Nase oder Ohren, kann eine Röntgenaufnahme des Kopfes hilfreich sein. Nasenbluten wurde bei den Schädeltraumen beobachtet, bei denen das Pferd rückwärts stürzte und eine Fraktur der Keilbeinbasis auftrat. Allerdings ist das Nasenbluten eine häufige Folge von schweren oder leichten Schädeltraumen und bedeutet nicht zwangsläufig, dass eine Fraktur bestehen muss. Zur Bestätigung eines vermuteten Traumas kann eine Liquoranalyse erforderlich werden. Dabei ist jedoch darauf zu achten, dass ein plötzlicher Druckabfall (durch das Austreten von vermehrt gebildeter Flüssigkeit aus der Cisterna magna) als Folge einer Schwellung des Gehirns oder der Bildung eines Hämatoms innerhalb des Schädels nicht zu einem Prolaps des Hirns in das Foramen magnum führt.

14.2.1.2 Raumfordernde Prozesse

Raumfordernde Prozesse führen zu klinischen Symptomen, die auf einer Schädigung angrenzender Strukturen basieren. Diese treten dann besonders deutlich in Erscheinung, wenn die Schädelkalotte die lokale Ausdehnung begrenzt. Als häufigste Ursache solcher raumfordernden Prozesse kommt eine Hämatombildung in Folge eines Traumas, Abszessbildung (meist unter Beteiligung von *Streptococcus equi*) sowie Neoplasien infrage. In allen Fällen verläuft die klinische Manifestation akut, trotz des oftmals schleichend-progredient verlaufenden Prozesses. Eine gründliche neurologische Untersuchung ermöglicht häufig die genaue Lokalisierung der Schädigung. Eine Liquoranalyse kann nützliche Informationen liefern, die genaue Diagnose erfolgt jedoch oft erst bei der Sektion.

14.2.1.3 Meningitis

Eine bakterielle Meningitis kommt bei erwachsenen Pferden selten vor, Ausnahmen treten nur dann auf, wenn die Infektion durch eine direkte Verletzung erfolgte. Häufiger ist diese Erkrankung als Folge einer Bakteriämie bei Jungtieren, wobei insbesondere neugeborene Fohlen erkranken. Andere Ursachen einer Meningitis (Viren, Pilze, Protozoen) sind beim Pferd äußerst selten. (*Anm. des Übers.:* Als häufigste virale Ursache einer Meningoenzephalitis ist bei allgemein sporadisch-endemischem Auftreten in Deutschland die Bornasche Krankheit (BD) zu nennen.)

Zu den wichtigsten klinischen Symptomen und Befunden gehören Depression, Ataxie und Schwäche. Steifheit, insbesondere im Bereich von Kopf und Hals, Hyperästhesie und Krampfanfälle treten ebenfalls auf. Fieber besteht nicht in allen Fällen. Beim erwachsenen Pferd können Symptome für ein Trauma des Kopfes erkennbar sein, während beim neugeborenen Fohlen eher Symptome einer systemischen Infektion vorliegen.

Die hämatologische Untersuchung kann einen Anstieg der neutrophilen Granulozyten erbringen, ebenso lassen sich bei bakteriellen Infektionen im Liquor gewöhnlich vermehrt neutrophile Granulozyten nachweisen. Bei viralen Infektionen liegt eine Vermehrung von Lymphozyten und Monozyten vor. Ferner weist der Liquor meist eine erhöhte Protein- und eine reduzierte Glukose-Konzentration auf.

14.2.1.4 Narkolepsie

Bei der Narkolepsie handelt es sich um eine seltene neurologische Erkrankung, die durch ein anfallsweise auftretendes, wiederholtes kurzes Einschlafen und vorübergehenden Verlust des Muskeltonus gekennzeichnet ist. Der Schweregrad der Symptome kann unterschiedlich ausgeprägt sein. Jedoch ist bei Pferden normalerweise eine Kataplexie und der vollständige Verlust des Haltungstonus der Skelettmuskulatur mit daraus folgendem plötzlichem Zusammenbrechen des Tieres zu beobachten. Zu den weniger schweren Symptomen gehören Senken des Kopfes, Unsicherheit in den Karpal- und Tarsalgelenken, Stolpern und Ataxie. Oftmals ist der Auslöser der Narkolepsie klar erkennbar, wie z. B. das routinemäßig durchgeführte Striegeln, Aufzäumen oder das Führen aus dem Stall. Die Ätiologie des Krankheitsbildes ist nicht bekannt, allerdings wurde über eine familiäre Häufung bei Miniatur-Shetlandponys berichtet.

Die Diagnose des Krankheitsbildes basiert gewöhnlich auf der Beschreibung oder Beobachtung eines akuten Anfalls. Durch klinische und neurologische Untersuchungen sollten andere neurologische Erkrankungen ausgeschlossen werden. Ein medikamentöser Provokationstest mit Physostigmin-Salicylat als Substanz wurde vorgeschlagen, jedoch wird seine Zuverlässigkeit in Frage gestellt. Im Rahmen dieses Tests erfolgt die langsame Infusion von Physostigmin-Salicylat in einer Dosierung von 0,06–0,08 mg / kg, von der angenommen wird, dass sie bei einem betroffenen Pferd innerhalb von 10 Minuten einen Anfall auslöst. Nach Erfahrung der Autoren ist dies jedoch nicht immer der Fall, selbst wenn trotz der Anamnese der Verdacht der Narkolepsie bestehen bleibt. Der Test ist mit Vorsicht anzuwenden, weil die cholinerge Wirkung von Physostigmin zum Auftreten von Kolik, Durchfall, Bronchialspasmus und Bradykardie führen kann.

14.2.1.5 Hepatische Enzephalopathie (HE)

Das Auftreten einer hepatischen Enzephalopathie wird meist im Zusammenhang mit schweren Erkrankungen der Leber berichtet, die bis zum Leberversagen fortschreiten. Besteht eine akute Nekrose des Leberparenchyms, kann eine HE plötzlich einsetzen. Im Verlauf einer chronischen Leberzirrhose kann die HE in terminales Geschehen darstellen, z. B. durch die langfristige Aufnahme einer hepatotoxischen Pflanze wie Jakobs-Kreuzkraut. Sehr viel seltener ist eine HE als Folge angeborener Abnormitäten im Gefäßsystem der Leber, die als portosystemische Shunts bei Fohlen vorkommen.

Zu den Symptomen einer HE gehören depressives Verhalten, Müdigkeit, Gähnen, Ataxie, zielloses Herumwandern, Kopfpressen und schließlich manisches Verhalten und Krampfanfälle. Die genaue Pathogenese der HE ist nicht hinreichend bekannt. Es wird jedoch angenommen, dass insbesondere eine Hyperammonämie und eine Imbalance im Verhältnis der verzweigtkettigen zu den aromatischen Aminosäuren sowie die Induktion sog. falscher Neurotransmitter und bei akutem Leberversagen auch eine Hypoglykämie beteiligt sind.

Die Diagnose erfolgt meist aufgrund der klinischen Symptome und der Bestätigung einer Leberinsuffizienz durch die labordiagnostische Untersuchung (siehe Kapitel 4). In diesem Fall ist die Bestimmung der Ammoniakkonzentration im Plasma von besonderem Nutzen, da sie am besten mit dem Schweregrad der klinischen Symptomatik korreliert.

14.2.1.6 Vergiftung durch Adlerfarn

Eine solche Vergiftung ist bei Pferden selten. Sie wird durch Aufnahme der Pflanze über einen langen Zeitraum verursacht. Obwohl die Pflanze in allen Wachstumsphasen toxisch wirkt, treten klinische Symptome bei weidenden Tieren am häufigsten im Spätsommer auf, wenn anderes Blattwerk knapper wird. Der toxische Wirkungsmechanismus basiert auf einer thermolabilen Thiaminase, die durch Hitze zerstört wird, jedoch nicht durch Trocknung, weshalb sie auch in Heu oder Einstreu noch toxisch ist. Die klinischen Symptome werden durch Pyruvat-Metaboliten verursacht, die infolge einer verringerten Carboxylase-Produktion kumulieren. Zu den Symptomen und Befunden zählen Ataxie, Depression, Gewichtsverlust und schwerer Muskeltremor, der zu Hinfälligkeit und in vielen Fällen zum Tod führt. Die Diagnose wird auf der Grundlage des klinischen Erscheinungsbildes sowie durch den Nachweis der Aufnahme der Pflanze gestellt.

14.2.1.7 Horner-Syndrom

Das Horner-Syndrom entsteht infolge einer Schädigung der sympathischen Versorgung der glatten Muskulatur im Bereich des Kopfes und des Augapfels. Diese Schädigung kann auf jeder Höhe der Nervenbahn auftreten, wird aber in den meisten Fällen im Bereich der Luftsäcke, entlang des Halses (den Truncus vasosympathicus betreffend) oder am Brustkorbeingang festgestellt. Klinisch imponiert die Erkrankung durch Ptosis, Miosis, Enophthalmus und den Vorfall der Nickhaut. Sofern auch die sympathische Versorgung des Kopfes betroffen ist, kann eine Hyperämie der Schleimhäute in diesem Bereich auftreten, begleitet von einer Hyperthermie des Kopfes und verstärkter Schweißbildung im Bereich des Kopfes und des Halses.

14.2.1.8 Kopfschütteln (Headshaking-Syndrome)

Mit der Bezeichnung »Kopfschütteln« wird ein Krankheitsbild beschrieben, das durch übermäßige Bewegungen von Kopf und Hals auffällt. Bei dieser Erkrankung sind Häufigkeit und Ausmaß der Bewegungen gegenüber einem normalen Verhalten dramatisch gesteigert. Die Symptome können sowohl in Ruhe als auch bei körperlicher Anstrengung auftreten. In den meisten Fällen führt das Auftreten dieser Verhaltensweise zu Problemen bei der Arbeit mit dem Pferd. In schweren Fällen ist das Pferd nicht mehr zu reiten. Die Symptome, die das Krankheitsbild kennzeichnen, sind charakteristisch. Dazu zählen vertikales Kopfnicken und -zucken, horizontales Zucken, kreisende Bewegungen des Kopfes, Reiben der Nüstern über den Boden, an den Vorderbeinen oder an den Beinen des Reiters. Verstärktes Schnauben und ein schleimiger Nasenausfluss können ebenfalls auftreten. Beim einzelnen Pferd können die Symptome sehr unterschiedlich sein, meist ist jedoch im Verlauf der Arbeit eine Zunahme des Schweregrades der Symptomatik zu beobachten.

Das Krankheitsbild scheint saisonalen Schwankungen zu unterliegen, denn viele Pferde zeigen nur im Sommer Symptome, die während des Winters deutlich nachlassen. Das klinische Bild variiert je nach Ort und vorherrschenden Wetterbedingungen. Die Diagnose basiert auf der bestehenden Symptomatik sowie dem Fehlen anderer erkennbarer Ursachen, die für die pathologischen Kopfbewegungen infrage kommen. Die Ätiologie ist unbekannt, vermutet wird eine Neuropathie des N. infraorbitalis / N. trigeminus sowie eine Rhinitis vasomotorischen oder allergischen Ursprungs. Daher werden zur weiteren Diagnostik auch ein Block des N. infraorbitalis / N. trigeminus, intradermale Hauttests mit möglichen Allergenen sowie die Anwendung verschiedener pharmakologischer Substanzen herangezogen. Die bisherigen Ergebnisse sind jedoch unterschiedlich.

14.2.2 Differentialdiagnostik der Dysphagie

Die Dysphagie ist beim Pferd ein häufiges Krankheitsbild. Es sind eine Reihe möglicher Ursachen bekannt, die nicht neurologischen Ursprungs sind. Dazu zählen die Gaumenspalte, Obturation des Ösophagus, Striktur des Ösophagus sowie Erkrankungen der Zähne. Zu den neurologischen Erkrankungen, die eine Dysphagie verursachen können, zählen die Luftsackmykose, Meningitis, Botulismus, Tetanus, Bleivergiftung und Graskrankheit. Die klinischen Symptome für eine Dysphagie umfassen die Unfähigkeit bzw. den Unwillen Futter aufzunehmen. Die betroffenen Tiere haben Schmerzen beim Fressen, lassen das Futter beim Kauen fallen und kauen lange auf einzelnen Bissen herum. Auffällig ist dabei das Herabtropfen von Speichel, der Austritt von Speichel oder Futter aus der Nase sowie Husten.

Bei einem Pferd, das an einer Dysphagie leidet, sollte eine gründliche klinische sowie neurologische Untersuchung mit Inspektion der Mundhöhle einschließlich einer röntgenologischen Untersuchung der Rachenregion und Endoskopie der oberen Atemwege und des Schlundes erfolgen (siehe Kapitel 2).

14.2.3 Rückenmark

14.2.3.1 Missbildungen der Halswirbel

Missbildungen der Halswirbel sind als Ursache für das Wobbler-Syndrom bei Pferden bekannt. Sie können in jedem Alter und bei jeder Rasse auftreten. Die Erkrankung wird jedoch hauptsächlich bei jungen Vollblütern und besonders schnell wachsenden Tieren bis zum Alter von 5 Jahren beobachtet. Das auffälligste Symptom ist die fortschreitende Ataxie, die gewöhnlich an den Hintergliedmaßen, aber auch an den Vordergliedmaßen auftreten kann, wobei die Hinterbeine immer stärker betroffen sind. Die Ataxie wird gewöhnlich beim Schritt und Trab sichtbar und verschlimmert sich beim Wenden, Rückwärtsgehen, Gehen mit erhobenem Kopf sowie Gehen am Hang. Der durch digitale Palpation oder Endoskopie untersuchte laryngeale Adduktionsreflex kann pathologisch beeinträchtigt sein. Auch Schmerzen im Halsbereich können bestehen.

Die Diagnose basiert auf der klinischen Symptomatik und wird durch eine Röntgenuntersuchung der Wirbelsäule einschließlich eines Myelogramms bestätigt. Details der Röntgenuntersuchung und der aufgrund von Missbildungen der Halswirbel auftretenden Veränderungen sind gut dokumentiert, sollen aber im Rahmen dieses Buches nicht weiter erläutert werden (siehe „Weiterführende Literatur"). Grundsätzlich ist eine Rückenmarkschädigung das Ergebnis der fortschreitenden Kompression des Rückenmarks, die oftmals nur in Kontrastuntersuchungen nachzuweisen ist.

14.2.3.2 EHV-1-Myeloenzephalopathie

Das equine Herpesvirus 1 (EHV-1) kann gelegentlich Symptome einer neurologischen Erkrankung auslösen wie z. B. eine akut einsetzende Ataxie, die schnell zum Festliegen des Pferdes führt. Die Erkrankung schreitet sehr rasch fort und stabilisiert sich nach etwa 24–48 Stunden. Sie kann epidemische Formen annehmen, insbesondere in Gestüten, wo es dann gleichzeitig zu Atemwegserkrankungen, Fieber und Abort kommen kann.

Mithilfe der neurologischen Untersuchung lässt sich gewöhnlich eine Ataxie der Hintergliedmaßen nachweisen. Oft geht damit eine Kot- und Harnretention einher, die sowohl zu einer Verstopfung, Blasenerweiterung als auch zu Harnträufeln führen kann. Die Diagnose basiert auf dem klinischen Erscheinungsbild. Ansteigende EHV-1-Antikörpertiter beim Patienten oder bei Pferden, die Kontakt zu erkrankten Tieren hatten, stützen die Vermutung einer Beteiligung von EHV-1 an der Myeloenzephalopathie. Die Isolation des Virus aus Sekreten der Atemwege oder der Virusnachweis aus dem Buffy-Coat einer heparinisierten Blutprobe

unterstützen die Verdachtsdiagnose. Der Liquor kann eine gelbliche Verfärbung (Xanthochromie) und eine erhöhte Proteinkonzentration aufweisen.

14.2.3.3 Cauda-equina-Syndrom (Polyneuritis equi)

Dieses Krankheitsbild ist selten und wird durch eine progressive Entmarkung der sacrococcygealen und lumbalen Nervenwurzeln der Cauda equina verursacht. Gelegentlich können auch Hirnnerven betroffen sein. Zu den klinischen Symptomen zählen Kotretention, Harnretention und -inkontinenz, Reiben des Schweifs sowie Kolik. Die neurologische Untersuchung verdeutlicht meist eine schlaffe Lähmung von Schweif, Analsphinkter und Penis. Der Bereich des Perineums ist gewöhnlich anästhetisch (Abb. 14.1), an den sich ein ringförmiger hyperästhetischer Bereich anschließt. Im Rahmen der rektalen

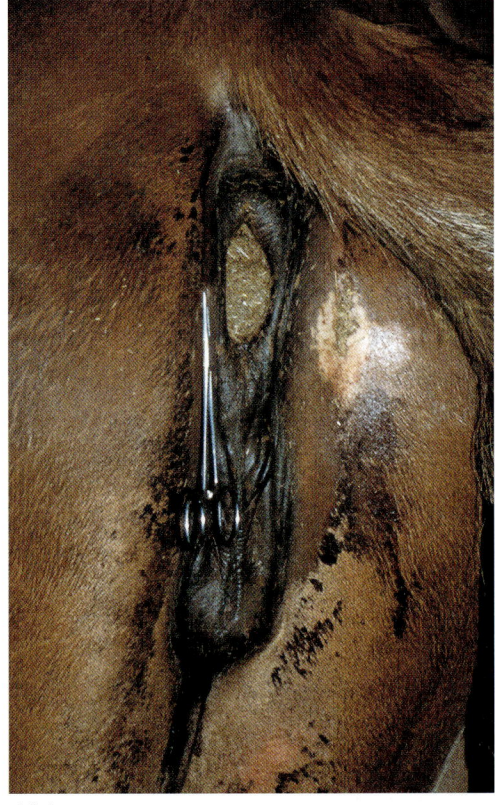

Abb. 14.1:
Perineum eines Pferdes mit Cauda-equina-Syndrom, Analgesie im unmittelbaren Perinealbereich (Pinzette), Tonusverlust des Analsphinkters und Kotretention.

14.1

Untersuchung finden sich Hinweise auf eine Kotretention und Blasendilation. Eine Beteiligung einzelner Hirnnerven ist möglich und betrifft meist den N. facialis, N. vestibularis oder N. trigeminus.

Die Diagnose wird anhand der klinischen Symptome gestellt, insbesondere bei Beteiligung der Gehirnnerven. Bei vielen erkrankten Pferden wurden erhöhte Antikörper gegen P_2-Myelin-Protein nachgewiesen. Dieser Nachweis erfolgt mit dem ELISA und stützt die Diagnose eines Cauda-equina-Syndroms. Der Test ist allerdings kommerziell nicht verfügbar.

14.2.3.4 Erkrankung der Motoneuronen (EMND)

Diese seltene Erkrankung wurde erstmalig in den USA entdeckt und ist inzwischen auch in Europa wiederholt diagnostiziert und beschrieben worden. Sie geht im Allgemeinen trotz eines normalen oder gesteigerten Appetits mit Gewichtsverlust und Schwäche einher. Tremor und Muskelzuckungen treten ebenfalls auf und werden von einer neurogenen Muskelatrophie begleitet. Anomalien der Kopf- und Körperhaltung, verlängerte Liegephasen und übermäßiges Schwitzen sind ebenfalls dokumentiert worden. Im Gegensatz dazu ist die Ataxie kein typisches Symptom der Erkrankung. Ein mäßiger Anstieg der Aktivitäten der Muskelenzyme im Serum kann bestehen. Eine Analyse des Liquors legt oftmals eine erhöhte Proteinkonzentration mit gelegentlich erhöhten Werten der Kreatinkinase (CK) an den Tag. Die Ergebnisse elektromyographischer Untersuchungen zeigen Spontanaktivitäten und Denervationspotentiale der betroffenen Muskulatur. Eine endgültige klinische Diagnosestellung der Erkrankung ist nicht möglich, jedoch können *post mortem* durch Spezialuntersuchungen degenerative Veränderungen der Zellkörper motorischer Nerven im ventralen Horn des Rückenmarks nachgewiesen werden. Bestimmte Hirnstammkerne können ebenfalls betroffen sein.

14.2.4 Periphere Neuropathien

Spezielle periphere Neuropathien sind beim Pferd selten. Sie treten gewöhnlich als Folge eines Traumas entlang einer Nervenbahn auf. Jeder periphere Nerv kann betroffen sein, wobei einige Neuropathien häufiger auftreten als andere.

14.2.4.1 Nervus suprascapularis

Meist kommt es infolge einer Kollision des Tieres mit einem Hindernis, z. B. einem Türrahmen oder der Wand eines Durchganges, zu einer Schädigung dieses Nervs. Da der Nerv die Mm. supraspinatus und infraspinatus der Schulter versorgt, führt eine Schädigung des Nervs zu einer Atrophie der entsprechenden Muskulatur, so dass das Schulterblatt besonders deutlich hervortritt (Abplatten). Aufgrund der fehlenden seitlichen Unterstützung der Schulter durch den M. supraspinatus kann es bei Belastung zu einer lateralen Subluxation der Schulter kommen.

14.2.4.2 Nervus radialis

Eine Schädigung dieses Nervs entsteht in den meisten Fällen infolge eines Traumas und kann eine Humerusfraktur oder eine Verletzung des Plexus brachialis begleiten. Eine Radialislähmung kann auch nach längerem Liegen auf der Seite auftreten, wenn das Gewicht des Tieres auf der betroffenen Seite gelastet hat, z. B. nach einer Allgemeinnarkose. Klinisch ist das Krankheitsbild dadurch gekennzeichnet, dass das Ellenbogengelenk im Stand weit distal verlagert ist und dass der Patient die erkrankte Gliedmaße nicht belasten kann. Die nach vorn hängende Gliedmaße ähnelt wegen des halbgebeugten Karpal- und Fesselgelenks (Abb. 14.2) der Haltung des Pferdes beim Grasen. Besteht keine orthopädische Verletzung, kann das Pferd nach manueller Streckung des Karpalgelenks kurzfristig wieder die Gliedmaße belasten.

14.2.4.3 Nervus fibularis

Gleichzeitig mit einer Schädigung dieses Nervs kann eine Verletzung des N. ischiadicus vorliegen, die auch die Folge einer Verletzung des lateralen Unterschenkels sein kann. Nach längerem Liegen, wie z. B. bei einer Allgemeinnarkose, kann sich eine Neuropathie des N. fibularis entwickeln. Auffallend ist, dass sich weder das Sprunggelenk beugen noch die Zehengelenke strecken lassen, so dass das Pferd in der Stützphase die Dorsalfläche von Huf und Fessel belastet. In der Bewegung schleift das Fesselbein über den Boden.

14.2.4.4 Hahnentritt

Diese seltene Erkrankung tritt vereinzelt bei Pferden in Großbritannien und Deutschland auf. In Australien wurde ein progredienter Verlauf dieses Krankheitsbildes wiederholt beschrieben. Typisch für dieses Krankheitsbild ist die plötzlich einsetzende Hyperflexion einer oder beider Hintergliedmaßen in der Bewegung, wobei das Tier in Ruhe keine Bewegungsstörungen zeigt. Der Schweregrad der Symptome kann unterschiedlich sein, bis es zum Abklingen der Symptome kommt. In extremen Fällen kann die Hintergliedmaße sogar bei der Vorwärtsbewegung die Bauchwand treffen. Die Diagnose beruht auf der Beobachtung der typischen klinischen Symptome sowie dem Ausschluss anderer Erkrankungen des Bewegungsapparates. Leichte Fälle müssen von einer dorsalen Fixation der Patella abgegrenzt werden.

14.2.4.5 Zitterkrampf (Shivering)

Diese auch als Streukrampf bezeichnete seltene Erkrankung ähnelt dem Hahnentritt. Sie ist während der Bewegung als Tremor der Muskulatur beider Hintergliedmaßen und des Schweifs zu beobachten, insbesondere beim Anheben der betroffenen Extremität. Das klinische Bild verschlimmert sich gewöhnlich unter Beteiligung einer oder beider Hintergliedmaßen, wenn das Pferd rückwärts geführt wird. Kaltblutpferde scheinen für diese Erkrankung am anfälligsten zu sein, auch verläuft sie bei diesen Tieren oftmals progressiv. Obgleich nur wenige Berichte über diese Erkrankung vorliegen, scheint sie doch unter Pferdebesitzern und Reitern gut bekannt zu sein.

14.2.5 Generalisierte Neuropathien

14.2.5.1 Botulismus

Der Botulismus ist durch eine fortschreitende Lähmung der gesamten Muskulatur, die durch ein von *Clostridium botulinum* produziertes Neurotoxin ausgelöst wird, gekennzeichnet. Im Vergleich zu anderen Arten scheinen Pferde besonders sensibel auf das Botulinustoxin zu reagieren. Die Toxinbildung erfolgt meist im Futter, wobei das Toxin oral aufgenommen wird und über den Verdauungstrakt in die Blutbahn gelangt. Eine der häufigsten Infektionsquellen bei Pferden ist Großballensilage, die häufig mit aus dem Boden stammenden Sporen kontami-

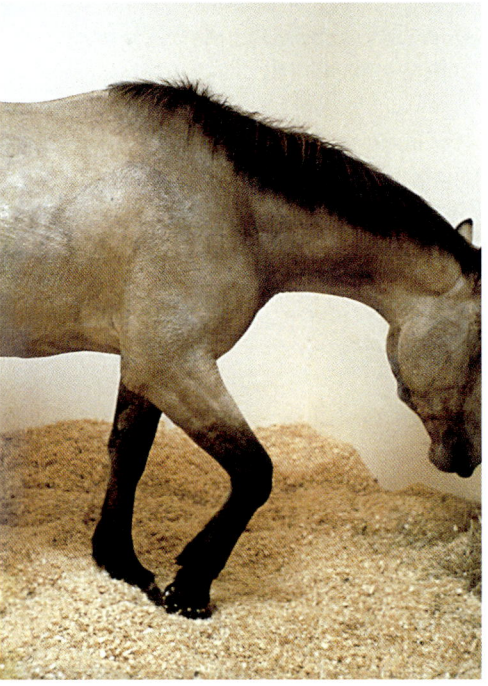

Abb. 14.2:
Typische Haltung
eines Pferdes mit
Funktionsstörung
des N. radialis nach
längerer Allgemein-
narkose in Seitenlage.

14.2

niert ist. Bei verdorbener Silage entsteht aufgrund der sekundären Fermentierung ein alkalisches Milieu, das die Keimung der Sporen sowie die Bildung des Toxins fördert. Nach der Resorption zeigt das Toxin eine hohe Affinität zu neuromuskulären Zellstrukturen, an die es bindet. Es hemmt die Azetylcholin-Freisetzung und -Bindung und führt damit zu einer fortschreitenden und ausgedehnten Muskelschwäche.

Das klinische Bild und der Schweregrad der Symptom variiert und hängt von der Menge des aufgenommenen Toxins ab. Normalerweise kommt es im Verlauf dieser Erkrankung zu einer progredienten Muskellähmung, die sich als Depression, Schwäche und Bewegungsstörung bemerkbar macht. Die Lähmung von Zunge und Rachen verursacht Schluckbeschwerden und einen herabgesetzten Tonus der Zungenmuskulatur, weshalb die Zunge aus dem Maul heraushängen kann. Bei einem leichten Krankheitsverlauf ist der fehlende Tonus der Zunge nur beim Reiten zu erkennen. Zieht man dann die Zunge seitlich aus dem Maul heraus, kann das Pferd sie nicht umgehend zurückziehen. In schweren Fällen liegt das Pferd aufgrund der Lähmung der Muskulatur fest, der Tod tritt als Folge einer Lähmung der Atemmuskulatur ein.

Die Diagnose basiert auf der Anamnese und den klinischen Symptomen. Ein Toxinnachweis kann in Darminhalt, in verdächtigem Futter oder Serum erfolgen. Das Toxin ist jedoch extrem labil und liegt meist nur in niedrigen Konzentrationen vor, so dass der Nachweis nur selten gelingt. Im Idealfall sollten Serumproben zu einem frühen Zeitpunkt der Erkrankung entnommen und per Kurier an ein Speziallabor gesandt werden. Bei Verfütterung von Großballensilage sollte die Silage hinsichtlich einer Kontamination überprüft werden, wenn das Produkt einen pH-Wert >5 aufweist, schimmlig ist oder nach Ammoniak riecht.

14.2.5.2 Tetanus

Tetanus entsteht bei Pferden meist infolge einer tiefen Stichverletzung (z. B. Nageltritt), in die Sporen von *Clostridium tetani* gelangt sind. Die in der Wunde herrschenden relativ anaeroben Bedingungen begünstigen das Wachstum des Erregers. *Clostridium tetani* lässt sich in großen Mengen im Kot von Pflanzenfasern und im Erdboden nachweisen. Da viele Wunden eher aerob sind, liegen meistens primär ungünstige Voraussetzungen zur Bakterienvermehrung vor. Tiefe Wunden, nekrotisches Gewebe und eitrige Entzündungsprozesse begünstigen das erforderliche anaerobe Milieu. Die vegetative Form des Bakteriums produziert ein hoch wirksames Neurotoxin, das sowohl in der Blutbahn als auch durch retrograde axonale Migration in das Zentralnervensystem transportiert wird und sich im ZNS irreversibel an die Ganglioside im ventralen Horn bindet.

Die klinischen Zeichen, die sich in Form generalisierter Muskelspasmen äußern, beruhen auf der toxischen Wirkung, die eine Freisetzung des inhibitorischen Neurotransmitters Glyzin in den spinalen Motoneuronen verhindert.

Frühe Symptome sind Schluckstörungen und Kieferklemme (Trismus), die durch Krämpfe des M. masseter verursacht werden. Ein weiteres Symptom ist der charakteristische Nickhautvorfall, der sich auch provozieren lässt, indem der Kopf in die Horizontale angehoben oder die Haut unterhalb der Augen leicht angetippt wird. Der Gang wirkt steif und auch die Rigidität des gestreckten Kopfes und Halses sind deutlich zu erkennen (Abb. 14.3). Durch die Retraktion der Augenlider erscheint der Gesichtsausdruck ängstlich, die Nüstern sind gebläht, die Ohren gespitzt und die Schweifrübe ist aufgerichtet. In schweren Fällen führt der Krampf der Extensoren in den Gliedmaßen dazu, dass das Pferd zum Festliegen kommt.

Die Diagnose basiert auf der klinischen Symptomatik und wird durch das Vorhandensein einer entsprechenden Wunde unterstützt. Eine genaue Lokalisation der Eintrittspforte der Erreger ist jedoch oft nicht möglich. Des Weiteren gestaltet sich der Nachweis des Erregers oder des Toxins als schwierig und gelingt nur selten.

14.2.5.3 Hypokalzämie

Eine Hypokalzämie ist beim Pferd relativ selten. Ihr Auftreten ist typisch für drei verschiedene Situationen, wobei die Symptome in allen Fällen vergleichbar sind. Die Laktationstetanie tritt bei in der Laktation befindlichen Stuten meist 2–4 Wochen nach dem Abfohlen auf, gelegentlich auch nach dem Absetzen des Fohlens. An der Transporttetanie leiden am häufigsten Ponys, jedoch kann sie auch bei anderen Pferden nach langer Anstrengung infolge eines Transports auftreten. Eine Erschöpfungstetanie (synchrones Zwerchfellflattern) entwickelt sich bei Pferden, die an Wettkämpfen des Leistungssports teilnehmen und erschöpft sind.

Das klinische Bild ist charakterisiert durch Krämpfe der quergestreiften Muskulatur, die sich durch einen ängstlichen Gesichtsausdruck, Muskeltremor, Schwitzen sowie einen steifen Gang bemerkbar machen. Gelegentlich zeigen sich Schluckbeschwerden, synchrones Zwerchfellflattern oder Ileus. Ohne Behandlung kann die Erkrankung weiter fortschreiten, das Pferd liegt fest und leidet unter terminalen Konvulsionen. Die Diagnose wird durch das Ansprechen auf die Behandlung bestätigt sowie durch die retrospektive Bestimmung der Kalzium, Magnesium- und Phosphorkonzentrationen im Blut (siehe Kapitel 5.5.1).

14.3 Klinische Untersuchung

14.3.1 Gewinnung von Liquor cerebrospinalis (CSF)

Liquor kann mittels einer Okzipitalpunktion oder einer Lumbalpunktion gewonnen werden. Vor Probennahme ist es jedoch von großer Bedeutung, sich den begrenzten Nutzen der Liquoranalyse vor Augen zu führen. Alle Läsionen, die nur die graue oder weiße Substanz des ZNS betreffen, die also nicht den Subarachnoidalraum einbeziehen, verursachen mit großer Wahrscheinlichkeit keinen Übertritt von Bilirubin und Protein oder eine Exfoliation von Zellen in den Liquor. Raumfordernde Prozesse wie Neoplasien, Abszesse oder Hämatome können lediglich kleinere Blutungen verursachen. In den meisten Fällen neurologischer Erkrankungen, nämlich jenen toxischen oder metabolischen Ursprungs, erbringt die Liquoranalyse keine pathologischen Befunde. Im Gegensatz dazu gehen Infektionskrankheiten oder Traumen des Rückenmarks mit einer Erhöhung des Proteingehalts sowie dem Nachweis von Zellen im Liquor einher.

14.3.1.1 Okzipitalpunktion

Die Gewinnung von Liquor mittels der Okzipitalpunktion wird am Tier in Seitenlage durchgeführt. Sie erfordert bei allen erwachsenen Pferden sowie den meisten Fohlen eine Allgemeinnarkose. Bei einigen Fohlen kann eine starke Sedierung und Ruhigstellung durch eine Person ausreichen. Mithilfe von Polstern ist sicherzustellen, dass die Längsachsen der Wirbelsäule und des Kopfes horizontal und parallel

Abb. 14.3:
Typische sägebockähnliche Haltung eines an Tetanus erkrankten Ponys mit Rigidität der Gliedmaßenstrecker, erhobener Schweifrübe und gestrecktem Kopf und Hals.

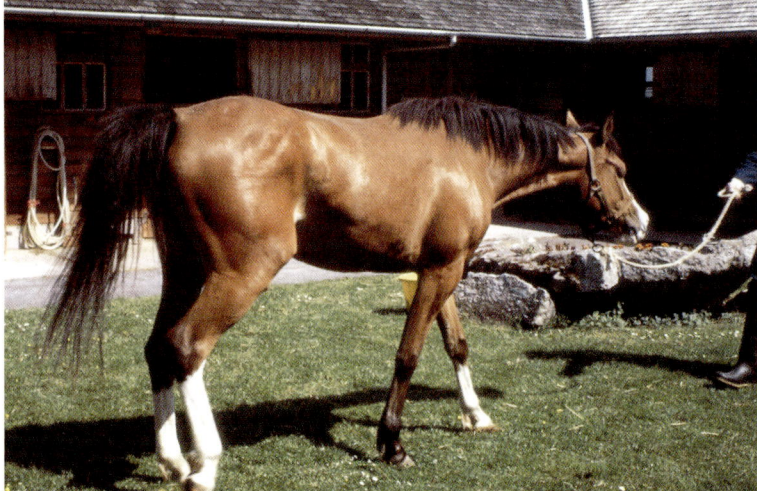

14.3

zum Boden ausgerichtet sind. Die Längsachse des Kopfes sollte senkrecht zur Längsachse der Wirbelsäule gehalten werden.

Die Haut über der dorsalen Seite des Atlantookzipitalgelenks wird geschoren und für einen chirurgischen Eingriff vorbereitet. Während der Prozedur sollten sterile Handschuhe getragen werden. Eine Spinalnadel (76 x 1,0 mm) mit Mandrin ist für erwachsene Pferde am besten geeignet. Für Fohlen ist eine Einmalnadel (38 x 0,9 mm) ohne Mandrin und mit glattem Ansatz vorzuziehen. Die Punktionsstelle ist bei ausgewachsenen Pferden und bei Fohlen gleich. Die Nadel wird an einen Punkt in der Mittellinie im Zentrum eines Dreiecks, das durch die Protuberantia occipitalis externa und die kranialen Ränder der Alae atlantis gebildet wird, senkrecht zur Längsachse der Halswirbelsäule und parallel zum Boden eingeführt (Abb. 14.4). Bei geringem Widerstand wird sie dabei bis zu einer Tiefe von 5–7 cm vorgeschoben. Auf dieser Höhe kann ein leichter Widerstand auftreten, wenn die Nadel die Atlantookzipitalmembran und die Dura mater durchdringt. Danach nimmt der Widerstand beim weiteren Vorschieben der Nadel ab. Ist der Widerstand des Durchtritts zu spüren, oder kann angenommen werden, dass sich die Nadel in ausreichender Tiefe befindet, entfernt man den Mandrin und wartet ab, ob wasserklarer Liquor austritt (Abb. 14.5). Tritt kein Liquor aus, kann die Nadel um 90° zwischen Daumen und Zeigefinger gedreht und der Ansatz erneut beobachtet werden. Der Mandrin wird erneut eingeführt und die Nadel weiter vorgeschoben, wenn auf diese Weise kein Liquor gewonnen werden konnte. Wenn in einer Tiefe von 10 cm kein Liquor austritt oder die Nadel auf Knochen trifft, sollte sie fast vollständig zurückgezogen und erst dann neu positioniert werden. Bei dem nächsten Versuch wird die Kanüle unter Berücksichtigung der Orientierungspunkte des Knochens und der Längsachse der Halswirbelsäule erneut eingeführt. Sobald sich die Nadel in der richtigen Position befindet, tropft Liquor aus dem Ansatz der Nadel und kann zur zytologi-

schen und klinisch-chemischen Untersuchung in einem Behälter mit EDTA sowie einem Behälter ohne Zusatz aufgefangen werden.

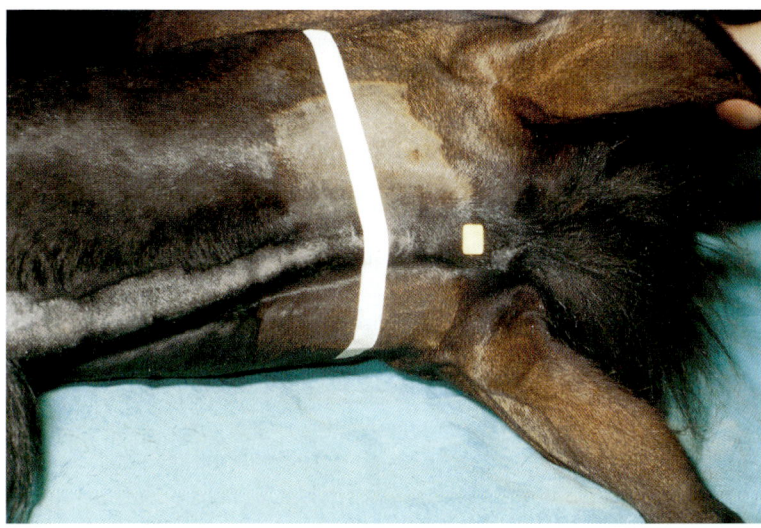

Abb. 14.4:
Orientierungshilfen für die Liquorgewinnung mittels Okzipitalpunktion. Das Klebeband verbindet die kranialen Ränder der Alae atlantis, die rechteckige Markierung befindet sich über der Protuberantia occipitalis externa.

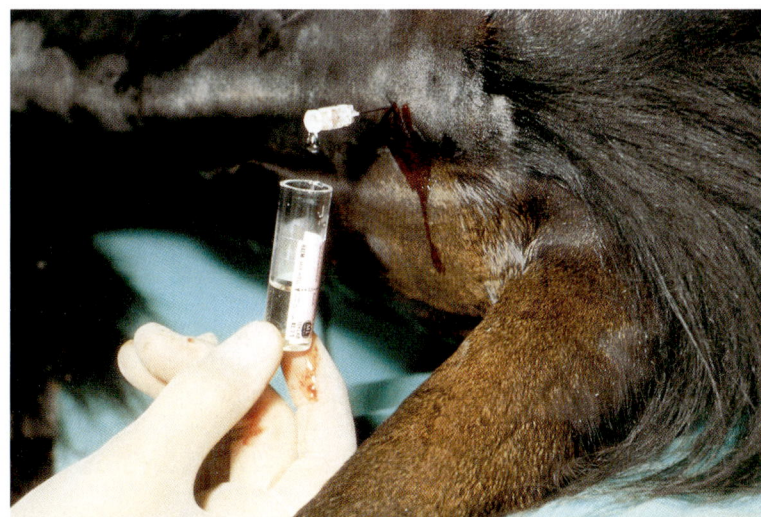

Abb. 14.5:
Gewinnung von Liquor aus dem Spatium atlantooccipitale. Der Mandrin wurde entfernt, Liquor tropft aus dem Konus.

14.3.1.2 Lumbalpunktion

Die Gewinnung von Liquor mittels Lumbalpunktion erfolgt gewöhnlich am stehenden Tier. Die Punktion kann auch am liegenden Patienten erfolgen, ist auf diese Weise aber schwieriger durchzuführen. Eine Sedierung ist nur selten erforderlich und sollte nur bei sehr unkooperativen Tieren in Erwägung gezogen werden, weil der Patient aufgrund der Sedierung unsicher steht.

Die Region über dem Foramen lumbosacrale wird großflächig (30 x 30 cm) geschoren und für einen chirurgischen Eingriff vorbereitet. Während des chirurgischen Eingriffes sollten sterile Handschuhe getragen werden. Bei den meisten Pferden sind die dorsalen Dornfortsätze des letzten Lendenwirbels (L6) und des ersten Kreuzbeinwirbels (S1) nicht zu palpieren, weil sie kürzer sind als L5 bzw. S2. Die Punktionsstelle befindet sich in der Mittellinie unmittelbar kaudal des dorsalen Dornfortsatzes des L6 (Abb. 14.6). Ist dieser nicht palpierbar, und befindet sich kaudal des L5 nur eine Vertiefung, so werden Position und Länge des L6 anhand der Position und Länge des L5 geschätzt. Nach

den Erfahrungen der Autoren befindet sich die Punktionsstelle bei den meisten Pferden auf einer Linie zwischen den kranialen Rändern des Tuber sacrale, immer aber kranial einer Linie zwischen den kaudalen Rändern des Tuber coxae.

Eine kleine Menge eines Lokalanästhetikums wird subkutan injiziert und anschließend wird mit einem Skalpell Nr. 10 ein kleiner Hautschnitt gesetzt. Eine Spinalnadel (150 x 1,2 mm) mit Mandrin ist für die meisten ausgewachsenen Pferde am besten geeignet, wohingegen eine kürzere Nadel (10 mm) mit Mandrin für ein Pony reicht. Der Tierarzt steht an der Seite des Pferdes und setzt die Nadel an, wobei die Hände dem Rücken des Tieres fest anliegen, um den sicheren Sitz der Nadel zu gewährleisten, falls sich das Tier unerwartet bewegt. Es ist hilfreich, mit mindestens einem Assistenten zusammenzuarbeiten, der hinter dem Pferd steht, um Richtung und Winkel der Nadel zu beobachten und auf diese Weise sicherzustellen, dass eine vertikale Position eingehalten wird (Abb. 14.7). Unter-

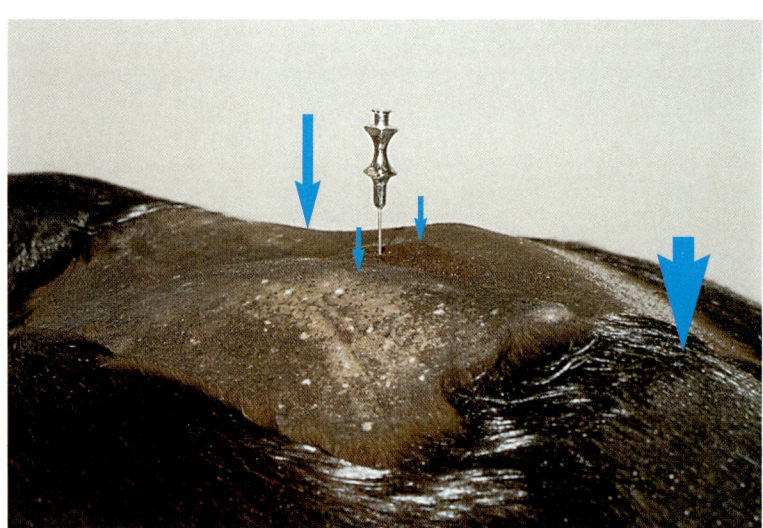

Abb. 14.6:
Punktionsstelle für die Liquorgewinnung mittels Lumbalpunktion am stehenden Pferd. Die Tubera sacralia (kurze Pfeile), der dorsale Dornfortsatz des 5. Lendenwirbels (langer Pfeil) und die Schweifrübe (dicker Pfeil) sind zu erkennen.

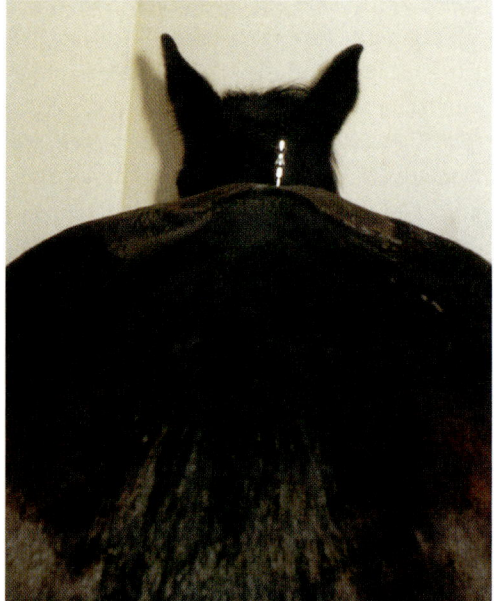

Abb. 14.7:
Liquorgewinnung aus dem Foramen lumbosacrale. Ansicht von kaudal bei Einführung der Nadel um sicherzustellen, dass eine vertikale Ausrichtung eingehalten wird.

halb der Inzision trifft die Nadel beim Einführen bis zu einer Tiefe von 12–13 cm gewöhnlich nur auf geringen Widerstand. Der Widerstand lässt deutlich nach, sobald man das Ligamentum interarcuale durchstochen hat. Kurz darauf wird die Dura mater und die Arachnoidea durchstochen, was sich anhand der Reaktion des Pferdes bemerkbar macht. Meist ist dies nur eine reflexartige Bewegung des Schweifs und ein leichtes Beugen der Hinterbeine, das von einer bewussten Schmerzäußerung begleitet wird. Trifft die Nadel auf Knochen anstatt auf das Ligamentum interarcuale, sollte die Nadel fast vollständig zurückgezogen werden, bevor sie erneut ausgerichtet wird. Es ist an der Reaktion des Pferdes erkennbar, ob die Nadel durch die Arachnoidea vorgeschoben wurde. In diesem Fall kann der Mandrin entfernt werden, und es sollte Liquor am Ansatz der Nadel austreten. Dieser wird in einem geeigneten Behälter aufgefangen oder von der Spitze des Ansatzes aspiriert. Tritt kein Liquor aus, wird die Nadel vorsichtig um 90° gedreht, und zusätzlich wird der intraspinale Druck erhöht, indem ein Assistent beide Jugularvenen abdrückt. Um Liquor zu gewinnen, kann auch eine kleine Spritze für die Aspiration aufgesetzt werden (Abb. 14.8).

Erscheint immer noch kein Liquor, wird der Mandrin wieder eingeführt und die Nadel nochmals weiter in den Subarachnoidalraum vorgeschoben, bis die Spitze auf Knochen stößt. Dann wird der Mandrin wieder entfernt. Tritt wiederum kein Liqour am Ansatz aus, wird die Nadel wieder um 90° gedreht, der intraspinale Druck erhöht oder ein Aspirationsversuch mittels einer Spritze unternommen. Die Nadel kann langsam um einige Millimeter zurückgezogen und der Vorgang wiederholt werden, bis entweder Liquor gewonnen werden kann oder die Nadel durch das Ligamentum interarcuale zurückgezogen wird. An dieser Stelle ist die Nadel vollständig zu entfernen und der Vorgang mit einer neuen Nadel zu wiederholen.

14.3.1.3 Liquoranalyse

Der normale Liquor erscheint klar und farblos, enthält keine Spuren von Blut und weist nur wenige Leukozyten (< 6 / µl) auf. Der Proteingehalt bewegt sich in einem Bereich von 0,4–1 g / l. Bei einer Infektion des ZNS kommt es zum Anstieg der Proteine und der zellulären Bestandteile. Im Verlauf einer bakteriellen Infektion entwickelt sich eine Neutrophilie, wohingegen bei Viruskrankheiten des ZNS eine mononukleäre Reaktion auftritt. In beiden Fällen kann der Liquor gelb aussehen (Xanthochromie), was durch das Austreten von Erythrozyten in den Liquorraum verursacht wird. Blutungen und Xanthochromie können auch auf ein Trauma zurückzuführen sein.

14.4 Weiterführende Literatur

FORDYCE, P. S., EDINGTON, N., BRIDGES, G. C., WRIGHT, J. A. und EDWARDS, G. B. (1987): Use of an ELISA in the differential diagnosis of cauda equina neuritis and other equine neuropathies. Equine Veterinary Journal, 19: 55–59.

MAYHEW, I. G.: Large Animal Neurology. Lea & Febiger, Philadelphia 1989.

PAPAGEORGES, M., GAVIN, P. R., SAUDE, R. D., BARBEE, D. D. und GRANT, B. D. (1987): Radiographic and myelographic examination of the cervical vertebral column in 306 ataxic horses. Veterinary Radiology, 28: 53–59.

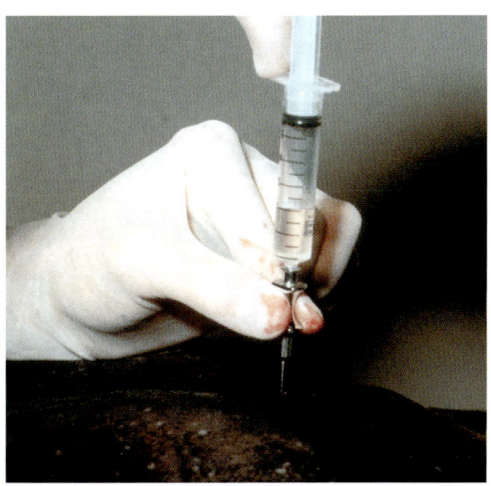

Abb. 14.8:
Liquorgewinnung aus dem Foramen lumbosacrale. Vorsichtiges Aspirieren mittels einer aufgesetzten Spritze.

14.8

15 Krankheiten des Auges

15.1 Untersuchungsverfahren

15.1.1 Untersuchungsprotokoll

In diesem Kapitel werden die Verfahren zur klinischen Untersuchung der Augen beschrieben. In allen Fällen müssen die Befunde in der entsprechenden Reihenfolge genau aufgezeichnet werden. Dies geschieht am einfachsten anhand eines standardisierten Untersuchungsprotokolls. Das Auge und seine Adnexe (d. h. Augenlider, Tränenapparat, Augenhöhlen und Augenumgebung) werden zunächst bei Licht mit dem bloßen Auge betrachtet, zusätzlich sollte man sich einer gezielten Lichtquelle wie z. B. eines Leuchtstifts und einer Lupe zur Vergrößerung bedienen. Für eine detailliertere Untersuchung, besonders der tiefer liegenden Augenstrukturen, wird anschließend eine zweite Untersuchung in einem abgedunkelten Raum durchgeführt. Auch hier wird mit bloßem Auge, einer Lichtquelle und einer Lupe gearbeitet. Damit sich die tieferliegenden Augenabschnitte darstellen lassen, muss man jedoch zusätzlich direkte und indirekte Ophthalmoskopietechniken anwenden. Diese Untersuchungsverfahren und die dafür benötigten Geräte stehen durchaus auch dem nicht spezialisierten Tierarzt zur Verfügung.

15.1.2 Fixierung und Lokalanästhesie

Manchmal ist eine angemessene Untersuchung des Auges und seiner Umgebung nur möglich, wenn das Tier mittels einer Oberlippenbremse ruhiggestellt oder sediert wird. Dies kann durch eine örtliche Betäubung geschehen oder als Leitungsanästhesie erfolgen.

15.1.2.1 Sedierung

Lebhafte oder unkooperative Patienten können z. B. mit 10–30 µg / kg Detomidin-Hydrochlorid* (Domosedan®) sediert werden, das langsam intravenös injiziert wird. Alternativ können 0,5–1 mg / kg Xylazin* oder 40–100 µg / kg Romifidin* (Sedivet®) verabreicht werden. Bei starken Schmerzen sollte das Sedativum mit anderen systemischen Analgetika wie z. B. Butorphanol (Torbugesic®)** kombiniert werden, das in einer Dosierung von 25–50 µg / kg langsam intravenös verabreicht wird. Beide Präparate sollten separat im Abstand von 5 Minuten injiziert werden.

15.1.2.2 Oberflächenanästhesie

Für diagnostische Konjunktivabiopsien und Hornhauttupferproben oder bei Pferden mit schmerzhaftem Auge kann eine Oberflächenanästhesie mit 0,5 %igem Proxymeetacain-Hydrochlorid z. B. Proparakain-POS® 0,5 % oder Ophtocain® Augentropfen erforderlich werden, um eine Schmerzausschaltung an Hornhaut und Konjunktiven zu bewirken. Zur Behandlung mehrerer Pferde wird die Verabreichung des Anästhetikums aus einer 1-ml-Spritze empfohlen (Abb. 15.1), um eine Kontamination des Injektionsfläschchens zu vermeiden.

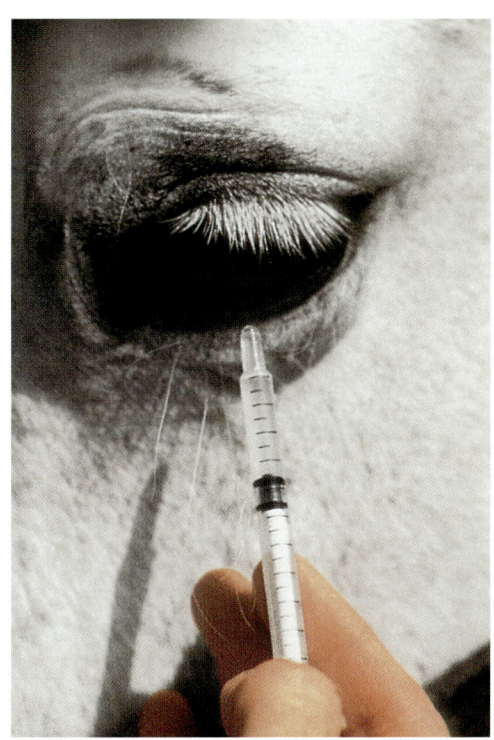

Abb. 15.1:
1-ml-Spritze zur Verabreichung einer Lokalanästhesie am Auge. Die gleiche Technik kann zur Applikation anderer flüssiger Medikamente angewendet werden. Die meisten Pferde lassen diese Form der Medikation zu, nur wenige reagieren abwehrend.

15.1

Anm. d. Übers.:
* Eine Orientierung an der niedrigen Dosis des Sedativums wird empfohlen. Bei Bedarf kann nachdosiert werden.
** In Deutschland nicht zugelassen. Alternative: L-Polamidon (Polamivet®), 50 – 75 µg / kg KM.

15.1.2.3 Lokale Leitungsanästhesie

Leitungsanästhesie des N. auriculopalpebralis
Die Unterbrechung der Leitfähigkeit des motorischen N. auriculopalpebralis ist sinnvoll, wenn das Kammerwasser aufgrund einer perforierenden Verletzung auszulaufen droht, oder wenn ein durch die Behandlung oder Schmerz hervorgerufener Blepharospasmus die Untersuchung des Auges erschwert. Die Anästhesie verhindert die Bewegung der Augenlider, wobei der N. trigeminus jedoch nicht beeinflusst wird, so dass invasive Verfahren eine zusätzliche topische Anästhesie erfordern.

Der N. auriculopalpebralis ist ein Ast des N. facialis, der an mehreren Stellen blockiert werden kann (Abb. 15.2). Sein Ursprung liegt im Bereich der Parotis mit Verlauf in dorsaler Richtung, um die Ohrmuskeln zu versorgen. Der palpebrale Ast verläuft schräg vor dem Jochbeinbogenfortsatz des Schläfenbeines und dann subkutan im Gewebe entlang des dorsomedialen Randes des Jochbeinbogens zum oberen Augenlid. Einige Tiere müssen vor der Leitungsanästhesie erst sediert werden. Dabei sollte man beachten, dass allein schon diese Sedierung manchmal so effektiv sein kann, dass die Leitungsanästhesie nicht mehr notwendig ist.

Mit einer Kanüle von 25 x 0,7 mm werden 5–7 ml (bis zu 10 ml) 1%iges Prilocain-Hydrochlorid oder 2%iges Mepivacain-Hydrochlorid an einer der folgenden Stellen tief in die Haut injiziert:

- Der N. auriculopalpebralis wird durch eine Lokalanästhesie blockiert, die ungefähr 2,5 cm kaudal des höchsten Punktes des Ramus mandibulae in der dort befindlichen Vertiefung appliziert wird (Abb. 15.2). Wenn das Auge sehr schmerzt, ist dies eine etwas leichter zugänglichere und sicherere Stelle für die Injektion eines Lokalanästhetikums. Manchmal kann es dorsal zu einer leichten Facialislähmung kommen. Zur Anästhesie wird die Kanüle schräg nach oben und medial in Richtung des höchsten Punktes des Jochbogens angesetzt. Eine leichte Ptosis des oberen Augenlides und die Eversion des Unterlides zeigen die erfolgreiche Lokalanästhesie an. Auch das Ohr der gleichen Seite kann etwas herabhängen.

- Der palpebrale Ast des Nervs wird durch die Verabreichung einer ähnlichen Menge eines Anästhetikums medial und leicht rostral vom höchsten Punkt des Jochbogens, etwa in der Mitte zwischen Auge und Ohr (Abb. 15.2 und 15.3) blockiert. Der palpebrale Nerv lässt sich an der Stelle palpieren, an der er den Jochbogen in ventromedialer Richtung kreuzt. Nach etwa 10 Minuten setzt eine Ptosis und ein stark verminderter oder fehlender Lidreflex infolge der Lokalanästhesie ein.

Leitungsanästhesie des N. frontalis
Der N. frontalis ist ein Ast des N. trigeminus, der die mittleren zwei Drittel des oberen Augenlides sensorisch versorgt. Die Leitungsanästhesie des N. frontalis ist bei kleineren chirurgischen Eingriffen am Augenlid, einschließlich der Biopsie, nützlich.

Der Nerv wird durch die etwa 1 cm tiefe Injektion von 3–5 ml 1 %igem Prilocain-Hydrochlorid oder 2 %igem Mepivacain-Hydrochlorid im Bereich des Foramen supraorbitale blockiert, das

Abb. 15.2:
Injektionsstellen für die aurikulopalpebrale (1), palpebrale (2) und supraorbitale (3) Leitungsanästhesie.

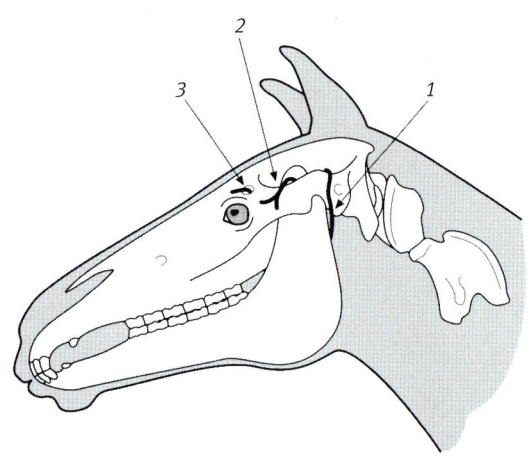

15.2

als Vertiefung im Stirnbein dorsal der Augenhöhle spürbar ist (Abb. 15.2). Dazu bedient man sich einer 25 x 0,7 mm dicken Kanüle, die gut 1 cm tief in das Foramen supraorbitale vorgeschoben wird. Es werden etwa 1–2 ml des Anästhetikums in das Foramen supraorbitale und beim Zurückziehen der Kanüle 2–3 ml subkutan injiziert. Die Wirkung des Lokalanästhetikums zeigt sich etwa 10 Minuten nach der Injektion als unempfindliches Oberlid. Die Anästhesie kann auch eine motorische Lähmung des palpebralen Astes des N. facialis zur Folge haben.

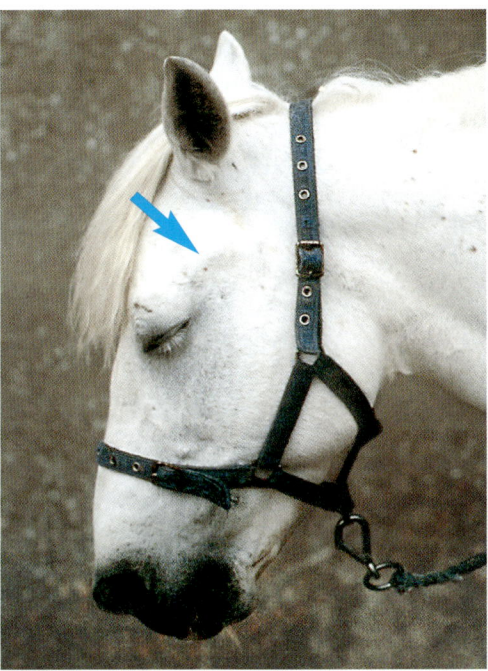

15.3

15.1.3 Untersuchung bei Tageslicht oder künstlichem Licht

15.1.3.1 Bestimmung der Sehschärfe

Eine Abnahme der Sehschärfe lässt sich bei Pferden nur sehr schwer diagnostizieren. Abgesehen von einer vollkommenen Erblindung ist es äußerst schwierig, das Ausmaß der Sehbehinderung festzustellen. Mithilfe einer Augenuntersuchung lassen sich Läsionen an den

Augen feststellen, ihre Bedeutung für die Sehfähigkeit des Tieres ist jedoch oft unklar.

Sehtests für Pferde sind empirisch. Die Pupillenreaktion auf Licht ist unzuverlässig (siehe Kapitel 15.1.4). Für eine positive Reaktion auf die Drohgebärde (Drohreflex), wie Blinzeln oder Scheuen bei einem bedrohlichen visuellen Stimulus, bedarf es einer normalen Funktion sowohl des peripheren als auch des zentralen Gesichtsfeldes, was somit ein gewisses Sehvermögen bestätigt. Der Untersucher muss allerdings darauf achten, keine Geräusche oder Luftzug zu verursachen, die andere sensorische Reaktionen mit gleichem Resultat hervorrufen würden. Die Fähigkeit eines Pferdes, sich in einer unbekannten Umgebung zurechtzufinden, kann in einem einfachen Hindernisparcour getestet werden. Dieser sollte so angelegt sein, dass unnötige Verunsicherungen oder Verletzungen ausgeschlossen sind. Der gleiche oder ein ähnlicher Parcours kann zum Beispiel in einer Reitsporthalle unter verschiedenen Lichtverhältnissen absolviert werden. Zusätzlich können beide Augen nacheinander überprüft werden, indem man dem Pferd mit einem unter das Zaumzeug geschobenen Tuch ein Auge abdeckt.

15.1.3.2 Allgemeine Untersuchung

Außer dem bloßen Auge sind eine Lupe und ein Leuchtstift die wichtigsten Instrumente für die Untersuchung bei Licht. Alle Beobachtungen sollten in einem Standardprotokoll aufgezeichnet werden.

Adspektion der Augen und seiner Adnexe
Die Befunde der allgemeinen Untersuchung der Augen (Bulbus), der Adnexe (Augenlider, Tränenapparat, Orbita und umgebende Strukturen) werden festgehalten und hinsichtlich der Symmetrie mit der anderen Kopfhälfte verglichen. Pathologische Umfangsvermehrungen, Auftreibungen, Eindellungen (Impressionen) oder Veränderungen der Knochen und Weichteile des

Abb. 15.3:
Leichte Ptosis des Oberlides und Eversion des Unterlides verweisen auf eine erfolgreiche Blockierung des Palpebralnervs. Der Pfeil zeigt auf die Injektionsstelle.

Schädels werden beurteilt (Abb. 15.4). Es ist besonders wichtig zu prüfen, ob die Fossa frontalis beiderseits anatomisch normal ist. Schwellungen in diesem Bereich können auf eine Läsion der retrobulbären oder retroorbitalen Region hinweisen. Pathologischer Nasen- oder Augenausfluss muss untersucht werden, wobei ein übermäßiger Tränenfluss Schmerzen vermuten lässt. Epiphora weist auf eine Verlegung des Tränennasengangs hin.

Des Weiteren wird die Ausrichtung der Wimpern am Oberlid untersucht. Normalerweise stehen sie im rechten Winkel zur Hornhautoberfläche (Tafel 1, S. 338). Eine Fehlstellung nach unten kann auf einen Enophthalmus hinweisen (Zurücksinken des Bulbus in die Augenhöhle). Dagegen kann eine Fehlstellung nach oben auf einen Exophthalmus hindeuten (krankhafte Verlagerung des Bulbus). Wird keine gründliche Untersuchung durchgeführt, können diese Symptome unbemerkt bleiben.

Tränenapparat

Der obere und untere Tränenpunkt sowie die Nasenöffnung werden untersucht. Dabei ist besonders auf den präokulären Tränenfilm zu achten. Bei Verdacht auf eine verminderte Tränenproduktion kann der Schirmer-Tränen-Test durchgeführt werden.

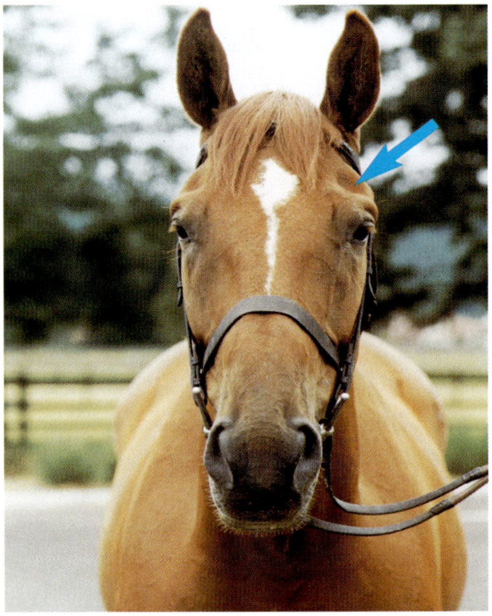

Augenlider

Von Interesse sind die Stellung der Lidränder und die Innen- und Außenseite des Ober- und Unterlides. Unpigmentierte Augenlider sollten sorgfältig hinsichtlich einer lichtinduzierten Lidentzündung und eines Plattenepithelkarzinoms untersucht werden, da diese Stellen besonders anfällig sind. Die Untersuchung der Nickhautoberfläche erfolgt durch leichten Daumendruck auf das Oberlid und damit auf den Bulbus, so dass die Nickhaut (drittes Augenlid) vorfällt. Im Rahmen einer Routineuntersuchung wird die Innenseite der Nickhaut nicht untersucht. Unter örtlicher Betäubung wird mit einer atraumatischen Pinzette die Nickhaut vorgelagert und beurteilt. Die Innenseite der Nickhaut sollte dann untersucht werden, wenn Neoplasien (z. B. ein Plattenepithelkarzinom) oder ein Fremdkörper vermutet werden. Bei vielen Pferden liegen im medialen Kanthus proximal der Nickhaut hervortretende Gewegsbildungen, die Tränenkarunkel. Sie bestehen aus modifizierter Haut mit Talg- und Schweißdrüsen. Unpigmentierte Tränenkarunkel stellen eine mögliche Disposition für ein Plattenepithelkarzinom dar.

Okulare Oberfläche

Die okulare Oberfläche besteht aus einem durchgehenden Epithel, das an den Lidrändern beginnt und sich über die Innenseite der Lider in die Augenwinkel und über den gesamten Bulbus erstreckt. Demzufolge schließt sie das Epithel von Konkunktiva, Limbus und Kornea ein. Bereits bei der adspektorischen Untersuchung mit bloßem Auge fallen Veränderungen der Oberfläche des Auges auf. Die sichtbaren Bindehäute (Conjunctiva bulbi, Nickhaut) müssen besonders bei Pigmentmangel sorgfältig untersucht werden, da sich hier Plattenepithelkarzinome bilden können. Anschließend wird der

Abb. 15.4:
Die Adspektion von Auge und Adnexe mit dem bloßen Auge umfasst die Untersuchung beider Kopfseiten auf Symmetrie und auffällige Vertiefungen der supraorbitalen Grube (Pfeil) sowie das Vorliegen von Nasen- und Augenausfluss.

15.4

Limbus untersucht. Bei vielen Pferden ist der Übergang von der Sklera zur Kornea mit einem dunklen Pigmentring deutlich abgesetzt. Die Kornea sollte klar und transparent sein sowie die feine Struktur der Iris deutlich erkennen lassen (Tafel 1, S. 338). Mit einer Stablampe kann der nicht-sensorische Korneareflex geprüft werden. Dabei sollte das Licht der Stablampe ein regelmäßig reflektiertes Bild auf der Korneaoberfläche ergeben. Unregelmäßigkeiten des Tränenfilms auf dem Auge können die Reflexion »brechen«. Die normale Kornea des Pferdes zeichnet sich durch ihre Ausdehnung und ihr Hervortreten aus. Bei den meisten Pferden verläuft eine graue Linie zwischen der Hornhaut und dem angrenzenden Abschnitt des medialen (nasalen) und lateralen (temporalen) Limbus, die den Ansatz des Ligamentum pectinatum an der Kornea am Ende der Descemetschen Membran bildet (Tafel 1, S. 338). Die Kornea bildet eine horizontal verlängerte Ellipse, die medial etwas breiter ist als lateral.

Vordere Augenkammer und Iris

Die Untersuchung in einer hellen Umgebung mit einer Stablampe erlaubt bereits zu diesem Zeitpunkt einen ersten Eindruck dieser Strukturen. Allerdings lässt sich die Untersuchung im Dunkeln leichter und mit einem besseren Resultat durchführen. Normalerweise sollten die Pupillen symmetrisch sein und wie nahezu horizontale Ellipsen aussehen, die schwarz pigmentierte Traubenkörner (Granula iridica oder Corpora nigra) am oberen Pupillenrand aufweisen (Tafel 1, S. 338). Unterschiede in der Pigmentierung der Iris sind normal (Tafel 2, S. 338).

15.1.4 Untersuchung im Dunkeln

Zur Vervollständigung der ophthalmologischen Untersuchung können an dieser Stelle spezifische Veränderungen, die im ersten Teil der Untersuchung bemerkt wurden, detaillierter und ohne störende Reflexionen betrachtet werden. Okulare Oberfläche, Adnexe und die vor-

deren und hinteren Augenabschnitte werden nacheinander untersucht. Dazu werden eine Lichtquelle, Lupe (x10-Handlinse), Sammellinse mit +20 bis +30 Dioptrien (D) zur Vergrößerung sowie ein direktes Ophthalmoskop benötigt.

15.1.4.1 Untersuchung mit dem Leuchtstift

Okulare Oberfläche und Adnexe

Das äußere Auge und seine Adnexe werden mit dem Leuchtstift, gegebenenfalls mit einer Lupe untersucht (Abb. 15.5). Die transparente Kornea sowie Läsionen wie Fremdkörper, Kratzer, Risse, Ulzera oder Stichwunden sollten mithilfe dieser Technik sichtbar sein. Ein Otoskop ohne Aufsatz kann eine nützliche Lichtquelle mit leichter Vergrößerung sein (Abb. 15.6).

Vordere Augenkammer

Die vordere Augenkammer (innere Strukturen des Auges einschließlich der Linse) wird mit den vorgenannten Geräten untersucht. Um die vor-

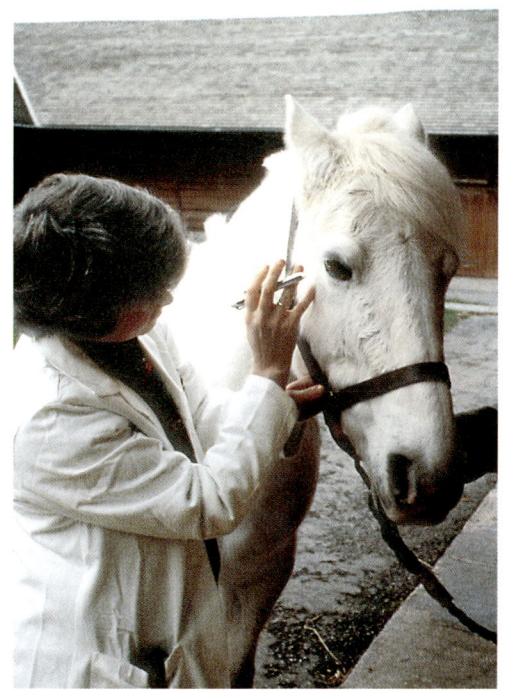

15.5

Abb. 15.5:
Untersuchung von Auge und Adnexe mit dem Leuchtstift (vorwiegend im Dunkeln).

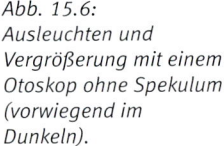

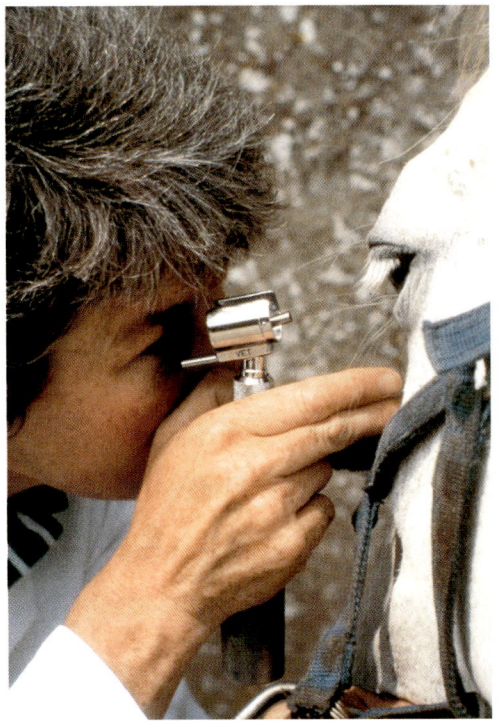

Abb. 15.6:
Ausleuchten und
Vergrößerung mit einem
Otoskop ohne Spekulum
(vorwiegend im
Dunkeln).

15.6

dere Augenkammer, Iris, Linse und Kammerwasser zu beurteilen, sollte das Licht aus verschiedenen Winkeln einfallen. Die vordere Augenkammer und die Iris werden auf Fremdkörper, Zysten, Neoplasien, Uveitis oder Synechien (als mögliche Komplikation einer Uveitis) untersucht. Letztere können zu Veränderungen der Pupillenform und -größe führen.

Pupillenreaktion

Geprüft wird die Reaktion der Pupille auf einfallendes Licht, die Position, Form und Größe der Pupillen. Die normale Pupillenreaktion bei Pferden ist etwas träge und unvollständig, besonders im Vergleich zu Katzen und Hunden wird jedoch eine besonders helle Lichtquelle benutzt, so ist die Pupillenreaktion schneller.

Nota bene: Die Reaktionsfähigkeit der Pupillen erlaubt keine Aussage hinsichtlich des Sehvermögens, eine fehlende Reaktion bedeutet deshalb nicht zwingend, dass das Pferd blind ist. Eine verminderte oder fehlende Reaktion der Pupillen spricht normalerweise für eine Augen-

erkrankung oder eine subkortikale Läsion. Bei einer ZNS-Erkrankung kann der Pupillenreaktion auf Lichteinfall trotz Blindheit intakt sein.

Für eine umfassende Untersuchung der Linse und dahinter liegender Bereiche ist ein Mydriatikum unerlässlich. Dabei sollte Atropin vermieden werden, da die Wirkung am gesunden Auge zu lange anhält. Als lokales Mydriatikum eignet sich 1%iges Tropicamid. Die Erweiterung der Pupille stellt sich nach etwa 20–30 Minuten ein und hält 8 bis 12 Stunden an.

Mit dem Leuchtstift können die vordere und hintere Fläche der Linse betrachtet werden. Dabei ist das Spiegelbild der Lichtquelle auf der Hornhautoberfläche erkennbar (Kornealreflex) und mit abnehmender Deutlichkeit auch auf der vorderen und hinteren Kapsel der Linse. Diese Reflexionsbilder werden als Purkinje-Sanson-Bilder bezeichnet. Ihre Bewegung in Bezug zur Lichtquelle (Parallaxen-Phänomen) ist eine einfache Möglichkeit, Trübungen im vorderen Augensegment zu beurteilen. Bei einer Katarakt können diese Linsenabbildungen, je nach Lage der Katarakt, fehlen.

15.1.4.2 Spaltlampenbiomikroskopie der vorderen Augenkammer

Das Spaltlampenbiomikroskop (Abb. 15.7) ist ein Präzisionsgerät, mit dem die vordere Augenkammer des Pferdes detailliert untersucht werden kann. Seine Verwendung kann für eine endgültige Diagnose ausschlaggebend sein. Allerdings wird die Untersuchungsmethode größtenteils nur in Spezialkliniken durchgeführt, weshalb seine Funktionsweise hier nur kurz erläutert werden soll. Das Spaltlampenmikroskop besteht aus einer Lichtquelle, die sowohl diffuses Licht als auch einen Spaltstrahl erzeugen kann, sowie einem binokulären Mikroskop, das unabhängig von der Lichtquelle bewegt werden kann.

Eine fokale Untersuchung der vorderen Augenkammer kann mit diffuser oder direkter Beleuchtung vorgenommen werden (Abb. 15.8).

Anfänglich wird eine diffuse Beleuchtung gewählt, um großflächige Befunde der Kornea, der vorderen Augenkammer, Iris, Linse oder des vorderen Teils des Glaskörpers festzustellen. Der Lichtstrahl wird dann zu einem Spalt verkleinert und schräg auf das Auge gerichtet, so dass ein optischer Schnitt, z. B. der Kornea oder der Linse, betrachtet werden kann. Mithilfe der Spaltlampe lassen sich Trübungen ausleuchten, und es treten kleinste optische Unterschiede der transparenten Medien deutlich hervor. Dies ist die einfachste Methode der Spaltlampenuntersuchung beim Pferd.

Für die indirekte Beleuchtung von lateral wird ein seitlich verschobenes Spaltlicht verwendet, so dass das Licht auf den Limbus fällt, während das Mikroskop zentral auf die Kornea ausgerichtet ist (Abb. 15.8). Bei dieser Technik wird das Licht durch vollständige Reflexion durch die Kornea geführt und tritt am gegenüber liegenden Limbus wieder aus. Bei normaler Hornhaut ist kein Licht zu sehen. Tritt das Licht auf eine Trübung, stellt sich diese beleuchtet dar, da sie den Weg der in der Kornea laufenden Lichtstrahlen ändert. Diese Technik ist für die Entdeckung leichter Trübung oder kleiner Hornhautödeme besonders hilfreich, ihr effektiver Einsatz beim Pferd ist jedoch schwierig.

Die Retroillumination bedient sich der Reflexion des Lichtes von der Iris oder der Linse (besonders wenn diese durch eine Katarakt getrübt ist), so dass die Hornhaut von ihrer Rückfläche aus beleuchtet wird (Abb. 15.8). Mithilfe dieser Untersuchungsmethode lassen sich geringfügige epitheliale und endotheliale Veränderungen, kleine Blutgefäße und Trübungen der Hornhautrückfläche erkennen. Mit etwas Übung können aussagekräftige Befunde erhoben werden.

Abb. 15.7:
Spaltlampenbio-
mikroskopie
(im Dunkeln
ausgeführt).

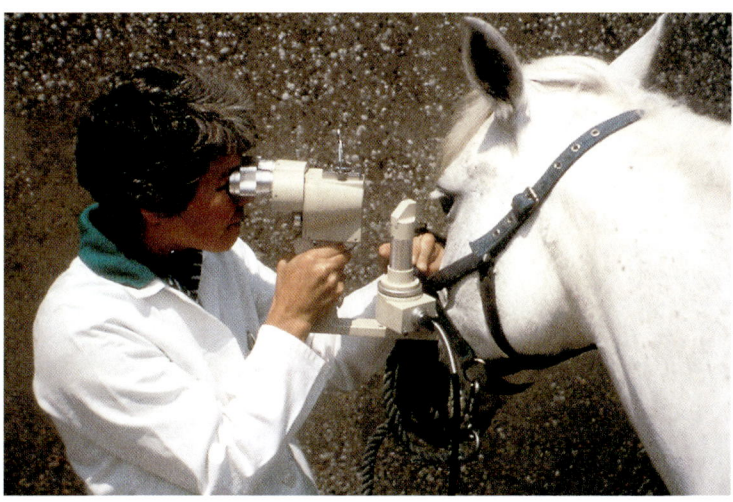

15.7

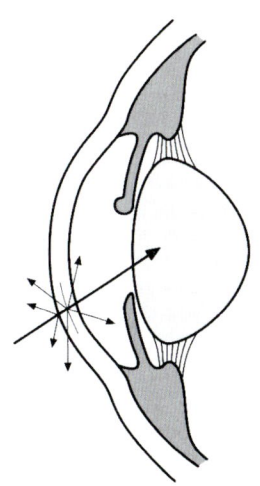

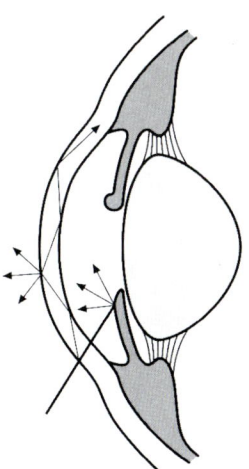

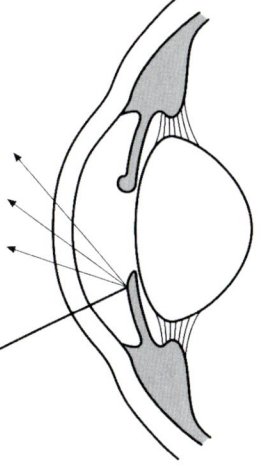

a) Retroillumination   *b) Indirekte Beleuchtung von lateral*   *c) Fokale Beleuchtung*

Abb. 15.8:
Die Technik der
Spaltlampenbio-
mikroskopie.

15.8

15.1.4.3 Indirekte und direkte Ophthalmoskopie

Die hintere Augenkammer (die inneren Strukturen des Bulbus hinter der Linse) wird vorrangig mit der indirekten Ophthalmoskopie, gefolgt von der direkten Ophthalmoskopie, beurteilt. Dabei ergänzen sich beide Methoden.

Indirekte Ophthalmoskopie

Dies ist eine geeignete Technik für die Beurteilung des Augenhintergrunds. Dazu wird am einfachsten ein Leuchtstift und eine Kondenslinse verwendet. Mit diesem System entsteht ein umgekehrtes, leicht vergrößertes, virtuelles Bild, das den Vorteil eines größeren Blickfelds bietet, ohne dass Brechungsfehler im Auge des Patienten das Untersuchungsresultat beeinflussen. Auf diese Weise lassen sich trotz Trübungen des Glaskörpers gute Ergebnisse erzielen. Trübungen der Kornea, der Augenkammer, des Glaskörpers und der Linse zeichnen sich gegen den Fundusreflex ab. Für eine genaue Untersuchung sollte die Pupille weitgestellt (Mydriasis) und der Raum abgedunkelt sein.

Monokulare indirekte Ophthalmoskopie. Bei Pferden kann eine Sammellinse von +20 bis +30 Dioptrien (D) äußerst vielseitig eingesetzt werden. Eine starke Linse erzeugt ein kleines, helles Bild, wohingegen eine schwächere Linse ein größeres, dunkleres Bild erzeugt. Die Sammellinse wird mit einem Abstand von 2 bis 8 cm vor das Auge des Patienten gehalten, während sich die Lichtquelle auf gleicher Höhe mit der Nasenwurzel des Beobachters befindet. Für diese Untersuchung müssen das Auge des Beobachters, Lichtquelle, Sammellinse und Pupille des Patienten auf einer Linie liegen. Die Sammellinse wird parallel zu der Iris und Pupille des Patienten gehalten (Abb. 15.9). Dazu wird der Lichtstrahl auf das Auge des Patienten gerichtet, so dass ein Fundusreflex erzielt wird. Dann wird der Abstand der Sammellinse zum Auge so lange variiert, bis ein scharfes Bild entsteht. Meistens beträgt der Abstand zwischen Beobachter und Patient ungefähr 50 bis 75 cm.

Ein handelsübliches, monokulares, indirektes Ophthalmoskop (American Optical Company),

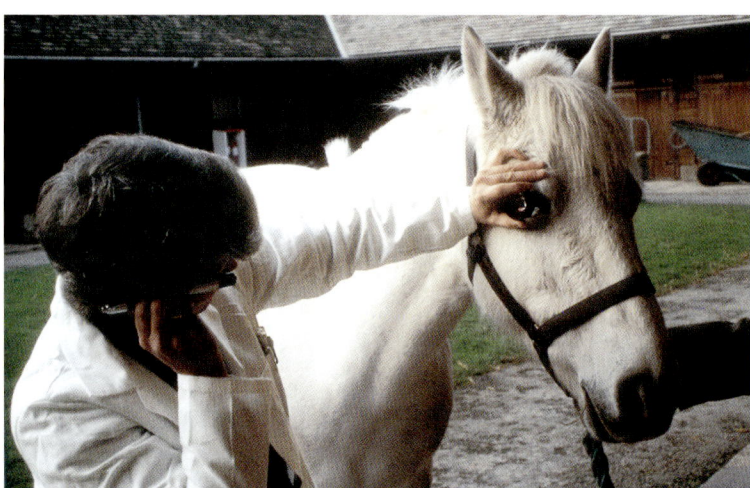

Abb. 15.9:
Monokulare indirekte Ophthalmoskopie bei Verwendung eines Leuchtstifts und einer 28D-Sammellinse. Die Sammellinse wird 2 bis 8 cm vom Auge des Patienten entfernt gehalten. Der Abstand zwischen Patient und Untersucher beträgt ungefähr 50 bis 75 cm (im Dunkeln ausgeführt).

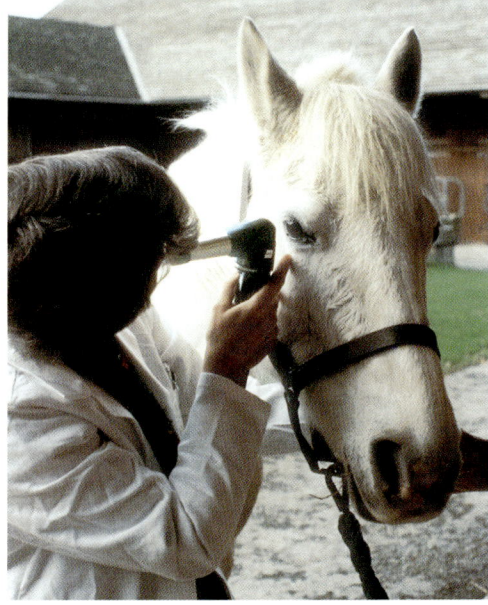

Abb. 15.10:
Monokulare indirekte Ophthalmoskopie mit einem handelsüblichen Gerät (im Dunkeln ausgeführt).

das ein aufrechtes Bild ergibt, kann auch verwendet werden (Abb. 15.10).

Binokulare indirekte Ophthalmoskopie. Indirekte binokulare Ophthalmoskope verfügen über eine integrierte Lichtquelle und ein Prismasystem, das dem Untersucher die Betrachtung einzelner Bilder möglich macht. Sie sind an einem Kopfstück oder an einem brillenähnlichen Rahmen montiert. Der Untersuchungsablauf ist prinzipiell so wie bei der monokularen indirekten Ophthalmoskopie. Im Gegensatz dazu, bietet die binokuläre indirekte Ophthalmoskopie den Vorteil des räumlichen Sehens und der stärkeren Lichtquelle. Des Weiteren hat der Beobachter eine Hand frei. Die brillenähnlichen Modelle unterschiedlicher Ausführung sind wahrscheinlich bei längerem Gebrauch am bequemsten.

Direkte Ophthalmoskopie

Gebraucht man ein standardisiertes direktes Ophthalmoskop, entsteht ein aufrechtes Bild. Wenn das direkte Ophthalmoskop dicht vor das Auge des Patienten geführt wird, ist eine stärkere Vergrößerung möglich als mit einem indirekten Ophthalmoskop. Da die Beobachtung des Fundus nur im Bereich des Lichtstrahls möglich ist, resultiert daraus nur eine kleine Übersicht des Fundus. Sowohl die entfernte wie auch die nahe direkte Ophthalmoskopie sollten Teil der direkten ophthalmoskopischen Untersuchung sein.

Direkte Ophthalmoskopie aus der Entfernung. Mit dieser Technik werden die vor dem tapetalen Fundus liegenden Strukturen durch Reflexion sichtbar gemacht. Das Ophthalmoskop wird auf 0 Dioptrien (keine Vergrößerung) eingestellt und mit einem Abstand von 25–40 cm zwischen Beobachter und Patient so positioniert, dass der Fundusreflex in der Pupille zu sehen ist (Abb. 15.11). Diese Methode wird in der Regel eingesetzt, um sich einen schnellen Überblick zu verschaffen, bevor sich weiterführende Untersuchungen anschließen. Jegliche vorhandenen Trübungen im Inneren des Auges (Kornea, Augenkammer, Linse, Glaskörper) erscheinen in der Bahn des Fundusreflexes als Silhouetten. Zusätzlich lässt sich mit dieser Technik die Größe der Pupillen vergleichen.

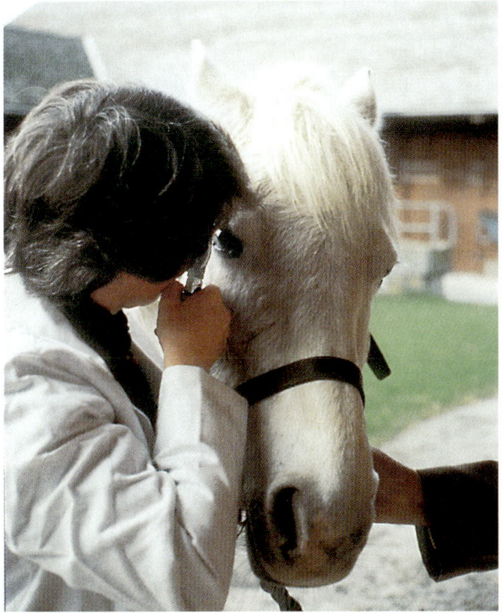

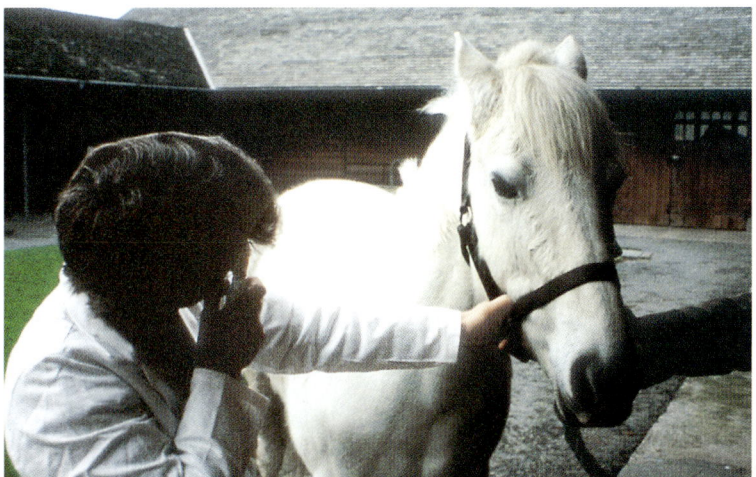

Abb. 15.12:
Direkte Ophthalmoskopie aus der Nähe (im Dunkeln ausgeführt).

Abb. 15.11:
Direkte Ophthalmoskopie aus der Entfernung (im Dunkeln ausgeführt).

Direkte Ophthalmoskopie aus der Nähe. Diese wird angewendet, um alle Bereiche des Auges und seiner Adnexe zu untersuchen. Die Austrittstelle des Lichtstrahls muss so dicht wie möglich sowohl vor das Auge des Beobachters als auch vor das des Patienten gehalten werden (Abb. 15.12). Linsen von ca. +30 D (Vergrößerungslinse) bis −30 D (Verkleinerungslinse) kommen zum Einsatz. Der Bildausschnitt ist real, aufrecht und maximal um das 15-fache vergrößert. Eine Verringerung der Vergrößerung führt zu einer allmählichen Verlagerung des Brennpunktes nach hinten, so dass vergrößerte Details der Lider, Kornea, Augenkammer, Iris, Linse und des Glaskörpers nach und nach sichtbar werden, bis schließlich die anatomischen Strukturen des Fundus im Zentrum stehen. Die detaillierte Untersuchung sollte im Dunkeln an der erweiterten Pupille erfolgen.

Der Untersucher sollte seine eigene Brille absetzen, wenn er die direkte Ophthalmoskopie mit geringem Abstand zum Auge durchführt. Das direkte Ophthalmoskop kann entsprechend der Brillenstärke eingestellt werden.

Für die Untersuchung des äußeren Auges und seiner Adnexe wird eine Voreinstellung von +20 bis +15 D benötigt. Die Iris kann mit einer Voreinstellung von +15 bis +12 D untersucht werden. Für die Linse wird eine Voreinstellung von +12 bis +8 D gewählt, je nachdem, ob die Vorder- oder die Rückfläche der Linse untersucht werden sollen. Zur Beurteilung des Kammerwassers und des Glaskörper sind Zwischeneinstellungen notwendig. Eine genaue Untersuchung des Augenhintergrunds wird normalerweise mit einer Voreinstellung von +2 D oder −2 D (meist 0) und in einem Abstand von 2 cm zwischen Ophthalmoskop und Pferdeauge durchgeführt. Die Untersuchung wird leichter und sicherer, wenn die Hand, die das Ophthalmoskop hält, leicht am Pferdekopf angelegt wird, so dass plötzliche Bewegungen weder das Auge des Pferdes noch das des Untersuchers verletzen.

Die Untersuchung des Augenhintergrunds sollte nach einem festen Schema erfolgen, Tapetum lucidum des Fundes (wenn vorhanden), Tapetum nigrum des Fundus, Sehnervenpapille und sichtbare Gefäße sollten beurteilt, und beide Augen werden miteinander verglichen (Tafeln 3 und 4, S. 339).

15.2 Ergänzende diagnostische Verfahren

15.2.1 Tupfer, Geschabsel, Abstriche und Biopsien

Tupfer, Geschabsel und Abstriche lassen sich am besten von Lidrändern, der Bindehaut (Abb. 15.13) und der Kornea nehmen. Die Probeentnahme erfolgt jeweils vom erkrankten Bereich. Bei der Bindehaut und den Lidrändern ist eine örtliche Betäubung nicht notwendig, wohingegen die exakte Probeentnahme im Bereich kornealer Läsionen eine Oberflächenanästhesie erforderlich macht. Im Falle eines kornealen Ulcus sollte die Gewebeprobe im Randbereich der Läsion genommen werden, um Bakterien kultivieren zu können. Ein Kimura-Spatel ist das geeignete Instrument für eine Probengewinnung.

Tupfer und Geschabsel sind für den Nachweis pathogener Bakterien und Pilze sowie für die Resistenztestung hilfreich. Sie sind aber keine geeigneten Mittel, um Virusinfektionen festzustellen.

Abstriche werden gemacht, um die Ursache von Erkrankungen abzuklären, die die Oberflä-

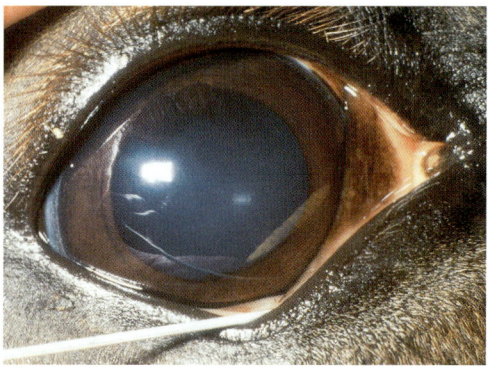

15.13

Abb. 15.13:
Gewinnung einer Kultur
von der Konjunktiva.
Die Probenentnahme
erfolgt durch rotierende
Bewegungen eines
Tupfers im unteren
Bindehautsack.

che von Hornhaut, Konjunktiva und Adnexen betreffen (z. B. Plattenepithelkarzinome). Ein sauberer, trockener Objektträger wird hierzu vorsichtig, aber fest gegen den veränderten Bereich gedrückt. Das Präparat wird an der Luft getrocknet, mit Methanol fixiert und an einen Histopathologen zur Färbung und Interpretation des Befundes geschickt. Es sollten mindestens zwei Objektträger versandt werden.

Von den Lidern und der Konjunktiva können nach angemessener Lokalanästhesie Bioptate genommen werden. Geeignet ist die Feinnadel-biopsie oder die chirurgische Exzision (ganz oder teilweise). Bei der chirurgischen Exzision wird das gesunde Gewebe am Rand der Läsion mit einer fein gezahnten Pinzette gefasst und eine ausreichend große Probe mit einer spitzen Schere oder mit einem Skalpell herausgeschnitten. Es sollte unbedingt vermieden werden, das Gewebe bei der Probenentnahme zu quetschen. Das beste Ergebnis wird erzielt, indem die Probe auf sehr dünne Pappe gelegt wird, bevor sie in die Fixierungsflüssigkeit eintaucht. Die Menge des Fixationsmediums sollte mindestens das 10-fache Volumen der Gewebeprobe ausmachen. Neutrales gepuffertes Formaldehyd ist für die routinemäßige Lichtmikroskopie oder Immunhistochemie ausreichend, wohingegen 2,5%iges Glutardialdehyd in 0,1 M Cacodylat-pufferlösung das geeignete Fixierungsmedium für die Elektronenmikroskopie ist. Bei Unsicherheiten, welche Fixierungsflüssigkeit benutzt werden kann, sollte vor der Probenentnahme das Labor um Rat gefragt werden.

15.2.2 Lokale ophthalmologische Färbemittel

15.2.2.1 Fluoreszein

Fluoreszein ist in orangefarbenes Färbemittel, das sich unter alkalischen Bedingungen grün verfärbt. Substanzverluste der Kornea lassen sich gut durch Fluoreszein darstellen, da der Farbstoff vom exponierten hydrophilen Stroma gut absorbiert wird (Tafel 5, S. 340). Das intakte lipidreiche Epithel oder die hintere Grenzmem-bran der Kornea (Descemetsche Membran) wird nicht angefärbt.

Mithilfe von Fluoreszein kann die Durchgängigkeit des Tränennasenganges überprüft werden. Seltener wird es eingesetzt, um das Ausfließen von Kammerwasser bei penetrierenden Verletzungen oder Eingriffen der Kornea (Seidel-Test) festzustellen. Es können farbstoffimprägnierte Papierstreifen oder Tropfampullen in Einzeldosisverpackung verwendet werden.

Meistens ist es am einfachsten, den imprägnierten Streifen oder die Tropfen in den unteren Konjunktivalsack zu bringen und das Pferd durch Zwinkern mit dem Augenlid das Fluoreszein verteilen zu lassen. Um falschpositive Befunde zu vermeiden und um für genügend Feuchtigkeit für eine angemessene Färbung zu sorgen, ist es manchmal notwendig, das Auge mit steriler Kochsalzlösung oder destilliertem Wasser zu spülen. Geringe Anfärbungen sind mit einer blauen Lichtquelle besser zu erkennen.

15.2.1.2 Bengalrot

Bengalrot ist ein roter Farbstoff, der beschädigtes oder abgestorbenes Epithel und Schleim färbt. Da der Farbstoff das Auge reizt, ist seine Verwendung für die Sichtbarmachung geringer Epitheldefekte beschränkt. Der Test wird bei Pferden selten verwendet.

15.2.2 Schirmer-Tränen-Test

Beim Pferd sind nur wenige Störungen des prä-okularen Tränenfilms bekannt, so dass ein Tränen-Test nicht zur routinemäßigen Augenuntersuchung gehört. Der Schirmer-I-Tränen-Test ist zu diesem Zweck die am häufigsten verwendete Methode. Ein genormter Fließpapierstreifen wird in den Bindehautsack eingelegt. Nach einer bestimmten Zeit wird die Strecke des Papierstreifens ausgemessen. Beim gesunden Pferd liegen die Durchschnittswerte bei über 15 mm in 30 Sekunden oder 20–30 mm pro Minute. Werte von weniger als 10 mm pro Minute sind verdächtig und Werte von weniger als 5 mm pro Minute weisen auf eine fehlende Tränenproduktion hin, die sich klinisch als Keratoconjunctivitis sicca manifestiert.

Der Test ist mit handelsüblichen Teststreifen leicht durchführbar. Die Teststreifen sind etwa 60 mm lang und verengen sich auf einer Länge von 5 mm zum Ende hin. Ein Lokalanästhetikum wird für den Schirmer-I-Tränentest nicht verwendet. Der Streifen wird im verengten Bereich geknickt und dieser Teil wird gerade in den Bin-

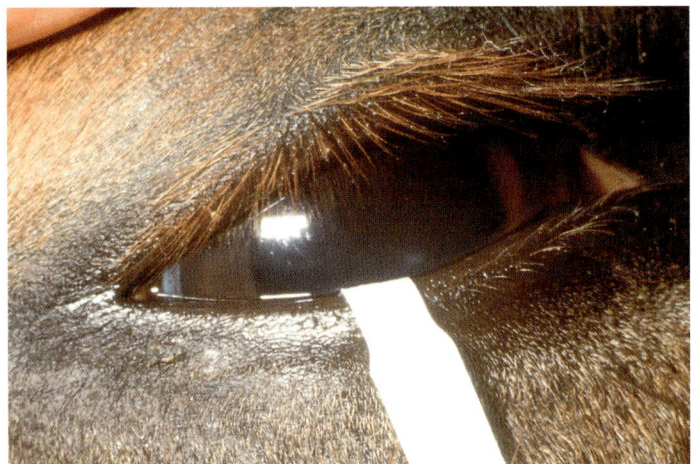

Abb. 15.14:
Schirmer-Tränen-Test am nicht sedierten Pferd (Sedierung und Anästhesie vermindern die Tränenproduktion).

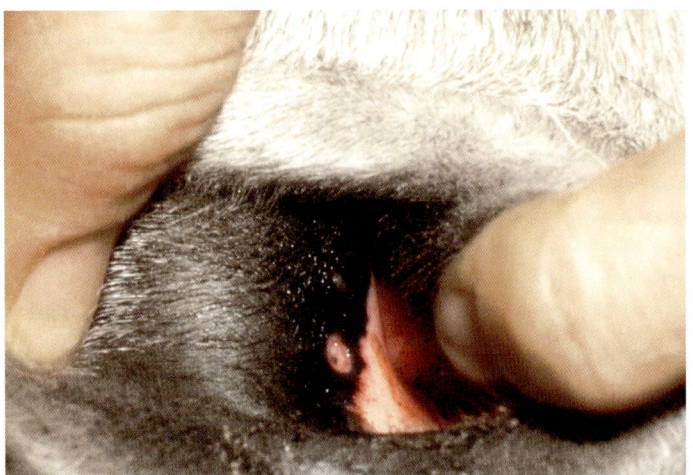

Abb. 15.15:
Inspektion der linken Nasenöffnung mit der Mündung des Tränenkanals (Ostium nasolacrimale), die medial am Grund der Nüster dicht am mukokutanen Übergang sitzt.

dehautsack geschoben (Abb. 15.14). Nach 30 Sekunden wird der Streifen entnommen und der Abstand des Flüssigkeitssaums von der Papierverengung in Millimetern gemessen.

15.2.3 Untersuchung des Tränennasenganges

Der obere und untere Tränenpunkt sowie die Mündung des Tränennasenkanals in der Nasenöffnung sind bei Pferden sichtbar, so dass die Spülung vom proximalen Teil (Puncta lacrimalia) sowie vom distalen Teil (Aditus nasolacrimalis) ausgehen kann.

15.2.3.1 Adspektion

Im Rahmen der Eingangsuntersuchung werden das nasale Ostium (Abb. 15.15) und der Tränenpunkt inspiziert. Der obere und untere Tränenpunkt bilden feine, spaltartige Öffnungen von 2 mm Länge dicht hinter dem freien Rand des jeweiligen Augenlides, 8 mm vom medialen Kanthus entfernt. Es wird kontrolliert, ob die Tränenpunkte vorhanden sind, sowie ihre Lage und Größe bestimmt.

15.2.3.2 Untersuchung mit der Spülkanüle / Katheterisierung

Für die Gewinnung von Proben für die bakteriologische Untersuchung oder einen Resistenztest wird zunächst eine örtliche Betäubung durchgeführt, in dessen Folge mit physiologischer Kochsalzlösung vom oberen Tränenpunkt ausgehend mittels einer Sonde oder eines Katheters gespült wird (Abb. 15.16). Der obere Tränenpunkt wird lokalisiert und das obere Augenlid stabilisiert, indem man es nach oben zieht und leicht nach außen stülpt, damit der Tränenkanal in vertikaler Position liegt. Dann kann eine Metall- oder Plastikkanüle bzw. ein Plastikkatheter über den Tränenpunkt in den Tränennasenkanal eingeführt werden. Zusätzlich zur örtlichen Betäubung kann hier eine Sedierung erforderlich sein. Ebenso können Proben durch retrograde Spülung mit sterilem

Wasser nach Einführung einer Kanüle oder eines Katheders in die Mündung des Tränenkanals im Nasenvorhof genommen werden (Abb. 15.17). Auch hier wird einige Minuten vor der Katheterisierung ein Lokalanästhetikum sowohl in den Bindehautsack als auch in das nasale Ostium verabreicht. Eine Sedierung oder die Anwendung einer Oberlippenbremse kann notwendig sein. Diese Spülungen geben auch Aufschluss über die Durchgängigkeit des Tränenkanals.

15.2.3.3 Fluoreszenzdrainage

Wenn keine Kultur benötigt wird, kann die Durchgängigkeit des Tränenkanals auch durch Einbringen von Fluoreszein-Tropfen in den Bindehautsack überprüft werden. Diese sollten nach etwa 1–5 Minuten an der gleichseitigen Nüster erscheinen (Tafel 6, S. 340). Beide Seiten sollten geprüft werden.

15.2.3.4 Dakryozystorhinographie

Die Dakryozystorhinographie (Röntgenkontrastdarstellung des Tränennasenkanals) ist eine übliche Methode, um das Ausmaß angeborener oder erworbener Anomalien einzuschätzen. Da die Untersuchungstechnik eventuell die Notwendigkeit eines chirurgischen Eingriffs bestätigen kann, wird sie am besten unter Vollnarkose durchgeführt. Es ist üblich, das obere Tränenpünktchen zu katheterisieren oder eine Knopfkanüle einzuführen und etwa 5 ml eines Kontrastmittels auf Jodbasis, z. B. 60 %iges Meglumin-Iothalamat (Conray®60) zu injizieren. Es werden laterale und schräge Röntgenaufnahmen angefertigt (Abb. 15.18a und b).

15.2.4 Tonometrie

Die Tonometrie kann bei Pferden sehr zuverlässig mit einem elektronischen Applanationstonometer durchgeführt werden. Als Tonometer sind »MacKay-Marg®« und der »Tono-Pen®« für den Gebrauch bei Pferden geeignet. Derzeit ist nur der Tono-Pen® im Handel erhältlich (Abb. 15.19).

Der pysiologische intraokulare Druck liegt beim unsedierten Pferd zwischen 16 und 32 mmHg. Beim wachen Pferd spricht ein erhöhter innerer Augendruck für ein Glaukom (bei Pferden selten), wohingegen ein verminderter innerer Augendruck symptomatisch für eine akute Uveitis und eine durchgeführte Sedation ist.

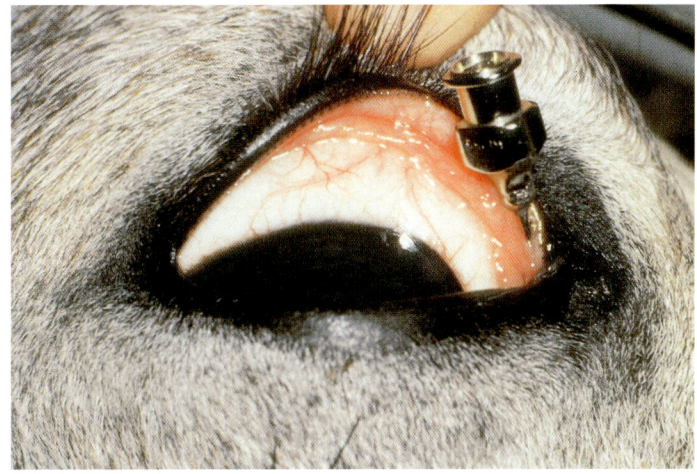

Abb. 15.16:
Eine Knopfkanüle wird in den oberen Tränenpunkt und -kanal eingeführt, nachdem mehrere Tropfen eines Lokalanästhetikums in den oberen Tränenpunkt geträufelt werden. Die Kanüle ist aus Silber, einem relativ weichen und formbaren Metall, das den Tränennasenkanal nicht verletzt.

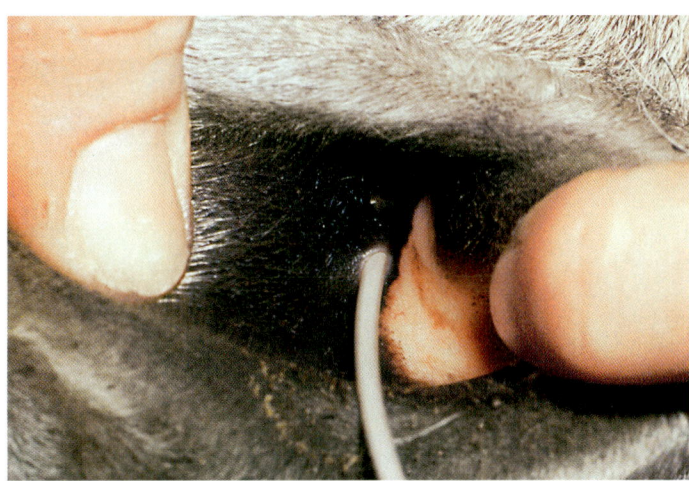

Abb. 15.17:
Ein Katheter wird ins nasale Ostium und den Tränennasenkanal eingeführt, nach Applikation mehrerer Tropfen eines Lokalanästhetikums in den unteren oder oberen Tränenpunkt sowie ins nasale Ostium (normalerweise als Gel oder Spray).

15.2.5 Bildgebende Diagnoseverfahren

Röntgenaufnahmen sind von begrenzter Aussagekraft, wenn es um die Diagnose von Erkrankungen im Weichteilgewebe in und um das Auge geht. Sie können aber hilfreich sein, wenn eine Knochenanomalie vorliegt. Zur Beurteilung des Auges ist eine Ultraschalluntersuchung im B-Modus mit einem Hochfrequenzschallkopf von 7,5–10 MHz besser geeignet, zumal die meisten Pferde diese Untersuchung ohne Vollnarkose dulden.

Eine Oberflächenanästhesie und eine Sedierung können sinnvoll sein, um gute Bedingungen für die bildgebende Diagnostik von Auge und retrobulbären Geweben zu schaffen. Die Untersuchung wird am stehenden Pferd durchgeführt, der Kopf des Tieres wird fixiert. Am Schallkopf wird Ultraschallgel aufgetragen, bevor er direkt auf die Kornea oder auf das geschlossene Augenlid positioniert wird. Scheren ist nicht notwendig. Da die Bildqualität beim Aufsetzen des Schallkopfs auf die Augenlider signifikant schlechter ist, sollte nach Möglichkeit der Schallkopf direkt auf der Kornea angesetzt werden.

Das Auge wird sowohl mit vertikal als auch mit horizontal geführtem Schallkopf untersucht. Es sollten immer beide Augen im Vergleich untersucht werden, so dass ein gesundes Auge als Referenz dienen kann. Am Ende der Behandlung wird überschüssiges Ultraschallgel vorsichtig entfernt.

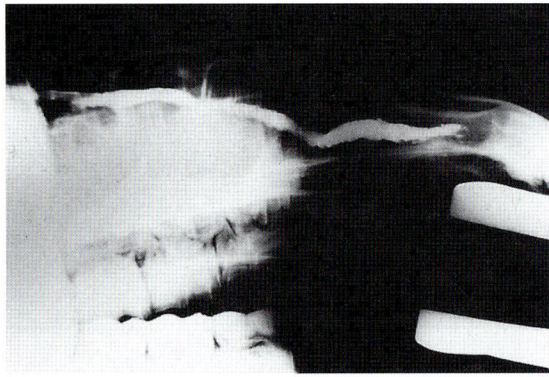

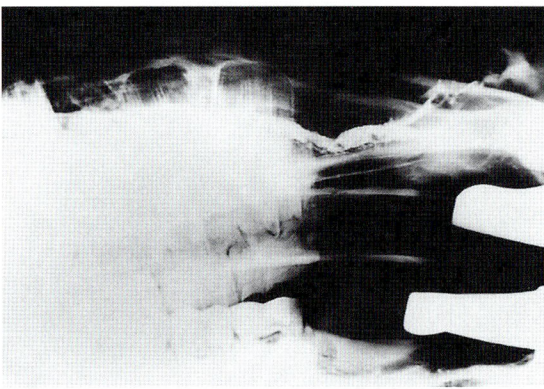

Abb. 15.18: (a) Dakryozystorhinographie mit einem Kontrastmittel auf Jodbasis, um die Diagnose der klinischen Untersuchung zu bestätigen. In diesem Fall fehlt das nasale Ostium. Das Kontrastmittel stellt das Ausmaß der angeborenen Atresie des Tränennasengangs vor einem chirurgischen Eingriff dar. (b) Die postoperative Aufnahme zeigt die Durchgängigkeit des Tränenkanals.

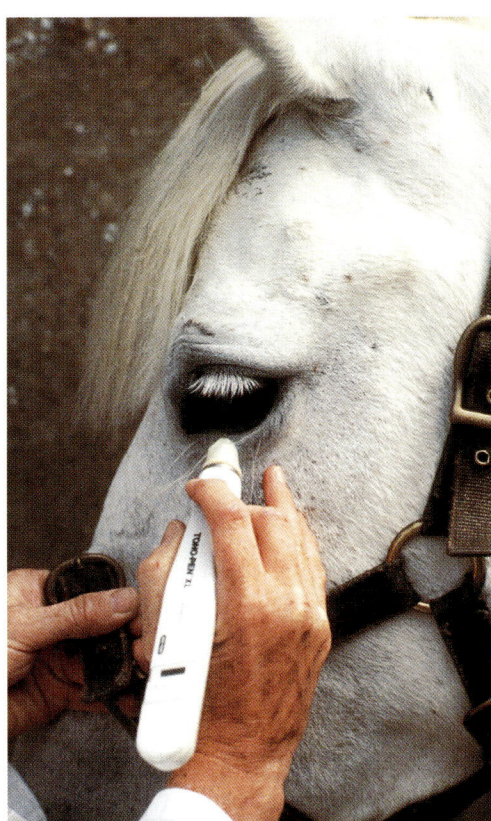

Abb. 15.19:
Tonometrie bei einem wachen, unsediertem Pferd (Sedation und Narkose beeinflussen den intraokularen Druck). Vor der Behandlung wird ein Oberflächenanästhetikum verabreicht.

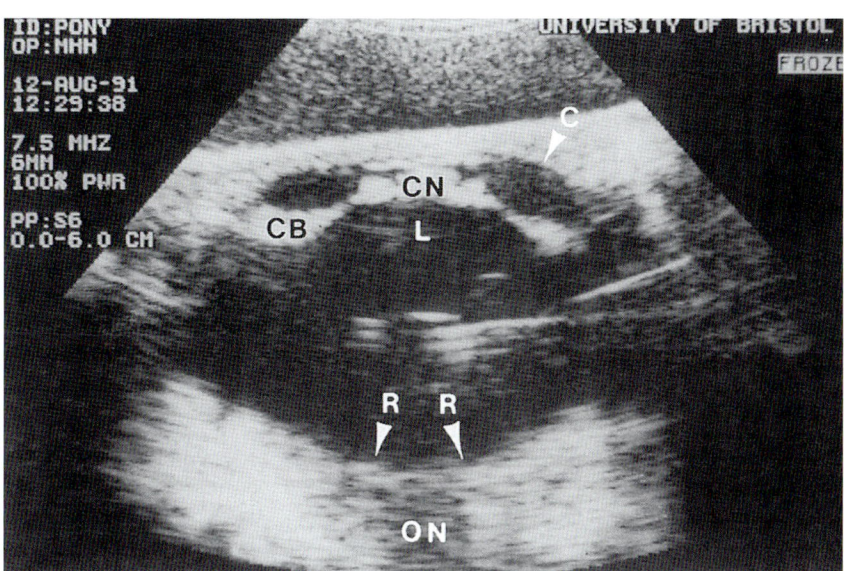

Abb. 15.20:
Ultraschallbild (B-Mode) eines normalen Pferdeauges. Neben einer detaillierten Darstellung
der normalen Strukturen des Auges gelingt es mit dieser Technik auch Veränderungen der
retrobulbären Gewebe zu erkennen.
C: Kornea , CN: Traubenkörner, CB: Ziliarkörper, L: Vorderfläche der Linse, R: Retina, ON:
N. opticus in der Orbita.

Das gesunde Auge stellt sich deutlich abgegrenzt dar, Kammerwasser und Glaskörper sind
anechogen (akustisch klar), so dass sie auf konventionellen Bildern schwarz erscheinen (Abb.
15.20). Kornea, vordere Augenkammer und
Linse lassen sich deutlicher darstellen, wenn
eine Vorlaufstrecke verwendet wird, um den
Schallkopf nicht direkt auf die Kornea aufzuset-
zen. Bei gesunden Tieren stellt sich die Kornea
als schwach-echogene Schicht dar, die auf dem
konventionellen Ultraschallbild weiß erscheint.
Die Bogenform der Linse produziert gestreute
Reflexionen. Deshalb sind nur zentrale Bereiche
der vorderen und hinteren Linsenbegrenzung
echogen, wenn die einfallenden Schallwellen
senkrecht auf der reflektierenden Oberfläche
stehen. Das Innere der Linse ist echofrei. Die
Gewebe des Augenhintergrunds (Retina, Ader-
haut und Sklera) sind als gebogene weiße Linie
erkennbar. Die retrobulbären Gewebe sind beim
Pferd normalerweisee klar umrissen, da die

Orbita viel retrobulbäres Fett enthält. Der Nervus
opticus kann als hypoechogener Kanal erkannt
werden, der durch die stärker echogenen retrobulbären Gewebe verläuft. Daher wird der Seh-
nerv dunkelgrau und das retrobulbäre Gewebe
weiß erscheinen.

15.3 Weiterführende Literatur

BARNETT, K. C., CRISPIN, S. M., LAVACH, J. D. und MAT-
THEWS, A. G.: Colour Atlas and Text of Equine Oph-
thalmology. Mosby-Wolfe, London 1995.

COOLEY, P. L. (1992): Normal equine ocular anatomy
and eye examination. Veterinary Clinics of North Ame-
rica: Equine Practice, 8: 427–449.

CRISPIN, S. M., MATTHEWS, A. G. und PARKER, J.
(1990): The equine fundus I: Examination, embryolo-
gy, structure and function. Equine Veterinary Journal
Supplement, 10: 42–49.

HILLYER, M. H. (1993): Ocular ultrasonography in the
horse. In: Raw, M. E. und Parkinson, T. J. (Hrsg.): Veterinary Annual, 33: 131–137.

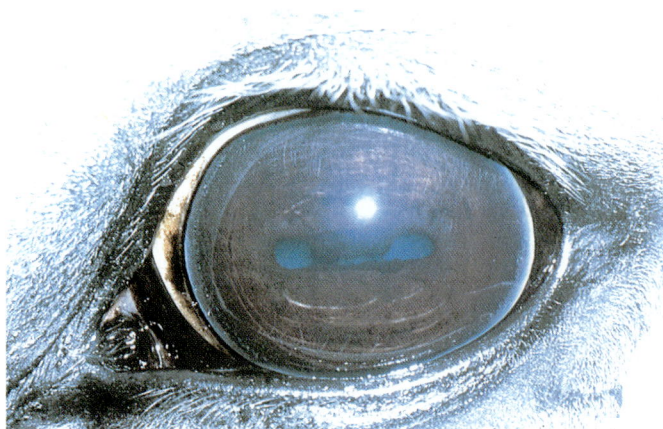

Tafel 1:
Eine genaue Untersuchung des Auges und seiner Adnexe mit bloßem Auge sollte die hier gezeigten äußeren Details wie den Stand der Zilien des oberen Augenlides, die dorsalen und ventralen orbitalen Sulci (die die Augenlider in tarsale und orbitale Bereiche teilen), die Position des dritten Augenlids und der Karunkeln sowie die Stärke der Pigmentierung der Augenlider und der Bindehaut berücksichtigen. Der Limbus muss klar definiert sein. Bei diesem Tier ist der pigmentierte Rand zu beachten. Die Kornea sollte durchsichtig sein, so dass die feine Irisstruktur klar erkennbar ist. In diesem Fall verläuft die graue Linie, die den Ansatz des Ligamentum pectinatum an der Descemetschen Membran und der Kornea markiert, ganz offensichtlich lateral und weniger medial. Die Pupille bildet normalerweise eine fast symmetrische horizontale Ellipse, wobei Granula iridica in der Regel eher am oberen Pupillenrand als am unteren sichtbar sind. Um den Glaskörper und die angrenzenden Strukturen hinter der Pupille beurteilen zu können, muss die Untersuchung im Dunkeln erfolgen.

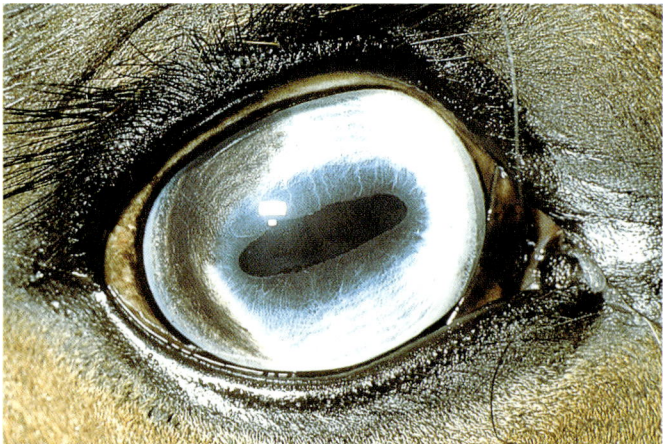

Tafel 2:
Dieses Pferd zeigt eine normale Variante der Irisfärbung, die als Heterochromia iridis bekannt ist. Die verschiedenen Bereiche der Iris haben unterschiedliche Farben, die den unterschiedlichen Grad der Irispigmentation widerspiegeln. Wenn ein ausgeprägter und generalisierter Pigmentmangel der Iris vorliegt, kann die albinotische Iris so hypoplastisch sein, dass detaillierte Strukturen des darunter liegenden Linsenäquators und der Zonula zu sehen sind.

Tafel 3:
Ein normaler Fundus bei einem Pferd mit stark pigmentierter Iris. Die Sehnervpapille liegt innerhalb des Tapetum nigrum des Augenhintergrunds. Die feinen peripapillären, retinalen Gefäße, die von der Papille ausgehen, sind zu beachten; in der 6-Uhr-Position sind sie unvollständig (eine normale Variante, die die Stelle der ursprünglichen embryonalen Augenspalte markiert). Die Aderhautgefäße sind aufgrund der suprapapillären Hypopigmentierung dorsal zur Papille sichtbar. Die winzigen schwarzen Punkte (sogenannte »Winslowsche Sterne«), die über den grünen Teil des Tapetum lucidum des Augenhintergrundes verteilt sind, repräsentieren das Ende chorioidaler Kapillargefäße.

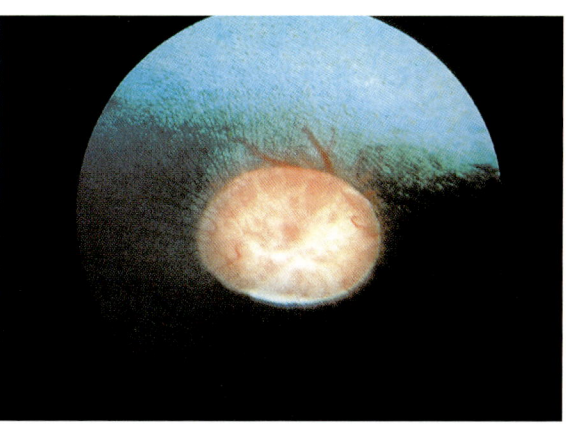

Tafel 4:
Normaler Fundus bei einem Pferd mit blasser (subalbinotischer) Iris (sogenanntes Porzellan- oder Glasauge). Bei diesem subalbinotischen Fundus liegen kein Tapetum und nur eine geringe Pigmentierung vor, so dass sowohl die retinalen als auch die Aderhautgefäße gegen das kremige Weiß der Sklera deutlich gesehen werden können. Der Zusammenfluss der Aderhautgefäße zu einem Gefäßkranz ist bei diesem Tier deutlich zu erkennen.

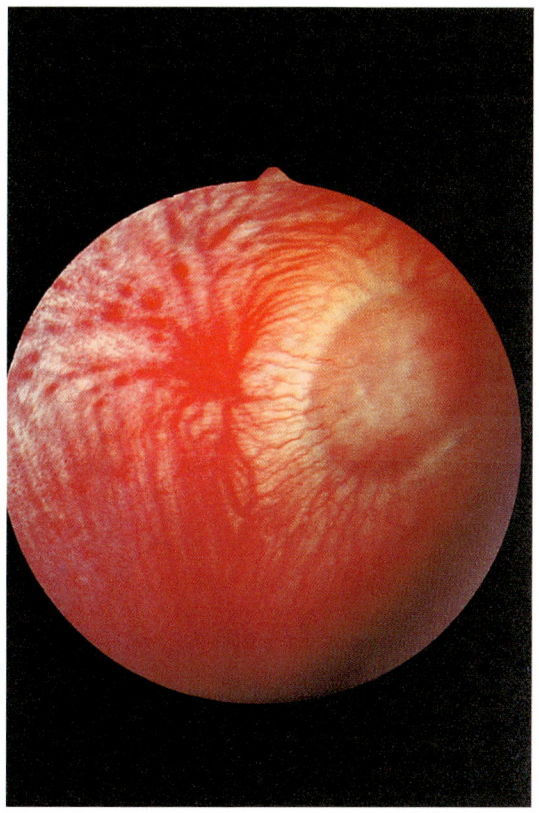

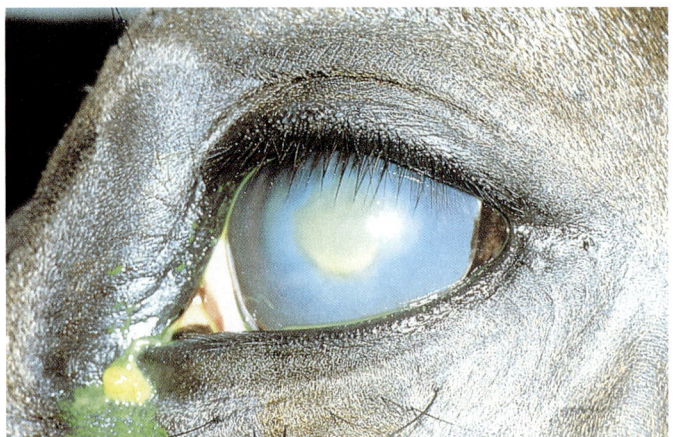

Tafel 5:
Mit Fluoreszein angefärbtes
Hornhautulkus.

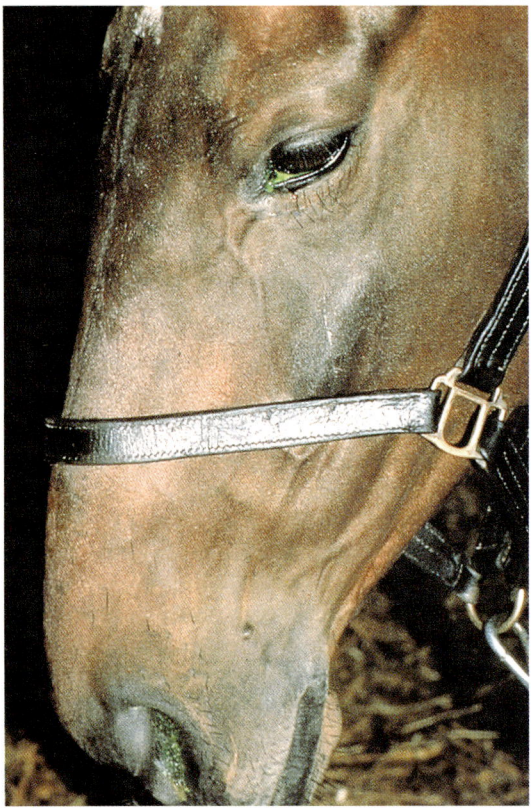

Tafel 6:
In den Bindehautsack eingebrachtes Fluoreszein
sollte innerhalb von 1 bis 5 Minuten nach
Applikation in der gleichseitigen Nasenöffnung
erscheinen.

16 Krankheiten des Fettstoffwechsels

Störungen des Fettstoffwechsels treten in der Praxis bei Pferden selten auf. Klinisch von Bedeutung sind die Hyperlipämie, Fettgewebstumoren und Steatitis bzw. Fettgewebsnekrose. Die häufigste Erkrankung ist die Hyperlipämie, bei der eine Störung des Fettstoffwechsels vorliegt. Sie kommt insbesondere bei Ponys und Eseln vor. Fettgewebstumoren im Abdomen treten bei älteren Pferden auf, ohne stets Probleme zu bereiten. Eine generalisierte Steatitis und Nekrose ist selten und fast immer bei Fohlen zu beobachten. Nur in sehr seltenen Fällen wurde eine generalisierte oder subkutane Steatitis bei ausgewachsenen Tieren beobachtet.

16.1 Hyperlipämie

Bei der Hyperlipämie handelt es sich um eine Störung des Fettstoffwechsels, die sich durch einen ungewöhnlich hohen Lipidgehalt im Blut auszeichnet. Dies führt zu Fetteinlagerung im Gewebe, zu Kreislaufversagen und Entstehung von Thrombosen. Die Krankheit verläuft tödlich, wenn die Ursache nicht gefunden und erfolgreich behandelt wird.

Die Ursache einer Hyperlipämie ist meist Stress oder Mangelernährung bei empfindlichen Tieren. Am häufigsten sind Ponys, besonders Shetlandponys, im fortgeschrittenen Stadium der Trächtigkeit oder während der Laktation betroffen. Stress kann darüber hinaus viele Ursachen haben, z. B. extreme klimatische Bedingungen, schlechte Haltung und rezidivierende Krankheiten, insbesondere Magen-Darm-Erkrankungen. Prädisponiert für eine Hyperlipämie sind adipöse Ponys und Esel.

Das zentrale Ereignis in der Entwicklung dieser Stoffwechselkrankheit scheint die Hemmung der Insulinaktivität zu sein. Insulin sorgt normalerweise für die Fettspeicherung, so dass eine Störung der Insulinaktivität zur Mobilisierung der Fettdepots führt. Bei insbesondere adipösen Ponys und Eseln ist eine Insulinresistenz angeboren. Zusätzlich wirken hormonelle Veränderungen (Trächtigkeit, Säugezeit) und ein Anstieg des Kortisolspiegels im Kreislauf (in Verbindung mit Krankheit oder anderen Stressfaktoren) der Insulinaktivität entgegen und steigern somit die angeborene Insulinresisztenz bei diesen Tieren. Dies bedeutet, dass Ponys und Esel eine metabolische Prädisposition zur Fettmobilisierung haben und Trächtigkeit, Adipositas, Krankheit, Stress und / oder verminderte Futteraufnahme diese Tendenz verstärken.

16.1.1 Diagnose

Die klinischen Symptome sind unspezifisch. Klinisch imponiert die fortgeschrittene Hyperlipämie durch Schläfrigkeit, Depression, Trägheit, Schluckstörungen und Kreislaufstörungen. Ein ventrales Ödem tritt häufig begleitend auf, ist aber nicht pathognomonisch. Die Symptome einer hepatischen Enzephalopathie können als Folge einer fettigen Infiltration der Leber mit Leberversagen auftreten. Zeigt ein Pony im späten Stadium der Trächtigkeit Appetitlosigkeit und wirkt abgeschlagen, sollte sofort auf Hyperlipämie untersucht werden.

Andererseits werden die klinischen Symptome einer Hyperlipämie möglicherweise von den Symptomen der zugrunde liegenden Primärerkrankung, wie z. B. Appetitlosigkeit und / oder Stressreaktionen, überlagert. Jede Erkrankung, die mit verringerter Futteraufnahme verbunden ist, kann eine Hyperlipämie als sekundäre Komplikation hervorrufen. Man sollte ebenfalls beachten, dass gesunde, aber übergewichtige Ponys oder Esel, die im Verlauf ihrer Krankengeschichte auf eine strikte Diät gesetzt wurden, eine Hyperlipämie entwickeln können.

Beim gesunden Tier beträgt die Triglyzerid-Konzentration im Serum normalerweise weniger als 1 mmol / l. Bei hyperlipämischen Zuständen steigt dieser Wert auf mehr als 5 mmol / l an und kann in schweren Fällen sogar 75 mmol / l übersteigen. Wenn die Triglyzerid-Konzentration auf über 5 mmol / l ansteigt, werden Serum und Plasma sichtlich trüb. Hyperlipämie kann im Rahmen der klinischen Untersuchung in einer gerinnungsgehemmten Blutprobe leicht nachgewiesen werden, da das in einem durchsichtigen Röhrchen befindliche Blut im Licht einen charakteristischen stahlblauen Schimmer hat. Lässt man die Blutprobe einige Minuten stehen, damit sich die Erythrozyten absetzen, ist ein wolkiges-milchiges Aussehen des Plasmas charakteristisch.

Im Rahmen einer postmortalen Sektion fallen erhebliche Fetteinlagerungen im Gewebe auf. Zudem kann während der Sektion möglicherweise die Ursache der Primärerkrankung erkannt werden, die zum hyperlipämischen Zustand geführt hat.

Anmerkungen

Die Hyperlipämie des Pferdes wird von keinem drastischen Anstieg des Cholesterinspiegels im Blut begleitet, so dass dieser Wert für die Diagnosestellung bei Pferden nicht von Bedeutung ist.

● Bei fortgeschrittener Erkrankung deuten die klinisch-chemischen Parameter auf Leber- und Nierenversagen hin. Im Vordergrund steht dabei ein Anstieg der Leberenzyme im Serum und die Entstehung einer Azotämie. Lipämisches Serum oder Plasma ist für klinisch-chemische Untersuchungen jedoch oft ungeeignet, so dass diese Entwicklung übersehen werden kann.

● Bei gefährdeten Tieren, wie z. B. trächtigen Shetlandpony-Stuten, kann man die Triglyzeride im Serum im fortgeschrittenen Stadium der Trächtigkeit überwachen, um sicherzugehen, dass die Energieaufnahme ausreichend ist und Stressfaktoren wie Parasitenbefall gering gehalten werden.

Kurzzeit-Fasten (z. B. bei Transporten) kann bei Ponys eine physiologische reversible Lipämie auslösen, die ohne klinische Folgen bleibt. Dieser physiologische Zustand wird als *Hyperlipidämie* bezeichnet.

16.2 Fettgewebstumoren

Lipome des Mesenteriums sind bei älteren Pferden und Ponys recht häufig. Dabei können sich die gestielten Tumoren um den Dünndarm wickeln und so eine akute, oft strangulierende Obstruktion hervorrufen. Wesentlich seltener tritt eine Obstruktion des kleinen Kolons auf. Lipome sind eine der häufigsten Ursachen für eine strangulierende Obstruktion des Darms bei älteren Pferden. Ponys scheinen besonders prädisponiert zu sein.

16.2.1 Diagnose

Das auffälligste Symptom bei älteren Pferden oder Ponys (> 9 Jahre) ist eine akut einsetzende Kolik. Die Untersuchung weist auf eine ausgeprägte Obstruktion hin. Für die definitive Diagnose bedarf es der Laparotomie. Bei der rektalen Untersuchung fallen wahrscheinlich schon wenige Stunden nach Auftreten der Symptomatik geschwollene Dünndarmschlingen auf. Allerdings ist es unwahrscheinlich, abgegrenzte Lipome zu palpieren. Manchmal ziehen sich Dünndarmschlingen zu einer großen, knotenähnlichen Struktur zusammen.

16.3 Steatitis und Fettgewebsnekrose

Die Steatitis und Fettgewebsnekrose sind zwei extreme Verlaufsformen einer Entzündung, die jedoch bei ausgewachsenen Pferden selten vorkommen. Die Krankheit zeichnet sich durch multiple Läsionen im adipösen Gewebe aus und ist äußerlich am Auftreten fester, plaqueartiger Schwellungen unter der Haut erkennbar. Eine generalisierte Form der Erkrankung verläuft stets tödlich, da fortschreitend indurierte Fettläsionen lebensnotwendige Funktionen, wie z. B. die Herzaktivität beeinträchtigen. Die Pannikulitis, die eine seltene Form der Steatitis darstellt, beschränkt sich auf das subkutane Gewebe und wurde bei ausgewachsenen Pferden ebenfalls beobachtet.

16.3.1 Diagnose

Subkutane Schwellungen unterschiedlicher Größe, Konsistenz und Anzahl treten am ganzen Körper auf. Die festeren, plaqueartigen Massen sitzen der Unterlage fest auf und können in der Mitte weich und fluktuierend sein. Die klinische Untersuchung und die Hämatologie weisen auf eine Entzündung hin, die mit Gewichtsverlust einhergeht. Über die Biopsie einer festen subkutanen Zubildung kann leicht eine Diagnose gestellt werden. In einer kleinen keilförmigen subkutanen Gewebeprobe finden sich Nekroseherde und eventuell Anzeichen einer Mineralisierung. Aufgrund der Biopsie allein kann jedoch die Verbreitung der Fettläsionen im Körper nicht demonstriert werden. Dies zeigt sich vielmehr bei einer Sektion, die eine weitverbreitete Verfärbung des Körperfetts mit Gewebeverhärtungen und stellenweiser Verflüssigung aufzeigt.

Anmerkung

Bei anderen Tierarten stehen die generalisierte Steatitis und Fettgewebsnekrose in Verbindung mit einem Vitamin-E-Mangel, der ein wichtiges Kriterium bei der Diagnose ist. Im Gegensatz dazu ist die Vitamin-E-Versorgung beim Pferd mit Steatitis oder Fettgewebsnekrose wahrscheinlich normal, so dass Ätiologie, Pathogenese und Behandlung der Krankheit weiterhin ungeklärt bleiben.

16.4 Weiterführende Literatur

WATSON, T. (1994): Hyperlipaemia in ponies. In Practice (Supplement to Veterinary Record), 16: 267–272.

EDWARDS, G. B. and PROUDMAN, C. J. (1994): An analysis of 75 cases of intestinal obstruction caused by pedunculated lipomas. Equine Veterinary Journal, 26: 18–21.

TAYLOR, F. R. G., MAIR, T. S. and BROWN, P. J. (1988): Generalised steatitis in an adult pony mare. Veterinary Record, 122: 349–351.

17 Hautkrankheiten

17.1 Diagnosestellung

Hautläsionen sind bei Pferden ein häufig auftretendes Phänomen. Nur wenige davon können allein nach dem Aussehen diagnostiziert werden, da den verschiedensten Ursachen meistens das gleiche Erscheinungsbild zugrunde liegt. Eine sorgfältige Anamnese und eine gründliche klinische Untersuchung sollten dazu beitragen, die möglichen Diagnosen einzugrenzen und die praktischen Untersuchungsverfahren zu erleichtern. Der erste Teil dieses Kapitels beschäftigt sich daher mit der Bewertung des Krankheitsbildes, um den richtigen Weg zur Diagnosestellung zu wählen. Der zweite Teil bietet Hinweise zur Untersuchungstechnik.

17.1.1 Anamnese

Folgende Fragen sollten berücksichtigt werden:
- Sind andere Pferde betroffen? Wenn ja, worin besteht die Verbindung: Direkter Kontakt, Sattel und Zaumzeug, Striegel und Kardätsche, Futtermittel? Man sollte ebenfalls darauf achten, ob einer der Betreuer / Reiter an Hautveränderungen leidet.
- Tritt die Läsion saisonbedingt auf?
- Besteht Juckreiz?
- An welcher Stelle des Körpers begann die Veränderung? Hat sie sich ausgebreitet?
- Wie sah die Hautläsion ursprünglich aus; hat sich ihr Aussehen verändert?
- Wurden kürzlich lokal oder systemisch wirksame Medikamente verabreicht?

Die Umgebung des Pferdes sollte als Quelle möglicher Reizstoffe oder Allergene berücksichtigt und daraufhin die Verteilung der Läsionen am Körper betrachtet werden. Zum Beispiel:
- Einstreu – Kontaktbereiche sind untere Extremitäten und Bauch.
- Staub von Dachsparren oder Heuboden – fällt auf Kopf, Hals und Rücken.
- Höhe der Futterkrippe – von oben fällt Futtermaterial auf Kopf und Hals, von unten berührt es Maul und distale Gliedmaßen.
- Decken und Überwürfe – entweder sie schützen die Haut darunter vor Läsionen, oder sie begünstigen deren Entstehung.

17.1.2 Klinische Untersuchung

Sie sollte neben der Inspektion der Hautsymptome eine allgemeine Untersuchung beinhalten, da systemische Krankheiten mit Dermatosen verbunden sein können. Danach werden die wesentlichen Merkmale der Läsionen und ihre Ausbreitung betrachtet. Es ist sehr hilfreich, Einzelheiten und die Verbreitung der Läsionen am Körper graphisch aufzuzeichnen und zu kommentieren.

17.1.2.1 Merkmale von Hautläsionen

Größe, Gestalt und Erscheinungsbild differentialdiagnostisch betrachtet. Die wesentlichen Merkmale der Hautsymptome lassen sich folgendermaßen beschreiben:
- Juckreiz
- Krusten, Schuppen und Haarausfall
- Schwellungen: Knötchen, Papeln und Quaddeln (Urtikaria)
- Haarwuchsstörungen: Alopezie / Hirsutismus
- Pigmentveränderungen
- Angeborene Krankheiten

Nota bene: Es ist zu betonen, dass sich diese Symptome nicht gegenseitig ausschließen. Zum Beispiel tritt Juckreiz häufig in Verbindung mit Haarausfall und Krustenbildung auf. Daher ist es oft unmöglich, eine Läsion allein aufgrund ihres äußeren Erscheinungsbildes zu beurteilen. Es ist dennoch von Nutzen, die mögliche Ursache jedes Leitsymptoms zu berücksichtigen, um die Differentialdiagnose einzuengen. Richtlinien hinsichtlich der Unterscheidung und Wahl des geeigneten Diagnoseverfahrens werden im Folgenden gegeben.

17.1.3 Läsionen mit Pruritus

Juckreiz ist häufig mit Ektoparasiten, durch Kontakt mit Hautreizenden Mitteln oder Hypersensibilität verbunden. Gelegentlich kann er auch Symptom für eine Infektion (Follikulitis / Furunkulose), ein frühes Stadium der Photosensibilität oder Urtikaria sein, die alle im Folgenden beschrieben werden. Juckreiz führt aufgrund der Automutilation unweigerlich zu Haarausfall, Exsudation und Schorfbildung.

17.1.3.1 Ektoparasiten

Läuse
Läuse treten im Spätwinter und Vorfrühling auf, meist bei beengten Haltungsbedingungen. Bei guten Lichtverhältnissen kann man sie mit bloßem Auge und einer Lupe am Ansatz von Schweif und Mähne feststellen. Die stechenden Läuse (*Damalinia equi*) sehen rehbraun aus und können sich im dorsolateralen Rumpfbereich aufhalten. Saugende Läuse (*Haematopinus asini*) sind aufgrund der Blutaufnahme blauschwarz. Eine großflächige Schuppenbildung ist wahrscheinlich die Folge zu starken Scheuerns. Glänzende Eier (Nissen) sitzen an den Haaren.

Stechfliegen und Mücken
Die wahrscheinlich häufigste Ursache für Juckreiz sind stechende Insekten. Sie treten im Sommer auf, belästigen und verursachen Hautausschlag in Form von Papeln oder Quaddeln sowie Juckreiz. Die Symptome werden durch individuelle Überempfindlichkeiten (Allergien) gegen die Stiche noch verstärkt. Bremsen (Tabanidae) verursachen schmerzhafte Stiche, die große Quaddeln hervorrufen können. Stallfliegen (*Stomoxys calcitrans*) verursachen schwere Stiche und saugen Blut und Gewebeflüssigkeit. Es bilden sich viele Quaddeln, die im Bereich des Halses, des Rumpfes oder des Bauches verkrusten können. Kriebelmücken (*Simulium* spp.) sind dagegen an den eher spärlich behaarten Körperstellen anzutreffen wie Achseln, Bauch-

unterseite und Leistengegend und führen zur Entstehung von Papeln. Die kleinen Hornfliegen (*Haematobia irritans*) verursachen eine Dermatitis in der Bauchgegend, die gekennzeichnet ist durch Stellen mit Haarausfall, Entzündung und Schuppenbildung.

Es ist schwer, die Verursacher zu bestimmen. Die Diagnose »Insektenstich« kann man stellen, indem man das Tier tagsüber in einer fliegensicheren Box unterbringt. Die Biopsie einer frühen (primären) Läsion wird eine Reihe von Gewebeveränderungen aufweisen, die charakteristisch für Arthropodenbisse sind, aber keine Rückschlüsse auf die unterschiedlichen Arten zulassen. Wenn möglich sollten Hypersensibilitätstests gemacht werden, um bestimmte Allergien festzustellen.

Bienen und Wespen
Bienen und Wespen greifen gelegentlich im Schwarm an und verursachen viele Papeln und fleckförmige Schwellungen, die eher schmerzhaft als juckend sind.

Culicoides spp.
Unterarten der Gnitzen stehen im Zusammenhang mit einer häufigen Hautüberempfindlichkeit, die als »Sommerekzem« bezeichnet wird. Bevorzugte Stellen sind Mähne, Kruppe und Schweifrübe. An den betroffenen Stellen kommt es zu Haarausfall, Exsudation und zur Bildung harter, trockener Krusten von wenigen Millimetern bis zu mehreren Zentimetern Durchmesser. Durch Scheuern sind die Haare vom Schweif und der Mähne brüchig geworden und es zeigen sich deutliche Abschürfungen. Die Diagnose stützt sich auf das Erscheinungsbild, die Jahreszeit und die Verteilung der Läsionen sowie den auffälligen Juckreiz. Eine Biopsie ist unergiebig, da die Histopathologie nur einen allgemeinen Befund einer Reaktion auf Arthropoden erbringen wird. Mithilfe eines Hypersensibilitätstests kann eine Allergie gegen *Culicoides* spp. festgestellt werden, dies wird zur Bestätigung der Diagnose allerdings selten nötig sein.

Räudemilben

In eher seltenen Fällen können Räudemilben eine Belästigung bei Pferden darstellen.

Chorioptesräude wird von Chorioptesmilben verursacht, die sich nicht in die Haut eingraben. Diese Form der Räude ist selten und eher im Winter zu beobachten. Die Symptome zeigen sich vornehmlich im distalen Bereich der Extremitäten. Dabei wirken die Haare an Fesseln und Behängen stark ausgedünnt und sie werden matt aufgrund des eingetrockneten Exsudats. Es finden sich zahlreiche Milben, die bei oberflächlichem Kratzen auf der Haut sichtbar werden.

Demodexräude (*Demodex equi*), eine follikuläre Dermatitis, ist bei Pferden sehr selten, sie lässt eine zugrunde liegende ernsthafte systemische Erkrankung und / oder eine Schwächung des Immunsystems vermuten. Gewöhnlich finden sich nur vereinzelt Milben als Kommensalen. Die Diagnose des Räudebefalls lässt sich mithilfe eines tiefen Hautgeschabsel stellen, in dem sich zahlreiche Milben nachweisen lassen. Zu den Symptomen zählen Haarausfall und Schuppenbildung am Kopf (Maul und Augen), Hals, Schultern und Vordergliedmaßen. Juckreiz muss nicht bestehen, sofern sich keine sekundäre Infektion mit Pustelbildung entwickelt hat.

Derzeit kommt die **Psoroptesräude** (*Psoroptes equi*) ebenfalls selten vor. Obwohl sich Psoroptesmilben gelegentlich im Gehörgang nachweisen lassen, stellt das Fehlen von Hautläsionen jeglicher Art ihre Bedeutung jedoch in Frage.

Die **Sarkoptesräude** (*Sarcoptes scabei*) kommt in der Pferdepopulation hierzulande äußerst selten vor. Klinisch imponiert die Erkrankung durch Haarverlust, Hautverhärtungen und trockener Schorfbildung. Die Sarkoptesräude kann jedoch auch durch andere Tierarten übertragen werden, insbesonders durch Rinder. Eine Diagnose erfolgt auf der Basis eines tiefen Hautgeschabsels.

Herbstgrasmilben (*Trombicula autumnalis*) verursachen Juckreiz und Reizungen an den Fesseln und am Maul des Pferdes, wenn die Milben im Herbst durch das Heu übertragen werden. Die orangerote Milbe ist mit einer Lupe für das bloße Auge sichtbar. Deutliche Hautläsionen liegen dagegen nicht vor.

Vorratsmilben finden sich meist in Heu oder Stroh, verursachen aber nur selten Juckreiz. In diesem Fall löst die Milbe wahrscheinlich eine Kontaktdermatitis aus. Die juckenden Läsionen verbreiten sich am Kopf und Hals, wenn von oben gefüttert wird. Dagegen ist der Juckreiz am Maul und den distalen Abschnitten der Gliedmaßen lokalisiert, wenn von unten gefüttert wird. Eine Änderung des Futters und des Standorts der Fütterung sind für die Diagnose hilfreich.

Dasselfliegen (Hypoderma spp.)

Normalerweise sind Rinder die Wirte für die Larven der Dasselfliege. Seit der gezielten Betäubung der Dasselfliege beim Rind, taucht sie auch in der Pferdepopulation nicht mehr auf. Dassellarven verursachen eine halbrunde Beule am Rücken mit unterschiedlichem Durchmesser. Manchmal befindet sich in der Mitte ein »Luftloch«. Die Diagnose basiert auf dem Auffinden der Beule und dem sorgfältigen Entfernen der Larve nach Behandlung mit Umschlägen. Von einer Biopsie ist abzuraten, da sie mit großer Wahrscheinlichkeit eine heftige lokale Reaktion hervorruft.

17.1.3.2 Endoparasiten

Onchozerkose

Die Onchozerkose (*Onchocerca cervicalis*) ist in Osteuropa eine weit verbreitete parasitäre Erkrankung des Pferdes. Adulte Würmer parasitieren im Nackenband wo sie Mikrofilarien produzieren, die in das angrenzende Gewebe oder die oberen Hautschichten wandern. Viele Pferde sind damit infiziert, doch nur wenige entwickeln Symptome einer Erkrankung im klinischen Sinne.

Klinische Fälle zeigen Haarausfall, Pigmentstörungen, Flecken und Schuppen, besonders im

Bereich der ventralen Mittellinie. Symptome können auch an Kopf, Hals und Vordergliedmaßen auftreten. Der Juckreiz ist schwach bis stark ausgeprägt. Die Diagnose wird durch Gewinnung zahlreicher Mikrofilarien aus zerkleinertem Biopsiematerial gestellt, wobei man jedoch bedenken sollte, dass auch bei gesunden Tieren einige Mikrofilarien in der Haut zu finden sind. Die Behandlung mit Ivermectin, das die Entzündung innerhalb von drei Wochen zurückgehen lässt, ist diagnostisch. Die adulten Würmer werden jedoch nicht sofort erreicht, so dass eine wiederholte Behandlung mit Anthelmintika gegen Mikrofilarien notwendig sein kann.

Oxyuris equi

Oxyuris equi ist ein relativ häufiger Darmparasit. Adulte weibliche Würmer verursachen durch Eiablage starke perianale Irritationen. Bei starkem Befall können die Eier am analen Schließmuskel nachgewiesen werden (Eischnüre). Kleinere Mengen lassen sich mithilfe der Klebestreifenmethode unter dem Mikroskop feststellen.

17.1.3.3 Kontaktdermatitis

Die meisten Formen der Kontaktdermatitis werden durch Reizmittel ausgelöst, die die Haut durch längeren Kontakt irritieren. Im Allgemeinen sind das chemische Stoffe wie Pflegemittel für Sattel und Zaumzeug, Medikamente, bestimmte Pflanzen oder Körperflüssigkeiten wie Harn. Die Kontaktdermatitis entwickelt sich an den Stellen, an denen Kontakt mit dem Agens besteht, besonders an Kopf, Beinen, Bauchbereich und den Körperflächen, die mit Sattel und Zaumzeug in berührung kommen. Die Symptome sind fortschreitend über Hautrötungen, nässende Stellen, Schorfbildung und Juckreiz bis hin zu Hautverdickungen und unterschiedlich starkem Haarausfall. In einigen Fällen ist eine Urtikaria die erste Reaktion auf das Agens. Eine Kontaktdermatitis kann in der Fesselbeuge zur sogenannten Mauke führen.

Wesentlich seltener ist eine allergische Form der Kontaktdermatitis. Dabei fungieren auslösende Stoffe als Hapten, die mit Hautproteinen Allergene bilden. Die Allergie kann sich aufgrund einer Substanz entwickeln, die in der Umgebung des Pferdes bereits seit Jahren vorliegt und bis dahin keine Reaktion ausgelöst hat. Nach einer Sensibilisierung, entwickelt sich bei erneutem Kontakt innerhalb von 1 bis 3 Tagen eine juckende Dermatitis. Die hervorgerufenen Läsionen sind ähnlich der durch Reizmittel ausgelösten, bereits beschriebenen, Kontaktdermatitis. Die Allergie lässt sich diagnostizieren, wenn das Tier in einer »allergenfreien« Umgebung gehalten wird (siehe auch Kapitel 17.2.7). Eine Biopsie kann auf die allergische Genese hinweisen.

17.1.4 Krusten, Schuppen und Haarausfall als Leitsymptome

Haarausfall ist gewöhnlich die Folge von Juckreiz und entzündlichen Reaktionen, wie z. B. Follikulitis und Lichtempfindlichkeit. Oft zeigen sich gleichzeitig exsudative Prozesse der Haut und es entstehen fest haftende Krusten. Schuppen entstehen aufgrund einer Überproduktion verhornter Epithelzellen, die sich plättchenförmig ablösen. Sie resultieren aus einer pathologischen Talgproduktion und Keratinisierung (Seborrhoe), die durch verschiedene entzündliche Prozesse verursacht werden kann. Das klinische Bild reicht von »Schuppen« bis zur Bildung von fettigen Flechten und verkrusteten entzündlichen Hautarealen.

17.1.4.1 Follikulitis / Furunkulose

Die Follikulitis ist eine eitrige Entzündung der Haarfollikel, die durch *Staphylococcus aureus*, *Dermatophilus congolensis*, Dermatophyten (*Trichopython* spp. und *Microsporum* spp.) sowie Parasiten (*Demodex equi*) verursacht werden. Eine Entzündung, die auf Haut und Unterhautgewebe übergeht, wird als Furunkulose bezeichnet. Ein gelegentlich auftretendes Symptom der Follikulitis ist Juckreiz.

Bakterielle Follikulitis

Die bakterielle Follikulitis entwickelt sich üblicherweise im Sommer. Meistens sind die Bereiche betroffen, an denen durch Sattel und Zaumzeug bedingt eine stärkere Schweißbildung und Reibung entsteht. Die ersten klinischen Symptome sind Papeln und Pusteln. Die auslösenden Erreger, besonders *Staphylococcus aureus* oder Streptokokken, lassen sich in der Bakterienkultur nachweisen. Im Abstrich finden sich Kokken umgeben von neutrophilen Granulozyten.

Dermatophilose

Die Dermatophilose ist eine häufige Form der bakteriellen Follikulitis, die bei feuchtem Wetter in den Herbst- und Wintermonaten auftritt. Die Erkrankung verläuft exsudativ mit großflächigem Haarausfall und wird durch den Aktinomyzeten *Dermatophilus congolensis* hervorgerufen. Normalerweise sind die Läsionen symmetrisch über die Kruppe verteilt. Bei schlammigen Bodenverhältnissen können die Hautveränderungen auch an den distalen Gliedmaßenabschnitten auftreten und sogar auf den Bauch übergreifen.

Das Exsudat verfilzt die Haare und lässt den Schorf borkig und »pinselig« aussehen. Die entfernten Schorfkrusten haben einen großen Durchmesser und die Unterseite ist eitrig. Für die Diagnosestellung erfolgt der Nachweis der Bakterien über einen Abstrich oder eine Bakterienkultur von einer abgelösten Kruste.

Nota bene: Alte Läsionen können mit Staphylokokken überwachsen sein.

Dermatomykosen

Dermatomykosen werden normalerweise durch *Trichophyton equinum* oder *Trichophyton mentagrophytes* (Glatzflechte), gelegentlich auch durch *Microsporum equinum* oder *M. canis* (Rundflechte), ausgelöst. Die meisten Fälle treten im Herbst und Winter unter beengten Haltungsbedingungen auf. Das klinische Bild der Hautläsionen ist geprägt durch Erytheme, Schuppen und Schorfkrusten, wobei die Haare brüchig sind und ein »mottenzerfressenes« Aussehen haben. Das Krankheitsbild, das nicht immer von Juckreiz geprägt ist, kommt bevorzugt an den Stellen vor, an denen Sattel und Zaumzeug scheuern. Die Diagnose erfolgt durch eine Pilzkultur, obwohl auch die direkte Mikroskopie möglich ist (siehe Kapitel 17.2.2). Dagegen ist die Untersuchung mit der Woodschen Lampe bei Pferden nur bei einer Infektion mit *Microsporum canis* erfolgreich.

Demodikose
Siehe Kapitel 17.1.3.1

17.1.4.2 Photodermatitis (Lichtüberempfindlichkeit)

Klinisch tritt die Photodermatitis als Erythem, Ödem, nässendes Ekzem, Schorfbildung und im Extremfall als Hautnekrose in weißen, unpigmentierten oder fleischfarbenen Bereichen wie dem Abzeichen, dem Maul, dem Kronsaum etc. in Erscheinung. Es kommt zu lokal begrenzten, schwerwiegend entzündlichen Läsionen. Die Erkrankung tritt in den Sommermonaten auf, wobei die ersten Erytheme mit einem starken Juckreiz verbunden sind. Obwohl ein Sonnenbrand ähnliche Symptome zeigt, handelt es sich hierbei nicht um eine Photosensibilisierung.

Primäre und sekundäre Photodermatitis
Einerseits wird die primäre Photosendermatitis durch UV-Strahlen ausgelöst, andererseits spielen photodynamische Substanzen (z. B. Johanniskraut, Buchweizen), die beim Grasen aufgenommen werden, eine Rolle. Es können mehrere Pferde eines Bestandes betroffen sein. Der sekundären Photodrematitis hingegen liegt eine Leberinsuffizienz zugrunde, die zu einer verminderten Ausscheidung des Phylloerythrins führt, einem bakteriellen Abbauprodukt des Chlorophylls. Diese Substanz ist photodynamisch wirksam und führt in dafür empfindlichen Bereichen (mukokutane Übergänge) zur

Entstehung von Erythemen. Eine extreme Form der Photosensibilisierung am Kopf ist die sogenannte »photodynamische Dermatitis«, bei der die betroffenen Stellen einen leichten Blaustich aufweisen. In allen Fällen, bei denen eine Photodermatitis vermutet wird, sollten die Leberenzyme untersucht werden (siehe auch Kapitel 4). Des Weiteren lässt sich die Diagnose absichern, indem man das Tier in einer schattigen Umgebung hält und die Weide nach entsprechenden Pflanzen absucht.

Photoaktivierte Vaskulitis

Bei der photodynamischen Vaskulitis (Leukozyten auflösende Gefäßentzündung im Bereich der Fesselbeuge) die relativ weit verbreitet ist, handelt es sich um eine entzündliche Läsion der unpigmentierten Abschnitte der Gliedmaßen, besonders in der Fesselbeuge, die während der Sommermonate auftritt. Ein Zusammenhang zwischen UV-Strahlung und Pathogenese ist sicher, jedoch liegt dem Krankheitsbild keine wirkliche Photodermatitis zugrunde. Die Krankheit kann entstehen, ohne dass das Tier photosensibilisierenden Faktoren ausgesetzt ist und steht in keinem Zusammenhang mit einer Lebererkrankung. Im akuten Stadium ist die Läsion schmerzhaft und es zeigen sich Erytheme, exsudative Hautveränderungen und Schorfbildung. Bei chronischen Fällen wirkt die Haut aufgeraut und warzig. Die Diagnose beruht auf dem Nachweis der charakteristischen histopathologischen Veränderungen im Bioptat. Differentialdiagnostisch sind die primäre und sekundäre Photodermatitis auszuschließen.

17.1.4.3 Eosinophile Dermatitis

Die Eosinophile Dermatitis ist eine seltene generalisierte Erkrankung des Pferdes, bei der das Epithel verschiedener Organe mit eosinophilen Granulozyten infiltriert wird. Die Erkrankung wird auch als Eosinophiles Granulom bezeichnet. Die Ätiologie ist unbekannt, vermutlich liegt ihr aber eine Überempfindlichkeitsreaktion zugrunde. Normalerweise sind Haut und Magen-Darm-Trakt betroffen. Die Krankheit äußert sich in Form einer chronischen Dermatitis, die mit Gewichtsverlust und Depression einhergeht.

Auf der Haut zeigt sich großflächig symmetrischer Haarausfall mit Juckreiz, Exsudation und Schorfbildung, wobei eine sekundäre Infektion nicht ungewöhnlich ist. Bei Beteiligung der distalen Gliedmaße ist auch der Kronsaum betroffen. Die Diagnose wird durch eine Hautbiopsie gestellt, die die Infiltration mit eosinophilen Granulozyten belegt. Die Infiltration des Magen-Darm-Traktes führt zu einem Malabsorptionssyndrom, das Gewichtsverlust und, bei Beteiligung des Dickdarms, Durchfall auslöst. Als Untersuchungsmethode sollten ein oraler Glukosetoleranztest (bei Infiltration des Dünndarmes) und eine rektale Biopsie (bei Infiltration des Dickdarmes) durchgeführt werden. Siehe auch Kapitel 2.

17.1.4.4 Pemphigus foliaceus

Pemphigus foliaceus ist eine seltene Autoimmundermatose bei Pferden. Zu Beginn der Erkrankung werden Bläschen und Pusteln beobachtet, die jedoch schnell aufbrechen und während der Untersuchung übersehen werden können. Die Folge sind nässende Ekzeme, Krustenbildung und Haarausfall. Anfangs beschränken sich die Symptome auf Kopf, Hals, und / oder Extremitäten, breiten sich aber schließlich über den ganzen Körper aus. Die Läsionen sind schmerzhaft und jucken. Systemische Anzeichen von Depression, Lethargie und Inappetenz sind häufig. Die Diagnose wird mittels Biopsie einer frischen Läsion gestellt, die den Verlust des Zusammenhalts der Epidermiszellen (Akantholyse) zeigt. Dies führt zu intradermalen Spalten und Bläschen. Mithilfe einer Biopsie und der Immunfluoreszenzuntersuchung können ausgeprägte Immunglobulinablagerungen nachgewiesen werden. Der histopathologische Nachweis ist jedoch zuverlässiger.

17.1.4.5 Mauke

Die sogenannte Mauke ist eine therapieresistente, schmerzhafte und exsudative Form der Dermatitis, die an der Fesselbeuge auftritt. Aufgrund der Exsudation eines fettigen seborrhoischen Sekrets verfilzt das Fell und es entsteht eine sekundäre Infektion. Diese ist meist die Folge von primären entzündlichen Ursachen, die bereits beschrieben wurden. Pferde mit langen Behängen sind besonders anfällig. Potentielle Auslöser sind:

● Dermatophilose
● Räudemilben (*Chorioptes equi*)
● Bakterielle Follikulitis
● Dermatomykose
● Kontaktdermatitis (z. B. Gräser, Einstreu)
● Photodermatitis
● Eosinophile Dermatitis
● Pemphigus foliaceus
● Photoaktivierte Vaskulitis

17.1.4.6 Generalisierte Seborrhoe

Gelegentlich kommt bei Pferden eine generalisierte Seborrhoe mit trockenen Schuppen oder großen, fettigen Borken vor. Dabei riecht der Körper ranzig, und Erytheme sowie eine übermäßige Verhornung der Haut können vorkommen. Es gibt verschiedene, z. T. widersprüchliche, Theorien zur Krankheitsursache. Da jedoch keine Hautverletzungen im Zusammenhang mit der Erkrankung vorkommen, spricht das Krankheitsgeschehen eher für eine Verdauungsstörung oder endokrine Funktionsstörung, so dass daraufhin untersucht werden sollte. Die Biopsie bringt den Nachweis für eine Hyperkeratose.

17.1.4.7 Hyperkeratose am Metatarsus (Connon Kreatosis)

Eine ungewöhnliche Form der Dermatose unklarer Ätiologie ist die seborrhoische Hyperkeratose im Dorsalbereich der hinteren Röhrbeine. Im Vordergrund steht eine nicht juckende, schmerzfreie Schuppenbildung, wobei das Fell in schorfigen Belägen verfilzt. Die Diagnose basiert auf den klinischen Symptomen. Eine Hautbiopsie ergibt chronisch-entzündliche unspezifische Veränderungen. Bakterielle und mykotische Infektionen müssen ausgeschlossen werden.

17.1.5 Knoten, Papeln und Urtikaria als Leitsymptome

Knoten stellen derbe umschriebene Gewebeansammlungen unterschiedlicher Größe dar. Ihre Ursachen können idiopathisch, neoplastisch oder infektiös sein. Kleine Knötchen mit einem Durchmesser von weniger als 1 cm werden als Papeln bezeichnet. Im Rahmen einer bakteriellen Follikulitis oder bei Fliegenstichen ist dies eine der Primärläsionen. Urtikaria ist beim Pferd weit verbreitet. Klinisch sind multiple erhabene Quaddeln mit unterschiedlichem Durchmesser zu erkennnen.

17.1.5.1 Idiopathische Knoten

Noduläre Nekrobiose
Die noduläre Nekrobiose (synonym für: Kollagennekrose, Eosinophiles Granulom, Kollagenfasernekrose) ist wahrscheinlich die bei Pferden häufigste Form der nodulären Dermatose. Das klinische Bild zeigt einzelne oder mehrere Knoten mit 1–2 cm Durchmesser im Bereich des Widerrist und des Rückens, manchmal auch in anderen Regionen. Die eigentliche Ursache ist unbekannt. Mittels der Biopsie lässt sich histopathologisch Kollagen nachweisen, das von einem reaktiven eosinophilen granulomatösen Gewebe umschlossen wird.

Aurale Hyperkeratose (Aural Plaques)
Bei diesen Belägen in der Ohrmuschel handelt es sich um kleine Stellen erhabener, depigmentierter und papillomatöser Haut, die durch eine Hyperthrophie der Epidermis gekennzeichnet sind. Sie finden sich häufig in den Ohren von Pferden, bewirken aber keinerlei Unbehagen

oder Reizung. Man nimmt an, dass sie gutartig sind und keine invasiven Diagnoseverfahren rechtfertigen.

Noduläre Pannikulitis

Die noduläre Pannikulitis ist eine seltene multifokale Entzündung des Unterhautfettgewebes (Steatitis). Die Knoten erreichen einen Durchmesser bis zu mehreren Zentimetern und sind im Zentrum manchmal zystenbildend. In diesem Stadium können sie ulzerieren und eine ölige Flüssigkeit absondern. Beim Absaugen eines zystischen Knotens mit der Kanüle erhält man eine blutige Flüssigkeit mit Entzündungszellen. Die kulturelle bakteriologische Untersuchung ist in dieser Flüssigkeit negativ. Die Diagnose wird mittels Biopsie eines festen Knotens gesichert (siehe Kapitel 16).

Hautamyloidose

Die Hautamyloidose ist eine seltene Krankheit, bei der viele harte, schmerzlose Amyloidbeläge in der Haut und Unterhaut an Kopf, Hals und Schultern des Pferdes gespeichert werden. Die Diagnose wird durch Biopsie gestellt.

17.1.5.2 Neoplastische Knoten

Equines Sarkoid

Dies ist einer der häufigsten Tumoren des Pferdes. Er bildet sich besonders am Auge, im äußeren Genitalbereich und an den Extremitäten. Die Symptome sind unterschiedlich: verruköse (warzenartige) und fibroblastische Tumoren am Kopf sowie flache Tumoren in Verbindung mit Haarausfall, Schuppen und Schorfbildung. Die Diagnose wird durch Biopsie gestellt. Es ist jedoch vorzuziehen, den Tumor *in toto* zu exstirpieren und untersuchen zu lassen. Flache und verruköse Tumoren sollten besser nicht biopsiert werden, da sonst ein weiteres Wachstum ausgelöst werden könnte.

Melanom

Bei alten Schimmeln kommen Melanome häufig vor. Die pigmentierten Hautveränderungen sind unter dem Schweif, um den After, an den Ohren und um die Augen herum sichtbar. Die Diagnose wird meist aufgrund des Erscheinungsbildes gestellt.

Plattenepithelkarzinom

Dies ist ein relativ häufig vorkommender Tumor. Er findet sich normalerweise an schwach pigmentierten, leicht behaarten Körperstellen, die ständig der Einwirkung von UV-Licht ausgesetzt sind. In gemäßigteren Klimazonen sind sie vornehmlich am Penis und an der Vorhaut zu finden. Die Läsionen stellen sich als nicht heilende, ulzerierende Neubildungen mit undeutlicher Begrenzung dar oder nehmen ein blumenkohlartiges Aussehen an. Die Diagnose wird durch Biopsie gestellt.

Kutaner Mastzelltumor

Dieser ungewöhnliche Tumor ist eher ein hyperplastischer als ein neoplastischer Prozess. Er tritt in der Regel an Kopf und Beinen auf, ist haarlos, hyperpigmentiert und gelegentlich ulzeriert. Die Diagnose wird durch Absaugen mit einer feinen Nadel oder durch Exzisionsbiopsie gestellt.

Kutanes Lymphom

Obwohl das Lymphom der bei Pferden am häufigsten auftretende innere Tumor ist, ist seine kutane Form doch sehr selten zu beobachten. In einem solchen Fall verteilen sich die Knoten über den ganzen Körper und können im Durchmesser sehr groß werden. Die Diagnose wird durch Biopsie gestellt.

17.1.5.3 Infektiöse Knoten

Equine Viruspapillomatose

Diese epitheliale Hyperplasie tritt häufig bei ein- und zweijährigen Pferden auf. Sie befällt Maul und Kopf und gelegentlich auch andere Körperregionen. Die Zubildungen sind gestielt, verrukös und können bis zu 2 cm groß werden. Das Alter des Pferdes und das Aussehen der Hautveränderungen sind die wichtigsten Kriterien für die Diagnose. Da sich die Warzen innerhalb von 4 bis 5 Monaten spontan zurückbilden, ist eine Biopsie ungerechtfertigt.

Dasselfliegenstiche (Hypoderma)
Siehe Kapitel 17.1.3.1

Habronematose
Die Habronematose ist eine granulomatöse Hautentzündung, die durch eine Gewebereaktion auf die intradermale Wanderung der Larven von Magenwürmern (*Habronema* spp.) verursacht wird. Die Larven werden von Stall- oder Hausfliegen, die als Vektoren für die Parasiten dienen, in feuchter Umgebung oder in Wunden abgelegt. Läsionen treten im inneren Augenwinkel, am Präputium und in Wunden auf. Die Diagnose wird durch Biopsie gestellt. Im histologischen Schnittbild umgeben eosinophile Granulozyten die Parasiten.

17.1.5.4 Papeln (Knötchen)

Bakterielle Follikulitis und Fliegenstiche
Das Anfangsstadium ist charakterisiert durch die Bildung von Papeln (siehe Kapitel 17.1.5).

17.1.5.5 Urtikaria

Urtikaria ist bei Pferden häufig. Sie ist oft idiopathisch und eine aufwendige Diagnostik ist insbesondere durch chronisches oder rezidivierendes Auftreten gerechtfertigt. Ein Symptom kann Juckreiz sein. Biopsien sind für gewöhnlich nur von Nutzen, um andere Hautkrankheiten auszuschließen. Die Diagnose stützt sich hauptsächlich auf die Anamnese. Es kann zu sekundärer Exsudation und Schorfbildung kommen, was zu Haarausfall führt. In diesen Fällen kann die Urtikaria mit einer Dermatomykose verwechselt werden.

Systemische Reaktion auf Medikamente
Antibiotika (besonders Penicillin) und nicht-steroidale Antiphlogistika rufen die meisten medikamenten-assoziierten Reaktionen allergischer Art hervor. Das Potential dazu haben allerdings alle Medikamente wie z. B. Hausmittel zum Einreiben und Vitamin- oder Mineralzusätze zum Futter. Dabei kann es sich um eine Immunreaktion handeln. Auch bei nicht-urtikariellen Hautreaktionen wie Alopezie, juckender Dermatose und Erythema multiforme können Medikamente die Ursache sein. Die Diagnose stützt sich hauptsächlich auf die Krankengeschichte.

Allergische Reaktionen auf Futter
Urtikaria mit oder ohne Juckreiz kann durch eine Veränderung der Futtergewohnheiten hervorgerufen werden. Getreide ruft häufiger allergische Reaktionen hervor als Heu. Bei weidenden Tieren werden auch Allergien beobachtet. Die Diagnose wird gestellt, indem man die Ernährung durch Eliminationstests überprüft.

Kontaktallergie
An Stellen, an denen ein Medikament oder ein anderes Mittel äußerlich angewendet wird, können sich kurz nach der Applikation Quaddeln bilden. Dies ist üblicherweise eher eine toxische Irritation als eine Immunreaktion. Solche Reaktionen können auch ohne Urtikaria auftreten (siehe Kapitel 17.1.3.3).

Saisonale wiederkehrende Urtikaria
Im Sommer sind Quaddeln und Papeln meist die Folge von Ektoparasiten, die auf einer Irritation oder Überempfindlichkeitsreaktion beruhen. Weniger oft stehen sie im Zusammenhang mit einer individuellen Überempfindlichkeit gegen inhalierte Allergene wie Pollen oder Schimmelpilzsporen. Solche Atopien treten meist als generalisierter Juckreiz ohne Urtikaria auf. Auf jeden Fall sollte die Diagnose mittels eines Hypersensibilitätstests gestellt werden (siehe Kapitel 17.2.5).

Systemische Erkrankung

Urtikaria-ähnliche Läsionen können ein Symptom der Purpura haemorrhagica sein, einer immunvermittelten Vaskulitis, die in der Regel einer vorausgehenden systemischen Infektion folgt, insbesondere einer Streptokokkeninfektion. In diesem Fall weisen andere klinische Kriterien wie Petechien der Schleimhäute auf eine Vaskulitis hin. Im Rahmen einer Hautbiopsie kann man jedoch gegebenenfalls zwischen Urtikaria und Vaskulitis unterscheiden. Siehe auch Kapitel 8.

Urtikaria durch mechanische Einwirkung

Eine durch Druckeinwirkung verursachte Urtikaria beim Pferd ist nur wenig dokumentiert. Das klinische Bild kann durch Futter- oder Medikamentenallergien überdeckt werden, da diese die Grundlage für diese Art der Urtikaria bilden. Dermographismus ist eine Form der druckbedingten Urtikaria. Dabei kommt es an Stellen äußerer Druckeinwirkung zur Quaddelbildung, z. B. unter dem Sattel. Eine cholinerge Urtikaria und / oder Juckreiz entsteht bei der lokalen Freisetzung von Acetylcholin. Man vermutet, dass sie mit einer erhöhten Körpertemperatur, z. B. durch heiße Bäder, Anstrengung oder emotionalen Stress, zusammenhängt. Durch Belastung ausgelöste Urtikaria und / oder Juckreiz wird durch weitere Anstrengung verstärkt.

17.1.6 Veränderungen im Haarkleid

17.1.6.1 Alopezie

Der Begriff »Alopezie« wird in der Regel verwendet, um Haarausfall in Verbindung mit einer Läsion der Haut zu beschreiben. Im hier beschriebenen Zusammenhang steht er für Wachstumsstörungen oder Verlust der Haare, die ohne eine offensichtliche entzündliche Hautveränderung auftreten.

Medikamentenassoziierte Alopezie

Eine durch Arzneimittel ausgelöste Alopezie ist selten und tritt, wenn überhaupt, in Form großflächiger Haarverluste drei bis fünf Wochen nach der Behandlung mit dem Medikament in Erscheinung. Dies beruht auf dem gleichzeitigen Eintreten einer großen Anzahl von Haarfollikeln in die Endphase ihres Wachstumszyklus (telogene Phase). Dieser Zustand lässt sich anhand einer Biopsie diagnostizieren.

Hypothyreose

Bei Pferden ist eine Hypothyreose wahrscheinlich selten, doch sie kann recht unterschiedlich klinisch in Erscheinung treten. Es kommt sehr selten vor, dass eine auf Hypothyreose zurückzuführende Alopezie durch progressiven, fokalen Haarverlust ohne Juckreiz oder Hautulzera charakterisiert ist. Bei einer Biopsie werden inaktive Haarfollikel ohne entzündliche Reaktionen nachgewiesen. Eine funktionelle Hypothyreose wird bestätigt, wenn nur ein schwacher Anstieg der Konzentrationen von Trijodthyronin (T_3) und Thyroxin (T_4) im Plasma auf eine Injektion mit Thyreotropin (TSH) zustande kommt. Siehe Kapitel 5.

Alopecia areata

Alopezia areata ist eine seltene Ursache für starken, nicht-juckenden Haarausfall bei Pferden. Die Ätiologie ist unbekannt, doch es wird berichtet, dass histologisch Lymphozyteninfiltrationen in und um die Haarfollikel nachgewiesen werden können.

Anmerkungen

● Bei der Einsendung von Biopsiematerial aus Alopezie-Bereichen ist es wichtig, das Stadium der Läsion zu beachten. Es sollten Proben aus unveränderten Bereichen, aus einem Bereich mit mittelstarker Alopezie und einem Bereich mit starker Alopezie entnommen werden.

● Eine Trichophytie kann sich als umschriebener oder generalisierter Haarausfall darstellen, ohne dass es zu offensichtlicher Schorfbildung kommt. Daher sollte man für eine Pilzkultur auf jeden Fall Haare aus der Peripherie eines Alopeziebereiches einsenden.

17.1.6.2 Hirsutismus

Eine üppiges, wirres, lockiges Fell ist eines der klinischen Merkmale des equinen Cushing-Syndroms. Die Diagnose basiert auf dynamischen Tests, die einen funktionellen Tumor der Hypophyse nachweisen. Siehe Kapitel 5.

Nota bene: Systemische Infektionen stehen im Zusammenhang mit der immunsuppressiven Wirkung einer Überfunktion der Nebennierenrinde, die gelegentlich mit einer Dermatitis einhergehen.

17.1.7 Pigmentveränderungen

17.1.7.1 Leukoderm

Ein Leukoderm ist der Verlust von Pigment in bestimmten Hautbereichen. Meist ist es eine Folge von Melanozytenabbau nach Kontaktreaktionen, lokalen Traumata, chirurgischen Eingriffen oder Kryochirurgie. Oft ist auch das Haarkleid betroffen (Leukotrichose). Zur Diagnose sollte man die Anamnese heranziehen.

17.1.7.2 Melanodermie

Eine Melanodermie ist eine bei Pferden seltene Hyperpigmentierung der Haut. Sie tritt an Stellen auf, die sich durch Fliegenstiche entzündet haben. Auch das umgebende Fell wird dunkler (Melanotrichose).

17.1.7.3 Syndrom der progressiven Depigmentierung bei Araberpferden

Eine progressive Depigmentierung von Haut und Fell ist eine Besonderheit bei Araberpferden, die in der Regel bei 1- bis 2-jährigen Tieren vorkommt. Sie tritt besonders im Lippenwinkel, dem Maul, der Periorbitalregion und den Augenlidern auf. Die depigmentierten Bereiche jucken nicht, sind schmerzfrei und ohne Schorf.

17.1.8 Angeborene Hautkrankheiten

Angeborene Hautkrankheiten sind beim Pferd selten. Die Diagnose wird anhand der Symptome gestellt.

17.1.8.1 Dermoide

Dermoide sind Bereiche normalen Hautgewebes auf der Bindehaut. Häufig sind sie behaart.

17.1.8.2 Dermoidzysten

Dermoidzysten sind Knoten, die an der Mittellinie des Rückens auftreten. Die von Epidermis ausgekleideten Zysten bestehen aus einer fibrösen Wand mit geschichtetem Plattenepithel, mit Haarfollikeln, Schweiß- und Fettdrüsen.

17.1.8.3 Epitheliogenesis imperfecta

Epitheliogenesis imperfecta ist das Fehlen eines Hautbereiches, meist im distalen Abschnitt der Extremitäten.

17.1.8.4 Kutane Asthenie

Hautasthenie stellt einen Zustand dar, bei dem bestimmte Bereiche der Haut sehr dehnbar sind und bereits bei kleineren Traumata reißen. Die histopathologische Untersuchung eines Bioptates zeigt eine Störung des Kollagens der Haut.

17.1.8.5 Hypotrichose

Hypotrichose ist ein Zustand verminderten Haarwuchses. Das Haar ist brüchig und fällt aus, wenn das Pferd älter wird.

17.2 Probennahme und Untersuchungsmethoden

17.2.1 Hautgeschabsel

Hautgeschabsel werden hauptsächlich entnommen, um Milben nachzuweisen, von denen die Chorioptesmilben beim Pferd die größte Bedeutung haben. Zu diesem Zweck sollten die Haare in diesem Bereich vorher vorsichtig geschnitten werden; weitere Vorbereitungen sind nicht notwendig.

Eine Skalpellklinge wird im rechten Winkel zur Haut angesetzt und mit leichtem Druck hin und her bewegt (Abb. 17.1). Es sollten mehrere Geschabsel in dem betroffenen Hautareal gewonnen werden. Tiefe Hautgeschabsel sind dann angebracht, wenn Demodexräude differentialdiagnostisch berücksichtigt werden muss. Dabei muss so tief geschabt werden, dass leichte Kapillarblutungen entstehen. Man erhält bei der Untersuchung auf Milben bessere Ergebnisse, wenn man die betroffenen Stellen vorher mit etwas Paraffinöl einreibt. Die Geschabsel werden zum Transport ins Labor in einem sterilen Behälter aufbewahrt.

Im Labor wird die Probe auf einen Objektträger aufgebracht und mit einigen Tropfen Paraffinöl versetzt, bevor das Deckglas aufgelegt wird. Zunächst wird das Präparat mit einem Stereomikroskop mit Auflicht bei geringer Vergrößerung (10- bis 50-fach) nach geeigneten Bereichen abgesucht und dann mit stärkerer Vergrößerung (100- bis 200-fach) untersucht.

Anmerkung

Der Nachweis von *Demodex* spp. in Geschabseln ist nicht gleichbedeutend mit der Diagnose »Demodexräude«, wenn diese nicht in großer Anzahl auftreten.

17.2.2 Pilzkultur

Das Ansetzen von Dermatophytenkulturen ist bei Pferden mit umschriebenem oder generalisiertem Haarausfall ohne Schorf sinnvoll. Zur Vermeidung bakterieller und saprophytischer Kontaminationen sollten die Läsionen vorsichtig mit 70%igem Isopropylalkohol abgetupft werden und an der Luft trocknen. Auch gebrochene Haare, Schuppen und leicht schorfige Hautareale im Bereich der Läsion sollten mit einer sterilen Pinzette gesammelt und in einem sterilen Behälter zur Untersuchung eingeschickt werden.

Für die Untersuchung von Dermatophytenkulturen gibt es inzwischen vorbereitete Kulturschalen für den Einsatz in der Veterinärmedizin. Als Medium dient ein bernsteinfarbener Sabouraud-Dextrose-Agar mit einem pH-Indikator und antibiotischen sowie antimykotischen Wirkstoffen, um das Wachstum von bakteriellen oder mykotischen Kontaminanten zu verhindern. Die Proben werden mit sterilen Pinzetten entnommen und auf (jedoch nicht in) das Medium gedrückt. Die meisten wichtigen Dermatophyten beim Pferd wachsen bei Raumtemperatur, wobei sich die Kolonien jedoch langsam entwickeln und frühestens nach zwei Tagen erscheinen. Man sollte daher mindestens 12 Tage warten, bevor man eine Kultur für negativ erklärt.

Die Dermatophytenkultur besteht normalerweise aus einem weißen, pudrigen Bewuchs (Abb. 17.2). Durch die Produktion alkalischer

Abb. 17.1: Hautgeschabsel.

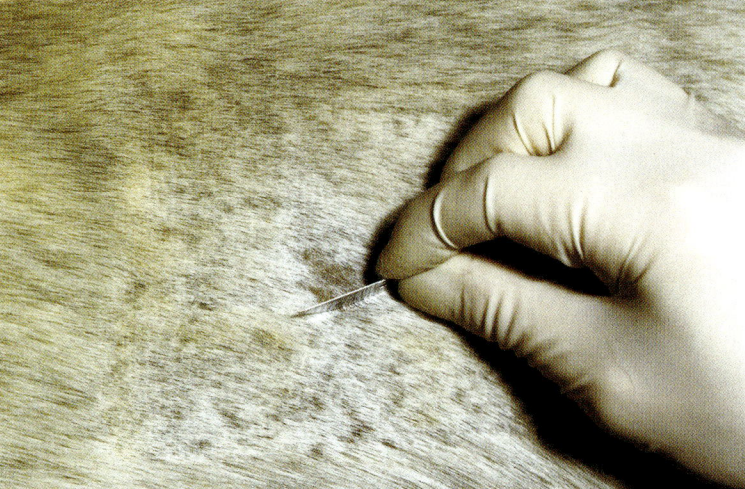

17.1

Metaboliten nimmt der Mediumindikator eine rote Farbe an. Es ist wichtig, die Petrischalen täglich zu kontrollieren (gegebenenfalls über 2 bis 12 Tage), um sicherzugehen, dass das Wachstum der weißen Kolonie und der Farbwechsel etwa im gleichen Zeitraum auftreten. Kontaminierte Kolonien sind entweder braun, grau oder grün und verändern anfangs die Farbe des Mediums nicht. Letztlich verursachen auch sie einen alkalischen Farbwechsel. Daher sollte eine Rotfärbung nach 12 Tagen in Verbindung mit einer nicht-weißen Kolonie als Kontamination betrachtet werden. Im Zweifelsfall sollte man die Probe zur exakten Feststellung in ein Diagnoselabor schicken.

Anmerkungen
● Es ist wichtig, Proben aus der Umgebung der Läsion zu entnehmen, wo die Infektion durch Dermatophyten aktiv verbreitet wird.
● Pilzfäden lassen sich mikroskopisch sehr schnell erkennen, wenn die Probenpräparate in 40%iger Kalilauge gereinigt werden. Dazu braucht man allerdings Erfahrung, so dass falsch negative Ergebnisse möglich sind. Die Anzüchtung in der Kultur ist stets die verlässlichere Methode.
● In schwierigen Fällen lassen sich histopathologisch in mit fuchsinschwefliger Säure (Schiff-Reagens) gefärbten Schnitten dunkelrote Dermatophyten nachweisen (PAS-Reaktion).

17.2.3 Bakteriologische Untersuchung

17.2.3.1 Dermatophilose

Ein Verdacht auf Dermatophilose liegt vor, wenn Schorf abgelöst und Eiter darunter sichtbar wird. Von diesem Material kann ein Abstrich auf einem Objektträger angefertigt und durch Hitzefixierung für eine Gram-Färbung vorbereitet werden. Charakteristischerweise stellen sich die grampositiven Aktinomyzeten unter dem Mikroskop in Form fadenförmig verästelter Reihen (Abb. 17.3) dar.

Erbringen gefärbte Präparate keinen Nachweis oder beschränken sich die Läsionen nur auf trockenen Schorf, muss ein Präparat aus zerkleinertem Schorf angefertigt werden. Zur Beurteilung wird Schorf ohne Haare verwendet und auf einem Objektträger mit der Skalpellklinge fein zerhackt. Das Präparat wird mit etwas Wasser gemischt und einige Minuten eingeweicht. Dann wird es mit einem Glasstab zerstoßen, das überflüssige Material wird entfernt und der Objektträger an der Luft getrocknet. Danach wird es hitzefixiert, nach Gram gefärbt und mikroskopisch untersucht.

Sind die mikroskopischen Präparate ohne Befund, sollte man die Diagnostik nicht abschließen, ohne Schorfmaterial an ein Labor zur bakteriologischen Untersuchung auf Blutagar einzusenden.

17.2.3.2 Andere bakterielle Hauterkrankungen

Pferde sind Träger einer großen Anzahl von kommensalen Bakterien auf ihrer Haut. Deshalb sollte man, um eine Kontamination und ein Überwachsen der Kulturen zu verhindern, die Läsionen vor der Probenentnahme vorsichtig rasieren, mit antiseptischer Seife waschen und mit steriler Gaze trocknen. Pusteln können vorsichtig mit einer sterilen Skalpellklinge geöffnet

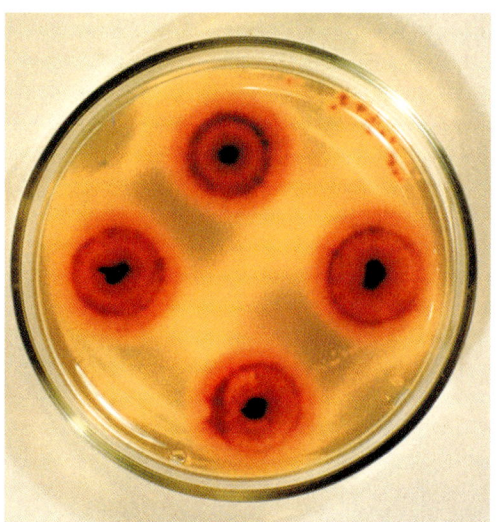

Abb. 17.2:
Typische
Dermatophytenkolonie
auf einem Sabouraud-
Agar.

17.2

werden. Der Inhalt wird von der Klinge auf einen sterilen Tupfer übertragen. Die Haut wird nicht direkt abgetupft, da nicht-pathogene Keime versehentlich in die Kultur geraten könnten. Eine Alternative besteht darin, den Inhalt von Pusteln mit einer sterilen Nadel (Durchmesser 0,7 mm) zu aspirieren und diesen auf den Tupfer zu übertragen. Mittels der Hitzefixierung von Abstrichen mit anschließender Gram-Färbung können Präparate zur mikroskopischen Untersuchung des Pustelmaterials erstellt werden.

Bei Verdacht auf eine bakterielle Follikulitis / Furunkulose ohne Pusteln kann eine Stanzbiopsie der Haut von ca. 6 mm Durchmesser für die Mazeration und die bakteriologische Untersuchung verwendet werden. In diesem Fall wird die Haut chirurgisch mit Polyvidon-Jod und Alkohol vorbereitet, um Kontaminationen an der Oberfläche zu entfernen. Nach der Entnahme des Bioptates wird dieses für den Transport ins Labor in einem Transportmedium aufbewahrt.

Abb. 17.3:
Charakteristisches
Fadenmuster von
Aktinomyzeten in einem
Abstrich-Präparat einer
Dermatophilose.

Anmerkung

Ulkusmaterial sollte nicht kulturell angezüchtet werden, da wahrscheinlich eher opportunistische Keime als primär pathogene Erreger isoliert werden.

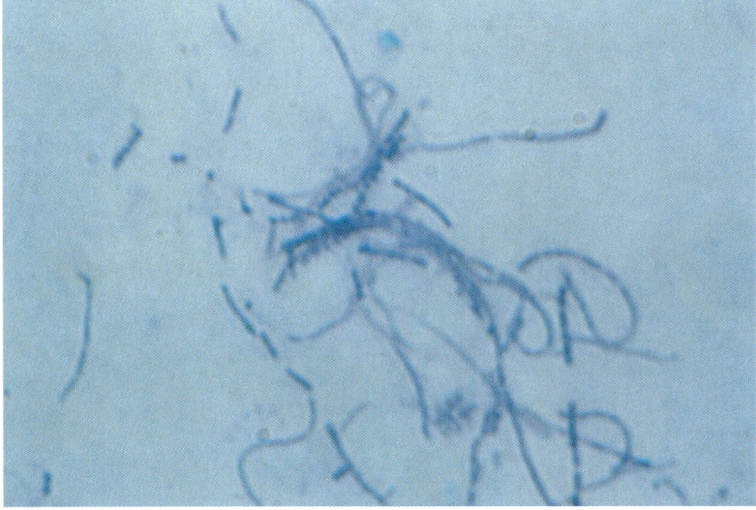

17.3

17.2.4 Hautbiopsie

Die Interpretation histologischer Hautpreparate erfordert viel Erfahrung und es ist ratsam, die Biopsien erst dann durchzuführen, wenn ein kompetenter Pathologe zur Verfügung steht. Wenn Biopsien auch nicht direkt zu einer Diagnose führen, kann man durch sie bestimmte Krankheiten ausschließen, und so die Reihe der Diagnosemöglichkeiten zumindest eingrenzen. Eine schlüssige Anamnese, die Auflistung der Verteilung und des Aussehens der Läsionen und die Lokalisation der Probenentnahme sowie mögliche Differentialdiagnosen sollten der Biopsie zur Information hinzugefügt werden. Diese Angaben ermöglichen es dem Pathologen, die Befunde besser zu interpretieren und die Anwendung bestimmter Färbungen etc. abzuwägen.

Biopsien sollten bei den Hauterkrankungen durchgeführt werden, die nicht auf die Behandlung ansprechen, in denen anhaltende Ulzera vorliegen oder bei Verdacht auf Neoplasien. Ausnahmen sind equine Sarkoide, bei denen vorzugsweise die gesamte exzidierte Läsion zur histopathologischen Untersuchung eingeschickt werden sollte.

Bei den gewählten Hautveränderungen sollte es sich um ausgeprägte Primärläsionen handeln. Chronische Läsionen sind für die Diagnose nicht geeignet. Nach Möglichkeit sollten mehrere Biopsien genommen werden, um die Aussagefähigkeit der Untersuchung zu optimieren. Dabei sollte die Biopsie eine das klinische Bild repräsentierende Läsion sowie eine Primärläsion enthalten. Man sollte darauf achten, Biopsien nicht aus Bereichen mit oberflächlichen Nerven, Blutgefäßen, Gelenkkapseln oder Knochenstrukturen zu entnehmen.

17.2.4.1 Vorbereitung der Biopsiestelle

Eine chirurgische Vorbereitung ist kontraindiziert. Die Biopsiestelle kann in 70%igem Isopropylalkohol eingeweicht werden, sollte jedoch nicht mit Antiseptika »abgerieben« werden, da so Schorf und Hautgewebe entfernt werden, die zur Erstellung einer Diagnose wichtig sein können. Ausnahmen sind Biopsien zur Einsendung für Mazeration des Epithels und bakteriologische Untersuchung (siehe Kapitel 17.2.3). Eine kutane Infektion infolge einer Biopsie tritt sehr selten auf.

Biopsien werden in der Regel unter lokaler Infiltrationsanästhesie durchgeführt, eventuell unter Verwendung von Sedativa. Für eine Stanzbiopsie wird eine Kanüle mit 0,8 mm Durchmesser unter die Haut am Rand der Läsion eingeführt, bis der Schliff der Kanüle vollständig im subkutanen Gewebe unter der Läsion verschwindet. Dann werden 0,5–1 ml adrenalinfreies Lidocainhydrochlorid injiziert. Für größere Exzisions- oder Keilschnittbiopsien wird im subkutanen Gewebe in der Umgebung der Probe eine ringförmige Leitungsanästhesie gesetzt. Eine dermale oder epidermale Infiltration von Anästhetika sollte vermieden werden, da dies die Probe künstlich verändert. Nach der Infiltration wartet man 5 Minuten, bevor man biopsiert.

17.2.4.2 Exzisionsbiopsie

Einzelne Knötchen entfernt man mit einer Exzisionsbiopsie und erhält gleichzeitig Material für eine histopathologische Diagnose. Diese Methode ist besonders bei Verdacht auf verruköse Sarkoide angebracht.

17.2.4.3 Stanzbiopsie

Für die meisten Hautbiopsien ist die 6-mm-Einmaldrillstanze geeignet. Normalerweise können zwei bis drei Bioptate damit entnommen werden, bevor sie stumpf wird. Die Stanznadel wird über der Läsion angesetzt und im Uhrzeigersinn mit leichtem Druck gedreht, bis die Klinge ins Unterhautgewebe eindringt (Abb. 17.4). Dabei spürt man eine leichte, aber deutliche Verringerung des Widerstandes. Wenn man die Stanznadel entfernt, sollte die Probe von der umge-

benden Haut gelöst und nur noch lose mit dem Bindegewebe am Unterhautgewebe verbunden sein. Sie wird herausgetrennt, indem man den subkutanen Teil mit einer gezahnten Pinzette fasst und die Biopsie mit einer feinen, scharfen Schere abgelöst (Abb. 17.5). Dabei sollte man darauf achten, die Probe mit der Pinzette nicht zu zerquetschen. Die Probe wird zum Transport ins Labor sofort in 10%iges, gepuffertes Formalin gelegt. Die Exzisionsstelle kann durch Einzelknopfheften oder Wundklammern geschlossen werden, was jedoch nicht immer notwendig ist.

17.2.4.4 Keilschnittbiopsie

Bei vesikulären oder bullösen Hautveränderungen ist eine Keilschnittbiopsie die richtige Vorgehensweise, da sie die gesamte Läsion einschließt. Sie ist auch für ulzerierende Veränderungen geeignet, bei der das Bioptat pathologisches Gewebe, den Rand der Läsion sowie das angrenzende gesunde Gewebe enthalten sollte. Der Rand einer ulzerierenden Veränderung ist für histopathologische Untersuchungen das aussagekräftigste Material.

Die Hautstelle wird ringförmig anästhesiert und auf ganzer Tiefe mit dem Skalpell eingeschnitten. Der Hautkeil wird dann mit einer

Abb. 17.4:
Verwendung einer
Drillstanze zur Biopsie.

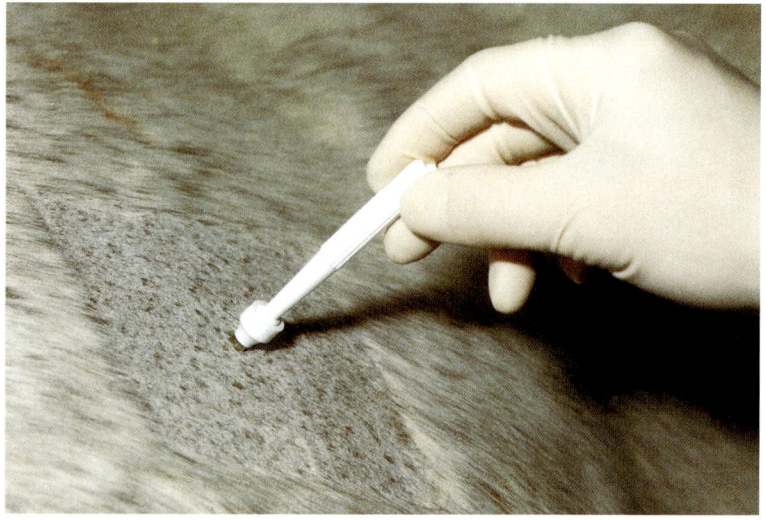

17.4

schmalen, gebogenen Schere (Metzenbaum-Schere) an der Unterseite abgeschnitten und die Wunde mit einem Nylonfaden der Stärke »metric 2« mit Einzelknopfheften genäht. Keilschnittbiopsien sollten mit der Hautseite nach unten leicht auf ein Stück Pappe oder einen Holzstreifen (z. B. einen Zungenspatel) gedrückt werden, bevor sie in 10%iges Formalin gelegt werden, da sie sich sonst während der Fixierung aufrollen.

17.2.4.5 Biopsie für die Immunfluoreszenz

In den seltenen Fällen, in denen man eine durch eine Immunreaktion ausgelöste Krankheit vermutet, wie z. B. Pemphigus foliaceus, ergänzt ein Immunfluoreszenztest die histopathologische Untersuchung. Er dient dazu, Antikörper oder Komplementablagerungen im Stratum spinosum der Epidermis oder am dermoepidermalen Übergang nachzuweisen. Für die Gewinnung von Biopsieproben besteht der einzige Unterschied darin, dass die Proben in einer speziellen Zitratsulfid-Fixierung aufbewahrt werden müssen, die man bei einem Referenzinstitut erhalten kann (Michel-Fixierung).

Abb. 17.5:
Lösen des
Stanzbioptates vom
Unterhautgewebe.

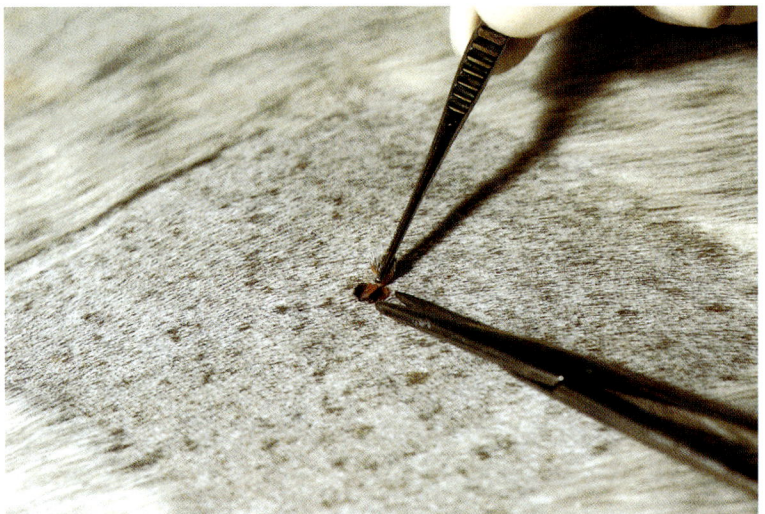

17.5

Anmerkung

Im Labor wird das Ergebnis des Immunfluoreszenztests durch die verwendete Methode (direkt oder indirekt), die Qualität der verwendeten Antiseren und die Erfahrung der Laborfachkraft mit dieser Methode beeinflusst. Ein negatives Ergebnis schließt das Vorliegen der vermuteten Erkrankung nicht aus. Zusätzlich sollte stets eine histopathologische Untersuchung vorgenommen werden.

Nota bene: Die Michel-Fixierung ist für eine histopathologische Routineuntersuchung ungeeignet, daher werden für eine vollständige Analyse mindestens zwei Proben benötigt, eine in Michel-Fixierung und eine in 10%igem Formalin.

17.2.4.6 Biopsie bei Onchozerkose

Ein seltenes klinisches Problem ist die Onchozerkose (Filarien der Gattung Onchocerca). In diesen Fällen kann man mithilfe einer Biopsie Parasitenherde feststellen, um die sich eine Entzündung gebildet hat. Alternativ kann man die Biopsieprobe aufteilen, einen Teil in Formalin zur Histopathologie und den anderen Teil in mit Salzlösung angefeuchteter Gaze zur Untersuchung auf lebende Parasiten einschicken. Im Labor wird die Probe auf einen Objektträger gelegt und in etwas Kochsalzlösung mit dem Skalpell zerkleinert. Danach ruht sie für 30 Minuten bei Raumtemperatur und wird dann unter dem Mikroskop untersucht. Bei geringer Vergrößerung wird an den Rändern von Geweberesten nach den »peitschenden« Bewegungen der Parasiten gesucht. Bei starker Vergrößerung kann man die Mikrofilarien erkennen. Die einfachste Diagnose lässt sich jedoch klinisch nach dem Erfolg einer Ivermectintherapie stellen (siehe Kapitel 17.1.3.1)

17.2.5. Hypersensibilitätstests

17.2.5.1 Intradermale Tests

Intradermale Allergietests können theoretisch verwendet werden, um inhalierte oder von Insekten übertragene Allergene zu identifizieren, die mit sofortigen und / oder verzögerten Überempfindlichkeiten im Zusammenhang stehen. Diese Tests werden von Speziallabors angeboten. Man sollte jedoch ihre technischen Einschränkungen beachten:

● Eine bestimmte Diagnose hängt von dem Vorhandensein des entsprechenden Antigens in der Umgebung ab, von denen es hunderte, wenn nicht tausende gibt.

● Jedes potentielle Allergen muss titriert werden, um eine für den Sensibilitätstest optimale Verdünnung zu erhalten.

● Obwohl eine positive Reaktion bedeutet, dass das Pferd lokale Antikörper hat (IgE oder IgG), die das Antigen erkennen, handelt es sich nicht um den Nachweis einer klinisch manifesten Allergie, d. h. Pferde ohne klinische Symptome einer Allergie können positiv reagieren.

● Gleichzeitige Behandlung mit Kortikosteroiden oder Antihistaminika kann zu falsch negativen Ergebnissen führen. Eine medikamentöse Behandlung, die den Test beeinflussen kann, sollte mindestens 7 Tage vorher abgesetzt werden.

Testverfahren

Ein Hautbereich von etwa 20 x 30 cm an einer Seite des Halses wird geschoren und mit einem Filzstift in Quadrate mit 2,5 cm Seitenlänge unterteilt. Temperamentvolle Pferde sollten eventuell sediert werden. Mit einer Tuberkulinspritze wird je 0,1 ml einer wässrigen Lösung eines bestimmten Antigens intradermal in je ein Quadrat gespritzt. Es werden außerdem ein positives (1 : 100.000 Histamin) und ein negatives (Kochsalzlösung) Kontrollfeld angelegt. Nach 30 Minuten, 4 Stunden, 24 Stunden und

nach 48 Stunden wird der Hautbereich kontrolliert; jede auftretende Schwellung wird aufgezeichnet. Der normale Status bei der Kochsalzlösung ist 0, der für Histamin ++++. Alle Testreaktionen werden dementsprechend bewertet. Eine Reaktion, die über ++ liegt, gilt als positiv für ein bestimmtes Antigen.

17.2.5.2 ELISA

Das allergenspezifische Serum-Immunglobulin (Antikörper) kann bei Pferden durch einen allergenspezifischen Enzym-Immunassay (ELISA) nachgewiesen und bewertet werden. Der Test, der jedoch nur von Speziallabors angeboten wird, kann angewendet werden, um Serum-IgE-Antikörper gegen inhalierte, durch Futter oder Insekten übertragene Allergene zu identifizieren.

Das Test-Antigen wird auf einen Objektträger aufgebracht und mit dem Pferdeserum zur Reaktion gebracht. Mit einer anschließenden Enzym-Substrat-Reaktion wird jeder Antikörper, der sich anlagert, bewertet. Wie bei einem intradermalen Test hängt dieser Test von dem Vorhandensein des entsprechenden möglichen Allergens ab. Anders als beim intradermalen Test wird er jedoch durch eine gleichzeitige Medikation nicht beeinflusst.

Anmerkung

● Der Tierarzt sollte auf jeden Fall die Eignung der möglichen Allergene prüfen, die vom Labor angeboten werden, bevor er eine Serumprobe einschickt.

● Die Verlässlichkeit von Serumantikörper-Tests und ihre Übereinstimmung mit dem Auftreten bestimmter Überempfindlichkeiten muss beim Pferd noch nachgewiesen werden.

17.2.6 Klebestreifenpräparate

Klebestreifenpräparate werden hauptsächlich für die Diagnose von Infektionen durch *Oxyuris equi* verwendet. Ein Stück durchsichtiger Klebestreifen (z. B. Tesafilm) wird auf mehrere Bereiche der analen und perianalen Region gepresst und dann mit der Klebeseite nach unten auf einen mit Paraffinöl bestrichenen Objektträger gedrückt. Unter dem Mikroskop erkennt man *Oxyuris equi* als ovale Eier mit einer Polkappe (Schlupfstelle für Embryo).

Klebestreifenpräparate können auch für die Diagnose von oberflächlich auftretenden Milben wie *Chorioptes* spp. verwendet werden, die übliche Methode ist jedoch das Geschabsel.

17.2.7 Eliminationstests für Reizmittel und Allergene

Reizmittel in der Umgebung sind normalerweise der Grund für eine Kontaktdermatitis mit oder ohne Urtikaria. Die praktische Vorgehensweise bei der Diagnosestellung beinhaltet Veränderungen in der Haltung oder der Umgebung des Pferdes, um das reizende Agens zu eliminieren. Man sollte dabei alles berücksichtigen, was mit der Haut des Pferdes in Berührung kommt, z. B. Sattel und Zaumzeug (einschließlich der dazugehörigen Pflege- und Reinigungsmittel), äußerlich angewendete Medikamente, Einstreu, Holzschutzmittel, Futtermittel, andere Tiere und ihre Parasiten (z. B. Hühnerflöhe).

Eine Kontaktdermatitis ist weniger häufig allergischer Natur. In diesem Zusammenhang sind allergische Reaktionen auf Futter, Medikamente oder inhalierte Allergene gelegentlich mit der Entstehung einer Urtikaria verbunden. Vermutet man eine Allergie und das Problem taucht im Stall auf, könnte die Haltung auf der Weide das Problem lösen. Alternativ kann man das Pferd in einer leeren Box ohne Einstreu unterbringen. Alles, was später in den Stall gebracht wird, sollte auf mögliche Reizmittel bzw. allergene Eigenschaften untersucht werden.

Bei Verdacht auf futterabhängige Allergien wird die Diagnose mit Hilfe einer Eliminationsdiät gestellt. Tritt das Problem beim Grasen auf, sollte das Pferd aufgestallt oder auf eine andere Weide gebracht werden. Taucht das Problem im Stall auf, sollte man das Pferd mit Heu füttern, das vorher nicht verfüttert wurde. Die meisten im Handel erhältlichen Futtermittel haben die gleichen Inhaltsstoffe, und ein Wechseln der Marke macht wahrscheinlich keinen Unterschied. Man sollte daher auf Konzentrate verzichten und Futter verabreichen, das vorher nicht verwendet wurde. Weil sich Futterabbauprodukte im Körper über längere Zeit halten können, sollten solche Versuche über mindestens vier Wochen oder länger erfolgen. Mit Abklingen der Symptome kann man einzelne Bestandteile des zum Zeitpunkt der Allergie verabreichten Futters im Abstand von je einer Woche probeweise wieder als Testdiät füttern.

Bei möglichen Allergenen aus der Luft muss man die Verwendung von anderem Lagerstroh, sporenfreiem, abgepacktem Heufutter und die Eliminierung möglicher Tierfedern (z. B. von Hühnern) berücksichtigen.

Anmerkung

Der Nachweis von Reizmitteln oder einer Allergenexposition ist möglicherweise ein frustrierender und langwieriger Prozess. Der Tierarzt muss sich daher davon überzeugen, dass alle anderen möglichen Ursachen für die vorliegende Erkrankung berücksichtigt und geprüft wurden, bevor er zu Eliminierungsverfahren von potentiellen Reizmitteln und / oder Allergenen übergeht.

17.3 Weiterführende Literatur

PASCOE, R. P.: A Colour Atlas of Equine Dermatology. Wolfe Publishing Ltd., London (1990).

PASCOE, R. P. (1991): Equine nodular and erosive skin conditions: The common and not so common. Equine Veterinary Education, 3: 153–159.

18 Sektion

Es ist grundsätzlich schwierig, unter Praxisbedingungen eine Sektion durchzuführen, da es oft an Zeit, Möglichkeiten und praktischer Erfahrung mangelt. Zudem besteht das große, zunehmend schwierige Problem der Tierkörperbeseitigung.

Für den Fall, dass das Ergebnis der Sektion Folgen für andere Pferde einer Gruppe haben oder dieses sich auf einen Versicherungsanspruch oder einen Rechtsstreit auswirken könnte, ist es ratsam, den Tierkörper in ein Referenzinstitut zu bringen. In diesem Fall muss allerdings in den folgenden Punkten die Zustimmung des Eigentümers und aller Beteiligten vorliegen:

- Der Tierkörper muss so schnell wie möglich eingeliefert werden, da die Autolyse unmittelbar nach dem Tod einsetzt.
- Der Pathologe benötigt Informationen über die Haltung des Tieres, seine Krankengeschichte sowie die Todeszeit und -umstände.
- Das Verfahren ist kostspielig.
- Es besteht keine Garantie dafür, dass die Krankheits- bzw. Todesursache geklärt werden kann.

Meist erzwingen die Umstände einen Kompromiss, indem eine partielle Untersuchung bei einem autorisierten Schlachter oder Abdecker oder bei einem Züchter vorgenommen wird.* In diesem Kapitel wird die Vorgehensweise für eine vollständige Sektion unter Praxisbedingungen beschrieben, die den jeweiligen Umständen angepasst werden kann.

18.1 Voraussetzungen

Der Boden des Untersuchungsbereiches muss vollständig abwaschbar und desinfizierbar sein und über ein geeignetes Abfluss-System verfügen. Ferner müssen ausreichend Lichtquellen und Waschgelegenheiten vorhanden sein.

Weiterhin werden Overalls, Gummistiefel, eine Gummischürze und Handschuhe als Schutzkleidung benötigt.

Die notwendige Ausrüstung ist nicht allzu kostspielig. Gebraucht werden: eine Handsäge, eine Reihe von Messern und ein Messerschleifer, Scheren, Pinzetten, ein Skalpell, Gewebebehälter mit Fixans sowie verschiedene sterile Spritzen, Kanülen, Tupfer und Transportmedien, um Flüssigkeiten und andere Gewebe zur mikrobiologischen Untersuchung zu entnehmen (Abb. 18.1).

18.2 Grundsätzliches

Die Haltung des Tieres, seine Anamnese und die Umstände seines Todes müssen sorgfältig analysiert werden, bevor eine Sektion vorgenommen wird. Besteht bezüglich des Tieres ein Versicherungsanspruch, so muss die Versicherung informiert werden, da sie möglicherweise ihren eigenen Sachverständigen entsenden will.

Während der Untersuchung sollten schriftliche oder auf Band aufgezeichnete Notizen gemacht werden und idealerweise sollte jede möglicherweise bedeutsame Läsion fotografiert werden. Bei pathologischen Veränderungen des Gewebes müssen Lokalisation, Farbe, Größe, Form und Konsistenz sowie das Aussehen der Schnittfläche angegeben werden.

Es gibt eine Reihe von Variationen zu den nachfolgend aufgeführten Techniken. In jedem Fall ist jedoch systematisch vorzugehen, so dass kein Organ übersehen wird kann, anstatt sich an die erste mögliche Läsion zu halten und so möglicherweise in die Irre geführt zu werden.

Das Tier wird vermutlich auf der Seite liegen. Es sollte für die hier beschriebenen Methoden auf der rechten Seite liegen, so dass die Untersuchung von der linken Seite des Pferdes ausgeht.

*Anm. d. Übers.: Nach dem Tierkörperbeseitigungsgesetz (TierKBG) ist die Abhäutung, Öffnung oder Zerlegung von Tierkörpern in der Bundesrepublik Deuschland ausschließlich beamteten Tierärzten und tierärztlichen Untersuchungsanstalten vorbehalten, nicht jedoch niedergelassenen Tierärzten oder anderen Personen (§ 5 Satz 1 sowie § 13 TierKBG).

Inspektion und Entfernung der Bauchhöhlenorgane

18.3 Äußerliche Untersuchung

Die Abzeichen des Tieres und seine äußerlichen Merkmale müssen vermerkt werden. Dies ist im Falle von Versicherungsansprüchen und möglichen Rechtsstreitigkeiten besonders wichtig. Falls möglich, kann das Fotografieren der kennzeichnenden Merkmale von zusätzlichem Nutzen sein.

Zur äußeren Untersuchung gehören die Haut mit eventuellen Abschürfungen, die auf einen Kampf oder andere Traumata hindeuten, oder möglicherweise vorhandene Verbrennungen (z. B. Blitzschlag). Die Schleimhäute, Skleren, Hufe und der Bandapparat des Krongelenkes werden auf krankhafte Veränderungen untersucht.

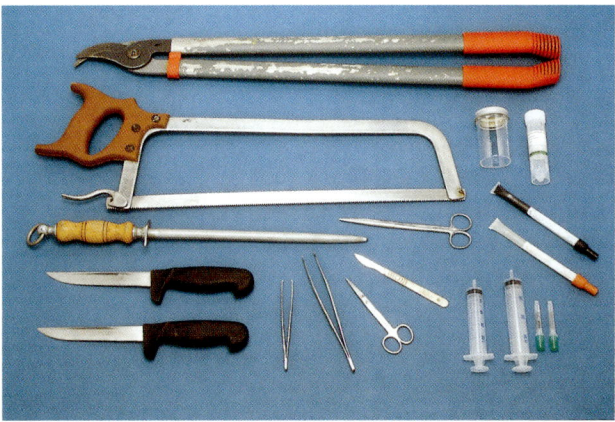

Abb. 18.1:
Grundausstattung für eine Sektion.

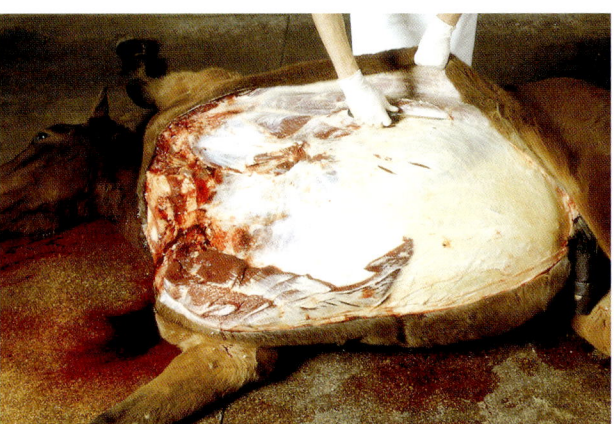

Abb. 18.2:
Präparation der Haut von der oberen Körperhälfte.

18.4 Öffnen des Tierkörpers

Entlang der Medianen wird von der mandibulären Symphyse bis zum Bereich des Tendo praepubicus ein Hautschnitt geführt. Die Haut wird abpräpariert und so weit wie möglich zurückgezogen (Abb. 18.2). Beim männlichen Tier wird der Schnitt um Penis und Vorhaut herumgeführt und beides in kaudaler Richtung zurückgezogen. Bei Stuten kann die Milchdrüse mit der Haut abpräpariert und entfernt werden.

Die Vordergliedmaße wird freigelegt, indem man die medialen muskulären Verbindungen durchtrennt, das subskapuläre Gewebe einschneidet und die Gliedmaße dann dorsal verlagert. Bei der Hintergliedmaße wird auf ähnliche Weise vorgegangen. Hier jedoch muss die Hüftgelenkkapsel eröffnet und das Femurkopfband durchtrennt werden (Abb. 18.3).

Nach einem Schnitt entlang des Rippenbogens und um die Flanke, wird die Bauchdecke in kaudaler Richtung zurückgelagert. Dabei muss man darauf achten, nicht in die darunter liegenden Organe zu schneiden (Abb. 18.4).

Nahe am Brustbein wird das Zwerchfell eröffnet. Dabei sollte ein Lufteinstrom hörbar sein, wenn die Lunge kollabiert, was auf einen intakten negativen Pleuradruck hinweist. Der Schnitt wird dorsal weitergeführt, um das Zwerchfell vom Rippenbogen zu lösen.

Mit einer Zange werden die Rippen vom dorsalen und ventralen Ansatzpunkt getrennt und der Brustkorb entfernt (Abb. 18.5).

18.4.1 Inspektion und Entfernung der Bauchhöhlenorgane

Die Bauchhöhlenorgane werden zunächst in situ untersucht und die Organe des Darmtraktes auf ihre anatomisch korrekte Lage zueinander überprüft. Menge, Farbe und Viskosität der Peritonealflüssigkeit werden notiert und gegebenenfalls Proben für die Zytologie (EDTA-Röhrchen), klinische Chemie (einfaches Röhrchen) oder Bakterienkulturen (steriler Behälter) entnommen.

Die Beckenflexur wird angehoben und ventral gelagert (Abb. 18.6). Dann wird die Milz freigelegt und entfernt, danach die linke Niere. Hierbei wird die Niere vom perirenalen Fett befreit, und die zulaufenden Arterien werden dicht am Nierenbecken durchtrennt. Sie wird dann mit unversehrtem Harnleiter entnommen.

Zugang zum Ganglion coeliacomesentericum
An der Stelle, an der die Nierenarterie durchtrennt wurde, muss die Nebenniere noch durch Gefäße, Fett und Bindegewebe mit der Aorta verbunden sein. Zwischen der Nebenniere und der Aorta liegt das Ganglion coeliacomesentericum, das für eine exakte histopathologische Diagnose der Graskrankheit des Pferdes benötigt wird. Dieses spindelförmige Gebilde ist bei einem ausgewachsenen Pferd etwa bleistiftdick, vier bis fünf cm lang und weist an beiden Enden Nervenfasern auf. Da es jedoch weich und weiß ist, ist es nur schwer vom umgebenden Fett zu unterscheiden. Daher sollte man die Nebenniere zusammen mit dem angrenzenden Segment der Aorta, der hinteren Hohlvene und dem umgebenden Fett als Ganzes entnehmen und in Formalin fixieren. Nach 24 Stunden wird das Ganglion fester und kann besser isoliert werden, sobald die Nebenniere entfernt wurde (Abb. 18.7). Im Querschnitt weist es die typische weißliche Farbe von Nervengewebe auf. Die Graskrankheit kann auch an anderen sympathischen Ganglien nachgewiesen werden, doch bietet kein anderes so viel leicht zugängliches Gewebe.

Das kleine Kolon wird innerhalb des Beckenbereiches so weit wie möglich freigelegt. Am proximalen Ende des Darms wird der Dünndarm von seiner mesenterialen Verbindung gelöst. Danach wird der Magen freigelegt und mit dem Dünndarm entnommen. Blinddarm und Kolon werden von ihren Verbindungen getrennt, so dass das gesamte Darmkonvolut unversehrt entfernt werden kann (Abb. 18.8). Abhängig von den Untersuchungsmöglichkeiten kann es von Vorteil sein, Teile des Verdauungstraktes abzu-

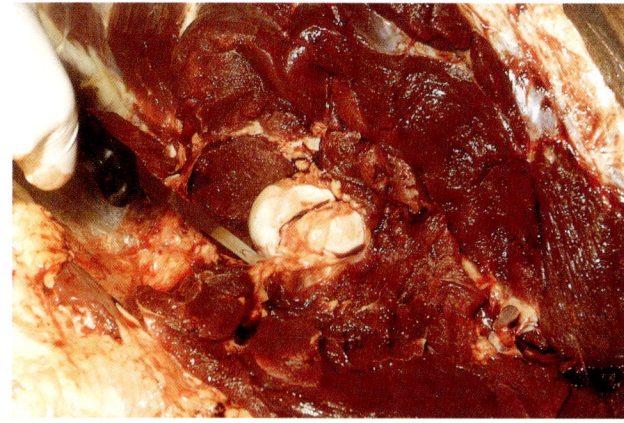
Abb. 18.3:
Durchtrennung des Femurkopfbandes als Voraussetzung für das Zurücklagern der Hintergliedmaße.

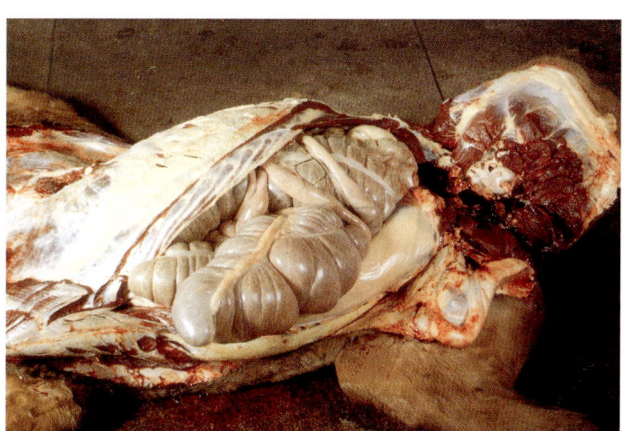
Abb. 18.4:
Zurückgelagerte Bauchdecke.

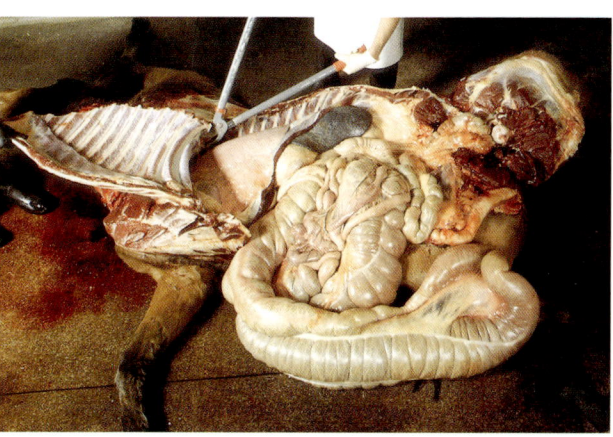
Abb. 18.5:
Eröffnung des Brustkorbs.

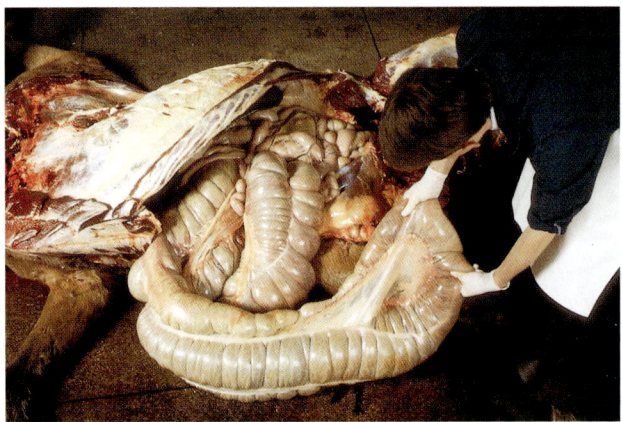

Abb. 18.6:
Entfernung des Darmkonvoluts. Die Beckenflexur wird zuerst entnommen.

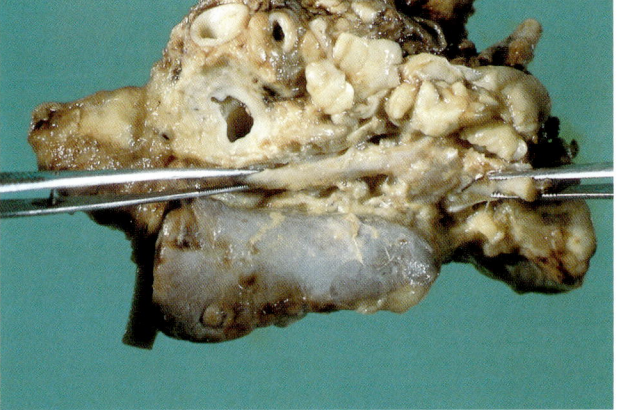

Abb. 18.7:
Trennung des Ganglion coeliacomesentericum vom (in Formalin) fixierten Fett zwischen der zurück gelagerten Nebenniere (im Bild unten) und der Aorta (darunter verborgen). Links unten die Arteria renalis.

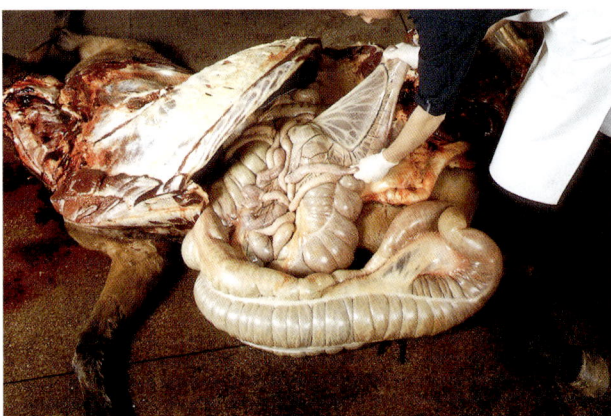

Abb. 18.8:
Entfernung des gesamten Darmkonvoluts.

binden und sie als handlichere Abschnitte zur weiteren Untersuchung zu entnehmen.

Danach wird auf die oben beschriebene Weise die gegenüberliegende Niere entfernt. Sofern das Ganglion coeliacomesentericum noch nicht entnommen werden konnte, besteht auf dieser Seite eine weitere Möglichkeit zur Probenentnahme. Die Blase wird über den Rand des Beckens gezogen und in situ geöffnet. Bei einer Stute werden Gebärmutter und Eierstöcke entfernt, indem die Organe nach vorne gezogen und hinter dem Gebärmutterhals abgetrennt werden. Wenn nötig werden die Beckenorgane entfernt. Dazu müssen jedoch die Knochen der Beckenhöhle mit der Handsäge durchtrennt oder das Becken mit einem Knochenmeißel zerteilt werden.

Die Leber entfernt man durch Lösen der Leber-Zwerchfellsbänder sowie der Verbindungen zu den Zwerchfellssäulen.

18.4.2 Untersuchung und Exenteration der Maulhöhlen-, Hals- und Brustorgane

Der Inhalt der Brusthöhle sowie Volumen, Farbe und Viskosität der pleuralen Flüssigkeit werden untersucht. Zunge, Rachen, Kehlkopf (mit angrenzender Schilddrüse), Luftröhre, Lunge, Herz und Speiseröhre werden zusammenhängend entnommen. Dafür löst man die Zunge aus der Maulhöhle, indem zunächst von der ventralen Seite des Unterkiefers mit einer Handsäge die Unterkieferäste beiderseits kaudal der Incisura vasorum abgetrennt werden. Die Mandibularäste werden auseinandergezogen und die Verbindungen der Zunge auf beiden Seiten parallel zu jedem Unterkieferast durchtrennt (Abb. 18.9). Ihre Unterseite muss vom Zungenbein gelöst werden, indem man die Knorpelverbindungen beiderseits durchtrennt. Die Zunge kann jetzt durch den Intermandibularspalt gezogen werden. Mit weiteren Schnitten medial des Zungenbeins werden Kehlkopf, obere Luftröhre und Speiseröhre freigelegt. Danach werden Luft- und Speiseröhre vom Hals bis zur Apertura thoracis freigelegt (Abb. 18.10). Der Herzbeutel wird vom Brustbein gelöst und das dorsale Mediastinum der Länge nach abgetrennt. Dies ermöglicht die Entfernung des gesamten Brusthöhleninhalts, sobald Aorta und Speiseröhre vom Zwerchfell abgetrennt sind (Abb. 18.11).

Anschließend wird die Pleura parietalis auf Entzündungen oder Verwachsungen untersucht. Zur Beurteilung der Aorta wird diese und ihre Gefäßabzweigungen ausgehend vom thorakalen Ende mit einer Schere der Länge nach eröffnet. Wenn das Untersuchungsverfahren wie beschrieben durchgeführt wurde, ist das arterielle Gefäßsystem im Mesenterium zur weiteren Untersuchung noch unbeschädigt.

Jedes Organ wird einzeln beurteilt und separat beschrieben.

18.4.3 Untersuchung der entnommenen Organe

Inhalt der Bauchhöhle

Mit einer Schere wird der Magen entlang der großen Kurvatur eröffnet, der Dünndarm der Länge nach (Abb. 18.12). Volumen und Art des Magen-Darm-Inhalts werden untersucht und dokumentiert. Die Schleimhäute werden mit Wasser abgespült und untersucht. Gleiches gilt für die Untersuchung des Dickdarms. Größe und Farbe der Lymphknoten des Dickdarms und des Mesenteriums müssen notiert werden.

Zur Beurteilung der Leber, Milz, Nieren und Nebennieren werden diese Organe eingeschnitten und die Schnittflächen auf Veränderungen der Farbe, des Parenchyms oder der Form untersucht. Die Nieren werden der Länge nach von der Außenseite zum Nierenbecken eingeschnitten. Anschließend wird die Kapsel abgezogen, um pathologische Veränderungen der Nierenoberfläche festzustellen (Abb. 18.13).

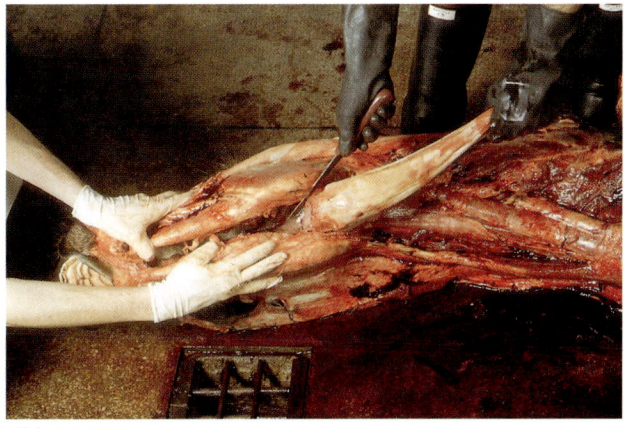

Abb. 18.9:
Freischneiden der Zunge und Ablösung von den beiden Unterkieferästen.

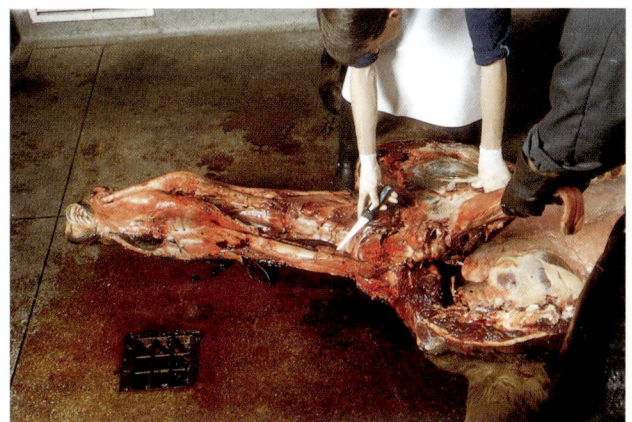

Abb. 18.10:
Präparation der Luft- und Speiseröhre.

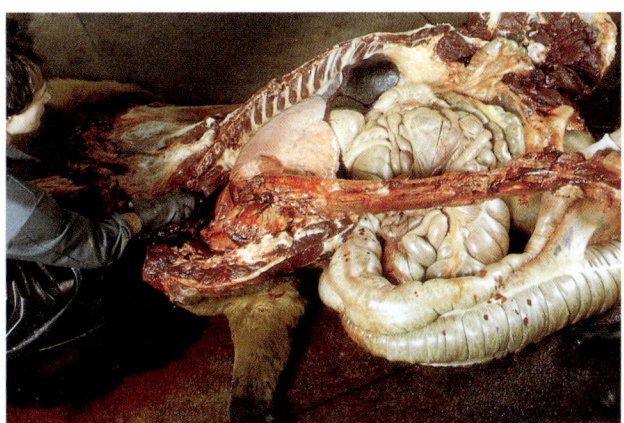

Abb. 18.11:
Entfernung der Organe der Brusthöhle.

Untersuchung der entnommenen Organe

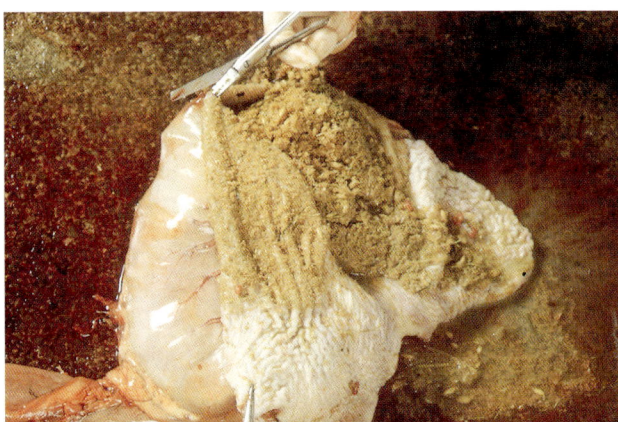

Abb. 18.12:
Eröffnung von Magen und Dünndarm.

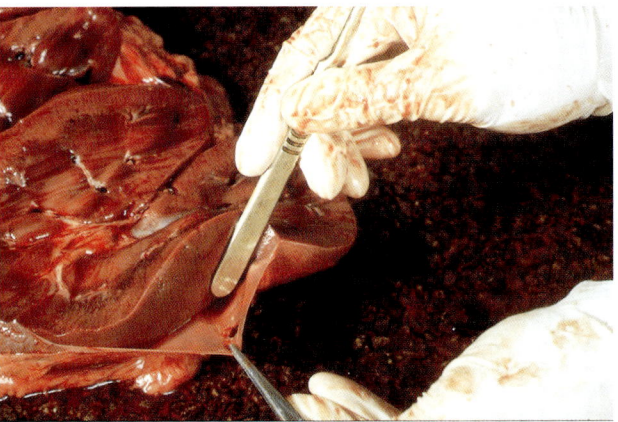

Abb. 18.13:
Ablösung der Nierenkapsel.

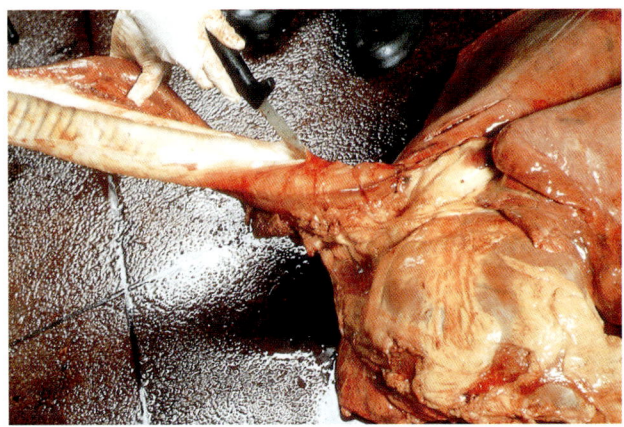

Abb. 18.14:
Eröffnung der Luftröhre.

Inhalt von Maulhöhle, Hals und Brusthöhle

Die Zunge wird untersucht und eingeschnitten, die Speiseröhre von der Luftröhre getrennt und der Länge nach eröffnet. Schilddrüse und Nebenschilddrüsen werden isoliert, mehrfach eingeschnitten und untersucht. Aufgrund ihrer geringen Größe, ihrer variablen Lokalisation und ihrer Ähnlichkeit mit zervikalen Lymphknoten sind die Nebenschilddrüsen schwierig zu identifizieren. An der ventrolateralen Seite der Luftröhre, auf Höhe der ersten Rippe befinden sich die beiden kaudalen größeren Nebenschilddrüsen.

Rachen, Kehldeckel, Kehlkopf und die Rachenlymphknoten werden untersucht und die Luftröhre bis zur bronchialen Verzweigung der Länge nach eröffnet (Abb. 18.14). Dies geht besser, wenn zuvor das Herz vom Herzbeutel und den Verbindungsgefäßen abgetrennt wird. Vermehrte perikardiale Flüssigkeit oder andere pathologische Veränderungen müssen notiert werden. Danach wird die Lunge palpiert, um eventuelle Veränderungen ihrer Konsistenz festzustellen, und an verschiedenen Stellen eingeschnitten, um das Vorliegen kleinerer Läsionen oder Flüssigkeitsansammlungen zu prüfen (Abb. 18.15).

Bei plötzlichen Todesfällen muss man besonders das Herz und die großen Gefäße untersuchen. Zu diesem Zweck sollte das Herz so eröffnet werden, dass die Herzklappen und die Verbindungsstrukturen unversehrt untersucht werden können, um eventuell pathologische Befunde darzustellen. Diese Vorgehensweise wird nachfolgend beschrieben.

Linke Herzseite: Die Aorta wird von der darüber liegenden Lungenarterie getrennt und so aufgeschnitten, dass die Aortenklappe von oben untersucht werden kann. Dann wird ein Schnitt nach unten durch die Klappe in die linke Kammerwand gemacht und die Austreibungsbahn geöffnet. Dies ermöglicht eine eingeschränkte Sicht auf die Mitralklappe und die dazugehörigen Papillarmuskeln von distal. Danach wird der linke Vorhof durch Einschneiden der Lungenvene eröffnet, um die Dorsalfläche der intakten Mitralklappe zu untersuchen. Es folgt ein Schnitt durch die Klappe und in die linke Kammerwand bis zur Herzspitze. Ein dritter Schnitt neben den beiden anderen in der Kammerwand ermöglicht es, die linke Kammer vollständig zu eröffnen (Abb. 18.16).

Rechte Herzseite: Die rechte Herzkammer wird durch Schnitte in die Vena cava caudalis und cranialis eröffnet. So kann die intakte Trikuspidalklappe von oben betrachtet werden. Die Lungenarterie wird aufgeschnitten, um die Pulmonalklappe von oben zu untersuchen. Danach erfolgt ein Schnitt durch die Klappe, durch die Wand der rechten Herzkammer bis zur Herzspitze. Dadurch bekommt man eine eingeschränkte Sicht auf die Trikuspidalklappe von unten. Ein letzter Schnitt führt durch die Trikuspidalklappe, um die Vorderseite der rechten Herzkammer zu öffnen und dieser trifft an der Herzbasis auf den Schnitt durch die Lungenarterie, so dass die rechte Herzkammer vollständig offen liegt (Abb. 18.17).

18.4.4 Einschicken von Proben

Zu diesem Zeitpunkt sollte die Entnahme geeigneter Proben für die histopathologische, die bakteriologische, serologische, klinisch-chemische und toxikologische Untersuchung in Betracht gezogen werden. Für die histopathologische Routineuntersuchung können Gewebeproben der größeren Organe und alle festgestellten Veränderungen zur normalen Histopathologie in 10%igem, gepuffertem Formalin aufbewahrt werden. Das Verhältnis von Fixans zu Gewebe sollte mindestens 10:1 betragen, um eine ausreichende Durchdringung des Fixans zu gewährleisten. Blutproben für die Serologie und klinische Chemie können vom Herzblut der rechten Herzkammer gewonnen werden, wenn vor dem Tod des Tieres keine Blutproben entnommen wurden. Bei Verdacht auf Vergiftung sollten Leber, Niere, Fett, Magen- oder Darminhalt, Harn und Herzblut so bald wie möglich eingefroren

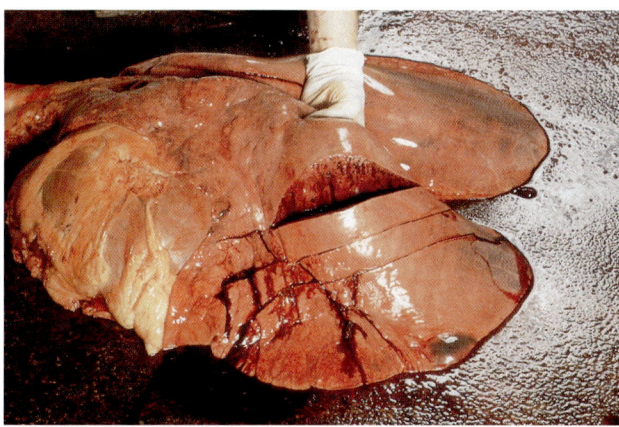

Abb. 18.15:
Ausschneiden der Lunge zur Beurteilung makroskopischer Veränderungen und Flüssigkeitsansammlungen.

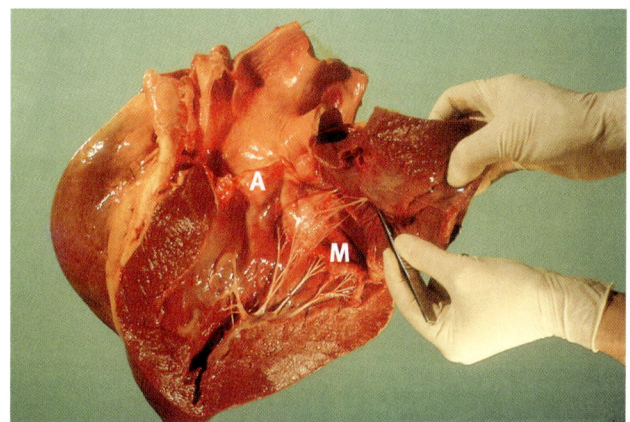

Abb. 18.16:
Öffnung der linken Herzseite zur adspektorischen Untersuchung. Die Aorten- (A) und Mitralklappe (M) sind deutlich sichtbar.

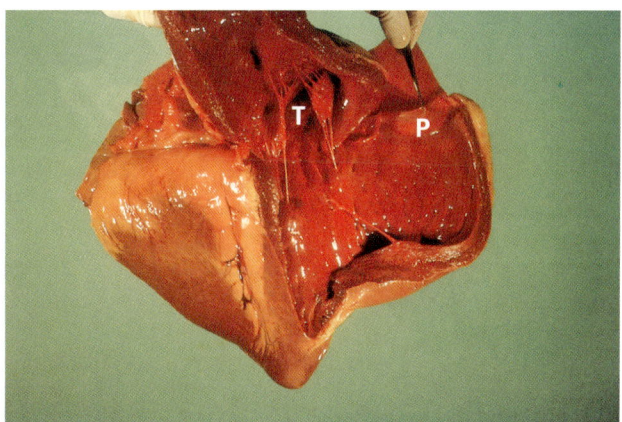

Abb. 18.17:
Eröffnung der rechten Herzseite zur adspektorischen Untersuchung. Die Pulmonal- (P) und Trikuspidalklappe (T) sind deutlich erkennbar.

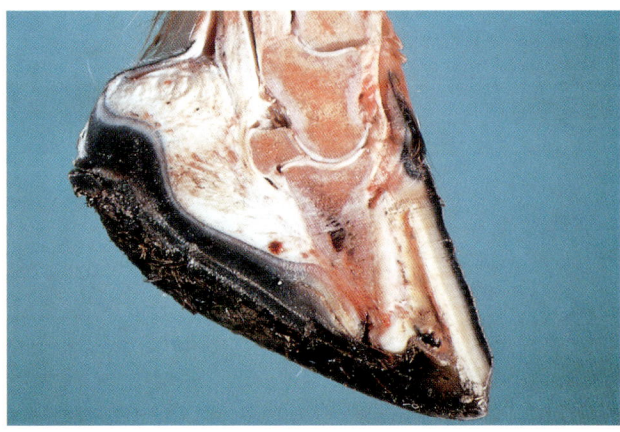

Abb. 18.18:
Längsschnitt durch den Huf eines Pferdes mit Hufrehe. Man beachte das verlagerte Hufbein und das angesammelte Exsudat zwischen seiner Dorsalfläche und dem Wandhorn.

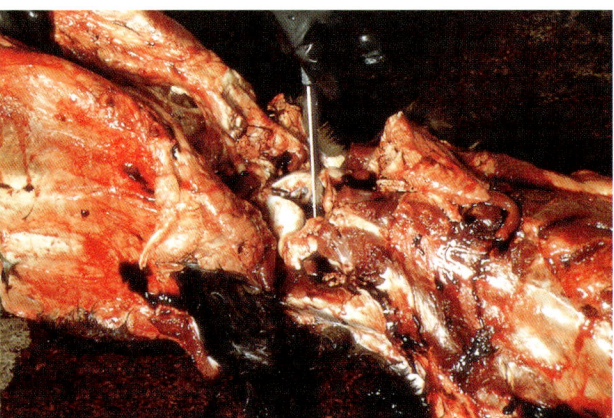

Abb. 18.19:
Abtrennung des Kopfes mit einem Schnitt durch das Atlanto-Okzipitalgelenk.

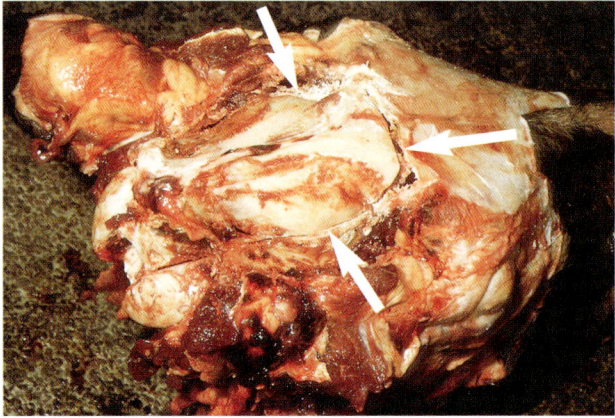

Abb. 18.20:
Blick von kaudal auf den Sägeschnitt im Hirnschädel vor der Entfernung des Schädeldaches.

werden (siehe auch Kapitel 19.4). Im Idealfall sollte genügend Material für eine Wiederholung der Tests oder alternative Testmethoden zur Verfügung stehen.

18.4.5 Untersuchung des Bewegungsapparates

Die Gelenke werden untersucht, wenn die Anamnese dazu Anlass gibt. Bevor man ein Gelenk öffnet, sollte man eventuell Gelenkflüssigkeit für zytologische, klinisch-chemische oder bakteriologische Untersuchungen gewinnen. Unkontaminierte Proben erhält man leichter, wenn man die Haut um das Gelenk zuerst abpräpariert. Normale Gelenkflüssigkeit ist gelblich, viskös und nur in geringer Menge vorhanden.

Bei Hufrehe wird der Huf über dem Bandapparat des Krongelenks abgetrennt und ein Längsschnitt angelegt (Abb. 18.18).

Skelettmuskeln sollten im Anschnitt untersucht und von ihnen gegebenenfalls Proben zur histopathologischen Untersuchung entnommen werden.

18.4.6 Untersuchung von Kopf und Gehirn

Der Kopf wird kranial des ersten Halswirbels vom Hals abgetrennt (Abb. 18.19).

Für einen Zugang zum Gehirn werden die Haut über der Schädeldecke abpräpariert und die Schläfenmuskeln (Mm. temporales) entfernt. Um das Schädeldach zu öffnen, ist eine oszillierende Säge ideal, es geht jedoch auch mit einer Handsäge. Zu diesem Zweck muss der Kopf gut fixiert werden, am besten in einem Schraubstock. Quer über den Kopf wird ein Schnitt durch die Stirnbeine (Ossa frontalis) in Höhe der kaudalen Enden der Jochbögen (Arcus zygomaticus) angelegt. Dann legt man zwei weitere Schnitte im rechten Winkel an, wobei die Schnittlinie parallel zur Medianen in Richtung der Hinterhauptskondylen verläuft (Abb. 18.20). Die Knochenplatte wird dann vorsichtig in kaudaler

Richtung entfernt, wobei die meningealen Verbindungen zum Gehirn durchtrennt werden (Abb. 18.21).

Zum Entfernen des Gehirns hält man es mit einer Hand während ein Assistent den Kopf des Tieres zurückbiegt. Dann werden die Hirnnerven sowie die meningealen und vaskulären Verbindungen durchtrennt.

Nach Entfernen des Gehirns ist die Hypophyse von dorsal sichtbar (Abb. 18.22) und kann mit einer Pinzette angehoben und aus ihrer Grube gelöst werden. Bei einem Hypophysenadenom sollte das Chiasma opticum auf Anzeichen einer Quetschung und die Nebenniere auf eine mögliche kortikale Hypertrophie untersucht werden.

Gegebenenfalls wird das gesamte Gehirn in 10%iges Formalin gelegt, wobei es jedoch ca. eine Woche dauert, bis das Fixans das ganze Gewebe durchdrungen hat.

Die Augen werden entfernt, indem man die periorbitale Haut einschneidet und das Gewebe der Augenhöhle mit einer gebogenen Schere auftrennt. Dabei geht man ähnlich wie bei einer chirurgischen Enukleation vor.

Der Unterkiefer wird vom Oberkiefer gelöst, indem man das Weichteilgewebe der Wangen bis zu den Kiefergelenken an der Schläfe einschneidet. Dann wird der Unterkiefer fixiert und der Oberkiefer nach oben weggezogen, um das Gelenk zu exartikulieren. Danach kann der Kopf der Länge nach durchgesägt werden, um die Nasenhöhlen und die Nasennebenhöhlen freizulegen.

18.4.7 Untersuchung des Rückenmarks und der peripheren Nerven

Es ist gleichermaßen schwierig und zeitaufwendig, das Rückenmark an einem Stück zu entfernen (mehrere Stunden). Dies zeigt, wie gut dieses Organ unter physiologischen Bedingungen geschützt ist. Im Allgemeinen ist es ausreichend und um vieles schneller, kurze Stücke des Rückenmarks aus der in einzelne Wirbelkörper zerlegten Wirbelsäule zu entfernen. Gegebe-

nenfalls kann anhand postmortaler Röntgenaufnahmen eine mögliche Kompression der Wirbelsäule lokalisiert werden.

Die Wirbelsäule wird von den Gliedmaßen den Rippen und den oberflächlich liegenden Muskeln getrennt. Sie wird daraufhin durch Zersägen der Wirbelkörper in mehrere passende Abschnitte zerteilt. Die Teilung sollte an den Stellen erfolgen, die für die Untersuchung nicht von Bedeutung sind. Dann werden weitere Schnitte durch Wirbelkörper und Wirbelbogen in der Nähe der vermuteten Läsionen gemacht. Diese Schnitte sollten nicht im Bereich der Wirbelgelenke verlaufen.

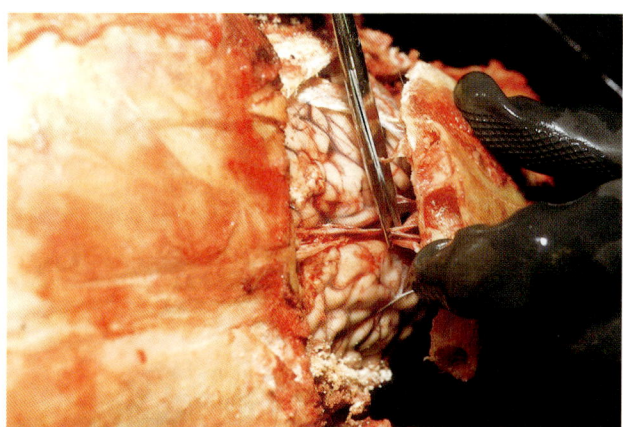

Abb. 18.21:
Trennung der meningealen Verbindungen beim Öffnen des Schädeldaches.

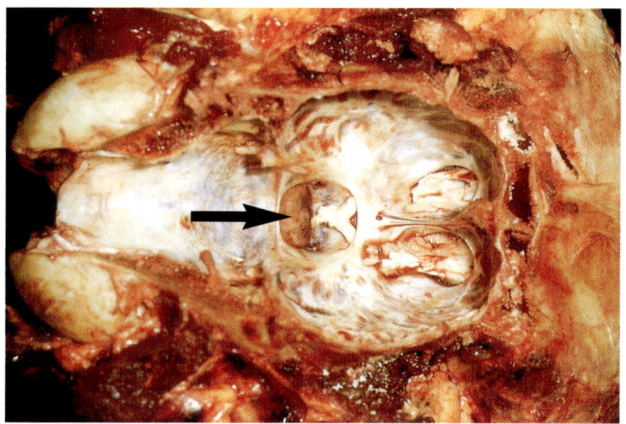

Abb. 18.22:
Dorsalansicht der Hypophyse in situ (Pfeil).

Aus jedem kurzen Segment wird das Rückenmark entfernt, indem man die Dura mater mit einer Pinzette erfasst und die Nervenenden des Rückenmarkes mit einer Schere durchtrennt (Abb. 18.23). Man kann dann geeignete Stücke (ca. 1 cm) des Rückenmarks abtrennen, um zu fixieren. Danach können die angrenzenden Abschnitte der Wirbelsäule der Länge nach aufgetrennt werden, um den Rückenmarkskanal und die Wirbelgelenke zu untersuchen (Abb. 18.24).

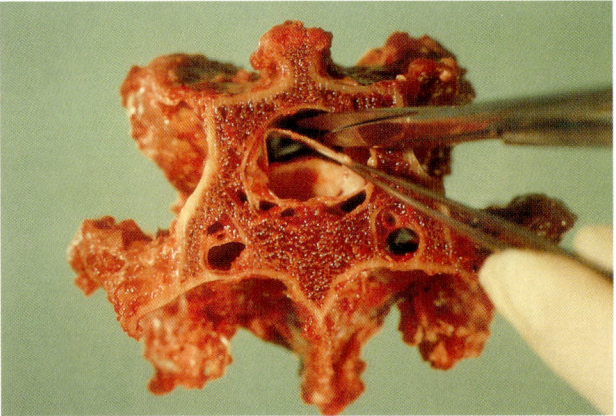

Abb. 18.23:
Entfernung des Rückenmarks aus einem durchgesägten Wirbelsäulensegment.

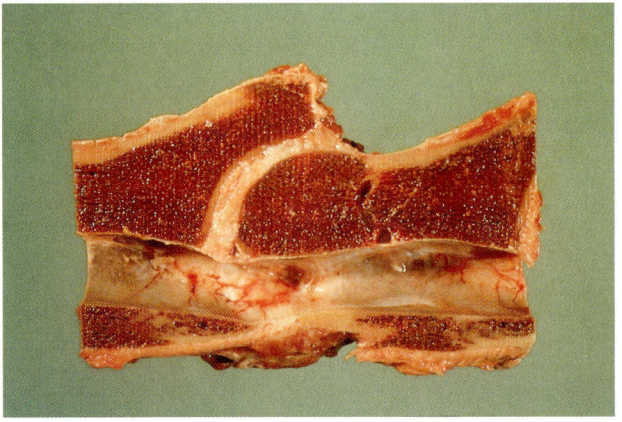

Abb. 18.24:
Der Längsschnitt durch ein Wirbelsäulensegment zeigt den Rückenmarkskanal und die Wirbelgelenke.

18.5 Weiterführende Literatur

BUERGELT, C. D. and YOUNG, A. (1992): Necropsy procedures in practice, I: The initial examination. Equine Veterinary Education 4: 167–171.

BUERGELT, C. D. and YOUNG, A. (1992): Necropsy procedures in practice, II: Special procedures. Equine Veterinary Education 6: 273–276.

19 Plötzlicher und unerwarteter Tod

Der plötzliche Tod eines Pferdes ist in der Regel ein unerwartetes Ereignis. Wird ein Pferd tot aufgefunden, ist das möglicherweise auch unerwartet, der Tod muss jedoch nicht unbedingt plötzlich eingetreten sein. Dieser Unterschied ist wichtig, da die damit verbundenen Ursachen oft verschieden sind. Ein plötzlicher Tod ist meist mit Überanstrengung in Verbindung zu bringen. Im Gegensatz dazu kann bei einem tot aufgefundenen Pferd ein Krankheitsprozess von mehreren Stunden stattgefunden haben. Die Untersuchungsmethode ist jedoch in beiden Fällen gleich.

Die Erhebung einer ausführlichen Anamnese ist notwendig, und die Umgebung des Tieres muss gründlich untersucht werden. Dieser Teil der Untersuchung ist von äußerster Wichtigkeit, da es, wenn überhaupt, nur wenige klinische Symptome für die Todesursache geben wird. Daher sind detaillierte Aufzeichnungen wesentlich, und im Falle eines Rechtsstreites oder eines Versicherungsanspruches ist eine Fotodokumentation ratsam.

19.1 Anamnese

Die Krankengeschichte des Tieres sowie Angaben zur Haltung müssen sorgfältig aufgenommen werden. Veränderungen in der Fütterung oder im Training sollten ebenso festgehalten werden wie der Gesundheitszustand anderer Pferde in einem Bestand. Der Tierarzt sollte bedenken, dass unter Umständen wichtige Informationen vom Betreuer zurückgehalten werden könnten, um eventuelle Nachlässigkeit zu vertuschen.

Bei erst kürzlicher Verabreichung von Medikamenten sollte eine Unverträglichkeitsreaktion oder Überdosierung in Betracht gezogen werden. Im Prinzip können alle Medikamente Unverträglichkeitsreaktionen hervorrufen, wobei tödliche Reaktionen oft in Form systemi-

scher Hypersensibilität (anaphylaktische Reaktion) kurze Zeit nach einer intravaskulären Injektion auftreten. Penizillinpräparate sind häufig problematisch. Wenn auf eine vermeintliche intravenöse Injektion eine Reaktion erfolgt, kann diese auch auf eine versehentlich intraarterielle Injektion zurückzuführen sein.

Pferde reagieren besonders anfällig auf Überdosierungen bei bestimmten Wirkstoffen wie Warfarin und Phenylbutazon. Daher sollte eine zuvor erfolgte Behandlung mit diesen Medikamenten überprüft werden. Warfarin wird zur Therapie einer Hufrollenentzündung angewendet. Wenn diese Behandlung nicht sorgfältig überwacht wird, kann es zu einer erheblich vermehrten Blutungsneigung kommen, so dass kleinere Traumata zu tödlichen Blutungen führen können. Bei Phenylbutazon können längere Anwendungen im oberen Dosierungsbereich zu Ulzera im Magen-Darm-Trakt und zu einer Proteinverlust-Enteropathie führen. In den meisten Fällen ist das Ergebnis eine therapieresistente Kolik, ausgedehnte submuköse Ödeme am Dickdarm können auch einem Schockgeschehen vorausgehen.

Im Fall eines plötzlichen und unerwarteten Todes eines Pferdes wird eine Vergiftung oft vermutet, aber selten nachgewiesen. Deshalb muss auf mögliche Quellen für Gifte in der Anamnese und bei der Untersuchung der Umgebung geachtet werden.

19.2 Untersuchung der Umgebung

Dies sollte nach Möglichkeit geschehen, bevor der Tierkörper abtransportiert wird. Es könnte Anzeichen für ein Niederlegen oder einen Kampf vor dem Tod geben oder eine größere Menge Blut gefunden werden. Nach einem Gewitter kann man bei einem tot unter einem Baum aufgefundenen Pferd Blitzschlag vermuten, bei Tieren, die in der Nähe elektrischer Leitungen gefunden werden, kann man auf Tod durch Stromschlag schließen. Spuren eines Kampfes deuten auf einen längeren Todeskampf hin, wie bei einer akuten Magen-Darm-Erkrankung, wohingegen einem plötzlichen Tod durch Stromschlag kein Todeskampf vorausgeht.

Besitzer klammern sich oft an eine Vergiftung als Erklärung für einen plötzlichen und unerwarteten Tod. In der Realität kommt dies jedoch äußerst selten vor. Diese Möglichkeit sollte jedoch trotzdem in Betracht gezogen und das Futter des Tieres, sowie die mögliche Aufnahme von industriellen oder landwirtschaftlichen Schadstoffen geprüft werden.

19.2.1 Mögliche Ursachen für eine Vergiftung

19.2.1.1 Futtermittel

Giftpflanzen. Eine große Zahl einheimischer Pflanzen ist potenziell giftig. Allerdings werden sie von Pferden auf der Weide selten gefressen, es sei denn, die Tiere hungern oder die Pflanzen wurden geschnitten oder mit Pflanzenschutzmitteln behandelt. Es scheint, dass Pferde welkende Pflanzen bevorzugen und daher muss geschnittenes und auf der Weide gelagertes Material von bzw. aus Hecken, Gräben, Bäumen, Büschen oder Unkraut Verdacht wecken. Es sollten Proben zur Identifikation und für weitere Analysen genommen werden.

Eine Pflanzenvergiftung bei Pferden ist meist eine Folge chronischer Aufnahme von Pflanzen, deren toxische Wirkung das Verfahren der Heuherstellung übersteht (z. B. Jakobskraut, Schachtelhalm, Adlerfarn, Johanniskraut). Daher gibt es in der Regel Vergiftungssymptome, lange bevor der Tod eintritt und so ist ein plötzlicher unerwarteter Tod äußerst unwahrscheinlich. Die einzige Ausnahme ist die Eibe, die für Pferde attraktiv und außerordentlich giftig ist.

Verunreinigtes Futter. Ionophore sind für Pferde hochgradig toxisch. Ionophore Antibiotika (z. B. Monensin, Salinomyzin) sind in einigen Mischfuttermitteln als Wachstumsförderer oder Kokzidiostatika enthalten. Das fertige Produkt sieht aus wie ein Pferde- oder Ponypellet und kann entweder versehentlich oder mit böser

Absicht verabreicht werden, wobei eine generalisierte Myopathie mit einer Degeneration des Herzmuskels und darauf folgenden Rhythmusstörungen die Konsequenz ist. Der Krankheitsverlauf ist normalerweise chronisch, doch kann es auch innerhalb von 24 Stunden nach der Vergiftung zum plötzlichen Tod kommen. Es gibt zeitweilig Berichte darüber, dass Pferdefutter versehentlich in der Futtermühle kontaminiert wurde.

Futtervergiftung. Pferde sind besonders anfällig für Botulismus und die häufigste Quelle für eine Vergiftung stellt die Großballensilage dar. Die Aufnahme des Giftes mit dem Futter bewirkt meist Lähmungserscheinungen, deren Schweregrad in direktem Verhältnis zur aufgenommenen Giftmenge steht. Der Krankheitsverlauf ist meist über mehrere Tage zu beobachten, wobei der Tod durch Atemstillstand eintritt. Freier Zugang zu Großballensilage auf dem Gelände sollte daher Verdacht erregen.

19.2.1.2 Verunreinigungen durch Industrie und Agrarchemie

Industrieemissionen. Auch wenn Fabrikemissionen durch die Gesetzgebung reguliert werden, sollte die Nähe zu Industrieanlagen jedoch bei der Anamnese vermerkt werden. Alte Industrieanlagen wie Bleiminen oder Schmelzereien können in den obersten Bodenschichten gefährliche Mengen an Rückständen hinterlassen haben. Der Verlauf einer Bleivergiftung bei Pferden ist gewöhnlich chronisch, allerdings werden im Verlauf chronischer Bleivergiftung auch immer wieder Erstickungserscheinungen in Verbindung mit Lähmungen des Kehlkopfes und des Rachens beobachtet. Bei Nachforschungen zeigt sich häufig die Umgebung des Pferdes als Quelle der Bleivergiftung.

Agrarchemikalien. Herbizide, Fungizide, Pestizide und Düngemittel werden entweder beim Grasen und / oder durch kontaminierte Wasserläufe aufgenommen oder als flüchtiges Aerosol inhaliert. Der Gebrauch von Agrarchemikalien im Weidegebiet sollte überprüft und die Möglichkeit von Regenauswaschungen des Bodens in angrenzende Wasserläufe in Betracht gezogen werden.

19.3 Sektion

Nach abgeschlossener Anamnese und Untersuchung des Fundortes muss die Notwendigkeit einer Sektion erwogen werden. Wenn andere Tiere gefährdet sind, oder ein Versicherungsanspruch und / oder Rechtsstreit zu erwarten ist, ist es eventuell ratsam, den Tierkörper in ein Referenzinstitut zu bringen. Der mögliche finanzielle Aufwand für die Sektion sollte jedoch bedacht werden, genauso wie die Tatsache, dass bei plötzlichem und unerwartetem Tod bei ausgewachsenen Pferden die Ursache in über 30% der Fälle trotz sorgfältiger und eingehender postmortaler Untersuchung ungeklärt bleibt.

Wenn die Sektion nicht in einem Referenzinstitut erfolgen soll, ist es vor ihrer Durchführung hilfreich, die möglichen Ursachen eines plötzlichen und unerwarteten Todes abzuwägen. Der Fall sollte jedoch nicht aufgrund einer Liste von Möglichkeiten beurteilt werden und der Tierarzt sollte der Versuchung widerstehen, sich der ersten möglichen Diagnose zu verschreiben. Eine systematische Untersuchung, wie in Kapitel 18 beschrieben, ist in jedem Fall unerlässlich.

19.3.1 Ursachen eines plötzlichen Todes (Tod beobachtet)

Bei großer Anstrengung wie bei einem Rennen steht ein plötzlicher Tod oft im Zusammenhang mit Blutungen in der Lunge, der Brusthöhle, der Bauchhöhle oder dem Gehirn, wobei die eigentliche Ursache vieler Todesfälle unter hoher Belastung häufig ungeklärt bleibt. Bei Rennpferden ist außerdem eine toxikologische Untersuchung angezeigt, was nochmals die Notwendigkeit eines Referenzinstituts und auch von

Erfahrungen unterstreicht. Ein plötzlicher, unerwarteter Tod in Ruhephasen ist dagegen weniger häufig. Er kann iatrogene Ursachen haben, beispielsweise eine anaphylaktische Reaktion auf ein verabreichtes Medikament, andere Möglichkeiten sind Blitzschlag, Stromschlag oder Vergiftung.

Nach Organsystemen gegliedert werden einige organische Ursachen für plötzliche Todesfälle im Folgenden aufgeführt.

19.3.1.1 Kardiovaskuläres System

Umfangreiche innere Blutung. Dies ist die häufigste kardiovaskuläre Erkrankung, die bei Pferden zum plötzlichen Tode führt. Sie tritt in der Regel nach der Ruptur eines großen Gefäßes bei großer Anstrengung auf. Meist sind die Lungengefäße betroffen und die Folge ist üblicherweise starkes Nasenbluten, gelegentlich kann auch ein Gefäß in der Brusthöhle rupturieren. Weniger häufig ist ein Riss in der Aorta, prädisponiert durch erhöhten Blutdruck, die daraus resultierende Blutung im Herzbeutel bewirkt einen extrem starken Druck aufs Herz (Herzbeuteltamponade). Blutungen aus einer Aortenruptur können in die Brusthöhle oder entlang der Aorta in die Bauchhöhle gelangen. Ältere Zuchthengste erliegen manchmal während des Paarungsaktes einer Aortenruptur. Eine Blutung kann auch mit einem Knochenbruch und gleichzeitiger Verletzung eines benachbarten größeren Blutgefäßes zusammenhängen.

Ruptur der mitralen Chordae tendineae. Der auffälligste Befund nach dem Tod ist ein ausgedehntes Lungenödem. Die Untersuchung des Herzens erfordert eine sorgfältige Sektion, andernfalls kann die primäre Läsion leicht übersehen werden (siehe Kapitel 18).

Tödliche Rhythmusstörung. Sie ist im Rahmen einer Sektion nicht festzustellen und bleibt daher eine Vermutung. Feingewebliche Schädigungen des Myokards erfordern eine histopathologische Untersuchung.

19.3.1.2 Respirationstrakt

Belastungsinduziertes Lungenbluten. Starkes Anschwellen der Lungengefäße mit Blutungen in Alveolen, Atemwegen, Interstitium und subpleuralem Gewebe sind die offensichtlichen Befunde bei der postmortalen Untersuchung, die Ätiologie ist jedoch nicht eindeutig. Eine chronische Lungenerkrankung kann Hinweise liefern.

Pneumothorax. Dies kommt selten vor und steht meist in Verbindung mit spitzen Traumata oder penetrierenden Wunden. Bei einer Sektion kann er übersehen werden, da die Lunge auch normalerweise einfällt, wenn das Zwerchfell eröffnet wird.

19.3.1.3 ZNS

Trauma. Traumata und intrakraniale Blutungen können durch einen Aufprall auf ein festes Hindernis hervorgerufen werden, wobei der Schädel gebrochen sein kann.

19.3.1.4 Unverträglichkeitsreaktionen nach Medikamentengabe

Akute Atembeschwerden als Folge eines Lungenödems oder ein Bronchialspasmus sind bei Pferden häufig ein Zeichen für eine Reaktion auf ein Medikament. Die adspektorischen postmortalen Befunde können unauffällig sein, doch kann es zu Schaumbildung in den Atemwegen kommen und histopathologische Anzeichen für ein akutes Lungenödem geben.

Die unabsichtliche Verabreichung eines Medikaments in die Arteria carotis anstatt in die Vena jugularis bewirkt meist plötzliche heftige Reaktionen oder den Tod. Diese Umstände können fälschlicherweise als anaphylaktische Reaktion angesehen werden. In diesen Fällen ist meist ein Hämatom an der Injektionsstelle sichtbar. Die Stelle selbst liegt meist am Halsansatz, da die Arteria carotis dort dichter an der Oberfläche verläuft und es dort daher häufiger zu fehlerhaften Injektionen kommen kann.

19.3.1.5 Vergiftung
Siehe Kapitel 19.4.

19.3.2 Ursachen eines unerwarteten Todes (tot aufgefunden)

Bei unerwartet tot aufgefundenen Pferden kann dem Tod ein längerer Krankheitsprozess vorangegangen sein. Unter diesen Umständen ist anzunehmen, dass eine Sektion Ursachen aufklären kann, dies ist jedoch nicht notwendigerweise der Fall. Die Ursachen eines unerwarteten Todes können die gleichen sein wie bei einem plötzlichen Tod, es gibt jedoch darüber hinaus zusätzliche Möglichkeiten. Dabei stellen Magen-Darm-Läsionen die häufigsten Befunde dar. Es muss betont werden, dass bei einem »unerwarteten Tod« davon ausgegangen wird, dass der Eindruck des Besitzers über den zuvorigen guten Gesundheitszustand korrekt ist und dass kein Krankheitsprozess übersehen wurde.

19.3.2.1 Magen-Darm-Trakt

Darmruptur. Riss der Darmwand und perakute Peritonitis können Folge eines schweren Krankheitsprozesses im Abdomen sein.

Torsion und Strangulation des Dickdarms. Sie führt zu einer hochgradigen Toxämie und nimmt schnell einen tödlichen Verlauf.

Hochgradige Tympanie des Dickdarms. Diese kann mit der oben beschriebenen Torsion und Strangulation von Dickdarmabschnitten zusammenhängen. Hierbei führt die starke Tympanie aber zu Dyspnoe und Kreislaufkollaps.

Perakute Enteritis mit Endotoxinschock. Dies ist eine seltene Form der Salmonellose. Es können Ödeme und Petechien in der Dickdarmwand auftreten. Gewebe aus Blind- und Dickdarm sollte zur Anzüchtung von Kulturen entnommen werden.

19.3.2.2 Kardiovaskuläres System

Langsames Verbluten. Dies kann in Zusammenhang mit der Verletzung eines mittleren Gefäßes, nach einer Fraktur oder einem Trauma auftreten. Beispiel für letzteres ist die Ruptur der Arteria uterina älterer Zuchtstuten während des Geburtsvorganges.

Riss der Arteria carotis interna. Das Pferd wird tot in einer von den Nüstern ausgehenden Blutlache aufgefunden. Diese Läsion steht in Zusammenhang mit einer Luftsackmykose.

19.3.2.3 Vergiftung

Siehe Kapitel 19.4.

19.4 Untersuchung der Ursachen tödlicher Vergiftungen

Bei Vergiftungen liefert die Sektion in der Regel unspezifische Befunde, und die Gewebeauswahl für histopathologische und / oder toxikologische Analysen hängt stark davon ab, welche Schlussfolgerungen aus der Anamnese und der Untersuchung der Umgebung des Tieres gezogen werden können. Es ist sehr hilfreich, einen Veterinärtoxikologen um Rat zu fragen, bevor man mit der Sektion beginnt.

Es empfiehlt sich, Proben für toxikologische Analysen bis zum Abschluss der Untersuchung aufzubewahren. Folgende Proben sollten für eine Toxinuntersuchung genommen werden: Leber, Niere und Fett (je mindestens 200 g); Magen- und Darminhalt (400 g); Harn (100 ml) und Serum aus Herzblut (20 ml). Man sollte daran denken, auch Proben von möglichen Giftquellen zu nehmen: Futter, Lockmittel, Grünfutter, Saatbeize, Wasser und Pflanzen. Saubere Glas- oder Plastikbehälter, die dicht verschlossen werden können, sind ideal. Diese sollten einzeln mit der Bezeichnung des Besitzers und Tieres, dem Datum und der Art des enthaltenen Gewebes oder der Probe beschriftet werden. Im Anschluss werden die Proben eingefroren. Falls die Proben in einem Labor untersucht werden

sollen, sollte das Material auf jeden Fall schnell und in gefrorenem Zustand überbracht werden.

Die Laboranalyse von Gewebe auf bestimmte Gifte ist hochspezifisch. Das Konzept der systematischen Überprüfung auf Gifte ist unrealistisch. Die Durchführung wäre außerordentlich teuer und aller Wahrscheinlichkeit nach unergiebig. Sinnvollerweise diskutiert man die Anamnese, die Umgebung des Tieres und die postmortalen Befunde mit einem Veterinärtoxikologen und bestimmt daraufhin die erfolgversprechenden Tests. Auf jeden Fall sollte man die folgenden Punkte mit dem Toxikologen klären, bevor man Material einreicht:

- Es müssen die vollständige Anamnese sowie der Bericht über die vorgefundenen Gegebenheiten und postmortalen Befunde übermittelt werden.
- Die vorzunehmenden spezifischen Toxintests müssen diskutiert werden.
- Es muss geklärt werden, welche Gewebe- oder sonstigen Proben eingereicht werden, wie und in welcher Menge sie verpackt und verschickt werden sollen.
- Das Labor muss von möglichen Rechtsstreitigkeiten in Kenntnis gesetzt werden, da dies bei der Bearbeitung von Proben und der Dokumentation möglicherweise berücksichtigt werden muss.

Nota bene: Die Isolierung einer eventuell giftigen Substanz in Gewebe ist zwar ein Nachweis für die Exposition zu einem Gift, aber nicht für die Vergiftung, es sei denn, die nachgewiesenen Mengen für eine Vergiftung ausreichend. Beispielsweise lagern alle Pferde, die auf bekanntermaßen mit Blei verunreinigten Weiden grasen, Blei im Gewebe ab, aber nicht unbedingt in toxischen Mengen. Die Interpretation der Laborergebnisse muss daher in Abstimmung mit dem Referenzlabor geschehen.

19.4.1 Futtermittel

19.4.1.1 Giftpflanzen

Der Mageninhalt wird auf Hinweise kürzlich erfolgter Nahrungsaufnahme überprüft. Bei Pferden erreicht das Pflanzenmaterial den Magen in gut durchgekautem Zustand und ist meist schwer zu identifizieren. Eine Probe des Mageninhalts sollte gesichert werden, falls weitere Untersuchungen notwendig werden.

Die Eibe ist so außerordentlich giftig, dass ihre Nadeln sogar manchmal noch im Maul gefunden werden können. Schon 100 bis 200 g können für ein Pferd tödlich sein.

19.4.1.2 Verunreinigtes Futter

Ein plötzlicher Tod nach der Aufnahme von ionophorhaltigem Futter ist gewöhnlich unspezifisch. Bei chronischer Aufnahme kann hingegen eine Muskelerkrankung diagnostiziert werden. Im Verdachtsfall sollten Proben des Darminhalts und vom Futter genommen werden.

19.4.1.3 Futtermittelvergiftung

Die postmortalen Befunde im Fall von Botulismus sind unspezifisch und so basiert die Diagnose auf der Identifizierung des Giftes in Serum, Futter, Leber oder Exkrementen. Das Toxin ist sehr instabil, daher sollten Proben so bald wie möglich eingefroren und zur Prüfung eingesandt werden. Der sensibelste Test ist immer noch der Tierversuch, allerdings wird dieses Verfahren nur von sehr wenigen Labors angewendet. Ein negatives Ergebnis dieser biologischen Prüfung muss bei Pferden Botulismus nicht ausschließen. Der Nachweis sekundärer Gärung in Großballensilage (Ammoniakgeruch und / oder alkalischer pH-Wert) deutet auf Bedingungen hin, die das Wachstum von *Clostridium botulinum* begünstigen.

19.4.2 Umweltschäden durch Industrie und Landwirtschaft

19.4.2.1 Blei

Die postmortalen Befunde sind eher unspezifisch. Futterrückstände in der Trachea oder eine Aspirationspneumonie sind Anzeichen für eine zu Lebzeiten bestandene gestörte Futeraufnahme. In Gebieten mit bekannter Bleibelastung sollten Proben aus Leber und Nieren zur Analyse eingereicht werden. Konzentrationen von mindestens 15 ppm erhärten die Diagnose.

19.4.2.2 Agrarchemikalien

Stößt man bei der Anamnese und der Untersuchung der Umgebung auf eine verdächtige Substanz, sollte man ein regionales Vergiftungszentrum kontaktieren. Diese Zentren verfügen über aktuelle Informationen über Wirkung und Toxizität von im Handel erhältlichen Produkten. Dies ermöglicht eine gezieltere Sektion und eine sinnvolle Auswahl der toxikologischen Nachweisverfahren.

19.5 Weiterführende Literatur

BROWN, C. M. and MULLANEY, T. P. (1991): Sudden and unexpected death in adult horses and ponies. In Practice (Supplement zu Veterinary Record) 13: 121–125.